KB202060

꼭 알아야 할

풀 · 나무
산약초 백과

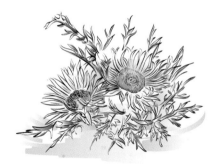

꼭 알아야 할
풀·나무 산약초 백과

초판인쇄 : 2025년 4월 30일
초판발행 : 2025년 5월 15일

지 은 이 | 김범정
펴 낸 이 | 고명흠
펴 낸 곳 | 푸른행복

출판등록 | 2010년 1월 22일 제312-2010-000007호
주   소 | 서울시 서대문구 세검정로1길 93,
　　　　　벽산아파트 상가 A동 304호
전   화 | (02)356-8402 / FAX (02)356-8404
E-MAIL | bhappylove@daum.net
홈페이지 | www.munyei.com

ISBN 979-11-5637-481-7 (13510)

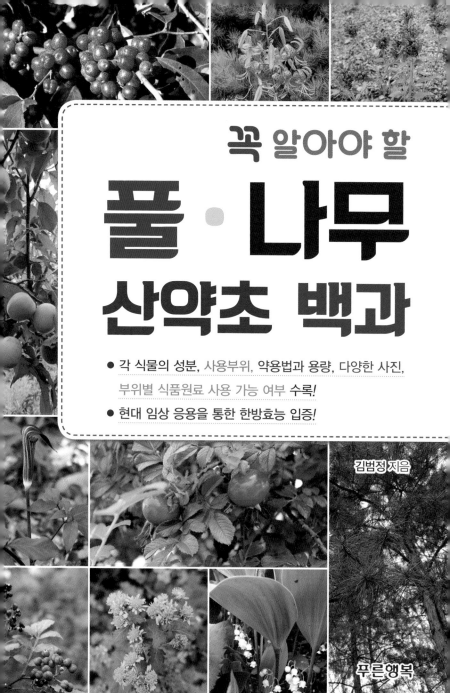

꼭 알아야 할

풀·나무
산약초 백과

● 각 식물의 성분, 사용부위, 약용법과 용량, 다양한 사진,
  부위별 식품원료 사용 가능 여부 수록!
● 현대 임상 응용을 통한 한방효능 입증!

김범정 지음

푸른행복

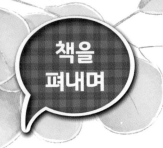

책을 펴내며

　수천 년 동안 우리 민족의 삶과 함께 숨 쉬어온 약초는 단순한 식물을 넘어, 자연이 선사한 귀중한 지혜이자 선물입니다. 예로부터 약초는 질병 치료와 건강 증진을 위해 사용되었으며, 그 효능은 수많은 경험과 과학적 연구를 통해 증명되어 왔습니다. 특히, 급변하는 현대 사회 속에서 자연 친화적인 건강 관리에 대한 관심이 높아짐에 따라, 약초의 가치는 더욱 빛을 발하고 있습니다.

　《동의보감》에 따르면 '사람의 수명은 본래 4만3천2백여 일이다. 즉, 120살이다.'라고 기재되어 있습니다. 의학과 영양의 발달로 인류는 100세 시대를 넘어 '초고령사회'로 돌입하여, 단순히 오래 살기보다는 건강하게 오래 사는 것이 중요합니다. 또한, 노후를 재밌게 보내야 하는 웰빙(Well-being), 웰니스(Wellness) 시대에 내 건강은 물론 가족과 이웃의 건강도 지키며 살아가야 합니다.

　모든 사물에 이름과 쓰임이 있듯이 식물에도 적합한 명칭과 효능을 갖고 있습니다. 식물 이름의 유래를 이해하고, 그 생육특성과 사용방법을 이해함으로써 우리 몸의 질병을 치료하고 건강증진을 도모할 수 있습니다. 현대 의약품 중에는 다수가 천연 약용 식물로부터 추출, 합성하여 개발되었고, 건강식품 시장은 점차 커지고 있습니다. 전통 경험과 과학적 근거를 토대로 작성한 이 책의 약초에 대한 깊이 있는 이해와 함께 자연과 더불어 건강하고 행복한 삶을 영위하는 여정에 함께 해주시기를 바랍니다.

이 책은 필자가 오랜 시간 동안 공부해온 본초학(本草學)을 기초로 전통 지식과 현대 과학의 연구 결과를 조화롭게 융합하였습니다. 우리 땅, 한반도의 풍요로운 자연 속에서 자라나는 다양한 약초들의 생태, 식물명의 유래, 한약명, 성분, 약리작용, 효능, 약용법, 주의사항과 더불어 임상 응용 방법 등을 집대성한 결과물입니다. 또한, 식물원, 약초원 및 약초 재배지를 답사하며 담은 사진들을 함께 수록하였습니다. 이 책에 수록된 내용을 기반으로 약초에 대한 이해와 알맞은 사용으로 일상생활 건강에 도움이 되길 간절히 기원하며, 하늘이 준 타고난 수명인 천수(天數)를 누려 모두가 아프지 않고 건강하게 120세 이상을 누렸으면 하는 바람입니다.

끝으로, 이 책이 세상에 나오기까지 아낌없는 지원과 도움을 주신 모든 분들께 깊은 감사의 말씀을 전합니다.

저자 씀

차 례

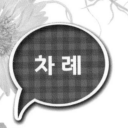

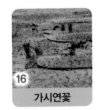
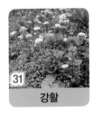
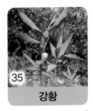
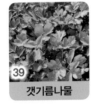
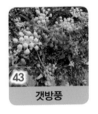
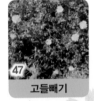
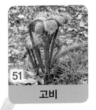
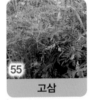
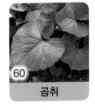
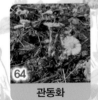

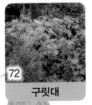
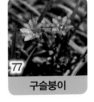

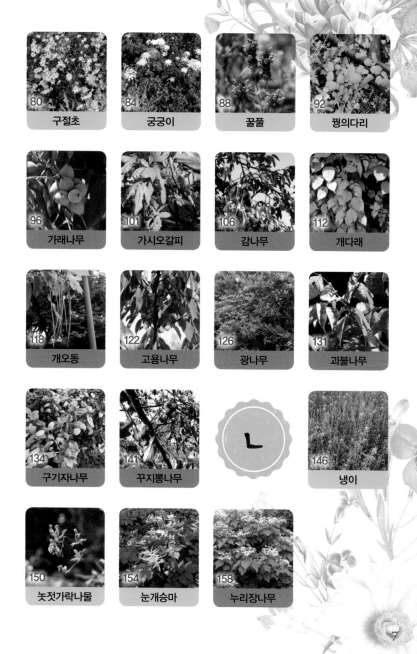

80 구절초	84 궁궁이	88 꿀풀	92 꿩의다리
96 가래나무	101 가시오갈피	106 감나무	112 개다래
118 개오동	122 고욤나무	126 광나무	131 괴불나무
134 구기자나무	141 꾸지뽕나무	ㄴ	146 냉이
150 놋젓가락나물	154 눈개승마	158 누리장나무	

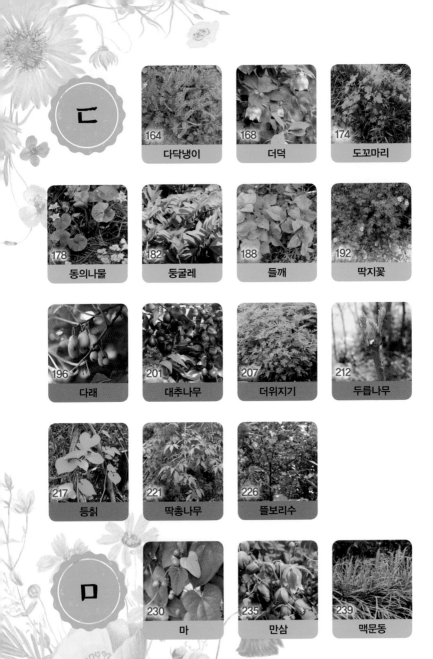

ㄷ

164 다닥냉이

168 더덕

174 도꼬마리

178 동의나물

182 둥굴레

188 들깨

192 딱지꽃

196 다래

201 대추나무

207 더위지기

212 두릅나무

217 등칡

221 딱총나무

226 뜰보리수

ㅁ

230 마

235 만삼

239 맥문동

8

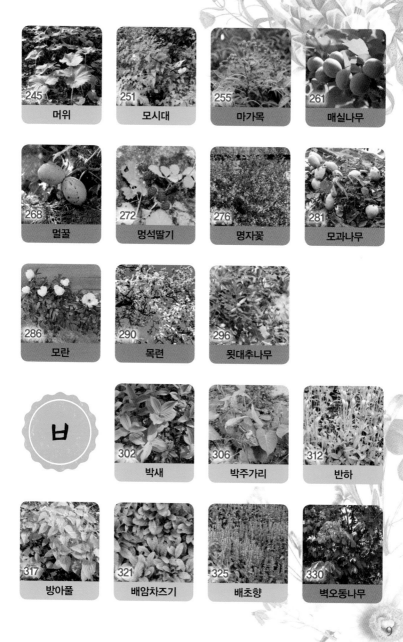

245 머위

251 모시대

255 마가목

261 매실나무

268 멀꿀

272 멍석딸기

276 명자꽃

281 모과나무

286 모란

290 목련

296 묏대추나무

ㅂ

302 박새

306 박주가리

312 반하

317 방아풀

321 배암차즈기

325 배초향

330 벽오동나무

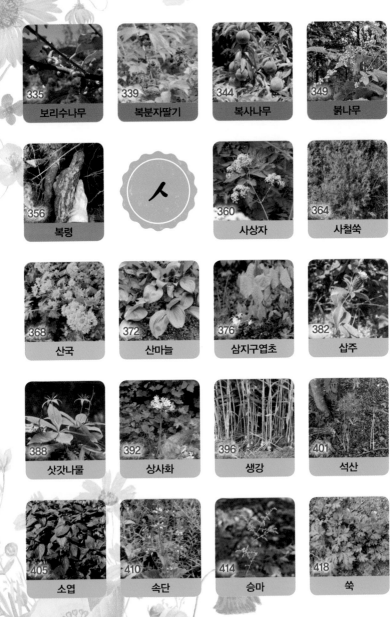

335 보리수나무

339 복분자딸기

344 복사나무

349 붉나무

356 복령

ㅅ

360 사상자

364 사철쑥

368 산국

372 산마늘

376 삼지구엽초

382 삽주

388 삿갓나물

392 상사화

396 생강

401 석산

405 소엽

410 속단

414 승마

418 쑥

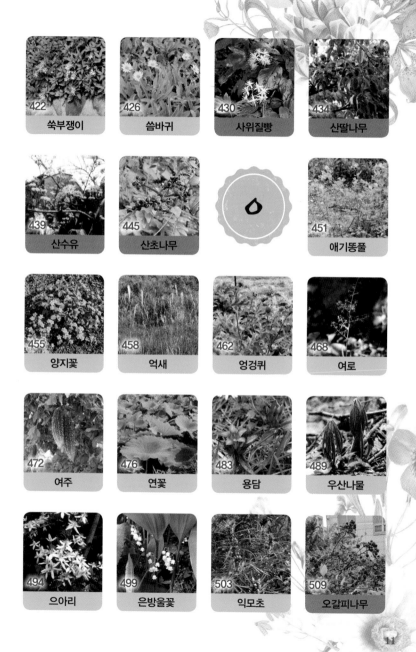

422 쑥부쟁이	426 씀바귀	430 사위질빵	434 산딸나무
439 산수유	445 산초나무		451 애기똥풀
455 양지꽃	458 억새	462 엉겅퀴	468 여로
472 여주	476 연꽃	483 용담	489 우산나물
494 으아리	499 은방울꽃	503 익모초	509 오갈피나무

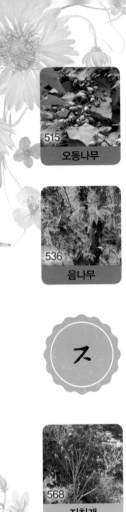

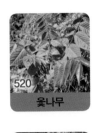
515 오동나무

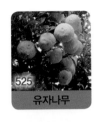
520 옻나무

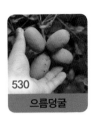
525 유자나무

530 으름덩굴

536 음나무

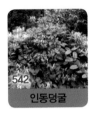
542 인동덩굴

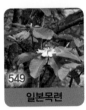
549 일본목련

ㅈ

554 작약

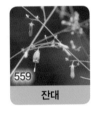
559 잔대

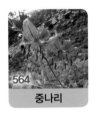
564 중나리

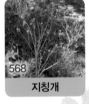
568 지칭개

572 잣나무

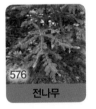
576 전나무

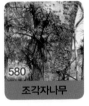
580 조각자나무

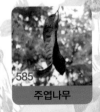
585 주엽나무

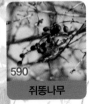
590 쥐똥나무

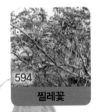
594 찔레꽃

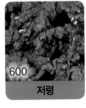
600 저령

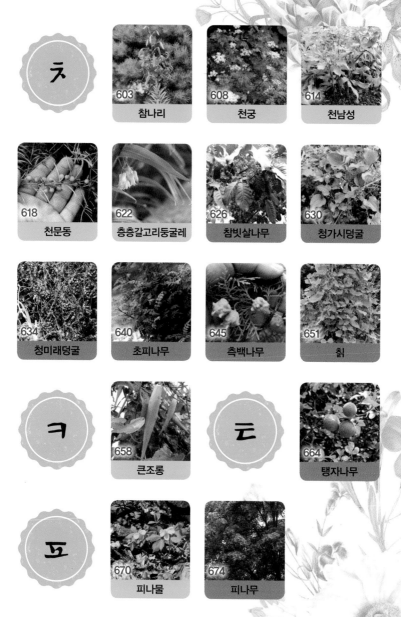

ㅊ

603 참나리
608 천궁
614 천남성

618 천문동
622 층층갈고리둥굴레
626 참빗살나무
630 청가시덩굴

634 청미래덩굴
640 초피나무
645 측백나무
651 칡

ㅋ
658 큰조롱

ㅌ
664 탱자나무

ㅍ
670 피나물
674 피나무

13

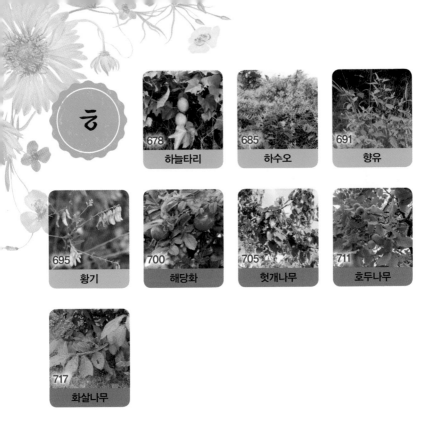

ㅎ

678 하늘타리
685 하수오
691 향유
695 황기
700 해당화
705 헛개나무
711 호두나무
717 화살나무

일러두기

본문에 제시된 처방 및 약용법은 단순 참고용 내용이므로, 건강상의 특정 증상이나 질환에 대해서는 반드시 의사, 한의사, 약사, 한약사 등 전문가와 상담하시기 바랍니다. 또한 현대 임상 응용 중에 약초 성분의 약제나 의료용 주사제는 제약 회사의 엄격한 기준과 공정을 거쳐 생산되는 의약품이니 참고해 주시기 바랍니다.

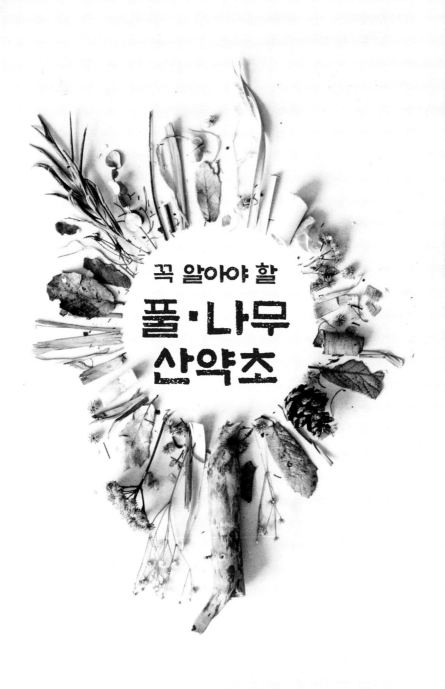

꼭 알아야 할

풀·나무
산약초

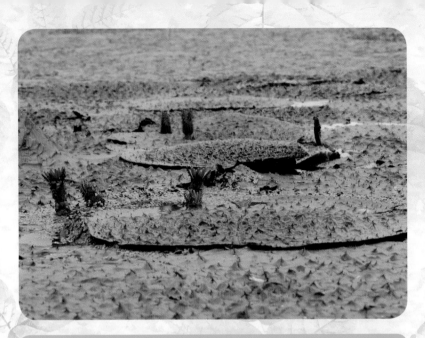

 항산화·항지질·항당뇨 활성

가시연꽃

Euryale ferox Salisb.

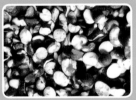

이 명 계두, 개연, 가시연, 가시련, 칠남성

한약명 검인(芡仁), 검실(芡實), 계두(鷄頭), 계두실(鷄頭實), 안훼실(雁喙實)

과 명 수련과(Nymphaeaceae)

식물명 유래 가시가 있는 연꽃이라는 뜻

식품원료 사용 가능 여부 가능(열매, 씨앗)

생육형태 가시연꽃은 수련목 수련과 가시연속에 속하는 한해살이 수초로, 경기도 이남의 중남부 지방에 분포하고 물이 고여 있는 늪이나 연못 등지에서 자생한다. 식물체에 가시가 많다. 멸종

위기야생동·식물 II 급이다.

✿ **꽃** : 7~8월에 가시가 있는 꽃대 끝에 지름 4cm 정도의 밝은 자주색 꽃이 1개 피는데, 낮에 벌어졌다가 밤에 닫힌다. 꽃받침은 꽃잎보다 크며 4개가 있다.

🌿 **잎** : 종자가 발아하여 나오는 잎은 화살 모양으로 작지만, 타원형을 거쳐 점차 큰 잎이 나오고 완전히 자라면 둥근 방패 모양을 이루며, 지름은 20cm~2m에 이르기도 하고 물 위에 뜬다. 잎의 표면은 주름이 지고 광택이 나며, 양면의 잎맥과 잎 한가운데에 달린 잎자루에 가시가 있다.

🌱 **열매** : 열매는 타원형 또는 원형의 장과로, 지름이 5~7cm이며 겉에 가시가 있고 끝에 꽃받침 흔적이 뾰족하게 남아 있다. 열매는 흑색으로 딱딱하고, 씨는 둥글고 육질의 껍질로 싸여 있다.

🌾 **뿌리** : 뿌리줄기는 짧고 두꺼우며 주근과 측근이 구별이 가지 않는 수염뿌리가 많이 난다.

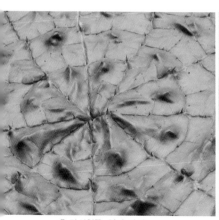

❀ 가시연꽃 잎과 가시

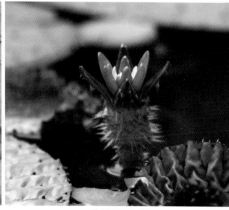

❀ 가시연꽃 꽃

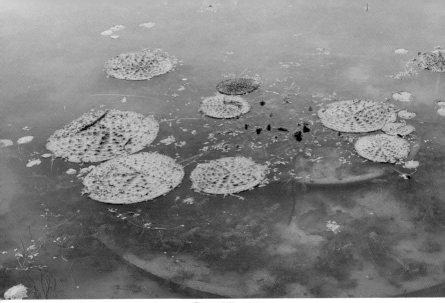

🌸 **가시연꽃** 지상부

사용부위 및 채취시기 늦가을부터 초겨울에 잘 익은 열매의 열매껍질을 제거하고 씨를 채취한다. 씨의 외종피(딱딱한 껍질)를 제거하고 햇볕에 말린다.

작용부위 신장, 비장에 작용한다.

성질과 맛 성질이 평(平)하고, 맛은 달고 떫으며, 독성이 없다.

성   분 다량의 전분, 카탈라아제(catalase)를 함유하는 외에도 단백질, 지방, 탄수화물, 칼슘, 인, 철, 비타민 $B_2 \cdot C$를 함유하고 있다.

약리작용 항산화활성, 항지질활성, 항당뇨활성

용   도 원예 및 조경용, 약용(씨는 신장기능저하, 여성의 대하증 등의 치료에 사용)

효　능 씨(종자)는 신장의 기능을 돕고 정(精)을 튼튼히 하며, 비장을 보하고 설사를 멎게 하며, 몸 안에 쌓인 불필요한 수분을 제거하고 여성의 대하(帶下)를 그치게 하는 효능이 있다. 몽정(夢精), 유정(遺精), 활정(滑精)과 자기도 모르게 소변이 나오는 증상, 소변이 잦은 증상, 비장의 기능이 허하여 생긴 만성 설사

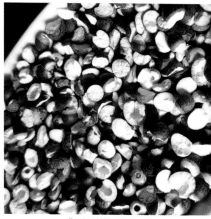

❋ 가시연꽃 종자(약재)

나 오줌이 뿌옇게 나오는 증상, 여성의 대하증 등을 치료한다.

약 용 법 씨(볶은 것) 12~20g에 물 1L를 붓고 끓기 시작하면 불을 약하게 줄여 1/3로 줄 때까지 달여서 하루 동안 나누어 마신다.

주의사항 소변이 누런색이면서 붉은색을 띠거나, 대변이 잘 나오지 않는 사람은 많이 마시지 않도록 복용에 주의한다.

가시연꽃 현대 임상 응용

• 단백뇨 제거에는 검실(芡實) 30g, 백과(白果) 10개, 쌀 30g으로 죽을 끓여 1일 1회, 10일을 1번의 치료과정으로 한다. 간격을 두고 2~4번의 치료과정으로 복용한다 (먹는 양이 가장 적은 사람은 검실과 찹쌀을 15~20g 사용한다). 치료 전후 24시간 단백뇨 정량(定量), 정성(定性) 비교에서 모두 좋은 효과를 보였다. 본 처방은 만성 사구체 신염 중기와 말기에 정기(正氣)가 허약하고 단백뇨가 오래 지속될 때 복용하면 효과가 좋다. 원발성 사구체신염 단백뇨를 치료하는 보조식이요법으로 장기간 간헐적으로 복용할 수 있다.

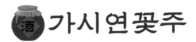

가시연꽃주

재료 준비

- 자생하는 늪이나 연못에서 채취한다.

제조 방법

- 열매를 10~11월에 채취한다.
- 열매 190g을 소주 3.6L에 넣고 밀봉한다.
- 열매를 10개월 이상 숙성시켜 음용하며, 15개월 정도 숙성시킨 후에는 찌꺼기를 걸러내고 보관한다.

😀 맛은 달다. 설탕 50g을 첨가하면 술맛을 부드럽게 할 수 있다.

적용 병증

- **자양강장(滋養强壯)** : 몸에 영양분을 공급하여 영양불량이나 허약함을 개선하고 오장(五臟)의 기운을 튼튼하게 하는 일로, 특히 병후 쇠약해진 경우에 원기를 북돋우기 위한 처방이다. 소주잔 1잔을 1회분으로 1일 2~3회씩, 20~25일 동안 음용한다.
- **요통(腰痛)** : 허리의 연부조직(軟部組織: 힘줄, 혈관 등과 같이 신체에서 단단한 정도가 낮은 특성을 지닌 조직) 병변에 의해 통증이 생긴 경우의 처방이다. 소주잔 1잔을 1회분으로 1일 2~3회씩, 12~15일 동안 음용한다.
- **배뇨통(排尿痛)** : 방광 내 요로(尿路)에 세균이 침입하여 염증을 일으킨 경우의 처방이다. 소주잔 1잔을 1회분으로 1일 3~4회씩, 5~6일 동안 음용한다.
- **기타 적응증** : 관절통, 갑작스럽게 토하고 설사하는 병, 비장과 위를 튼튼하게 하는 데, 중초를 보하여 기허를 치료하는 데, 소변을 참지 못하여 저절로 나오는 증상, 정액이 무의식중에 몸 밖으로 나오는 증상

※ 본 약술을 음용하는 중에 특별히 가려야 하는 음식은 없다. 장복해도 해롭지는 않으나 치유되는 대로 음용을 중단한다.

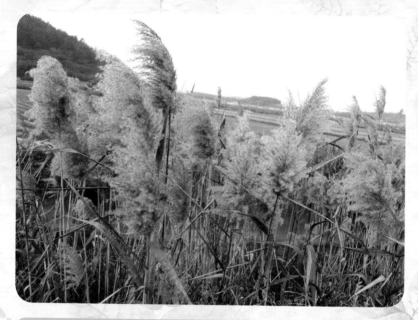

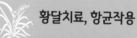 황달치료, 항균작용

갈대

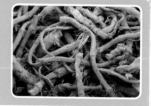

Phragmites australis (Cav.) Trin. ex Steud.

이 명 갈, 노초, 노위, 갈때, 달, 북달
한약명 노근(蘆根), 노모근(蘆茅根), 위근(葦根)
과 명 벼과(Gramineae)
식물명 유래 가늘다 또는 가을, 그리고 대나무 또는 대롱이라는 뜻
식품원료 사용 가능 여부 **가능**(뿌리줄기, 순)

생육형태 갈대는 사초목 벼과 갈대속에 속하는 여러해살이풀
로, 우리나라 전역에 분포하고 습지나 냇가, 호수 주변의 모래땅
에 군락을 이루며 자생한다. 높이는 1~3m이다.

✿ **꽃** : 꽃은 9~10월에 피는데, 처음에는 자주색이었다가 자갈색, 담백색으로 변한다. 수많은 작은 꽃이삭의 이삭꽃차례가 모여 줄기 끝에 원추꽃차례로 달리며, 작은 꽃이삭에는 2~5개의 꽃이 들어 있고, 첫 번째 것은 수꽃으로 길이 1~1.5cm다. 꽃이 피면 꽃가지가 아래로 처진다.

🌿 **잎** : 녹색의 잎은 길이 20~50cm, 너비 2~4cm에 가늘고 긴 피침 모양이며 끝이 뾰족하고 밑으로 처진다.

🌱 **줄기** : 원줄기는 마디에 털이 없거나 조금 나고 속이 비었다.

🍒 **열매** : 열매는 과피가 종피에 들러붙어 있는 영과(穎果)이며, 종자에는 갓털이 있어 바람에 날려 멀리 퍼진다.

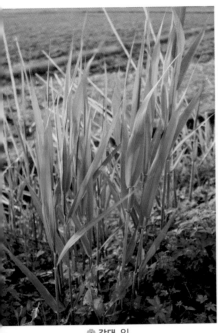

❀ 갈대 잎

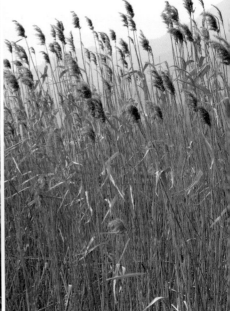

❀ 갈대 지상부

22

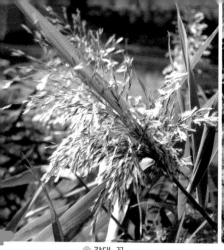

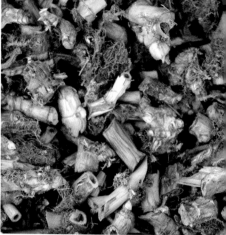

● 갈대 꽃

● 갈대 뿌리줄기(약재)

❋ **뿌리** : 거칠고 굵은 뿌리줄기가 땅속으로 길게 뻗고 마디에서 다수의 황백색 수염뿌리가 난다.

❀ **특징** : 갈대는 달뿌리풀(*P. japonicus*)에 비해 땅 위를 기는줄기가 없고, 제1포영의 길이는 맨 아래쪽 호영 길이의 1/2 이하이다. 또한 달뿌리풀의 경우 잎혀 위에 달리는 털의 길이가 0.1cm 이하로 매우 짧다.

(사용부위 및 채취시기) 뿌리줄기는 연중 수시로 채취할 수 있다. 채취한 뿌리줄기는 싹과 수염뿌리 및 막질의 잎을 제거하고 신선한 채로 쓰거나 햇볕에 말린다.

(작용부위) 폐, 위에 작용한다.

(성질과 맛) 성질이 차고, 맛은 달다.

(성 분) 코익솔(coixol) 및 단백질 5%, 지방 1%, 탄수화물 51%, 아스파라긴(asparagin) 0.1%가 함유되어 있으며, 이 외에 다량의 비타민 $B_1 \cdot B_2 \cdot C$와 트리신(tricin)이 함유되어 있다.

약리작용 황달치료, 항균작용

용　도 민속가구용(줄기), 대금의 소리울림판인 청의 재료(속 껍질), 약용(뿌리줄기는 열병으로 인해 가슴 속이 답답하고 입안이 탈 때 사용)

효　능 뿌리줄기는 열을 내리고 화기를 제거하며, 진액을 생 기게 하고 갈증을 없애며, 가슴이 답답하면서 팔다리가 편안하 지 않은 증상과 구역질을 낫게 하며 이뇨시키는 효능이 있다. 열 병으로 인한 번갈(煩渴), 위열(胃熱)로 인한 구토, 식도암, 반위 (反胃), 폐위(肺痿), 폐농양 등을 치료한다. 또한 갈대 뿌리를 짓 찧어 즙을 내어 마시면 복어의 독을 해독한다.

약 용 법 말린 뿌리줄기 15~30g에 물 1L를 붓고 1/3로 줄 때까 지 달여서 하루 2~3회로 나누어 마신다. 생것은 30~60g을 사 용한다.

주의사항 비위가 약해 부종, 소화불량, 설사, 손발이 차가운 등 의 증상이 있는 사람은 복용에 주의한다.

갈대 현대 임상 응용

- 변비 치료에는 노근 500g을 솥에 넣고 6L의 물을 부어 4시간 동안 담가둔다. 약한 불로 2시간 동안 달인 후 찌꺼기를 걸러내고 1L의 탕약을 취해 750ml로 농축한 다음 봉밀 750g을 첨가하여 달여서 고(膏)로 만든다. 1회 30ml, 1일 3회, 식전에 복용하고 어린이는 용량을 줄인다. 관찰 결과, 단순 변비 환자는 약을 복용한 지 2일째 대변이 정상적으로 배출되고, 고질적인 변비 환자는 약을 복용한 지 3일 후에야 배변을 할 수 있었으며, 10일 정도 지나서 대변이 정상적인 상태로 되었다.

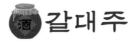

갈대주

재료 준비

- 전국 각지의 연못이나 개울가에서 자생하므로, 봄에서 가을 사이에 물속에 있는 뿌리를 채취한다.

제조 방법

- 봄에서 가을 사이에 물속에 있는 뿌리를 채취하여 모래나 흙을 완전히 씻어내고 반쯤 말려 쓴다.
- 말린 뿌리 200g을 소주 3.6L에 넣고 밀봉한다.
- 6개월 이상 숙성시켜 음용하며, 18개월 정도 숙성시킨 후에는 찌꺼기를 걸러내고 보관한다.

😀 맛은 약간 달다. 술맛을 부드럽게 하려면 황설탕 50g을 가미한다.

적용 병증

- **협심증(狹心症) :** 심장부에 격렬한 동통 발작이 일어나는 병증이다. 때로는 심장마비의 원인이 된다. 소주잔 1잔을 1회분으로 1일 2~3회씩, 10~15일 동안 음용한다.
- **요독증(尿毒症) :** 신장의 기능 장애로 몸속의 노폐물이 소변으로 빠져나가지 못하고 혈액 속에 들어가 중독을 일으키는 병증이다. 만성신장염이나 위축 신장이 이 병으로 전이되는 경우가 많다. 소주잔 1잔을 1회분으로 1일 3~4회씩, 12~15일 동안 음용한다.
- **심내막염(心內膜炎) :** 심장 내막의 염증으로 인하여 격렬한 동통 발작을 일으키는 질환이다. 소주잔 1잔을 1회분으로 1일 1~2회씩, 10~20일 동안 음용한다.
- **기타 적응증 :** 가래, 식체, 식중독, 위경련, 배 속에 덩어리가 생기는 병증, 번갈, 매독

※ 본 약술을 음용하는 중에 가려야 하는 음식은 없다. 장복해도 해롭지는 않으나 치유되는 대로 음용을 중단한다.

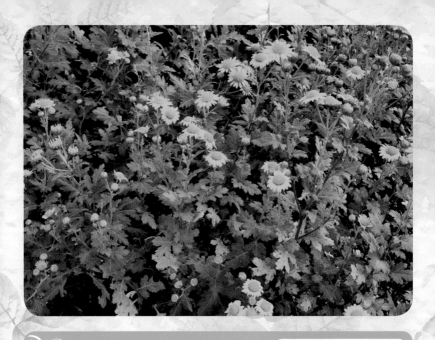

해열, 장내병원균 억제 작용

감국

Dendranthema indicum (L.) Des Moul.

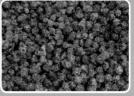

이　명 국화, 들국화, 선감국, 황국, 마향국
한약명 감국(甘菊), 야국(野菊), 야국화(野菊花)
과　명 국화과(Compositae)
식물명 유래 한자 이름 '감국(甘菊)'에서 유래한 것으로, 맛이 단 국화라는 뜻
식품원료 사용 가능 여부 **가능**(꽃, 전초)

(생육형태) 감국은 국화목 국화과 쑥갓속에 속하는 여러해살이풀
로, 황해도 이남, 전국 각지 산과 들의 길가에 흔하게 분포하고
양지 또는 반그늘의 풀숲에서 잘 자란다. 높이는 30~80cm이다.

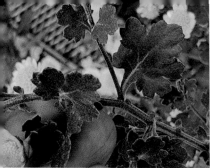

❀ 감국 잎

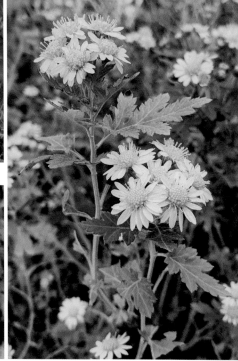

❀ 감국 지상부

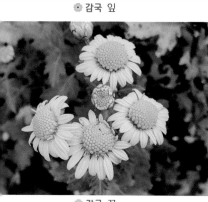

❀ 감국 꽃

꽃 : 꽃은 9~11월에 노란색으로 피는데, 줄기와 가지 끝에 우산 모양으로 펼쳐져 달리며, 머리모양꽃차례의 지름은 2~2.5cm 정도이다.

잎 : 잎은 길이 3~5cm, 너비 2.5~4cm에 깃 모양으로 깊게 갈라지고 가장자리에는 톱니가 있으며 잎자루는 1~2cm이다.

줄기 : 검은 자주색 줄기는 여러 대가 모여나며 전체에 잔털이 있다.

열매 : 열매는 수과이고 11월경에 달리며, 안에 작은 종자가 많이 들어 있다.

뿌리 : 뿌리줄기는 옆으로 길게 뻗는다.

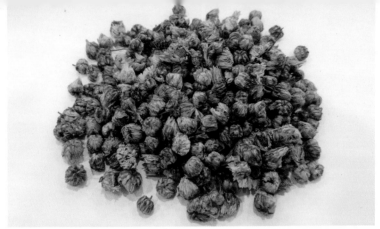

● 감국 꽃(약재)

🌿 **특징** : 감국은 꽃의 지름이 2.5cm로 산국에 비해 약 2배 가까이 상대적으로 크고 산방상으로 달린다.

(사용부위 및 채취시기) 9~11월에 꽃이 피기 시작할 때 채취하여, 햇볕에 말리거나, 찐 다음 햇볕에 말린다.

(작용부위) 간, 심장에 작용한다.

(성질과 맛) 성질이 약간 차고, 맛은 쓰고 매우며, 독성이 없다.

(성 분) 알파-투존(α-thujone), 디엘-캠퍼(dl-camphor), 3-(10)-카린[3-(10)-carene], 예유아 락톤(yejuhua lactone), 크리산테논(chrysanthenone), 루테올린(luteolin), 크리산테민(chrysanthemin) 등을 함유하고 있다.

(약리작용) 체온저하, 해열작용, 그람음성 장내병원균 억제작용

(효 능) 꽃은 열을 내리고 열독을 해독하며, 화기를 제거하고 간의 기운을 정상으로 회복시키는 효능이 있다. 감기를 낮게 하고, 두통과 어지럼증, 눈이 충혈되고 부어오르면서 아픈 증상,

눈이 침침해지는 증상, 염증이나 종양으로 인해 피부가 부어오른 증상과 종기의 독을 치료한다.

(약용법) 말린 꽃 9~15g에 물 1L를 붓고 끓기 시작하면 불을 약하게 줄여 절반 정도로 줄 때까지 달여서 하루에 나누어 마신다. 또는 물 2L를 붓고 2시간 정도 끓여서 거른 다음 기호에 따라 꿀이나 설탕을 가미하여 차로 마셔도 좋다. 가루 내어 쓰거나 술을 담가 마시기도 하는데, 술을 담글 경우에는 누룩과 고두밥을 비벼 넣을 때 함께 섞어 넣고 술이 익으면 걸러서 마신다. 민간에서는 꽃을 잘 말려 베갯속에 넣으면 두통을 낫게 한다 하여 애용했다.

(주의사항) 성질이 차므로 기가 허하고 위가 냉한 사람, 설사를 자주 하는 사람은 장기간 복용하거나 많이 사용하면 안 된다.

감국 현대 임상 응용

- 유행성 이하선염 치료에는 감국 15g을 달여서 1일 1회, 1주 연속 차대용으로 마신다. 관찰 결과, 높은 치료율을 보였다.
- 만성 골반염·골반내염 치료에는 감국 의료용 주사액 1일 4ml(생약 4g 함유)씩 근육 주사한다. 매일 취침 전 감국 좌약을 항문에 1개(생약 4g 함유) 넣는다. 일부 환자는 2개 넣는다. 감국 과립을 1회 2g, 1일 3회 복용한다. 자궁경부암, 경부림프결핵, 만성 장염, 급성 이질을 치료한 결과, 높은 치료율을 보였으며, 치료 중 부작용은 나타나지 않았다.
- 전립선염 치료에는 감국 좌약(한 알에 감국침고 1g 함유)을 1일 2알씩, 15일을 1회 치료과정으로 한다. 2~3회 연속으로 치료한 결과, 높은 치료율을 보였다.
- 유행성 감기 예방에는 박하, 감국을 각각 2kg씩 취해 20L의 물을 붓고 8L가 되도록 진하게 달인다. 약을 짜고 난 후의 찌꺼기에 10L의 물을 붓고 다시 4L가 되도록 진하게 달인다. 두 번 달인 탕약을 합쳐 1.2L 정도가 되도록 끓인다. 1회 40ml, 1일 2회 계속해서 3일 복용한 결과, 예방 후의 발병률이 예방 전보다 현저하게 낮게 나타났다.

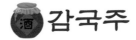

🏺 감국주

재료 준비

- 전국 약재상에서 취급한다. 자생하는 것은 꽃이 피는 10~11월에 채취한다.

제조 방법

- 전초를 사용할 수 있지만, 꽃만 사용하는 것이 더욱 효과적이다. 전초는 말려서 잘게 썰어 사용한다.
- 말린 전초 또는 꽃 180g을 소주 3.6L에 넣고 밀봉한다.
- 4~5개월간 숙성시켜 음용하며, 18개월 정도 숙성시킨 후에는 찌꺼기를 걸러내고 보관한다.

😋 😵 😣 맛은 달고 맵고 쓰다. 입맛에 따라 황설탕 100g을 가미한다.

적용 병증

- **위냉증(胃冷症)** : 찬 음식을 많이 먹거나 몸 안에 양기(陽氣)가 부족하여 위(胃)가 냉한 병증이다. 배를 만져보면 아래가 차며 소화불량으로 자주 체한다. 소주잔 1잔을 1회분으로 1일 1~2회씩, 7~12일 동안 음용한다.
- **진통(陣痛)** : 분만에 임박해 통증이 주기적으로 반복되는 경우, 출산 하루 전을 기준으로 하는 처방이다. 소주잔 1잔을 1회분으로 1일 1~3회 음용한다.
- **풍비(風痺)** : 풍한습(風寒濕)의 사기(邪氣)가 팔다리의 뼈마디와 경락에 침범해서 생기는 병증으로, 뼈마디가 아프고 운동장애가 있으며 마비가 오는데 그 부위가 일정하지 않고 수시로 이동한다. 소주잔 1잔을 1회분으로 1일 1~2회씩, 1~3일 동안 음용한다.
- **기타 적응증** : 강심, 두통, 복통, 빈혈, 열독증, 치열, 풍습, 현기증

※ 본 약술을 음용하는 중에 가려야 하는 음식은 없다. 장복해도 해롭지는 않으나 치유되는 대로 음용을 중단한다. 남성이 20일 이상 장복하면 양기가 줄어든다고 한다.

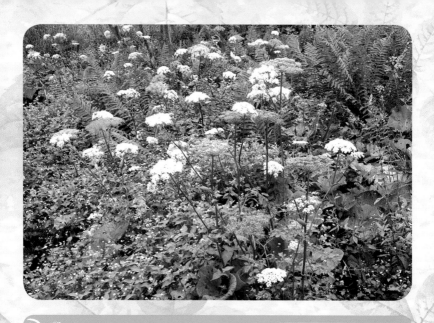

해열·발한·진통 작용

강활

Angelica reflexa B.Y.Lee

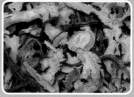

이　명 강호리, 땅두릅

한약명 강활(羌活)

과　명 산형과(Umbelliferae)

식물명 유래 한자 이름 '강활(羌活)'에서 유래한 것으로, 중국 강중(羌中) 지역에서 자라는 약성이 활발한(뛰어난) 식물이라는 뜻

식품원료 사용 가능 여부 식품원료 목록에 없음

　　(생육형태)　강활은 미나리목 미나리과(산형과) 당귀속에 속하는 숙근성 두해살이풀 또는 여러해살이풀로, 경기도, 강원도, 경상북도와 북한의 평안북도, 함경남도, 함경북도에 분포하고 깊은 산

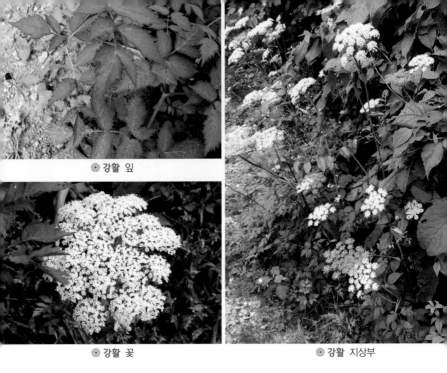

● 강활 잎

● 강활 꽃

● 강활 지상부

중의 그늘진 선선한 곳 또는 습한 곳에 야생하거나 산간 지대의
서늘한 곳에서 재배하기도 한다. 높이는 1~2m이다.

❀ **꽃** : 꽃은 8~9월에 흰색으로 피는데, 원줄기 끝과 가지 끝의
겹우산모양꽃차례에서 갈라진 10~30개의 작은 꽃차례에 많이
달린다.

🌿 **잎** : 잎은 어긋나고 2회삼출겹잎으로, 잔잎은 타원형 또는 달
걀 모양이며 끝이 뾰족하고 가장자리에 결각상의 톱니가 있
다. 잎자루는 밑부분이 넓어져서 잎집으로 된다.

🌱 **줄기** : 줄기가 자색으로 곧게 서며 윗부분에서 가지가 갈라진다.

🌰 **열매** : 열매는 타원형의 분과이고 10월경에 달리며, 넓은 날개
가 있다.

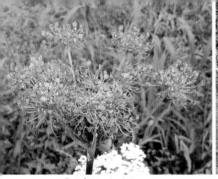
🌑 강활 종자 결실

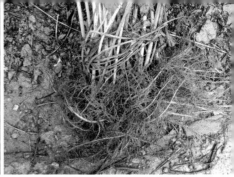
🌑 강활 뿌리(채취품)

✳ **뿌리** : 수염뿌리로 두꺼우며, 원뿌리는 썩어 없어져도 옆에 싹이 나서 다시 자란다.

(사용부위 및 채취시기) 봄철과 가을철에 채취하여, 수염뿌리 및 흙모래를 제거하고 햇볕에 말린다.

(작용부위) 방광, 신장에 작용한다.

(성질과 맛) 성질이 따뜻하고, 맛은 맵고 쓰다.

(성　분) 휘발성 정유로는 알파-튜젠(α-thujene), 알파-피넨(α-pinene), 베타-피넨(β-pinene), 베타-오시멘(β-ocimene), 감마-테르피넨(γ-terpinene), 리모넨(limonene) 등이고, 퓨로쿠마린(furocoumarin)류로는 임페라토린(imperatorin), 베르갑텐(bergapten), 펠로프테린(phellopterin), 베르갑톨(bergaptol), 오스테놀(osthenol), 노다케닌(nodakenin) 등이며, 유기산류로서 테트라데칸산(tetradecanoic acid), 헥사데칸산(hexadecanoic acid), 12-메틸테트라데칸산(12-methyltetradecanoic acid) 등과 아미노산으로는 아르기닌(arginine), 발린(valine), 글루탐산(glutamic acid), 아스파르트산(aspartic acid) 등 17종류와 그 외 단당류, 베타-시토스테롤(β-sitosterol) 등을 함유한다.

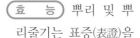 **약리작용** 해열작용,
발한작용, 진통작용,
결핵균 및 사상균 억
제작용

용 도 식용(어린순
을 나물로 먹음), 약용
(뿌리는 해열, 진통작용)

효 능 뿌리 및 뿌
리줄기는 표증(表證)을

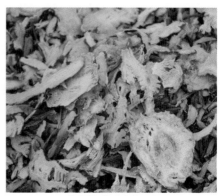

● **강활** 뿌리줄기(약재)

풀어주고 차가운 기운을 없애며, 풍사(風邪)와 습사(濕邪)를 제거
하고 통증을 멎게 하는 효능이 있다. 땀이 나게 하여 열을 내려
주며, 염증 제거와 항균·진통·진경 작용을 하여 감기, 두통, 각
종 신경통, 풍습성 관절염, 중풍, 치통 등의 치료에 사용한다.

약용법 말린 뿌리 및 뿌리줄기 4~12g에 물 1L를 붓고 반으로
줄 때까지 달여서 하루 2~3회로 나누어 마신다. 가루나 환으로
만들어 복용하기도 한다.

주의사항 혈이 부족하여 생긴 저리고 아픈 통증이나 감기로 인
해 인후가 건조한 증후에는 복용에 주의한다.

강활 현대 임상 응용

- 비위허한(脾胃虛寒) 설사 치료에는 강활(羌活) 9~15g, 금앵근(金櫻根) 15g, 산약(山藥) 9g, 의이인(薏苡仁) 9g을 같이 넣고 달여서 복용하거나, 강활 뿌리, 대추 각 15g을 같이 넣고 달여서 복용한다.
- 허한해수(虛寒咳嗽) 치료에는 강활, 용안육 각 15g을 같이 넣고 달여서 복용한다.

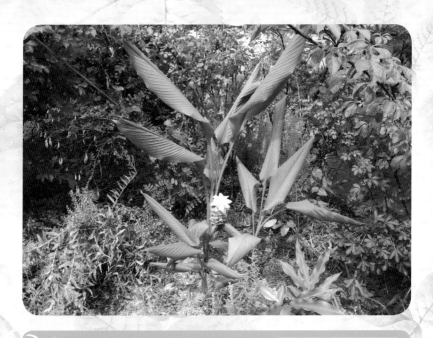

이담·자궁흥분·혈중 콜레스테롤 저하 작용

강황

Curcuma longa Linné

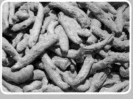

한약명 강황(薑黃)

과　명 생강과(Zingiberaceae)

식물명 유래 한자 이름 '강황(薑黃)'에서 유래한 것으로, 생강과 유사하고 뿌리가 황색이
　　　　라는 뜻

식품원료 사용 가능 여부 **제한적 사용**(뿌리줄기)

생육형태 강황은 생강목 생강과 강황속에 속하는 인도 원산의
여러해살이풀로, 우리나라에서는 전라남도 진도와 해남, 전라북
도 부안, 경기도 시흥, 충청남도 청양 등지에서 재배되고 있다.

높이는 1m이다.

🌸 **꽃 :** 꽃은 늦은 봄부터 여름까지 담홍색으로 피며, 길이 30cm 정도의 이삭꽃차례에 빽빽하게 달린다.

🌿 **잎 :** 잎은 뿌리줄기나 뿌리에서 직접 나오며, 길이 30~90cm, 너비 10~20cm에 끝부분이 점차 뾰족해진다. 잎자루는 길이가 잎몸의 1/2가량 되며 잎몸의 길이와 같은 것도 있다.

🌱 **열매 :** 열매는 둥근 삭과이고 세 쪽으로 갈라진다.

🌿 **뿌리 :** 황색의 뿌리줄기는 덩어리 모양으로 생강보다 약간 가늘고 특유한 냄새가 난다. 뿌리 끝에는 방추형의 덩이뿌리가 달려 있다.

🌿 **특징 :** 《대한민국약전(KP)》에 '강황(薑黃)'은 강황(*Curcuma longa*)의 뿌리줄기라고 수재되어 있으며, '울금(鬱金)'은 온울금(*C.*

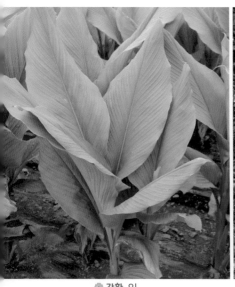

🌸 강황 잎

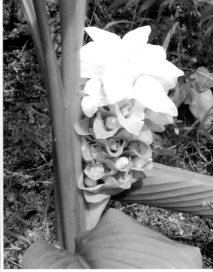

🌸 강황 꽃

36

wenyujin), 강황(*C. longa*) 또는 봉아출(*C. phaeocaulis*)의 덩이뿌리라고 수재되어 있다.

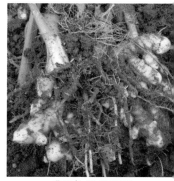

⊙ **강황** 뿌리(채취품)

사용부위 및 채취시기 겨울철에 줄기와 잎이 누렇게 시들었을 때 뿌리줄기를 채취하여, 씻어서 속까지 익도록 삶거나 쪄서 햇볕에 말리고 수염뿌리를 제거한다.

작용부위 간, 비장에 작용한다.

성질과 맛 성질이 따뜻하고, 맛은 맵고 쓰다.

성 분 뿌리줄기에는 정유가 함유되어 있다. 정유 중에는 투메론(turmerone), 진지베린(zingiberene), 펠란드린(phellandrene), 1,8-시네올(1,8-cineole), 사비넨(sabinene), 보르네올(borneol), 디하이드로투메론(dehydroturmerone) 등을 함유하고 더욱이 쿠마린(curcumin)과 그 밖에 아라비노스(arabinose), 프룩토스(fructose), 글루코스(glucose), 지방유, 녹말, 수산염 등이 함유되어 있다.

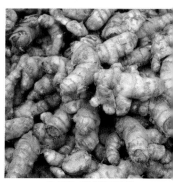

⊙ **강황** 뿌리줄기(약재)

약리작용 이담작용, 자궁흥분작용, 혈중 콜레스테롤 저하작용, 항균작용

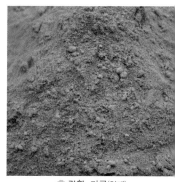

⊙ **강황** 가루(약재)

(효 능) 뿌리줄기는 어혈을 깨트려 혈액순환을 원활하게 하고 기가 적체된 것을 풀어주며, 기혈과 경락을 잘 통하게 하여 통증을 멎게 하는 효능이 있다. 쓸개즙의 분비를 원활하게 하여 지방의 소화를 돕고, 종기를 가라앉히고 간의 독성을 해독하며, 방향성 건위(健胃), 담즙 분비, 이혈작용 등이 뛰어나다. 월경을 잘 통하게 하여 통증을 완화시킨다. 소화불량, 위염, 간염, 담도염(膽道炎), 담석병(膽石病), 토혈(吐血), 요혈(尿血) 등을 치료한다.

(약 용 법) 말린 뿌리줄기 4~12g에 물 1L를 붓고 반으로 줄 때까지 달여서 하루 2~3회로 나누어 마신다. 가루나 환으로 만들어 복용하기도 한다. 외용할 경우에는 가루 내어 환부에 붙인다.

(주의사항) 실증이 아니거나 허증의 통증에는 복용에 주의한다.

강황 현대 임상 응용

- 오른쪽 옆구리가 아프고, 배가 창만(脹滿)하여 먹지 못할 때에는 편강황(깨끗이 세척), 지각(속을 제거한 후 누룩으로 볶음), 계심(桂心) 각 18.75g, 자감초 7.5g을 가루로 내어 1회 7.5g씩 생강탕이나 따뜻한 술에 타서 수시로 복용한다.
- 심통(心痛) 치료에는 강황 7.5g, 계피(껍질 제거) 112.5g을 잘게 빻아 1회 4g 정도씩 식초에 타서 복용한다.
- 팔 통증 치료에는 강황, 감초, 강활 각 37.5g, 백출 75g을 매번 37.5g씩 취해 물을 붓고 달여서 복용한다. 허리 아래로 통증이 있을 때에는 해동피, 당귀, 작약을 첨가한다.
- 오림(五淋: 氣淋·血淋·石淋·膏淋·勞淋) 치료에는 강황, 활석 각 75g, 목통 37.5g을 잘게 빻아 1회 3.75g씩 물 한 컵을 붓고 7할 정도로 달여서 1일 3회, 따뜻할 때 복용한다.

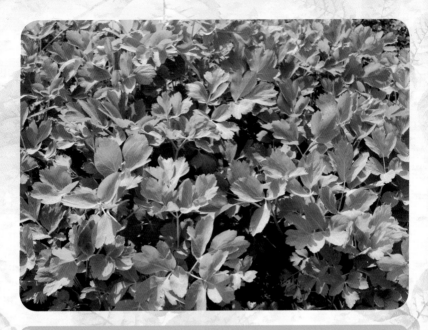

면역, 지질대사 개선 및 항산화 작용

갯기름나물

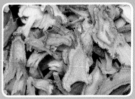

Peucedanum japonicum Thunb.

이   명 개기름나물, 목단방풍, 보안기름나물, 미역방풍, 방풍, 식방풍
한약명 식방풍(植防風), 빈해전호(濱海前胡)
과   명 산형과(Umbelliferae)
식물명 유래 바닷가(갯)에서 자라는 기름나물이라는 뜻
식품원료 사용 가능 여부 **가능**(순, 줄기, 잎)

(생육형태) 갯기름나물은 미나리목 미나리과(산형과) 기름나물속
에 속하는 숙근성 여러해살이풀로, 제주, 전남(거문도), 전북, 충
남(대천), 경남, 경북(울릉도)의 바닷가의 바위틈, 모래땅, 모래

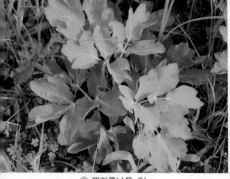

❀ 갯기름나물 잎

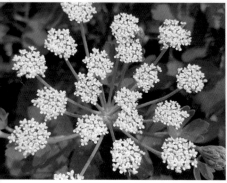

❀ 갯기름나물 꽃

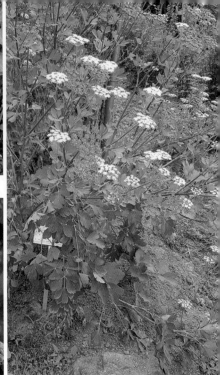

❀ 갯기름나물 지상부

언덕 또는 냇가 근처에서 자란다. 가을에 지상부는 시들지만 굵
은 뿌리는 살아남아서 이듬해에 다시 싹이 난다. 해풍에는 별로
영향받지 않으므로 공중습도가 높고 해가 잘 드는 곳이 좋으며
토질은 보수력이 있으면서도 배수가 잘 되는 토심이 깊은 비옥
한 땅이 좋다. 높이는 60~100cm이다.

❀ 꽃 : 꽃은 6~8월에 흰색으로 피는데, 가지 끝과 원줄기 끝에
　　겹산형꽃차례로 달리며, 꽃차례는 10~20개로 갈라져서 끝부
　　분에 각각 20~30송이의 꽃이 핀다.

❀ 잎 : 잎은 어긋나고, 2~3회 깃꼴겹잎이며 작은잎은 길이

3~6cm에 흔히 3개로 갈라지고 가장자리에 불규칙한 톱니가 있다. 잎자루는 길고 흰 가루를 칠한 듯한 회록색이다.

🌱 **줄기** : 줄기가 곧게 서며, 줄기 끝부분에 짧은 털이 나 있다.

🍎 **열매** : 열매는 타원형의 분과이고 잔털이 있으며 8~9월에 익는다.

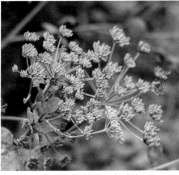

❀ 갯기름나물 종자 결실

❆ **뿌리** : 뿌리는 굵고 목질부에 섬유질이 많다.

🐝 **특징** : 희뿌연 회록색의 잎에 연잎처럼 물방울이 떨어지면 데굴데굴 구르는 것이 독특하며 잎의 생김은 목단잎 같고 미나리과 식물 특유의 향취가 있다. 관상, 약용, 식용 식물로 가치가 높은 유용한 자원이다. 우리나라에서는 같은 과(科)에 속한 방풍(*Saposhnikovia divaricata*)과 기름나물(*Peucedanum terebinthaceum*)의 뿌리도 각각 '방풍(防風)', '석방풍(石防風)'이라 부르며 약용한다. 전국 각지의 산과 들에 분포하는 기름나물은 줄기가 가늘고 잎이 더욱 잘게 갈라지므로 갯기름나물과는 다르다.

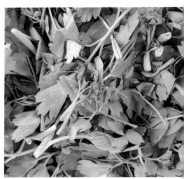

❀ 갯기름나물 어린순(채취품)

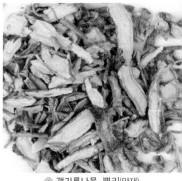

❀ 갯기름나물 뿌리(약재)

(사용부위 및 채취시기) 뿌리를 봄·가을에 채취한다.

(작용부위) 폐, 방광에 작용한다.

(성질과 맛) 성질이 차고, 맛은 맵고, 독성이 약간 있다.

(성   분) 정유, 퓨세다놀(peucedanol), 움벨리페론(umbelliferone), 아노말린(anomalin), 만니톨(mannitol), 베르갑텐(bergapten) 등이 함유되어 있다.

(약리작용) 면역효과, 항암활성, 지질대사 개선 및 항산화 효능

(효   능) 뿌리는 열을 내리고 기침을 멈추게 하며, 소변이 잘 나오게 하고 독소를 해독하는 효능이 있다. 해열, 발한, 진통 효과로 감기 발열, 두통, 신경통, 중풍, 안면신경마비, 습진 등에 효과가 있다.

(약 용 법) 말린 뿌리 6~15g에 물 1L를 붓고 끓기 시작하면 불을 약하게 줄여 1/3로 줄 때까지 달여서 하루에 나누어 마신다. 또는 말린 뿌리 6~15g에 물 2L를 붓고 2시간 정도 끓여서 거른 다음 기호에 따라 꿀이나 설탕을 가미하여 하루에 나누어 마신다.

(주의사항) 용량을 초과한 과량 복용은 주의한다.

갯기름나물 현대 임상 응용

• 요로감염 치료에는 갯기름나물 15g, 차전자 15g을 같이 넣고 달여서 복용한다.
• 원인불명 종기 치료에는 갯기름나물 15g에 물을 붓고 달여서 복용한다. 달인 탕약으로 환부를 씻어도 좋다.

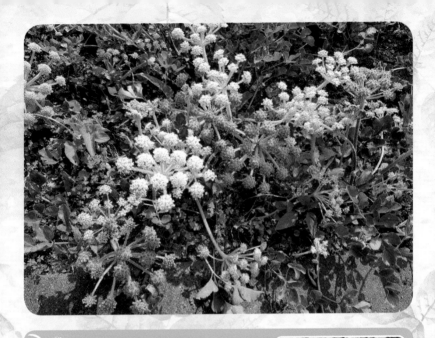

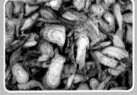

항산화효과, 해열진통작용

갯방풍

Glehnia littoralis F.Schmidt ex Miq.

이 명 갯향미나리, 방풍나물, 북사삼

한약명 해방풍(海防風), 북사삼(北沙參)

과 명 산형과(Umbelliferae)

식물명 유래 바닷가(갯)에서 자라는 방풍이라는 뜻

식품원료 사용 가능 여부 **가능**(연한잎자루)

(생육형태) 갯방풍은 미나리목 미나리과(산형과) 갯방풍속에 속하는 여러해살이풀로, 전국 각지에 분포하고 해안가 모래땅에서 자생하거나 재배한다. 각지의 해안에 자생할 정도이므로 토질이

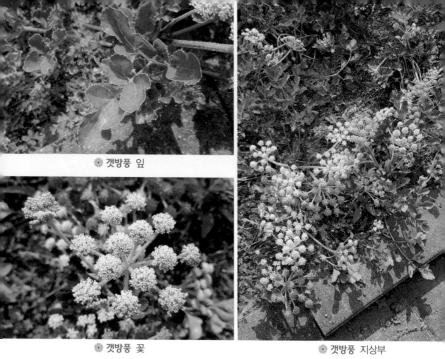

❀ 갯방풍 잎

❀ 갯방풍 꽃

❀ 갯방풍 지상부

나 기후는 가리지 않으나 보수력이 있고 배수가 잘 되는 사질양
토가 이상적이고, 모래땅일 때는 유기질비료를 섞어서 보수력을
높여준다. 높이는 5~20cm이다.

❀ **꽃** : 꽃은 6~7월에 흰색으로 피는데, 겹산형꽃차례의 작은 꽃
차례마다 20~40개씩 **빽빽하게** 달린다.

🌿 **잎** : 뿌리잎과 줄기 밑부분의 잎은 삼각형 또는 난상 삼각형이
고 1~2회 깃꼴겹잎이며 잎자루가 길고 지면을 따라 퍼진다.
작은잎은 다시 3개로 갈라지며 맥 위에 털이 있고 가장자리에
불규칙한 잔톱니가 있다.

🌱 **줄기** : 줄기 전체에 흰색 털이 **빽빽하게** 나 있다.

⏀ **열매** : 열매는 달걀 모양의 분과로, 길이 0.4cm로 둥글며 밀착

44

하고, 껍질은 코르크질에 긴 털로 덮여 있고 능선(綾線)이 있다.

❋ **뿌리** : 굵은 황색 뿌리가 땅속 깊이 수직으로 뻗어 있다.

❧ **특징** : 과거에 한방에서 한약재 방풍 대용으로 쓰기도 했다. 갯방풍은 해변의 모래땅에서 잘 자라며 독특한 향기와 맛을 지니고 있다.

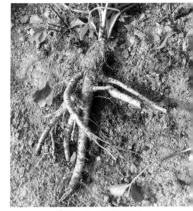

❀ 갯방풍 뿌리(채취품)

(**사용부위 및 채취시기**) 뿌리를 여름철과 가을철에 채취하여, 수염뿌리를 제거하고 씻어서 바로 말리거나 그늘에 조금 말린 뒤, 끓는 물에 데쳐 겉껍질을 제거하고 말린다.

(**작용부위**) 폐, 위에 작용한다.

(**성질과 맛**) 성질이 차고, 맛은 달고 약간 쓰다.

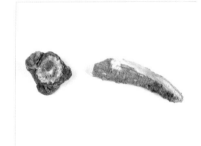

❀ 갯방풍 뿌리(약재)

(**성   분**) 정유, 소랄렌(psoralen), 임페라토린(imperatorin), 베르갑텐(bergapten) 등 14종의 쿠마린(coumarin) 및 쿠마린 배당체가 함유되어 있다.

(**약리작용**) 항산화효과, 해열진통작용

(**용   도**) 약용(뿌리는 진통 작용, 면역 억제 작용)

(**효   능**) 뿌리는 폐음(肺陰)을 길러 폐의 열기를 식혀주며, 위(胃)를 보익(補益)하고 진액을 생기게 하는 효능이 있다. 폐의 기

운을 맑게 식혀서 기침을 멎게 하고, 가래를 제거하며 갈증을 없앤다. 폐열로 인한 마른기침, 결핵성 해수, 기관지염, 감기, 입 안이 마르는 증상, 인후부가 마르는 증상, 피부 가려움증 등을 낮게 한다.

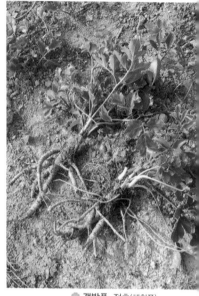

● 갯방풍 전초(채취품)

(약용법) 말린 뿌리 3~18g을 물 1L에 넣고 끓기 시작하면 불을 약하게 줄여 1/3로 줄 때까지 달여서 하루에 나누어 마신다. 또는 말린 뿌리 3~18g을 물 2L에 넣고 2시간 정도 끓여서 거른 다음 기호에 따라 꿀이나 설탕을 가미하여 하루에 나누어 마신다. 가루나 환으로 만들어 아침저녁에 한 숟가락씩 따뜻한 물과 함께 복용해도 좋다.

(주의사항) 성질이 차므로 풍사와 한사(寒邪)로 인한 해수에는 사용을 금하며, 비위가 허하고 냉한 사람이 사용하면 좋지 않다. 여로(藜蘆)와 함께 사용하면 안 된다. 일부에서는 갯방풍을 방풍의 대용으로 사용하기도 하는데, 이것은 잘못된 것이다.

갯방풍 현대 임상 응용

- 소아 전이성 폐렴 치료에는 매일 갯방풍, 신선한 산약을 각 15g씩 취해 달여서 복용한 결과, 완치율이 높았고, 약을 끊은 지 1년 내 다시 재발하거나 폐렴이 재발하지 않았다.

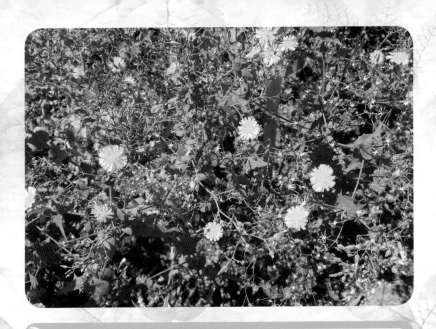

심뇌혈관에 대한 효능, 진통·진정 작용

고들빼기

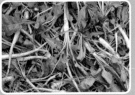

Crepidiastrum sonchifolium (Bunge) J.H.Pak & Kawano

이　명　참꼬들빽이, 빗치개씀바귀, 씬나물, 좀두메고들빼기, 애기벋줄씀바귀
한약명　고접자(苦礫子), 고매채(苦買菜)
과　명　국화과(Compositae)
식물명 유래　'고들바기'가 어원으로, 쓴 나물을 뜻하는 한자 이름 '고채(苦菜)' 또는 '고도
　　　　(苦茶)'와 '바기(뿌리를 땅에 박고 있음)'가 결합되어 형성된 이름
식품원료 사용 가능 여부　가능(뿌리, 잎)

（생육형태） 고들빼기는 국화목 국화과 고들빼기속에 속하는 한해
살이 또는 두해살이풀로, 전국의 산과 들에서 흔하게 자라고 농

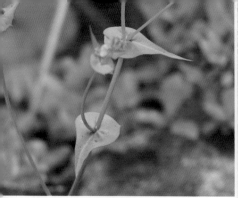

◉ 고들빼기 잎

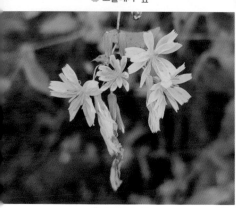

◉ 고들빼기 꽃

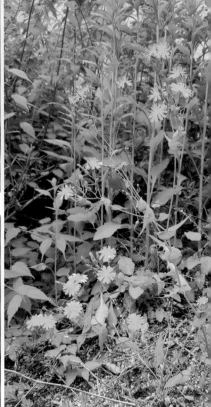

◉ 고들빼기 지상부

가에서 재배하기도 한다. 겉흙이 깊고 물 빠짐이 잘 되는 사질양
토나 양토가 좋다. 높이는 12~80cm이다.

✿ 꽃 : 꽃은 7~9월에 옅은 노란색으로 피며, 가지 끝에 머리모양
꽃차례가 산방상으로 달린다.

🌱 잎 : 뿌리잎은 꽃이 필 때까지 남아 있거나 없어지며 잎자루가
없고 가장자리가 빗살처럼 갈라진다. 줄기잎은 어긋나고 밑부
분이 넓어져서 원줄기를 크게 감싼다. 가장자리에 불규칙한
톱니가 있으며 위쪽으로 올라갈수록 크기가 작아진다.

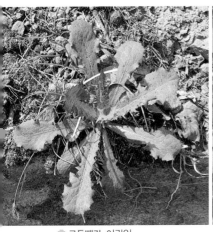

● 고들빼기 어린잎

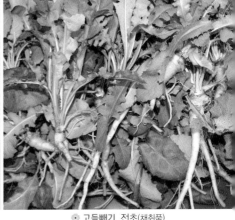

● 고들빼기 전초(채취품)

🌱 **줄기** : 줄기가 곧게 자라며 가지가 많이 갈라지고 자줏빛을 띤다.

🥕 **열매** : 열매는 납작한 원뿔 모양의 수과로, 길이는 0.2~0.3cm 이며, 9~10월에 검은색으로 달리고 흰색 갓털이 있다.

🐛 **특징** : 흔한 들풀이지만 쓴나물이라고도 한다. 식물명이 유사한 왕고들빼기(*Lactuca indica*)와는 속(屬)이 다른 식물이다.

（사용부위 및 채취시기） 뿌리는 가을, 어린순은 이른 봄에 채취한다.

（작용부위） 비장, 위, 대장에 작용한다.

（성질과 맛） 성질이 차고, 맛은 쓰고 맵다.

（성   분） 당류, 탄수화물, 회분, 지방, 식물 스테롤, 플라보노이드, 아미노산 등이 함유되어 있다.

（약리작용） 심뇌혈관에 대한 효능, 혈액계통에 대한 효능, 진통·진정작용

(용 도) 식용(전초), 약용(뿌리 및 지상부는 종기와 환부에 찧어
바름)

(효 능) 뿌리 또는 전초에는 통증을 멎게 하고 부은 것을 가라
앉히며, 열을 내리고 열독을 해독하는 효능이 있다. 쓴맛이 입맛
을 돋울 뿐 아니라 건위소화제의 역할도 한다. 열을 내리고 해독
하며 고름을 배출하는 효과로 장염, 충수염, 이질, 각종 화농성
염증, 토혈, 비출혈, 치통, 복통, 치질 등을 치료한다.

(약 용 법) 뿌리 9~15g을 달이거나 환을 만들어 복용한다. 외용
할 경우에는 달인 액으로 환부를 씻어주거나 가루 내어 골고루
도포한다. 어린순은 나물로 먹고, 뿌리는 채취하여 떫은맛을 없
앤 뒤에 먹는다. 전초로 김치를 담그기도 한다.

(주의사항) 속이 냉한 사람은 지나치게 많이 먹지 않도록 복용에
주의한다.

고들빼기 현대 임상 응용

• 관상동맥 질환 치료에는 고들빼기 의료용 주사액 10~20ml(생약 20~40g에 해당됨)
를 5% 포도당액 250ml에 넣고 정맥 주사한다. 1일 1회, 28일을 1회 치료과정으로
하며, 일반적으로 1~2회 치료과정으로 관찰하였다. 협심증, 흉민(胸悶), 심계(心悸),
기단(氣短) 등의 증상이 있는 환자를 관찰 결과, 치료율이 높았던 것으로 보고하였
다. 이로 보아, 위통, 두통 등에 대해 어느 정도 진통 작용이 있고, 심근경색으로
인한 통증에도 뚜렷한 진통 작용이 있는 것으로 보인다. 일부 환자는 투약 초기에
은근한 복부통증이 나타나고 대변 횟수가 약간 증가하였으나(1~3회/일) 계속 투약
하면 증상이 저절로 사라지며, 일반적으로 뚜렷한 부작용은 없었다.

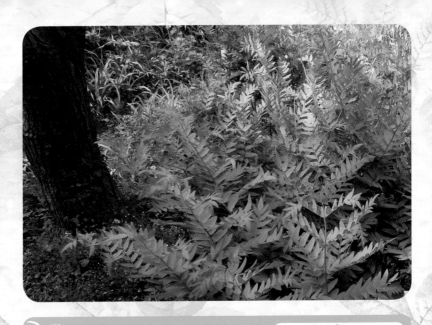

구충·항바이러스·항균 작용

고비

Osmunda japonica Thunb.

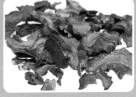

이　명 가는고비, 고베기, 깨춤
한약명 자기관중(紫其貫衆), 자기(紫萁), 기궐(萁蕨)
과　명 고비과(Osmundaceae)
식물명 유래 싹이 날 때 구부러진 모양 때문에 휘었다는 뜻의 '곱다'와 '이(명사 파생 접미사)'가 결합되어 형성된 이름
식품원료 사용 가능 여부 가능(뿌리, 잎)

생육형태 고비는 고비목 고비과 고비속에 속하는 숙근성 여러해살이 양치식물로 관엽식물이다. 우리나라 전국 산지의 숲속이나 습지, 냇가에 분포한다. 높이는 60~100cm이다.

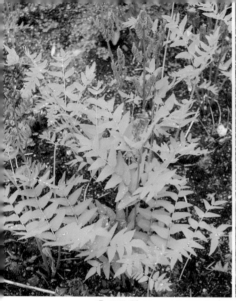
❀ 고비 잎

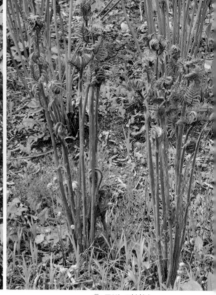
❀ 고비 지상부

🌿 **잎 :** 잎자루는 길이가 20~50cm이고 기부 가까이 양쪽에 날개가 달린다. 잎은 영양잎과 홀씨잎으로 구별되고, 어릴 때는 적갈색의 솜털이 빽빽하게 나 있으나 점차 없어진다. 영양잎은 여러 장이 모여나와 위로 서며, 2회 깃꼴겹잎으로 가장 아래에 있는 깃 조각이 가장 크다. 작은 깃 조각은 가장자리에 미세한 잔톱니가 있다. 홀씨잎은 봄에 영양잎이 둘러난 가운데에 영양잎보다 먼저 나오고 곧게 서며 홀씨 방출 후 일찍 시들고, 작은 깃 조각에 홀씨주머니가 포도송이처럼 빽빽이 붙어 있다.

🍎 **열매 :** 홀씨는 9~10월에 익는다.

❄ **뿌리 :** 짧고 굵은 덩이 모양의 땅속 뿌리줄기에서 많은 잎이 뭉쳐난다.

🐛 **특징 :** 잎이 신선한 녹색이라 쾌적하고 신선감을 준다.

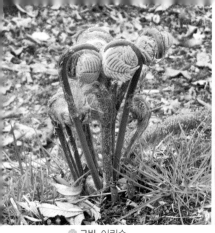

고비 어린순

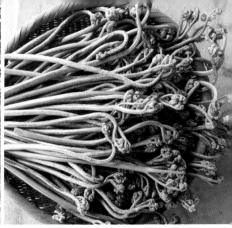

고비 어린순(채취품)

사용부위 및 채취시기 뿌리줄기를 초봄과 늦가을에 채취한다.

작용부위 비장, 위에 작용한다.

성질과 맛 성질이 약간 차고, 맛은 쓰고 달며(《동의보감》에는 달다고 함), 독성이 약간 있다.

성 분 드라이오크라신(dryocrassin), 오스문다락톤(osmundalactone), 오스문달린(osmundalin) 등이 함유되어 있다.

약리작용 구충작용, 항바이러스작용, 항균작용

용 도 식용(어린잎은 나물로 사용, 뿌리줄기는 전분을 추출하여 떡으로 만듦), 약용(뿌리줄기는 해열과 관절염에 사용)

효 능 뿌리줄기는 열을 내리고 열독을 해독하며, 어혈을 제거하고 출혈을 멎게 하는 효능이 있다. 감기로 인한 발열, 피부 발진에 효과가 있고, 기생충을 제거하며, 지혈 효과가 있다. 민간에서는 봄과 여름에 캐어 말려서 줄기와 잎은 인후통에 사용하고 뿌리는 이뇨제로 사용한다. 목과 등이 무겁고 허리와 무릎이 저리며 아프고 다리가 무력하며 오줌이 잦은 증세를 치료하는 데에도 효과가 있다.

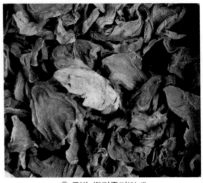

⊙ **고비 뿌리줄기(약재)**

(**약 용 법**) 말린 뿌리줄기 3~15g을 물 600~700mL 에 넣고 약한 불에서 반 으로 줄 때까지 서서히 달여 하루 2~3회, 식후 에 복용한다. 어린순은 나물로 먹거나 국거리로 쓴다. 뿌리줄기 의 녹말로 떡을 만들기도 한다.

(**주의사항**) 성미가 쓰고 차므로 음기가 부족하면서 허열이 있는 증상, 비위(脾胃)가 허하고 찬 경우에는 사용을 금한다.

고비 현대 임상 응용

- 뇌염 예방에는 고비 뿌리 15~30g, 대청엽(大靑葉) 15g을 같이 넣고 달여서 복용한다.
- 홍역, 발진이 완전히 돋지 않았을 때에는 고비 3g, 적작(赤芍) 6g, 승마(升麻) 3g, 노근(蘆根) 9g을 같이 넣고 달여서 복용한다.
- 혈변 치료에는 관중탄(貫衆炭), 지유탄(地楡炭), 괴화탄(槐花炭)을 같은 비율로 취해 가루로 내어 1회 3g, 1일 3회 황주에 타서 복용한다.
- 출산 후 출혈 치료에는 관중탄(貫衆炭), 하엽탄(荷葉炭) 각 9g을 같이 넣고 달여서 황주로 복용한다.
- 백대(白帶) 치료에는 고비의 연한 뿌리줄기(비늘조각을 제거) 5~6개를 달여서 설탕 30g을 첨가하여 복용한다. 백대가 노랗고 냄새가 수반될 때는 고비, 차전초(車前草), 봉미초(鳳尾草) 각 15g, 천곡근(川谷根) 30g, 대추 5~7개를 같이 넣고 달여서 복용한다.

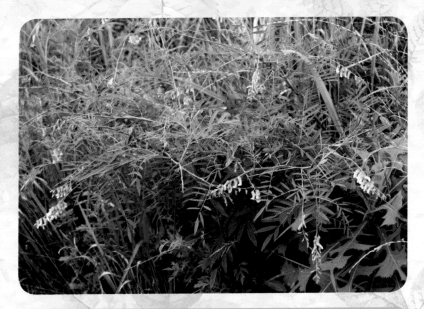

 심혈관·이뇨·항알레르기·진통 작용

고삼

Sophora flavescens Aiton

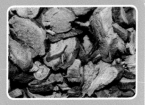

이　명 도둑놈의지팡이, 능암, 느삼, 너삼, 너

한약명 고삼(苦蔘), 고골(苦骨), 천삼(川蔘)

과　명 콩과(Leguminosae)

식물명 유래 한자 이름 '고삼(苦蔘)'에서 유래한 것으로, 뿌리가 매우 쓰고 뿌리 모양과
　　　효능이 산삼과 비슷하다는 뜻

식품원료 사용 가능 여부 식품원료 목록에 없음

（생육형태） 고삼은 콩목 콩과 고삼속에 속하는 여러해살이풀로,
전국 각지의 산과 들에 분포하고 강가나 햇볕이 잘 드는 산비탈
메마른 모래 자갈땅에서 자란다. 높이는 80~100cm이다.

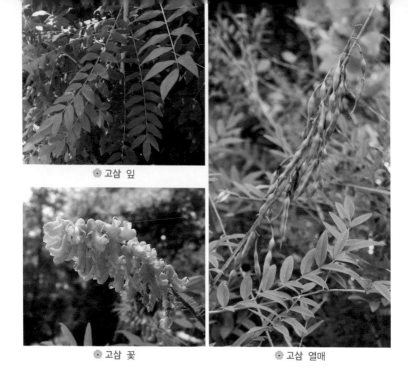

◈ 고삼 잎

◈ 고삼 꽃　　　　◈ 고삼 열매

✿ **꽃** : 꽃은 6~8월에 연한 노란색으로 피는데, 원줄기와 가지 끝
의 총상꽃차례에 많은 꽃이 한쪽으로 치우쳐 달린다.

🌿 **잎** : 잎은 어긋나고, 15~40장의 작은잎으로 이루어진 홀수
깃꼴겹잎이다. 작은잎은 긴 타원형으로 길이 2~4cm, 너비
0.7~1.5cm이고 뒷면에만 누운 털이 있으며 가장자리가 밋밋
하다.

🌱 **줄기** : 줄기가 곧게 서며 녹색이지만 어릴 때는 검은빛을 띤다.
윗부분에서 가지가 갈라지고 아래쪽은 목질이다. 일년생 가지
는 털이 있으나 곧 없어진다.

🍎 **열매** : 열매는 길이 7~8cm의 줄 모양 협과로, 씨 사이 부분
이 잘록하게 들어간 염주 모양이며 끝이 부리처럼 길고 뾰족

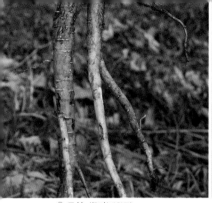
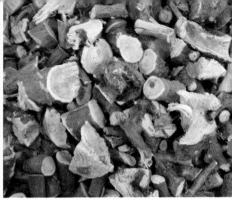

● 고삼 뿌리(채취품)　　　　　　　● 고삼 뿌리(약재)

하다. 3~7개의 종자가 들어 있으며 8~9월에 익지만 갈라지
지 않는다.

❋ **뿌리** : 굵은 황갈색의 뿌리는 긴 원주형으로 땅속 깊이 내리며
맛이 매우 쓰다.

❀ **특징** : 개느삼과 비교하여 고삼은 뿌리줄기가 곧게 서며 작은
잎은 2~4cm로 길어 다르다.

(**사용부위 및 채취시기**) 뿌리를 봄과 가을에 채취하여, 노두와 가는
곁뿌리를 제거하고 씻어 말린다. 또는 신선할 때 절편하여 말
린다.

(**작용부위**) 간, 심장, 위, 대장, 방광에 작용한다.

(**성질과 맛**) 성질이 차고, 맛은 매우 쓰며, 독성이 없다.

(**성　분**) 알칼로이드류인 마트린(matrine), 옥시마트린
(oxymatrine), 트리터피노이드(tritepenoids)류인 소포라플라비오사
이드(sophoraflavioside), 소이아사포닌(soyasaponin), 플라보노이드
류인 쿠라놀(kurarnol), 비오카닌(biochanin), 퀴논(quinones)류인
쿠쉔퀴논(kushenquinone) 등이 함유되어 있다.

약리작용 심혈관계에 대한 작용, 이뇨작용, 항염작용, 항알레르기작용, 진통작용

용　도 약용(뿌리는 이뇨, 항염, 진통, 항종양작용)

효　능 뿌리는 열기를 식히고 습을 말리며, 풍을 제거하고 벌레를 죽인다. 소변이 잘 나오게 하고 적백대하를 낫게 하며, 소화불량, 신경통, 간염, 황달, 치질, 피부 가려움증, 옴 등을 치료한다. 민간에서는 줄기나 잎을 달여서 살충제로 쓰기도 한다.

약용법 찹쌀의 진한 쌀뜨물에 하룻밤 동안 담가 두었다가

고삼 현대 임상 응용

- 세균성 이질 치료에는 ① 고삼으로 제조한 50%의 탕제, 의료용 주사제, 생약이 0.5% 함유된 편제(片劑)를 활용한다. 탕제는 1회 20~30ml, 1일 3회 복용한다. 의료용 주사제는 1회 2~4ml, 1일 2회 근육 또는 정맥 주사거나, 4~8ml를 10%의 포도당액 500ml에 넣고 정맥 주사한다. 편제는 1회 2~4정, 1일 4회 복용한다. 7~10일을 1회 치료과정으로 한다. 관찰 결과 모두 완치되었다. ② 무미(無味)의 고삼감편(苦參碱片, 한 알 0.3g) 성인은 1회 0.6g, 1일 3회 식후에 복용한다. 아동은 40~50mg/(kg.d)에 따라 섭취량을 3회로 나누어 복용한다. 5~7일을 1회 치료과정으로 한다. 세균이질, 장염을 치료한 결과, 치료 효과가 아주 높았으며 부작용은 나타나지 않았으나, 극히 일부환자에서 경미하고 일시적인 현기증과 메스꺼운 증상이 나타났다.

- 습진, 피부염 등의 피부병 치료에는 100% 고삼 의료용 주사액을 1회 2~4ml, 1일 2회 근육 주사하고, 고삼편(苦蔘片 : 생약 0.3g 함유)을 배합하여 1회 2~4정, 1일 3~4회 복용한다. 급성 및 아급성습진, 음부습진, 피부염에 활용한 결과, 다소 높은 치료 효과를 보였다. 또한 두드러기, 건선 등의 피부병에도 사용할 수 있으며, 지양(止癢) 작용, 항알레르기 작용이 있는 것으로 보고하였다.

- 자궁경부염 치료에는 고삼추출물을 주원료로 만든 에어로졸을 자궁경부에 바른다. 1주 2회, 5회를 1회 치료과정으로 한다. 관찰 결과, 높은 치료율을 보였으며, 또한 자궁경부미란증을 치료한 결과 높은 완치율을 보였다.

이튿날 비린내와 수면 위에 뜨는 것이 없어질 때까지 여러 차례 깨끗한 물로 잘 헹군 다음에 말려서 얇게 썰어 사용한다. 말린 뿌리 4~12g을 물 1L에 넣고 끓기 시작하면 불을 약하게 줄여 1/3로 줄 때까지 달여서 하루 2~3회로 나누어 마신다. 가루나 환으로 만들어 복용해도 좋다. 맛이 매우 쓰기 때문에 차로 마시기에는 부적합하다.

(**주의사항**) 성미가 쓰고 차서 비위가 허하고 찬 사람은 사용을 삼가고, 여로(藜蘆: 참여로 또는 박새)와는 함께 사용하면 안 된다.

- 폐(肺), 심(心)질병 치료에는 ① 고삼침고편(苦蔘浸膏片)(Ⅱ)호(한 알에 干浸膏 0.2g 함유)를 1회 4~6정, 1일 3회, 식후에 복용하며, 15~20일을 1회 치료과정으로 한다. ② 고삼 추출물 의료용 주사액(한 개당 2ml, 고삼추출물 50mg 함유), 1회 2ml 근육 주사하고, 1일 1~2회, 15~20일을 1회 치료과정으로 한다. ③ 옥시마트린(oxymatrine) 의료용 주사액(한 개당 2ml, 옥시마트린 50mg 함유) 50~100mg을 10% 포도당액 20%에 넣어 1일 1~2회 정맥 주사하거나, 100~250mg을 5~10% 포도당액 250~300ml에 넣어 1일 1회 정맥 주사하며, 10일을 1회 치료과정으로 한다. 관찰 결과, 정맥 주사의 치료율이 가장 높았고, 다음으로 근육 주사, 약물복용 순서로 나타났으며, 심각한 약물 부작용은 나타나지 않았다.
- 불면증 치료에는 50% 고삼시럽 1회, 성인은 20ml, 소아는 5~10ml 복용하거나 코로 주입하여 진정제를 대신한다. 관찰 결과, 높은 치료 효과를 보였다. 감염성 환자에게는 최면 효과가 더욱 좋았으며, 부작용은 나타나지 않았다.
- 부정맥 치료에는 ① 매일 오전, 오후로 30% 고삼탕제를 50ml씩 복용하거나, 고삼편제(한 알에 생약 1.5g 함유)를 1일 4회, 1회 5정, 2~8주 연속 복용한다. 관찰 결과, 높은 치료율을 보였다. ② 고삼편제(한 알에 생약 2g 함유)를 1회 3~10정(평균 5정 정도), 1일 3회 복용한다(일부 환자에게는 고삼 의료용 주사액을 1회 2~4ml, 1일 2회 근육 주사하고 4~8주 후에는 고삼편으로 바꿔 복용). 치료 기간은 최단 8주, 최장 9개월, 평균 11주이다. 빠른 부정맥 환자를 치료한 결과, 대체로 높은 치료 효과가 나타났다.

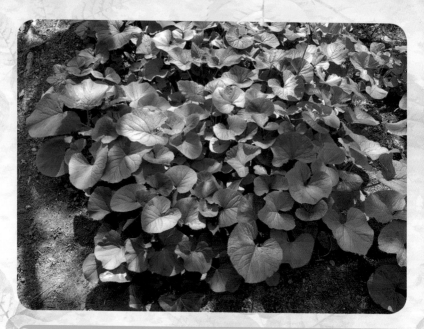

거담·진해 작용

곰취

Ligularia fischeri (Ledeb.) Turcz.

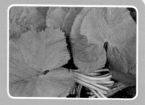

이 명 왕곰취, 큰곰취, 곤대슬이, 꼼치, 곰추, 곤달비

한약명 산자완(山紫菀), 호로칠(葫蘆七)

과 명 국화과(Compositae)

식물명 유래 잎이 곰의 발자국을 닮았고 나물(취)로 먹는다는 뜻

식품원료 사용 가능 여부 **가능**(잎)

(**생육형태**) 곰취는 국화목 국화과 곰취속에 속하는 여러해살이풀로, 전국 각지에 분포하고 고산 지대나 깊은 산의 습지에서 자란다. 해발고도에 따라 생육지의 주변 환경이 다르게 나타난다. 높

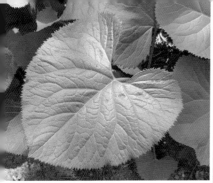

◉ 곰취 잎

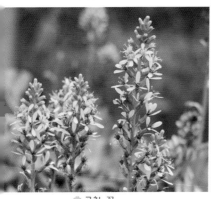

◉ 곰취 꽃

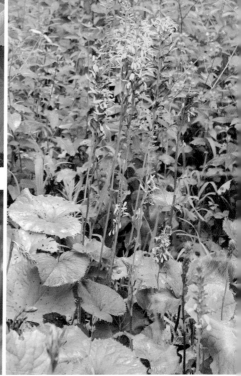

◉ 곰취 지상부

이는 1~2m이다.

✿ **꽃** : 꽃은 7~9월에 노란색으로 피며 머리모양꽃이 총상꽃차례로 달린다.

🌿 **잎** : 뿌리잎은 큰 콩팥 모양으로 가장자리에 규칙적인 톱니가 있으며 잎자루가 길다. 줄기잎은 보통 3장이 달리는데, 밑부분의 것은 뿌리잎과 비슷하지만 크기가 작고, 잎자루의 기부가 넓어져 줄기를 감싼다. 윗부분의 것은 아주 작고 잎자루도 짧으며, 밑부분이 넓어져서 잎집처럼 된다. 잎 앞면은 짙은 녹색이고, 뒷면은 흰빛이 돈다.

🌿 **줄기** : 줄기가 곧게 서고 담갈색의 거미줄 같은 털이 있다.

🌱 **열매** : 열매는 원통형의 수과로, 10월에 익고 갓털은 갈색이다.

🌿 **뿌리** : 뿌리줄기는 짧고 수염뿌리가 사방으로 뻗는다.

🌿 **특징** : 전국적으로 생육하는 식물이나 자생지에 따라 지역형으로 구분이 가능하다. 곤달비에 비해서 곰취는 잎의 밑이 둥근 심장형이며, 가장자리의 톱니가 작고, 혀모양꽃은 5~9개로서 많다.

(사용부위 및 채취시기) 뿌리와 뿌리줄기를 가을에 채취한다.

(작용부위) 심장, 간, 폐에 작용한다.

(성질과 맛) 성질이 약간 따뜻하고, 맛은 맵다.

(성 분) 곰취의 뿌리는 이소펜텐산(isopentenic acid), 10알파-H-퓨라노리굴라레논(10α-H-furanoligularenone)을 함유한다. 지상부는 리굴라론(ligularone), 리굴록사이드(liguloxide), 리굴록시돌(liguloxidol), 리굴록시돌 아세테이트(liguloxidol acetate)를 함유한다.

(약리작용) 거담작용, 진해작용

(용 도) 식용(어린잎), 약용(뿌리는 폐질환의 각혈에 진해 및 거담작용)

(효 능) 뿌리 및 뿌리줄기는 가래를 없애고 기침을 멈추게 하며, 기(氣)를 통하게 하여 통증을 멈추게 하고 혈액순환을 원활하게 하는 효능이 있어, 해수(咳嗽), 천식, 백일해(百日咳), 타박상, 요통, 관절통 등을 낫게 한다. 육류를 직접 불에 구울 때 발생하는 발암성분을 억제하는 데에도 효과적이다.

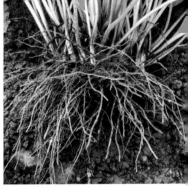

● **곰취** 뿌리(채취품)

약용법 말린 뿌리 8~15g을 물 1L에 넣고 끓기 시작하면 불을 약하게 줄여 1/3로 줄 때까지 달여서 하루에 나누어 마신다. 또는 가루 내어 따뜻한 물과 함께 복용한다. 어린잎을 따서 끓는 물에 2~3분간 데쳐 나물로 먹기도 한다.

주의사항 음허(陰虛)나 폐열로 마른 기침을 하는 사람은 복용에 주의한다. 곰취와 매우 비슷하게 생긴 동의나물은 독성이 있어 식용할 수 없으므로 혼동하지 않도록 복용에 주의한다.

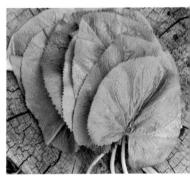

● **곰취** 잎(채취품)

곰취 현대 임상 응용

- 기침감기 치료에는 곰취 15g, 소엽 10g, 행인 10g을 같이 넣고 달여서 1일 2회 복용한다.
- 풍한감기 치료에는 곰취 25g, 백부근(百部根) 10g을 가루로 내어 1회 5g, 1일 2회 복용한다.
- 기침, 가래에 피가 섞여 있을 때에는 곰취 200g, 오미자 100g에 꿀을 넣고 환을 만들어 1회 15g씩 입안에 넣고 녹이면서 복용한다.
- 폐결핵 기침에는 곰취, 패모, 지모, 오미자 각 15g, 아교(당나귀 껍질), 감초, 길경 각 10g을 같이 넣고 달여서 복용한다.
- 요퇴통(腰腿痛) 치료에는 곰취 60g을 가루로 내어 1회 4g, 1일 2회 시원한 물에 타서 복용한다.
- 과로손상 치료에는 곰취, 계장초(鷄腸草) 각 3g, 홍삼칠(紅三七), 사괴와(四塊瓦), 홍모칠(紅毛七) 각 6g을 같이 넣고 달여서 황주를 첨가하여 복용한다.

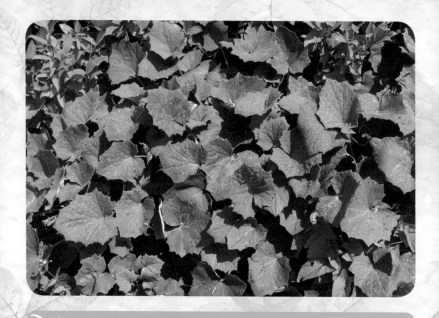

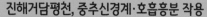

진해거담평천, 중추신경계·호흡흥분 작용

관동화

Tussilago farfara Linné

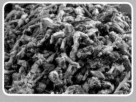

한약명 관동화(款冬花)

과　명 국화과(Compositae)

식물명 유래 한자 이름 '관동화(款冬花)'에서 유래한 것으로, '관(款)'은 이르다는 의미이고, 겨울에 이르러서 꽃이 핀다는 뜻

식품원료 사용 가능 여부 식품원료 목록에 없음

（**생육형태**） 관동화는 국화목 국화과 관동속에 속한다. 겨울 동안 죽지 않고 지내다가 얼음을 가르고 싹을 틔우기 때문에 과동(顆凍)이라고 하였다가 관동(款冬), 또는 관동(款凍)이라고 와전되었

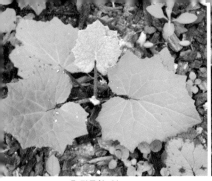
◉ 관동화 잎

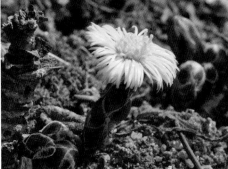
◉ 관동화 꽃

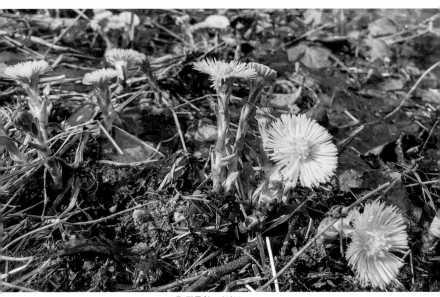
◉ 관동화 지상부

다고 한다. 또한 눈과 얼음을 뚫고 가장 먼저 봄을 알린다고 하
여 찬동(鑽凍)이라고도 하였다.

✿ 꽃 : 꽃은 2~3월에 잎보다 먼저 피는데, 줄기 끝에 머리모양꽃
　　 이 달리며 꽃봉오리는 불규칙한 막대 모양이다.

🌿 잎 : 꽃대에는 엷은 자색의 비늘 모양의 잎이 붙어 있다. 뿌리

잎은 가죽질이고, 길이 7~15cm, 너비 8~16cm에 넓은 심장 모양이거나 달걀 모양이며, 가장자리에 물결 모양의 톱니가 성글게 있다. 기부에 가까운 잎맥과 잎자루는 붉은색을 띠며 가늘고 부드러운 털이 있다. 작은잎은 10개 남짓이 어긋나며 잎몸은 긴 타원형 또는 삼각형이다.

🍒 **열매 :** 열매는 긴 타원형의 수과이며 세로로 능각이 있고, 갓털은 연한 황색이다.

🌿 **특징 :** 우리나라에서 자생하는 것은 보기 힘들고, 일부 약초원 등에서 재배하고 있다.

(**사용부위 및 채취시기**) 12월 또는 이른 봄에 아직 꽃이 흙 위로 나오지 않았을 때 꽃봉오리를 채취하여, 꽃대와 흙모래를 제거하고 그늘에서 말린다.

(**작용부위**) 폐에 작용한다.

(**성질과 맛**) 성질이 따뜻하고, 맛은 맵고 약간 쓰다.

(**성　분**) 투실라진(tussilagine), 센키르킨(senkirkine), 투실라곤(tussilagone), 투실라긴(tussilagin), 파라디올(faradiol), 아르니디올(arnidiol), 루틴(rutine), 히페린(hyperin), 타라크산틴(taraxanthin) 등이 함유되어 있다.

(**약리작용**) 진해거담평천작용, 중추신경계흥분작용, 호흡흥분작용, 심혈관계통에 대한 작용, 혈소판응집억제작용

(**효　능**) 꽃봉오리는 폐를 윤택하게 하고 기운을 아래로 내리며, 가래를 삭이고 기침을 멈추게 하는 효능이 있다. 폐를 윤활하게 하는 작용이 있어 진해, 거담의 효능이 있고 가래, 외감성

해수, 천식, 상기도감염증, 폐결핵, 폐농양 등을 치료한다. 기관지 분비물 증가로 인한 진해작용과 중추신경계통을 흥분시키고, 혈관수축, 어린아이의 급성 기관지염, 기관지천식, 인후통에 효과가 있다고 보고되었다.

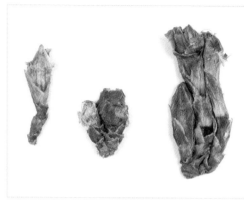
⊙ **관동화 꽃봉오리**(약재)

(**약 용 법**) 말린 꽃봉오리 3~10g을 물 1L에 넣고 반으로 줄 때까지 달여서 하루 2~3회로 나누어 마신다. 약에 사용하는 것은 꽃이 조금만 핀 것이 좋다. 이미 꽃을 피워 향기가 난다면 효능이 모두 없어진 것이다.

(**주의사항**) 음허(陰虛)로 진액이 부족한 사람은 복용에 주의한다.

관동화 현대 임상 응용

- 만성기관지염 치료에는 관동화와 지룡(地龍)으로 만든 복방관동화(複方款冬花) 의료용 주사액을 1회 2㎖씩, 연속 10일간 근육 주사한다. 관찰 결과, 3~4회 주사한 후 기침, 객담(喀痰), 천식이 눈에 띄게 경감되고 식욕, 수면도 개선되었으며 혈압 강하 작용도 있었다.
- 만성 골수염 치료에는 관동화 적당량을 으깨어 껄쭉하게 만든 다음 소독용 천에 바른다. 누공이 생긴 환자는 연한 소금물로 세척하고, 상처의 크기에 따라 관동화를 바른 소독천을 환부에 평평하게 펴 바른 후 거즈로 고정한다. 1일 1회 약을 갈아주고, 10일을 1회 치료과정으로 한다. 치료 시, 병소가 깊고 누공의 배액이 원활하지 않은 환자에게는 접형 절개술을 시행한다. 관찰 결과, 높은 치료율을 보였으며, 치료기간은 최장 245일, 최단 60일, 평균 109일인 것으로 보고하였다.

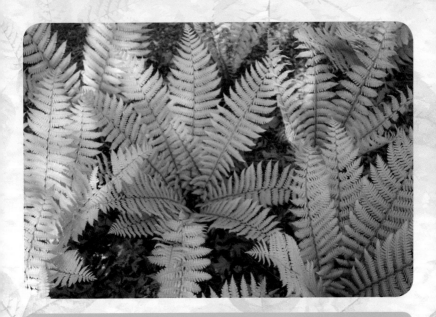

구충·항균·항병독·항암·지혈 작용

관중

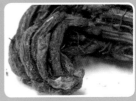

Dryopteris crassirhizoma Nakai

이　명 호랑고비, 면마

한약명 관중(貫衆), 관중(貫中), 관중(管仲), 면마(綿馬)

과　명 면마과(Dryopteridaceae)

식물명 유래 한자 이름 '관중(貫衆)'에서 유래한 것으로, 많은 잎줄기가 무리 지어 하나
　　　　의 뿌리를 꿰뚫고 있다는 뜻

식품원료 사용 가능 여부 식품원료 목록에 없음

생육형태 관중은 고사리목 면마과(관중과) 관중속에 속하는 숙근
성 여러해살이풀로, 전국 산지 숲속의 음습한 경사지에 분포하
고 산지의 숲속 나무 그늘에서 무리 지어 자라는 양치식물이다.

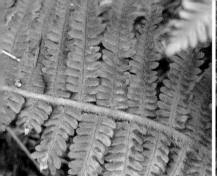

❀ 관중 잎(앞면)

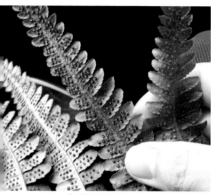

❀ 관중 잎(뒷면)

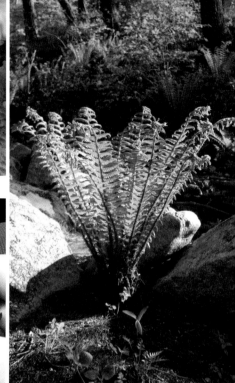

❀ 관중 지상부

높이는 50~100cm이다.

🌿 **잎** : 잎은 길이 100cm 내외, 너비 25cm 정도에 깃꼴로 깊게 갈라지고 20~30쌍의 잎조각에는 자루가 없다. 중간 부분에 있는 잎조각이 가장 크고, 밑부분으로 갈수록 크기가 작으며 달리는 간격이 넓다. 잎자루는 잎몸보다 훨씬 짧으며 윤기가 나는 갈색의 비늘조각이 빽빽하게 덮여 있다.

👐 **열매** : 포자낭군은 윗부분 잎조각의 맥 가까이에 2줄로 달리고, 포막은 갈색의 둥근 콩팥 모양이며 가장자리가 밋밋하고 다 익으면 불규칙하게 갈라진다. 포자는 6~9월에 성숙한다.

❊ **뿌리** : 뿌리줄기는 굵은 덩어리 모양으로 곧게 서며 잔뿌리가 사방으로 뻗고, 끝에서 잎이 돌려난다.

(사용부위 및 채취시기) 뿌리줄기와 잎자루의 밑부분을 가을철에 채취하여, 잎자루와 수염뿌리를 깎아내고 흙모래를 제거하여 햇볕에 말린다.

(작용부위) 간, 위에 작용한다.

(성질과 맛) 성질이 약간 차고, 맛은 쓰고, 독성이 약간 있다.

(성　분) 뿌리줄기에는 구충제 성분인 아스피디놀(aspidinol), 아스피딘(aspidin), 알바스피딘(albaspidin) 및 트리테르페노이드(triterpenoids)의 디플롭텐(diploptene), 9-페르넨(9-fernene) 등이 함유되어 있다.

(약리작용) 구충작용, 항균·항병독·항암작용, 자궁평활근흥분작용, 지혈작용

(용　도) 식용(어린잎), 약용(뿌리줄기는 구충, 해열, 해독, 항균, 항암, 지혈작용)

(효　능) 뿌리줄기 및 잎자루의 잔기는 열을 내리고 열독을 해독하며, 구충(驅蟲), 지혈(止血) 효능이 있다. 회충, 조충, 요충을 죽이고, 열을 내리며 열독을 풀어준다. 혈액을 맑게 하고 출혈을 멎게 하는 효능이 있어, 풍열감기(풍사와 열사로 인한 감기)를 치료하고, 토혈(吐血), 코피, 혈변, 여성의 혈붕(血崩: 심한 하혈)이나 대하를 낮게 한다. 그 밖에 월경과다, 풍(風), 한(寒), 습(濕)이 겹쳐 발생한 비증(痺證), 허리와 무릎이 시큰거리고 아픈 병증, 소변이 저절로 나오는 병증에도 효과적이다.

약용법 말린 약재 4.5~9g을 물 1L에 넣고 끓기 시작하면 불을 약하게 줄여 1/3로 줄 때까지 달여서 하루 2~3회로 나누어 마신다. 또는 가루나 환으로 만들어 복용한다. 귤피(橘皮), 백출 등과 배합하여 환을 만들어 복용하면 기를 북돋우고 비(脾)를 튼튼하게 하여 기혈의 순환을 원활하게 한다.

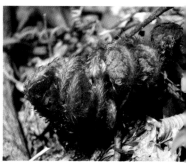
❀ 관중 어린순

주의사항 뿌리줄기는 독성이 약간 있으므로 식품으로는 사용할 수 없다. 성미가 쓰고 차므로 음액(陰液)이 손상되어 열이 나는 경우, 비위(脾胃)가 허하고 찬 경우에는 사용을 삼간다. 혈뇨, 혼수, 실명 등의 위험이 있으므로 지나치게 복용하

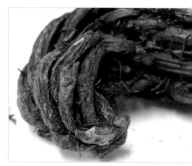
❀ 관중 잎자루 밑부분(약재)

지 말고 비위가 약한 사람이나 임산부는 복용을 금한다.

관중 현대 임상 응용

- 감기, 독감 예방에는 성인은 1회 관중 9g, 감초 적당량(또는 관중, 상엽 각 4.5g, 감초 적당량)을 과립충제로 만들어 뜨거운 물에 타서 복용한다. 1주 2회 4개월 동안 계속 복용한다(10월부터 이듬해 1월까지).
- 홍역 예방에는 관중을 가루로 낸다. 3세 이하는 1회 0.15g, 1일 2회, 3일 연이어 복용한다. 홍역 유행이 끝날 때까지 1개월 간격으로 다시 3일 연이어 복용한다.
- 토혈, 각혈 치료에는 관중 37.5g, 황련(수염 제거) 18.75g을 잘게 빻는다. 1회 4g 정도씩 진하게 달여서 찹쌀 미음에 타서 복용한다.
- 비출혈(코피) 치료에는 관중근(貫衆根)을 가루로 내어 2g 정도를 물에 타서 복용한다.

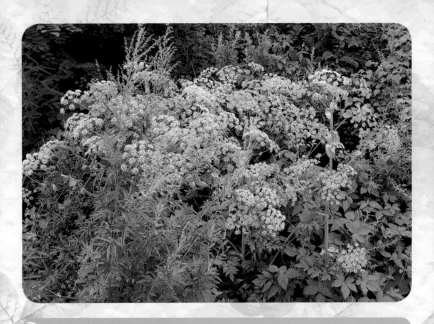

해열·진통·항염·항균 작용

구릿대

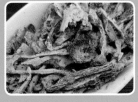

Angelica dahurica (Fisch. ex Hoffm.) Benth. &
Hook.f. ex Franch. & Sav.

이 명 구리대, 구리때, 구릿때, 백지, 구렁대, 수리대, 구리당, 백지, 거랑대
한약명 백지(白芷), 지(芷), 지방향(芷芳香), 향백지(香白芷)
과 명 산형과(Umbelliferae)
식물명 유래 적갈색 줄기가 구리(銅) 색깔과 비슷하고 대나무 또는 막대기처럼 곧게 자
         란다는 뜻
식품원료 사용 가능 여부 식품원료 목록에 없음

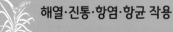 구릿대는 미나리목 미나리과(산형과) 당귀속에 속하는
   두해살이 또는 세해살이풀로, 전국 각지에 분포하고 깊은 산골

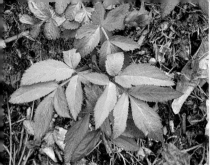
● 구릿대 잎

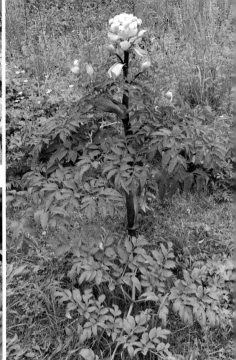
● 구릿대 지상부

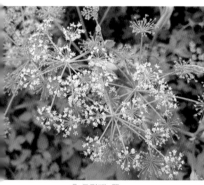
● 구릿대 꽃

짜기, 냇가 또는 길가 주변에서 자생하거나 농가에서 재배하기도 한다. 높이는 1~2m이다.

✿ 꽃 : 꽃은 6~8월에 줄기 끝과 잎겨드랑이에서 흰색으로 피는데, 20~40개의 산형꽃차례가 모여 겹산형꽃차례를 이룬다.

🍃 잎 : 뿌리잎과 밑부분의 잎은 잎자루가 길고 3개씩 2~3회 깃꼴로 갈라지며, 밑이 부풀어서 줄기를 감싼다. 가운데의 작은잎은 다시 3개로 갈라지며, 작은잎과 갈래조각은 긴 타원형으로 가장자리에 규칙적이고 예리한 톱니가 있다. 윗부분의 잎은 작고 잎집이 굵어져서 거꿀달걀 모양 또는 긴 타원형으로 된다.

🌿 **줄기 :** 줄기가 곧게 서며 흰 가루
가 덮인 적자색이다. 줄기 윗부분
에 잔털이 있고 가지가 갈라진다.

🍈 **열매 :** 열매는 둥글거나 넓은 타원
형의 분과로 가장자리에 날개가
있으며 9~10월에 익는다.

🌿 **뿌리 :** 뿌리는 굵고 크며 거칠고
흙갈색으로 냄새가 난다.

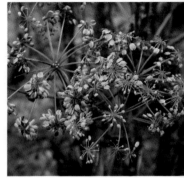

◉ **구릿대 종자 결실**

(**사용부위 및 채취시기**) 뿌리는 9~10월
에 잎과 줄기가 다 마른 뒤에 채취하여, 수염뿌리와 흙모래를 제
거하고 햇볕에 말리거나 저온건조한다.

(**작용부위**) 폐, 위, 대장에 작용한다.

(**성질과 맛**) 성질이 따뜻하고, 맛은 맵다.

(**성   분**) 푸로쿠마린(furocoumarin)류로서 주로 비야크앙겔리콜
(byakangelicol)을 함유하고 그 외에 임페라토린(imperatorin), 옥시
퓨세다닌(oxypeucedanin), 비야크앙겔리신(byakangelicin), 안젤리
코톡신(angelicotoxin), 크산토톡신(xanthotoxin), 이소임페라토린
(isoimperatorin), 펠로프테린(phellopterin) 등과 정유로서 엘레멘
(elemene), 헥사데칸산(hexadecanoic acid), 노난올(nonanol), 운데
케인(undecane), 10-운데세노산(10-undecenoic acid), 트리데칸산
(tridecanoic acid) 등이 함유되어 있다.

(**약리작용**) 해열작용, 진통작용, 항염작용, 항균작용

(**용   도**) 약용(뿌리는 항균, 소염작용)

효 능 뿌리는 풍사(風邪)와 습사(濕邪)를 제거하고, 구규(九竅)를 막히지 않게 소통시켜 통증을 멎게 하며, 부은 종기나 상처를 없애고 고름을 배출시키는 효능이 있다. 두통, 목통(目痛), 치통, 복통, 각종 신경통, 비연(鼻淵), 적백대하(赤白帶下), 대장염, 치루, 옹종 등을 치료한다.

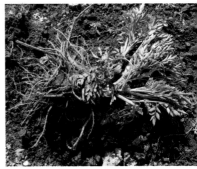
◉ 구릿대 전초(채취품)

약 용 법 말린 뿌리 4~12g을 물 1L에 넣고 1/3로 줄 때까지 달여서 하루 2~3회로 나누어 마신다. 또는 가루나 환으로 만들어 복용하기도 한다.

주의사항 맵고 건조하며 열이 있는 약재이므로 혈액이 부족하며

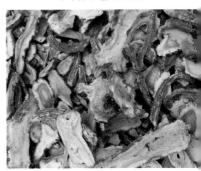
◉ 구릿대 뿌리(약재)

열이 있는 경우, 음적인 에너지는 부족한데 헛된 양기가 항진된 두통에는 사용을 삼간다.

구릿대 현대 임상 응용

- 두통, 치통, 삼차신경통 치료에는 백지 60g, 빙편(氷片) 0.6g을 가루로 내어, 소량을 환자 비강의 앞쪽 부분에 놓고 균일하게 흡입하도록 한다. 관찰 결과, 높은 치료율을 보였다.
- 허리마취 후의 두통 치료에는 백지 30g을 달여서 1일 2회 나누어 복용한다. 관찰 결과, 높은 치료 효과를 보였으며, 경막 외강 마취로 인한 현기증과 두통에도 좋은 치료 효과가 있었다.

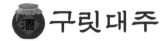

구릿대주

재료 준비

- 약재상에서 구입할 수 있으며, 9~10월에 전국의 산골짜기 냇가에서 채취할 수 있다.

제조 방법

- 뿌리를 구하여 깨끗이 씻어 말린 다음 썰어서 사용한다.
- 말린 뿌리 200g을 소주 3.6L에 넣고 밀봉한다.
- 6개월 이상 숙성시켜 음용하며, 2년 정도 숙성시킨 후에는 찌꺼기를 걸러내고 보관한다.

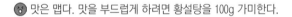

- 😛 맛은 맵다. 맛을 부드럽게 하려면 황설탕을 100g 가미한다.

적용 병증

- **치질(痔疾)** : 항문 근처가 붓고 아프고 가려우며 변을 보기가 거북하고 출혈이 생겨 앉기도 힘들다. 소주잔 1잔을 1회분으로 1일 2~3회씩, 25~30일 동안 음용한다.
- **혈붕(血崩)** : 자궁이나 항문에 염증으로 벌집처럼 구멍이 나서 혈액, 대하, 배설물이 새어나오는 병증이다. 소주잔 1잔을 1회분으로 1일 2~3회씩, 15~20일 동안 음용한다.
- **요독증(尿毒症)** : 신장 기능이 부진하여 소변으로 배출되어야 할 성분이 혈액 속에 머물러 있어 일어나는 중독 증상이다. 소주잔 1잔을 1회분으로 1일 3~4회씩, 12~15일 동안 음용한다.
- **기타 적응증** : 진정, 두통, 풍한, 생리통, 추웠다 열이 났다 하는 것이 번갈아 나타나는 증상, 통풍, 요혈, 두드러기

※ 본 약술을 음용하는 중에는 선복화(금불초)를 금하며, 음기 허약자는 장복을 금한다. 장복해도 해롭지는 않으나 치유되는 대로 음용을 중단한다.

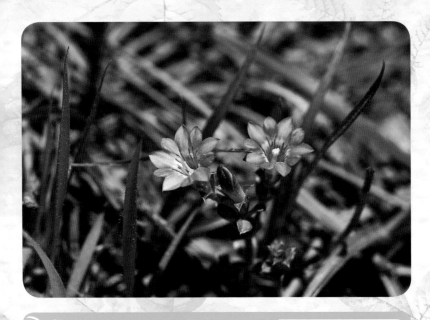

종기, 결핵 목 림프샘염 치료

구슬붕이

Gentiana squarrosa Ledeb.

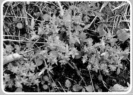

이 명 구실붕이, 구실봉이, 민구슬붕이, 구슬봉이
한약명 석용담(石龍膽)
과 명 용담과(Gentianaceae)
식물명 유래 '구슬(둥근 모양)'과 '붕이(봉오리)'의 합성어로, 꽃이 피기 전 모습이 구슬을
             머금은 꽃봉오리처럼 보인다는 뜻
식품원료 사용 가능 여부 식품원료 목록에 없음

생육형태 구슬붕이는 용담목 용담과 용담속에 속하는 두해살이
풀로, 전국 각지에 분포한다. 고도가 낮은 산과 들의 양지바르고
기름진 땅이나, 습한 양지에서 자란다. 높이는 2~10cm이다.

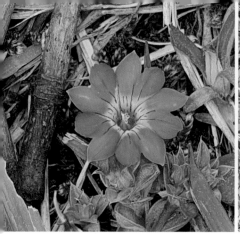
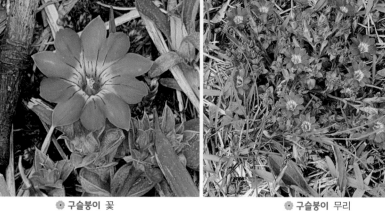

❀ 구슬붕이 꽃　　　　　　　　　　　　❀ 구슬붕이 무리

❀ **꽃** : 꽃은 5~6월에 연한 자주색으로 피며, 원줄기 끝의 짧은
　　　꽃자루에 여러 송이가 종 모양으로 달린다.

❀ **잎** : 뿌리잎은 2~3쌍으로 바퀴 모양으로 늘어서며 길이
　　　1~4cm, 너비 0.5~1.2cm에 큰 달걀상 마름모꼴이며, 가장자
　　　리가 두껍고 끝이 뾰족하다. 줄기잎은 좁은 달걀 모양으로 작
　　　고 마주나며, 밑부분이 합쳐져 짧은 잎집으로 된다.

❀ **줄기** : 줄기는 밑에서 가지가 갈라져 여러 대가 며 잔돌기가
　　　있다.

❀ **열매** : 열매는 삭과로 긴 자루가 있으며 2개로 갈라지고 가을에
　　　익는다. 씨방은 여러 개로 나누어지고, 안에 작은 종자가 많이
　　　들어 있다. 작은 모양이 어린 용담같이 생겨서 '애기용담'이라
　　　고 부르는 지방도 있는데, 꽃의 생김새는 용담과 같으나 잎은
　　　용담과 달리 반짝이는 부분이 많다.

❀ **특징** : 잎이 선형이고 키가 작은 좀구슬붕이 및 큰구슬붕이, 한
　　　라산에서 자라면서 꽃이 5~7월에 피는 흰그늘용담 등이 있는
　　　데 관상용으로 특히 인기가 높다.

78

(사용부위 및 채취시기) 전초를 늦은 봄부터 초여름에 채취한다.

(작용부위) 간, 폐, 대장에 작용한다.

(성질과 맛) 성질이 차고, 맛은 쓰고 맵다.

(용   도) 약용(지상부는 소염, 청열작용)

(효   능) 전초는 독소를 해독하고 피부에 생긴 옹저를 없애며, 열을 내리고 하초(下焦)의 습을 제거하는 효능이 있다. 열을 내리고 독을 풀어주며 종기를 가라앉히는 효과로 농이 생긴 병증, 단단한 부스럼, 결핵 목 림프샘염, 눈의 흰자위에 핏발이 서고 아픈 증상 등을 치료한다. 또한 일체의 악성 화농성 종기와 각종 종기나 부스럼으로 인한 독·급성 결막염을 치료한다.

(약 용 법) 말린 전초 10~15g(생것 15~30g)을 물 1L에 넣고 1/3로 줄 때까지 달여서 하루 2~3회로 나누어 마신다. 외용할 때는 신선한 전초를 짓찧어 환부에 붙이거나 갈아서 즙을 내어 환부를 닦아낸다.

구슬붕이 현대 임상 응용

- 정절옹종(疔疖癰腫) 치료에는 석용담(石龍膽) 15g, 야국화 15g, 감초 10g을 같이 넣고 달여서 복용한다.
- 맹장염 치료에는 석용담 15g, 초홍등(草紅藤) 15g, 귀침초(鬼鍼草) 30g을 같이 넣고 달여서 복용한다.
- 급성 황달 간염 치료에는 석용담 15g, 지이초(地耳草) 30g을 같이 넣고 달여서 복용한다.
- 습열대하(濕熱帶下) 치료에는 석용담 15g, 창출 10g, 황백 10g을 같이 넣고 달여서 복용한다.
- 뇌막염, 폐렴, 감기, 소아 고열 치료에는 석용담 3~6g을 찧어서 머리에 바르고, 나머지는 끓는 물에 타서 마신다.

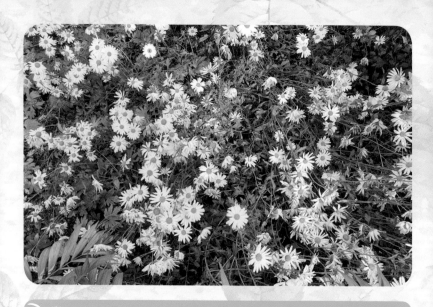

해열·진정·진통·항염·간보호·항균 작용

구절초

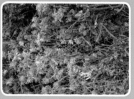

Dendranthema zawadskii (Herbich) Tzvelev var.
latiloba (Maxim.) Kitam.

이　명 서흥구절초, 넓은잎구절초, 낙동구절초, 선모초, 큰구절초, 한라구절초, 들국화,
　　　　창다구이, 고봉

한약명 구절초(九折草), 구절초(九節草)

과　명 국화과(Compositae)

식물명 유래 한자 이름 '구절초(九折草)'에서 유래한 것으로, 음력 9월 9일이 되면 마디
　　　　가 9개가 된다는 뜻

식품원료 사용 가능 여부 **제한적 사용**(전초)

(생육형태) 구절초는 국화목 국화과 구절초속에 속하는 숙근성
여러해살이풀로, 전국의 햇볕이 잘 드는 산야에 분포한다. 고지

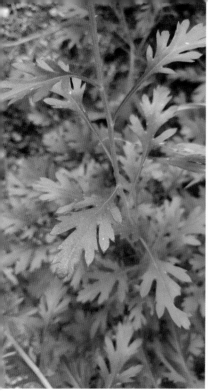

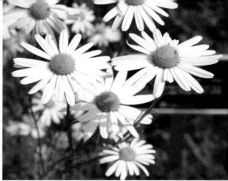

● 구절초 꽃

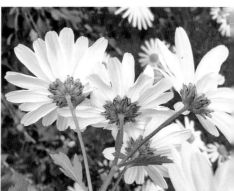

● 구절초 꽃받침

● 구절초 잎

대의 능선 부위에서 군락을 이루며 자라고 모양이 아름다워 관
상용으로 재배하기도 한다. 배수가 잘 되는 곳에서 자라며, 충분
한 광선을 필요로 한다. 높이는 50~100cm이다.

🌸 **꽃** : 꽃은 9~10월에 원줄기와 가지 끝에 1송이씩 달리는데, 머
리모양꽃차례는 보통 흰색이지만 붉은빛을 띠는 것도 있다.

🍃 **잎** : 뿌리잎은 달걀 모양으로, 잎밑이 수평이거나 심장형이다.
줄기잎은 어긋나고 깃꼴로 깊게 갈라지며, 갈래조각은 다시 몇
갈래로 갈라지거나 끝이 둔한 톱니 모양으로 얕게 갈라진다.

🌿 **줄기** : 줄기가 곧게 서며 단일하거나 가지가 갈라진다.

🌰 **열매** : 열매는 긴 타원형의 수과이며, 5개의 줄이 있고 10~11월에 익는다.

🌱 **뿌리** : 땅속 뿌리줄기가 옆으로 길게 뻗으면서 번식한다.

🌿 **특징** : 번식력이 대단히 강한 식물이다. 우리나라에서 흔히 들국화라고 하는 자생식물에는 구절초를 일컫는 것이 보통이나 감국, 산국, 쑥부쟁이, 개미취 등의 국화과 식물들을 총칭한다. 흔히 일반인이 들국화라고 부르지만 들국화라는 식물은 없다. 산구절초 또는 가는잎구절초에 비해, 잎의 결각이 얕게 갈라지고 머리모양꽃차례의 크기가 크다. 예로부터 음력 9월 9일, 꽃과 줄기를 잘라 부인병 치료와 예방을 위한 약재로 썼다고 하여 구절초(九折草)라 부른다.

사용부위 및 채취시기 전초를 꽃이 피기 직전인 9월에 채취한다.

작용부위 심장, 비장, 위에 작용한다.

성질과 맛 성질이 따뜻하고, 맛은 쓰다.

성 분 리나린(linarin), 티글로일쿠맘브린(tigloylcumambrin) B, 쿠맘브린(cumambrin) A·B, 한델린(handelin), 캄펜(camphene), 캄퍼(camphor), 미르테놀(myrtenol), 카페인산(caffeic acid) 등이 함유되어 있다.

약리작용 해열작용, 진정작용, 진통작용, 항염작용, 간보호작용, 항균작용

용 도 원예 및 조경용, 약용(지상부는 생리불순, 생리통, 불임증에 사용)

효 능 소화 기능을 담당하는 중초(中焦)를 따뜻하게 하고, 월

경을 고르게 하며, 음식물이 잘 소화되도록 하는 효능이 있다. 위랭(胃冷), 소화불량, 자궁냉증, 불임증 등을 치료한다. 민간에서는 꽃이 달린 풀 전체를 치풍, 부인병, 위장병에 쓴다.

(약 용 법) 말린 전초 8~15g 을 물 1.5L에 넣고 끓기 시작하면 불을 줄여 200~300mL 가 될 때까지 달여서 하루 2~3회로 나누어 마신다. 민간요법으로, 가을에 꽃이 피기 전에 채취하여 햇볕에 말린 후 환약으로 만들거나 엿을 고아서 오랜 기간 복용하면 월경이 순조로워지거나

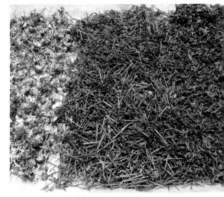

❋ **구절초** 전초(약재)

임신하게 된다고 한다. 특히 냉방되는 곳에서 오랫동안 생활해 몸이 냉해져서 착상이 되지 않는 불임에 효과적이다.

구절초 의 기능성 및 효능에 관한 특허자료

구절초 추출물을 포함하는 신장암 치료용 조성물 및 건강기능성 식품

본 발명은 구절초 에탄올 추출물을 유효성분으로 함유하는 신장암 예방 및 치료용 조성물과 식품학적으로 허용 가능한 식품보조 첨가제를 포함하는 구절초 에탄올 추출물을 유효성분으로 함유하는 신장암 예방용 기능성 식품에 관한 것이다. 본 발명에 따른 신장암 치료용 조성물 및 기능성 식품은 신장암 세포의 성장을 억제하고 세포사멸을 유도하는 효과가 있어 신장암 치료 및 예방에 효과적으로 사용할 수 있다.

– 공개번호 : 10-2012-0111121, 출원인 : (주)한국전통의학연구소

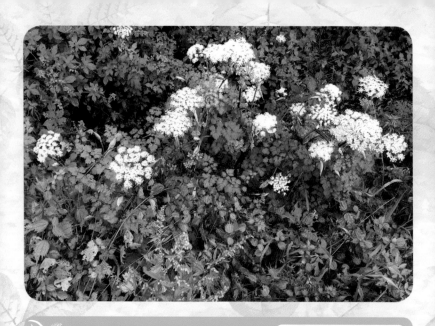

진통·진경 작용, 편두통·월경불순 치료

궁궁이

Angelica polymorpha Maxim.

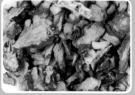

이   명 천궁, 개강활, 제주사약채, 백봉천궁, 토천궁, 심산천궁, 궁겅이, 궁겡이

한약명 괴근(拐芹)

과   명 산형과(Umbelliferae)

식물명 유래 '궁궁'과 '이'의 합성어로, '궁궁'은 활 모양으로 하늘을 향해 끝없이 이어져
있는 모습이라는 뜻

식품원료 사용 가능 여부 식품원료 목록에 없음

(생육형태) 궁궁이는 미나리목 미나리과(산형과) 당귀속에 속하
는 중국 원산의 여러해살이풀로, 우리나라에 약용 식물로 들여
왔지만, 그 종자가 널리 퍼져 전국의 산골짜기에서 많이 자생하

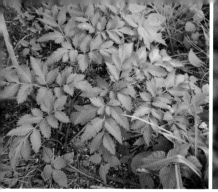

◉ 궁궁이 잎

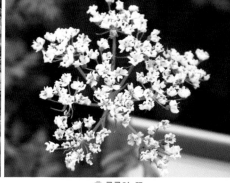

◉ 궁궁이 꽃

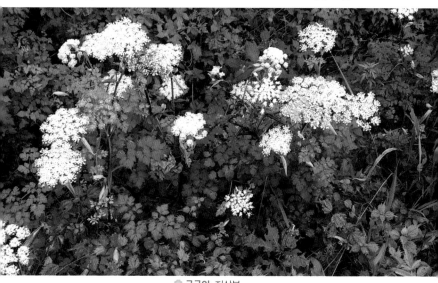

◉ 궁궁이 지상부

며 밭에서도 재배된다. 산지나 골짜기의 냇가에 자란다. 높이는 80~150cm이다.

❀ **꽃** : 꽃은 8~9월에 흰색으로 피며, 줄기 끝에서 20~40송이의 꽃이 겹산형꽃차례로 뭉쳐 달린다.

🌿 **잎** : 뿌리잎과 밑부분의 잎은 잎자루가 길고 길이 20~30cm의

깃꼴겹잎이며, 삼각형 또는 삼각상 넓은 달걀 모양으로 3개씩 3~4회 갈라진다. 작은잎은 길이 3~6cm에 달걀 모양 또는 피침 모양이며, 끝이 뾰족하고 깊게 패인 톱니가 있다.

🌿 **줄기** : 줄기는 곧게 서며 가지를 치고 대부분 털이 없으나 잎집에만 털이 있다.

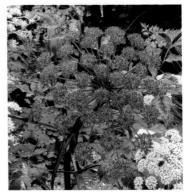
☀ 궁궁이 종자 결실

👆 **열매** : 열매는 분과로 9~10월에 달리는데 납작한 타원형이며 양 끝이 오목하고 날개가 있다.

❄ **뿌리** : 뿌리는 다소 굵다.

(**사용부위 및 채취시기**) 어린순은 이른 봄, 뿌리는 가을에 채취한다.

(**작용부위**) 심장, 간, 담낭에 작용한다.

(**성질과 맛**) 성질이 따뜻하고, 맛은 맵다.

(**성   분**) 옥시퓨세다닌(oxypeucedanin), 오스톨(osthol), 임페라토린(imperatorin, psoralen), 베르갑텐(bergapten), 비야크앙겔리신(byakangelicin), 알파-피넨(α-pinene), 미르센(myrcene) 등이 함유되어 있다.

(**용   도**) 약용(뿌리를 두통, 오한, 발열 등에 사용)

(**효   능**) 뿌리는 땀을 내어 표사(表邪)를 발산시키고 풍사(風邪)를 제거하며, 중초(中焦)를 따뜻하게 하여 한사(寒邪)를 제거하

고, 기(氣)를 소통시키고 통증을
멈추게 하는 효능이 있다. 진통,
진경(鎭痙) 작용이 있으며, 풍사를
없애고 기혈이 잘 돌게 하며 혈액
순환을 원활하게 하는 효과로 풍
한두통, 편두통, 월경불순, 풍병
(風病), 기병(氣病), 허로증(虛勞症),
혈병(血病) 등을 치료한다. 또한 오
래된 어혈을 풀어주고 토혈, 코피,
혈뇨 등을 멎게 한다.

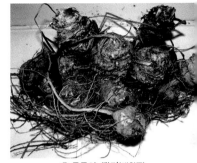
❀ 궁궁이 뿌리(채취품)

(약 용 법) 말린 뿌리 3~9g을 물
1L에 넣고 1/3로 줄 때까지 달여
서 하루 2~3회로 나누어 마신다.
또는 환이나 가루로 만들어 복용
한다.

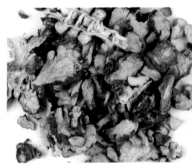
❀ 궁궁이 뿌리(약재)

궁궁이 현대 임상 응용

- 감기 코막힘 치료에는 궁궁이 신선한 잎 적당량을 으깨어 코에 넣는다.
- 위통, 복통 치료에는 궁궁이를 가루로 내어 1일 2회, 1회 3g씩 뜨거운 물이나 술로
  복용한다.
- 만성위염, 위·십이지장궤양 치료에는 궁궁이, 야산양혈(野山羊血), 오금초(烏金草),
  웅황련(雄黃連), 격산소(隔山消)를 같이 넣고 가루로 내어 1일 3회, 1회 9g을 따뜻한
  물로 복용한다.
- 옆구리 통증 치료에는 궁궁이와 오금초(烏金草)를 같은 비율로 취해 가루로 내어 1일
  1회, 1회 3~6g을 따뜻한 물 또는 술로 복용하거나, 궁궁이 3g을 씹어서 복용한다.
- 타박상 치료에는 궁궁이 9~15g을 달여서 복용한다.

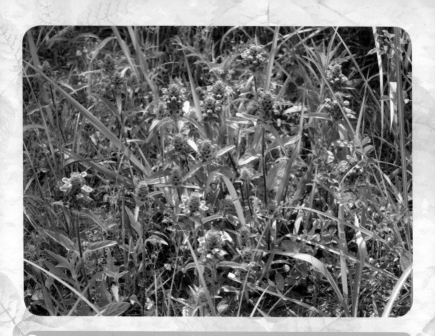

혈압강하·혈당강하·항염·이뇨 작용

꿀풀

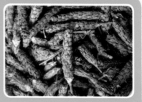

Prunella vulgaris L. subsp. *asiatica* (Nakai) H.Hara

이 명 꿀방망이, 가지골나물, 붉은꿀풀, 가지래기꽃, 모꽃, 하고초
한약명 하고초(夏枯草), 석구(夕句), 내동(乃東)
과 명 산형과(Umbelliferae)
식물명 유래 꽃에 꿀이 많은 풀이라는 뜻
식품원료 사용 가능 여부 **가능**(순, 잎, 꽃대)

(생육형태) 꿀풀은 꿀풀목 꿀풀과 꿀풀속에 속하는 숙근성 여러
해살이풀로, 전국 각지에 분포하고 산과 들의 햇볕이 잘 드는 곳
에서 뭉쳐 자라는 관화식물이다. 배수가 잘 되는 비옥한 사질양

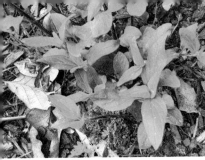
❋ 꿀풀 잎

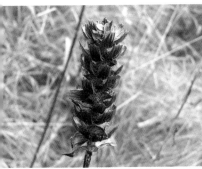
❋ 꿀풀 종자 결실

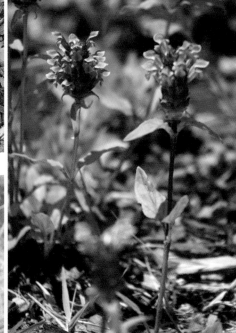
❋ 꿀풀 지상부

토나 점질양토에서 잘 자란다. 높이는 20~30cm이다.

❀ **꽃** : 꽃은 5~7월에 자주색, 분홍색, 흰색으로 피는데, 길이 3~8cm의 이삭꽃차례에 층층으로 빽빽이 달린다.

🌿 **잎** : 잎은 마주나며, 길이 2~5cm에 긴 타원상 피침 모양이고 가장자리는 밋밋하거나 톱니가 있다.

🌾 **줄기** : 붉은색이 도는 줄기는 네모지며 전체에 짧은 흰색 털이 나 있고 가지가 갈라진다. 꽃이 지면 원줄기에서 기는 가지가 나와 옆으로 뻗으며 새로운 개체를 만든다.

🍂 **열매** : 열매는 분과이고 7~8월에 황갈색으로 익으며, 꼬투리는 가을에도 마른 채로 남아 있다.

🌿 **뿌리** : 잔뿌리는 사방으로 많이 뻗는다.

🐝 **특징** : 유사종으로는 흰꿀풀, 붉은꿀풀, 두메꿀풀이 있다. 꿀풀은 깨꽃과 같이 꿀이 많아 꿀풀이라고 불리는데 벌들이 많이 찾아온다.

[사용부위 및 채취시기] 여름철에 꽃이삭이 반쯤 말라 홍갈색을 띨 때 채취하여 이물질을 제거하고 햇볕에 말린다.

[작용부위] 간, 담낭에 작용한다.

[성질과 맛] 성질이 차고, 맛은 맵고 쓰며, 독성이 없다.

[성 분] 전초에는 트리테르피노이드계 성분으로, 올레아놀릭산(oleanolic acid), 우르솔릭산(ursolic acid) 등이 있고, 플라보노이드(flavonoid)계 성분으로 루틴(rutin), 하이페로사이드(hyperoside) 등이 함유되어 있다. 꽃이삭에는 안토시아닌(anthocyanin)인 델피니딘(delphinidin)과 시아니딘(cyanidin), d-캄퍼(d-camphor), d-펜콘(d-fenchone), 우르솔릭산(ursolic acid)이 함유되어 있다.

[약리작용] 혈압강하작용, 혈당강하작용, 항염작용, 항균작용, 항바이러스작용, 이뇨작용

[용 도] 원예 및 조경용, 약용(지상부는 고혈압에 사용), 식용(어린순)

[효 능] 꽃이삭은 간열(肝熱)을 식혀주고 화기(火氣)를 제거하며, 뭉친 것을 풀어주고 부은 종기나 상처를 없애며, 눈을 밝게 하는 효능이 있다. 간을 깨끗하게 하고 맺힌 기를 흩어지게 하며, 종기를 가라앉히고 소변이 잘 나오게 하며, 혈압을 내린다. 또한 두통, 어지럼증, 안구 통증, 구안와사(口眼喎斜), 근육과 뼈의 통증, 폐결핵, 급성황달형 전염성간염, 영류(瘿瘤), 결핵 목

림프샘염, 급성유선염, 유방암, 여성의 혈붕, 대하 등을 치료한다. 한방에서는 임질, 결핵, 종기, 전신 수종, 연주창에 약용하고 소염제, 이뇨제로도 쓴다.

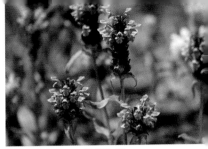
◉ 꿀풀 꽃

(약용법) 말린 꽃이삭 12~20g을 물 1L에 넣고 끓기 시작하면 불을 약하게 줄여 1/3로 줄 때까지 달여서 하루 2회로 나누어 마신다. 향부자, 국화, 현삼, 박하, 황금, 포공영(蒲公英) 등을 배합하여 차로 우리거나 달여 마시기도 한다.

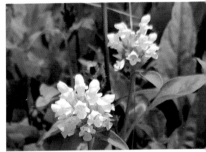
◉ 꿀풀 꽃(흰색)

(주의사항) 성질이 찬 약재이므로 비위가 허약한 사람은 신중하게 사용해야 한다.

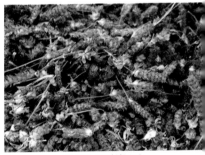
◉ 꿀풀 꽃이삭(약재)

꿀풀 현대 임상 응용

• 급성황달간염 치료에는 하고초(夏枯草) 312.5g, 백화사설초(白花蛇舌草) 312.5g, 감초 156.25g을 같이 넣고 달여서 500ml 탕액으로 만든다. 1회 25ml, 1일 2회, 28일을 1회 치료 과정으로 한다. 관찰 결과, 높은 치료율을 보였으며, 또한 하고초 60g, 대추 30g 또는 지방질이 적은 살코기 60g을 넣고 달인 탕액으로 환자를 치료한 결과, 완치율이 높게 나타났다.

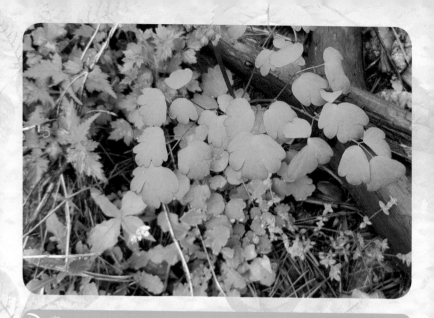

항염·해독 작용

꿩의다리

Thalictrum aquilegifolium L. var. *sibiricum* Regel & Tiling

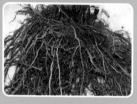

이 명 아시아꿩의다리, 한라꿩의다리, 가락풀, 당송초
한약명 마미련(馬尾連), 당송초(唐松草), 백봉초(白蓬草), 초황련(草黃連)
과 명 미나리아재비과(Ranunculaceae)
식물명 유래 마디가 있는 길게 뻗은 줄기와 잎의 모습이 꿩의 다리와 비슷하다는 뜻
식품원료 사용 가능 여부 식품원료 목록에 없음

(생육형태) 꿩의다리는 미나리아재비목 미나리아재비과 꿩의다리
속에 속하는 숙근성 여러해살이풀로, 전국 각지의 산지 숲속에
분포하고 산이나 들에서 흔히 자란다. 높이는 50~100cm이다.

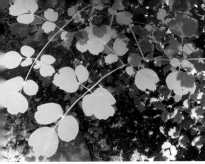

❀ 꿩의다리 잎

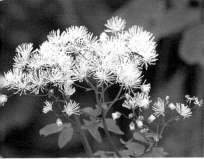

❀ 꿩의다리 꽃

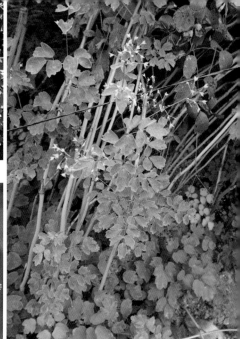

❀ 꿩의다리 지상부

✿ **꽃** : 꽃은 7~8월에 흰색 또는 연홍색으로 피며, 줄기 끝에 산방꽃차례로 달린다.

🌿 **잎** : 잎은 어긋나고 2~3회 깃꼴로 갈라지며, 밑부분의 것은 잎자루가 길지만 위로 갈수록 짧아져 없어진다. 작은잎은 거꿀달걀 모양이며 끝이 3~4개로 얕게 갈라지고 뭉툭하다.

🌿 **줄기** : 가늘고 긴 줄기가 곧게 서며 가지가 갈라진다. 원줄기는 속이 비어 있고 능선이 있으며 녹색 또는 자주색 바탕에 분백색을 띤다.

👃 **열매** : 열매는 타원형의 수과로, 길이 0.4~0.5cm의 가는 자루에 5~10개가 모여 달리며, 날개 같은 돌출물이 3~4개 있고 8~10월에 익는다.

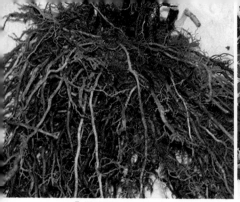
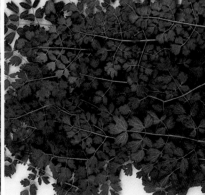

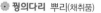 꿩의다리 뿌리(채취품)　　　　　　　　　　　● 꿩의다리 지상부(채취품)

❋ **뿌리** : 많은 뿌리가 사방을 뻗는다.

❀ **특징** : 대부분 잎이 아름답다. 꿩의다리는 유럽에서 많이 연구되어 여러 가지 품종이 육성되어 재배, 관상용으로 사용되고 있다. 한국에는 꿩의다리속 18종이 자생한다.

(**사용부위 및 채취시기**) 뿌리와 뿌리줄기를 가을부터 이듬해 봄 사이에 채취한다.

(**작용부위**) 심장, 간, 대장에 작용한다.

(**성질과 맛**) 성질이 차고, 맛은 쓰다.

(**성　　분**) 팔마틴(palmatine), 이소볼딘(isoboldine), 이소코리딘(isocorydine), 마그노플로린(magnoflorine), 아퀼레지폴린(aquilegifolin), 탈릭토사이드(thalictoside), 프로토아네모닌(protoanemonin), 베르베린(berberine), 탈릭민(thalicmine), 마그노플라빈(magnoflavin) 등이 함유되어 있다.

(**약리작용**) 항염작용, 해독작용

(**용　　도**) 약용(뿌리 및 뿌리줄기는 청열, 진통, 소염, 해열작용)

94

효 능 뿌리 및 뿌리줄기는 열을 내리고 화기(火氣)를 제거하며, 습을 말리고 독소를 해독하는 효능이 있다. 에테르 추출물은 항균작용, 항종양작용, 혈압강하작용이 있다. 한방에서는 감기, 설사, 장염, 이질, B형 간염, 두드러기, 결막염, 종기 등에 약용한다. 뿌리잎과 종자는 이질, 설사, 타박상에 쓴다.

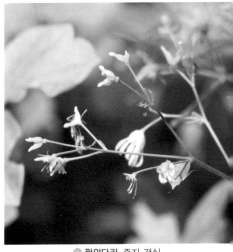

● 꿩의다리 종자 결실

약 용 법 뿌리와 뿌리줄기 5~10g을 물 1L를 넣고 달여서 아침 저녁으로 복용한다. 황련(黃連) 대용으로 사용하기도 한다.

주의사항 구토와 설사를 일으킬 수 있으므로, 비위가 허약한 사람은 복용에 주의한다.

꿩의다리 현대 임상 응용

- 폐열기침 치료에는 당송초(唐松草) 15g을 달여서 1일 2회로 나누어 복용한다.
- 옹종창절(癰腫瘡疖) 치료에는 당송초 10g, 지정(地丁) 50g, 금은화(金銀花) 25g, 황금(黃芩) 4g을 같이 넣고 달여서 복용한다.
- 목적종통(目赤腫痛) 치료에는 당송초 9g, 국화 12g, 초결명(草決明) 9g, 상엽 12g을 같이 넣고 달여서 복용한다.
- 삼출성 피부염 치료에는 당송초를 말려서 가루로 내어 환부에 고루 뿌리거나, 당송초와 송화분을 같은 비율로 취해 가루로 내어 환부에 고루 바른다. 환부가 갈라지면 참기름을 섞어서 바른다.

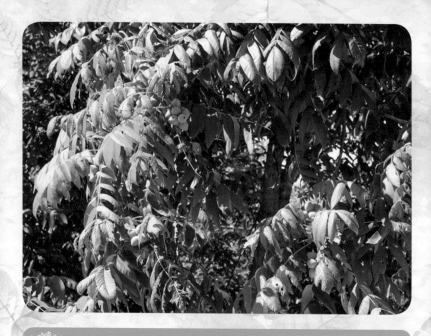

항산화·항암 작용, 복통·위염·피부병 치료

가래나무

Juglans mandshurica Maxim.

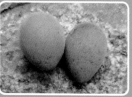

이 명 산추자나무, 가래추나무, 산추나무, 개추자

한약명 핵도추과(核桃楸果), 핵도추피(核桃楸皮)

과 명 가래나무과(Juglandaceae)

식물명 유래 열매의 모양이 농기구 '가래'와 닮았다는 뜻

식품원료 사용 가능 여부 **가능**(열매)

(생육형태) 가래나무는 가래나무목 가래나무과 가래나무속에 속하는 낙엽 활엽 교목이다. 소백산, 속리산 이북의 표고 500m를 중심으로 100~1,500m 사이의 산기슭과 산 중턱에 자생하고,

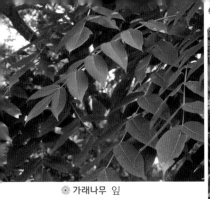

◉ 가래나무 잎

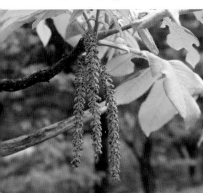

◉ 가래나무 꽃

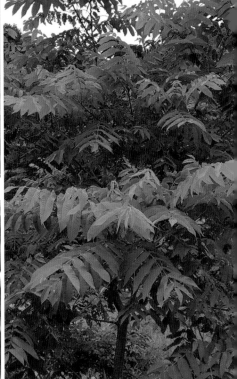

◉ 가래나무 나무모양

남부 지방에서도 가끔 심어 가꾸는 나무이다. 높이는 20m이다.

🌸 **꽃** : 꽃은 암수한그루로 4월에 피는데, 수꽃이삭은 길이
　10~20cm에 수술이 12~14개이며 암꽃이삭에는 4~10개의 꽃
　이 핀다. 암술머리는 빨갛게 2갈래로 갈라진다.

🌿 **잎** : 잎은 홀수깃꼴겹잎으로 어긋나는데, 작은잎은 7~17개이
　며 길이 7~28cm, 너비 10cm 정도의 타원형이다. 잎끝이 뾰족
　하고 이빨 모양의 잔톱니가 있으나 점차 없어지고 뒷면은 털
　이 있거나 없으며 잎맥과 잎자루에 샘털이 빽빽이 나 있다.

🌱 **줄기** : 줄기가 곧게 자라고, 나무껍질은 어두운 회색이며 세로

로 갈라진다. 가지는 굵고 성글게 나오며 일년생 가지에는 샘
털이 있다.

🍑 **열매** : 열매는 털이 많은 달걀 모양의 핵과로 길이가 4~8cm이
며 9월에 익는다. 맹아력이 강하다. 호두처럼 단단한 안쪽 껍
질 속의 씨앗을 먹기도 한다.

🐝 **특징** : 열매가 유사한 호두나무는 작은잎이 5~7장이며 가장자
리는 밋밋하거나 톱니가 거의 없다.

(**사용부위 및 채취시기**) 덜 익은 열매와 열매껍질은 9~10월, 나무껍
질은 봄·가을에 채취한다.

(**작용부위**) 열매는 위, 나무껍질은 폐, 신장, 대장에 작용한다.

(**성질과 맛**) 열매와 열매껍질은 성질이 평(平)하고, 맛은 맵고 약
간 쓰며, 독성이 있다. 나무껍질은 성질이 약간 차고, 맛은 쓰고
맵다.

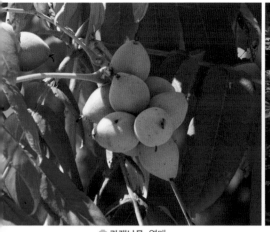

🌼 **가래나무 열매**

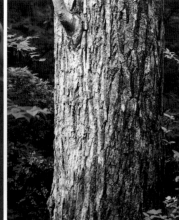

🌼 **가래나무 나무줄기**

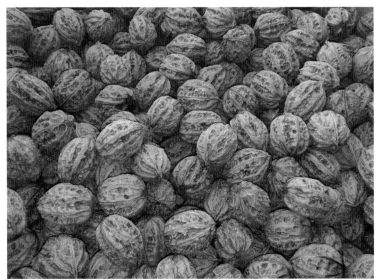

◉ **가래나무 열매**(약재)

(**성   분**) 지방유 40~50%, 단백질 15~20%, 당, 비타민 C 등이
들어 있다.

(**약리작용**) 항산화활성, 면역조절활성, 미백효과

(**용   도**) 원예 및 조경용, 가구용, 식용(종자에서 얻어진 기름을
식용으로 사용, 어린잎은 봄에 나물로 사용), 약용(열매는 위염, 복통
치료에 사용)

《동의보감》에는 '가래나무껍질즙(楸木皮汁)은 모든 물고기를 죽게 한다. 그
러므로 이것을 물속에 넣으면 물고기가 다 죽는다.'라고 하였다.
논문에서 가래나무의 많은 약용 부분이 거의 독성이 없다고 보고하고 있으나,
최근 덜 익은 열매의 겉껍질이 부작용을 유발할 수 있다고 보고하고 있다.

(효   능) 덜 익은 열매는 한약명이 핵도추과(核桃楸果)이며, 기
(氣)를 운행시켜 통증을 멎게 하고, 기생충을 없애며 가려움증을
그치게 하는 효능이 있다. 수렴작용이 있고 복통, 위염, 위·십이
지장 궤양, 피부병(완선)을 치료한다. 나무껍질은 한약명이 핵도
추피(核桃楸皮)이며, 열을 내리고 습을 말리며, 간화(肝火)를 제거
하여 눈을 밝히는 효능이 있다. 해독작용이 있고 열을 내리며 이
질, 설사, 오로, 결막 충혈 등을 치료한다. 특히 덜 익은 열매 추
출물은 약간의 독성이 있어 살충작용이 있고, 식도분문암에 항
암 효과도 있다.

(약 용 법) 덜 익은 열매 6~9g에 물 1L를 붓고 반으로 줄 때까
지 달여서 하루 2~3회로 나누어 매 식후에 마신다. 외용할 경
우에는 달인 액으로 환부를 씻어준다. 위염, 위·십이지장 궤양
등의 경련성 복통에는 덜 익은 열매 300g을 짓찧어 소주 3L에
3~4시간 담가두었다가 찌꺼기는 버리고 액은 걸러서 한 번에
10~15mL씩 마신다. 말린 나무껍질 20~30g에 물 1L를 붓고
반으로 줄 때까지 달여서 하루 2~3회로 나누어 매 식후에 마
신다. 외용할 경우에는 나무껍질을 달인 액으로 환부나 눈을
씻어준다.

가래나무 현대 임상 응용

• 식도분문암 치료에는 미성숙 가래나무 열매를 술에 담가 만든 주침물을 10~20ml
씩, 1일 3회, 1년간 복용하여 식도분문암을 치료한 결과, 식사량이 증가하고 통증
이 완화되어 병세가 안정되었으며 부작용은 나타나지 않았다.

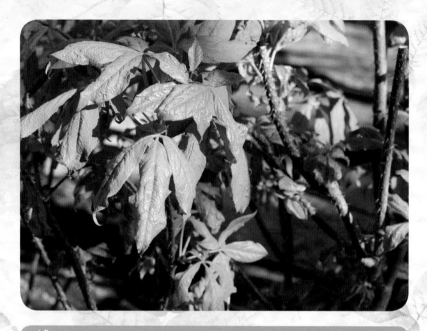

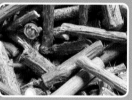

항스트레스·내분비조절·면역증강 작용

가시오갈피

Eleutherococcus senticosus (Rupr. & Maxim.) Maxim.

이 명 가시오갈피나무, 민가시오갈피, 왕가시오갈피, 왕가시오갈피나무

한약명 자오가(刺五加), 자괴봉(刺拐捧), 자목봉(刺木捧)

과 명 두릅나무과(Araliaceae)

식물명 유래 식물 전체에 바늘 모양의 가시가 있는 오갈피나무라는 뜻

식품원료 사용 가능 여부 가능(뿌리, 줄기, 잎, 열매, 순)

(생육형태) 가시오갈피는 미나리목 두릅나무과 오갈피나무속에
속하는 낙엽 활엽 관목으로, 경기도와 강원도 북부에 분포한다.
생육 조건이 까다로워서 강한 햇볕을 싫어하고, 비옥하고 습기

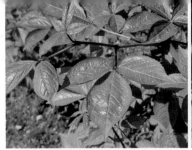
❀ 가시오갈피 잎

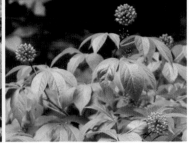
❀ 가시오갈피 꽃

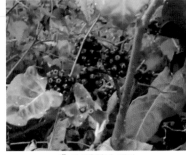
❀ 가시오갈피 열매

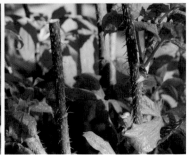
❀ 가시오갈피 나무줄기

가 많은 활엽수림에서 잘 자란다. 높이는 2~3m이다.

❀ **꽃 :** 꽃은 7~8월에 산형꽃차례로 피며, 보랏빛을 띤 노란색으로 가지 끝에 1개씩 달리거나 밑부분에서 갈라진다.

🌿 **잎 :** 잎은 손바닥 모양 겹잎으로 어긋나고, 잔잎은 3~5장인데 거꿀달걀 모양 또는 타원형이며 가장자리에 뾰족한 겹톱니가 있다.

🌱 **줄기 :** 줄기는 회갈색에 가지가 적게 갈라지며, 전체에 가늘고 긴 가시가 빽빽이 나 있고 특히 잎자루 밑부분에 많다.

☝ **열매 :** 열매는 둥글고 털이 없으며, 10~11월에 검은색으로 익는다.

🌿 **특징 :** 약용 목적의 무분별한 채취로 개체 수가 급격히 줄었으며 멸종위기야생동·식물 Ⅱ급이다. 전체에 가는 가시가 밀생하

며 인삼처럼 좋다는 약용 식
물이다.

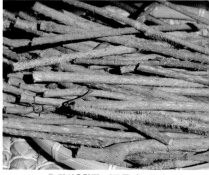

🌸 **가시오갈피** 나무줄기(채취품)

(**사용부위 및 채취시기**) 뿌리와 뿌
리줄기는 가을 이후, 나무껍질
은 봄부터 초여름, 잎은 여름,
열매는 11월에 채취한다.

(**작용부위**) 심장, 신장, 비장에
작용한다.

(**성질과 맛**) 뿌리 및 뿌리줄기는 성질이 따뜻하고, 맛은 맵고 약간
쓰다.

(**성   분**) 많은 종류의 배당체가 함유되어 있는데, 주요 성분으
로 엘류테로사이드(eleutheroside) A~E 등이 있다. 이 외에 시린
진(syringin), 세사민(sesamin), 클로로겐산(chlorogenic acid), 베타-
시토스테롤(β-sitosterol), 베툴리누스산(betulinic acid), 아미그달린
(amygdalin), 이소프락시딘(isofraxidin) 등이 함유되어 있다.

(**약리작용**) 중추신경계통에 대한 영향, 항스트레스작용, 내분비
조절작용, 면역증강작용, 심혈관계통에 대한 영향

(**용   도**) 약용(뿌리 및 뿌리줄기는 항피로작용, 항종양작용이 우수)

(**효   능**) 뿌리 및 뿌리줄기는 원기를 더하여 주고 비장을 튼튼
하게 하며, 신장을 보하고 정신을 안정시키는 효능이 있다. 원
기를 돋우는 효능이 인삼이나 오갈피나무보다 큰 것으로 알려져
있다. 또한 혈당강하 작용이 있어 당뇨병의 혈당을 조절하며 심
근경색을 예방하고 면역력을 높여준다. 그 밖에 해열, 진통, 진

경(鎭痙), 진정, 보간, 보신, 강심, 강정, 항염, 항암 등의 효능이 있고 어혈(瘀血), 중풍, 고혈압, 신경통, 관절염 등을 치료한다.

약용법 말린 뿌리 및 뿌리줄기 9~27g에 물 1L를 붓고 반으로 줄 때까지 달여서 하루 2~3회로 나누어 마신다. 외용할 경우에는 생잎 적당량을 짓찧어 환부에 붙인다. 열매는 차로 끓여 마신다.

주의사항 음정(陰精)이 부족해져서 허화(虛火)가 왕성해진 사람은 복용에 주의한다.

가시오갈피 현대 임상 응용

- 백혈구 감소증 치료에는 가시오갈피편(刺五加片) 또는 캡슐(한 알 또는 각 캡슐에 생약 0.3g 함유)을 1일 3.6g, 평균 2주간 복용하였다. 화학요법과 방사선 치료 중인 환자를 관찰 결과, 복용 3~15일 후 백혈구 수준이 정상으로 회복되어 치료를 계속 받을 수 있었고, 치료 효과가 매우 뚜렷하게 나타났다.
- 허혈성 뇌혈관 질환 치료에는 가시오갈피 의료용 주사액(개당 20ml) 40ml를 5% 포도당액 500ml에 넣고 매일 1회 정맥 주사하고 28일간 치료하였다. 관찰 결과, 높은 치료율을 보였으며, 기타 부작용은 나타나지 않았다.
- 신경쇠약 치료에는 가시오갈피 시럽[100ml 중 가시오갈피 40g, 오미자 20g, 설탕 50g, 니파긴(nipagin) 0.05g 함유]을 10ml씩, 1일 3회, 2주간 복용한 결과, 높은 치료율을 보여주었다.
- 고지혈증 치료에는 가시오갈피 잎의 플라보노이드 성분으로 만든 안심녕(冠心寧) 캡슐을 1회 3정, 1일 3회, 1~3개월 복용한 결과, 높은 치료율을 보였다.
- 저혈압 치료에는 가시오갈피편 1회 5정, 1일 3회, 식후에 복용하며, 20일을 1회 치료과정으로 한다. 관찰 결과, 높은 치료율을 보였다.
- 하지심부정맥혈전(下肢深部靜脈血栓) 치료에는 가시오갈피 의료용 주사액 40ml를 5% 포도당액 또는 덱스트란(dextran)-40 500ml에 넣고 천천히 정맥 주사한다. 1일 1회, 14일을 1회 치료과정으로 하고, 4~6일 쉬어준 뒤 2회 치료과정을 진행한다. 관찰 결과, 높은 치료율을 보였다. 팔다리의 통증이 사라지고, 붓기가 가라앉았으며, 서 있거나 걸을 때 붓기나 통증이 없고, 정상적인 상태로 돌아왔으며, 사지 정맥의 혈류도 정상적으로 바뀌어 대부분 임상적으로 완치된 것으로 나타났다.

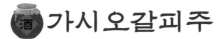# 가시오갈피주

재료 준비

- 채취는 금지되어 있으므로 약재상에서 구입한다.

제조 방법

- 약효는 뿌리 및 뿌리줄기에 있다. 생으로 또는 말려서 쓰는데, 음지에서 말린 것이 효과가 좋다.
- 생것 230g 또는 말린 것 200g을 소주 3.6L에 넣고 밀봉한다.
- 4~6개월간 숙성시켜 음용하며, 18개월 정도 숙성시킨 후에는 찌꺼기를 걸러내고 보관한다.

　😖 😧 맛은 쓰고 떫다. 입맛에 따라 흑설탕을 100g 정도 첨가할 수 있다.

적용 병증

- **인후염(咽喉炎) :** 목구멍이 붓고 통증이 있는 경우에 처방한다. 소주잔 1잔을 1회분으로 1일 1~2회씩, 5~7일 동안 음용한다.
- **간염(肝炎) :** 간세포가 파괴되어 간에 염증이 생기는 병증이다. 소주잔 1잔을 1회분으로 1일 1~2회씩, 15~20일 동안 음용한다.
- **혈담(血痰) :** 가래에 피가 섞여 나오는 증세이다. 심하면 가슴이 아프고 답답하며, 가슴 속에 뭉친 것이 이리저리 돌아다니는 것처럼 느껴진다. 소주잔 1잔을 1회분으로 1일 1~2회씩, 4~5일 동안 음용한다.
- **기타 적응증 :** 각기병, 관절염, 동통, 신경통, 근육과 뼈가 약해져서 힘을 잘 못 쓰는 증상, 발기부전

　※ 본 약술을 음용하는 중에 특별히 가려야 하는 음식은 없다. 장복해도 해롭지는 않으나 치유되는 대로 음용을 중단한다.

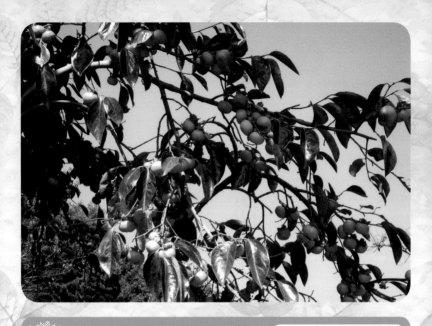

진정·피임·혈압강하 작용, 딸꾹질 치료

감나무

Diospyros kaki Thunb.

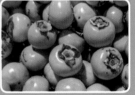

이　　명 돌감나무, 산감나무, 똘감나무, 감, 감낭

한약명 시체(柿蒂), 시정(柿丁), 시자(柿子), 시엽(柿葉), 시목(柿木), 시목피(柿木皮), 시근(柿根)

과　　명 감나무과(Ebenaceae)

식물명 유래 옛한글 '갇'이 '갈'로 다시 '감'으로 변한 것이다. 열매 감이 열리는 나무라는 뜻

식품원료 사용 가능 여부 **가능**(잎, 열매)

생육형태 감나무는 감나무목 감나무과 감나무속에 속하는 낙엽 활엽 교목으로, 경기도 이남에 분포한다. 따뜻한 지방의 양지에

106

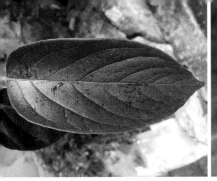
❁ 감나무 잎

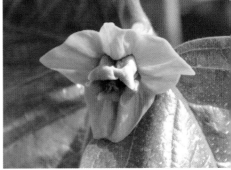
❁ 감나무 꽃

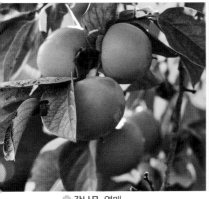
❁ 감나무 열매

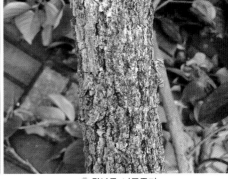
❁ 감나무 나무줄기

서 잘 자라며 추위와 대기오염에 비교적 강하고, 수분이 적당한 비옥한 사질양토에서 생육이 왕성하다. 햇볕이 잘 드는 인가 주변이나 밭에서 과실수로 심어 기른다. 높이는 4~15m이다.

🌸 **꽃** : 꽃은 암수한꽃 또는 암수딴꽃으로 5~6월에 피며, 잎겨드랑이에 황백색으로 1개씩 달린다. 수꽃은 1cm로 16개의 수술이 있으며, 암꽃에는 암술 1개와 퇴화된 수술 8개가 있다.

🌿 **잎** : 잎은 어긋나고, 길이 7~17cm, 너비 4~10cm에 타원형 또는 거꿀달걀 모양으로, 밑부분은 둥글고 끝이 뾰족하며 두껍다. 잎 앞면은 윤기가 있고, 뒷면은 갈색 털이 난다.

🌱 **줄기** : 줄기는 가지가 많이 갈라지며, 일년생 가지에 갈색털이 있다. 나무껍질은 흑회색으로 코르크화되어 잘게 갈라진다.

🍎 **열매** : 열매는 달걀상 원형 또는 편구형의 장과이며, 지름 4~8cm로 9~10월에 노란색 또는 주황색으로 익는다.

🐝 **특징** : 감나무 열매는 너비가 4cm 이상으로 크며 붉은색으로 익고, 고욤나무 열매는 너비가 1.5cm로 작으며 검은색으로 익어 구별된다.

(**사용부위 및 채취시기**) 열매와 열매꼭지는 가을, 잎은 5~7월, 나무껍질은 연중 수시, 뿌리는 9~10월에 채취한다. 가을철에 열매가 잘 익었을 때 채취하여, 열매를 식용한 뒤 열매꼭지는 모아 씻어서 말린다.

(**작용부위**) 위에 작용한다.

(**성질과 맛**) 열매와 열매꼭지는 성질이 평(平)하며, 맛은 쓰고 떫다. 잎은 성질이 차고, 맛은 쓰며, 독성이 없다. 나무껍질은 성질이 평(平)하고, 맛은 떫다. 뿌리는 성질이 평(平)하고, 맛은 떫으며, 독성이 없다.

(**성   분**) 열매에는 타닌(tannin), 포도당, 서당, 과당 등이 함유되어 있다. 감꼭지에는 하이드록시트릭터페닉산(hydroxytriterpenic acid), 베툴린산(betulic acid), 올레아놀릭산(oleanolic acid), 우르솔산(ursolic acid), 타닌, 포도당, 과당, 헤미셀룰로스(hemicellulose) 등이 함유되어 있다. 뿌리에는 강심 배당체, 안트라퀴논(anthraquinone) 배당체, 사포닌, 타닌, 플럼바긴(plumbagin), 디오스피롤(diospyrol), 디오스피린(diospyrin), 네오디오스피린(neodiospyrin) 등이 함유되어 있다. 잎에는 플라보

노이드(flavonoid) 배당체, 타닌, 페놀류, 올레아놀릭산, 베툴린산, 우르솔산 등이 함유되어 있으며, 플라보노이드 배당체에는 아스트라갈린(astragalin), 미리시트린(myricitrin), 비타민 C, 카로틴, 수지, 환원당, 정유 등이 함유되어 있다.

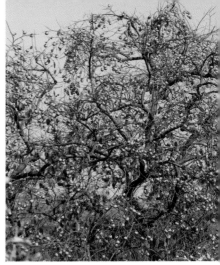
⊙ 감나무 나무모양

(약리작용) 열매꼭지는 심장실조에 대한 길항작용, 진정작용, 피임작용, 잎은 혈압강하작용

(용 도) 염료용(과실), 가구용(목재), 접착용(과실), 식용(과실), 약용(감꼭지와 과실)

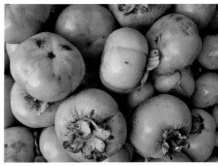
⊙ 감나무 열매(채취품)

(효 능) 열매는 한약명이 시자(枾子)이며, 열을 내리고 갈증과 설사, 출혈을 멎게 하며, 위를 튼튼하게 하고 궤양, 염증, 습진, 해수, 구창(口瘡), 주독 등을 치료한다. 피로를 해소하는 효과도 있다. 열매꼭지는 한약명이 시

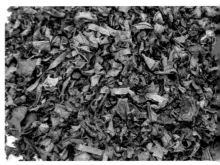
⊙ 감나무 잎(약재)

체(柿蒂)이며, 기가 치밀어오르는 것을 내리고 딸꾹질을 진정시키며 구토를 멎게 한다. 잎은 한약명이 시엽(柿葉)이며 고혈압, 천식, 폐기종 등을 치료한다. 나무껍질은 한약명이 시목피(柿木皮)이며 출혈 및 화상을 치료한다. 뿌리는 한약명이 시근(柿根)이며 양혈, 지혈의 효능이 있고 혈붕, 혈리(血痢: 변에 피가 섞여 나오는 증상), 치창(痔瘡) 등을 치료한다. 감 추출물은 타닌(tannin)을 함유하고 있어 면역질환 치료제로 사용되는데, 아토피, 천식, 비염, 스트레스로 인한 염증 반응의 치료에 효과적이다.

(약용법) 잘 익은 열매를 하루 1개씩 식후에 먹거나, 말린 열매 30~60g에 물 1L를 붓고 반으로 줄 때까지 달여서 하루 2~3회로 나누어 마신다. 말린 열매꼭지 8~16g에 물 1L를 붓고 반으로 줄 때까지 달여서 하루 2~3회로 나누어 마신다. 말린 잎 3~9g에 물 1L를 붓고 반으로 줄 때까지 달여서 하루에 나누어 마신다. 말린 나무껍질 30~50g에 물 1L를 붓고 반으로 줄 때까지 달여서 하루 2~3회로 나누어 마신다. 말린 뿌리 30~60g에 물 1L를 붓고 반으로 줄 때까지 달여서 하루 2~3회로 나누어 마신다.

감나무 현대 임상 응용

• 딸꾹질이 멎지 않을 때, 감꼭지를 겉은 까맣게 타고 속은 노릇노릇하게 타서 약의 표면 일부를 숯으로 만들고, 안쪽은 원래의 냄새가 나도록 포제하여 가루로 낸 다음, 황주에 타서 마시거나 생강즙과 설탕을 같은 비율로 첨가하여 따뜻하게 끓여서 복용한다.

• 딸꾹질 치료에는 감꼭지, 정향, 인삼을 같은 비율로 취해 잘게 썰어 물을 붓고 달여서 식후에 복용한다.

• 혈림(血淋) 치료에는 말린 감꼭지를 포제하여 가루로 낸다. 1회 7.5g을 식전 공복에 미음에 타서 복용한다.

🏺 감나무주

재료 준비

- 직접 채취한다. 또는 농가나 과일 가게에서도 구입할 수 있다.

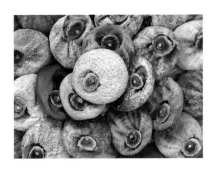

제조 방법

- 잎이나 감꼭지에 약효가 가장 많다. 잎은 5~7월, 감꼭지는 가을에 감을 따고 나서 채취하여 그늘에서 잘 말려 사용한다.
- 생것은 230g, 말린 것은 200g을 소주 3.6L에 넣고 밀봉한다.
- 3~6개월간 숙성시켜 음용하며, 18개월 정도 숙성시킨 후에는 찌꺼기를 걸러내고 보관한다.

😮 맛은 약간 떫다. 입맛에 따라 설탕 100g을 가미한다.

적용 병증

- **고혈압(高血壓)** : 고혈압에 꾸준히 음용하면 효과가 있다. 소주잔 1잔을 1회분으로 1일 1~2회씩, 15~25일 동안 음용한다.
- **숙취(宿醉)** : 술기운이 다음 날까지 남아 있는 경우에 사용한다. 소주잔 1잔을 1회분으로 1일 2회 정도 음용한다.
- **기타 적응증** : 뇌내출혈, 방광염, 신장염, 장염, 중풍, 해수

※ 본 약술을 음용하는 중에 참기름을 먹는 것은 좋지 않다. 치유되는 대로 음용을 중단한다.

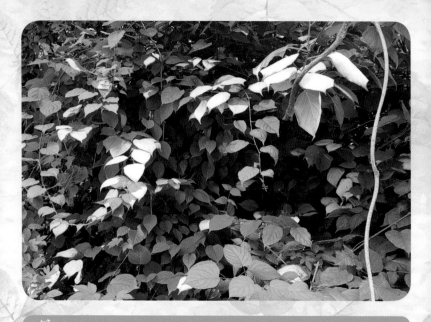

중추신경계·심혈관계 작용

개다래

Actinidia polygama (Siebold & Zucc.) Planch. ex Maxim.

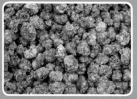

이 명 개다래나무, 묵다래나무, 말다래, 쥐다래나무, 개다래덩굴, 못좃다래나무, 말다
래나무, 개다래덩굴, 게레낭

한약명 목천료(木天蓼), 목천료자(木天蓼子), 목천료근(木天蓼根)

과 명 다래나무과(Actinidiaceae)

식물명 유래 열매가 맛이 없어 다래보다 못하다는 뜻

식품원료 사용 가능 여부 **가능**(잎, 가지, 열매)

생육형태 개다래는 차나무목 다래나무과 다래나무속에 속하는
낙엽 활엽성 덩굴 식물로, 우리나라 전역에 분포하고 깊은 산의

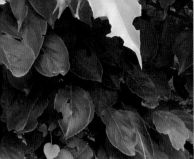

● 개다래 잎

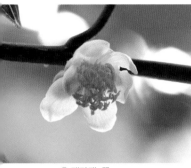

● 개다래 꽃

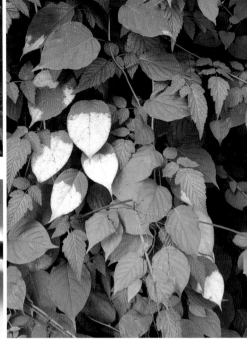

● 개다래 색이 변하는 잎

햇빛이 드는 계곡 및 산기슭에서 자생한다. 활엽수림하의 부식
질이 많은 전석지에서 잘 자란다. 길이는 4~5m이다.

❀ **꽃** : 꽃은 6~7월에 흰색으로 피는데, 가지 윗부분의 잎겨드랑
이에 1~3개씩 달리며 향기가 있다. 꽃받침과 꽃잎은 각각 5장
으로, 꽃받침은 열매가 익을 때까지 남아 뒤로 젖혀진다.

🍃 **잎** : 잎은 어긋나고, 길이 8~14cm, 너비 3.5~8cm에 넓은 달
걀 모양 또는 달걀상 타원형의 막질이며 가장자리에 잔톱니가
있다. 상단부의 잎은 일부 또는 전부가 흰색으로 되기도 한다.

🌱 **줄기** : 덩굴줄기는 5m 내외로 뻗어나가고, 일년생 가지에는 어
릴 때 연갈색 털이 있으며 간혹 가시 같은 억센 털이 있고 속
은 흰색이며 꽉 차 있다.

🍒 **열매** : 열매는 달걀형의 타원형이며, 끝이 뾰족하고 9∼10월에 노란색으로 익는다. 열매를 먹을 수 있으나 혓바닥을 쏘는 듯한 맛이 나며 달지 않다.

✳ **뿌리** : 뿌리는 지표면 가까이에 퍼진다.

🐛 **특징** : 쥐다래와 달리, 개다래는 줄기 속의 수(髓)가 꽉 차 있고 줄기 윗부분의 잎이 하얀 것이 특징이다.

(**사용부위 및 채취시기**) 열매는 9∼10월, 가지와 잎은 여름, 뿌리는 가을·겨울에 채취한다.

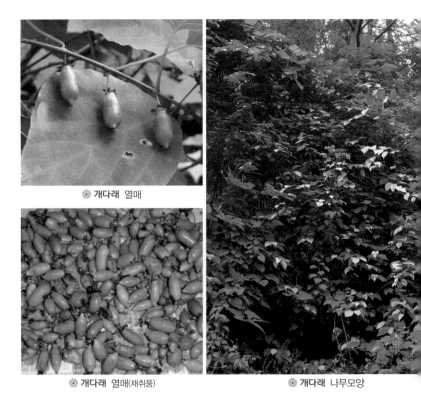

⚘ 개다래 열매

⚘ 개다래 열매(채취품)

⚘ 개다래 나무모양

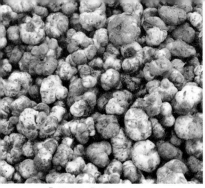

❋ 개다래 충영(채취품)

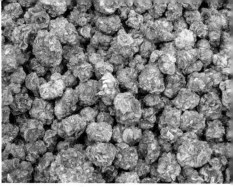

❋ 개다래 충영(약재)

작용부위 간에 작용한다.

성질과 맛 열매는 성질이 따뜻하고, 맛은 쓰고 매우며, 독성이 없다. 가지와 잎은 성질이 따뜻하고, 맛은 맵고 쓰며, 독성이 약간 있다. 뿌리는 성질이 따뜻하고, 맛은 맵고, 독성이 없다.

성 분 잎과 열매에는 이리도미르메신(iridomyrmecin), 이소이리도미르메신(isoiridomyrmecin), 액티니딘(actinidine) 등이 함유되어 있다. 잎에는 3,4-디메틸벤조나이트릴(3,4-dimethylbenzonitrile), 3,4-디메틸벤조산(3,4-dimethylbenzoic acid), 베타-페닐 에틸 알코올(β-phenyl ethyl alcohol)이 함유되어 있고, 벌레집(충영, 蟲癭)이 있는 열매에는 열매의 성분 외에도 마타타빅산(matatabic acid)이나 이리도디올(iridodiol)의 다종 이성체가 함유되어 있다.

약리작용 중추신경계작용, 심혈관계작용

용 도 약용(가지와 잎은 진정, 최면작용, 피부염에 효과가 있음)

효 능 가지와 잎은 한약명이 목천료(木天蓼)이며, 풍사(風邪)와 습사(濕邪)를 제거하고 배 속에 단단하게 뭉친 것을 풀어준다.

신경통, 통풍의 진통 및 소염에 효과적이고, 한센병을 치료한다. 벌레집이 붙어 있는 열매는 한약명이 목천료자(木天蓼子)이며, 풍(風)을 제거하여 경락을 잘 통하게 하고 혈액 순환을 원활하게 하여 기의 순환을 촉진한다. 또한 추위를 몰아내고 복통과 요통, 월경불순에 효과가 있으며, 중풍, 안면신경 마비, 류머티즘, 관절염 등을 치료한다. 뿌리는 한약명이 목천료근(木天蓼根)이며, 풍사(風邪)를 제거하고 한사(寒邪)를 흩어지게 하며, 기생충을 없애고 통증을 멈추게 하는 효능이 있어, 치통을 낫게 한다.

(약용법) 말린 열매 6~10g에 물 1L를 붓고 반으로 줄 때까지 달여서 하루 2~3회로 나누어 마신다. 말린 가지와 잎 3~10g에 물 1L를 붓고 반으로 줄 때까지 달여서 하루 2~3회로 나누어 마신다. 말린 뿌리 12~30g에 물 1L를 붓고 반으로 줄 때까지 달여서 하루 2~3회로 나누어 마신다. 또는 달인 액을 치통이 있는 쪽 입안에 머금었다가 통증이 사라지면 뱉는다.

(주의사항) 개다래는 매운 맛과 따뜻한 약성으로 기를 많이 소모시키므로 오래 복용하는 것은 좋지 않다.

개다래 현대 임상 응용

- 중풍 반신불수(半身不遂), 요배반장(腰背反張) 치료에는 목천료(木天蓼) 3kg을 잘게 빻아 물 100L를 붓고 20L가 되도록 달여서 찌꺼기를 제거한다. 매회 약재 달인 물 1L에 맵쌀 100g을 넣고 죽을 끓여서 약간 뜨거울 때 복용한다.
- 혈허풍습통(血虛風濕痛) 치료에는 목천료(木天蓼) 30g, 우슬 15g, 신근초(伸筋草) 15g을 취해 같이 넣고 달여서 복용한다.
- 백전풍(백반증) 치료에는 천마 600g, 목천료 1.8kg. 약재를 콩알만 한 크기로 잘라서 냄비나 사기그릇에 물 30L를 붓고 12L가 되도록 달여서 찌꺼기를 제거한 다음, 약한 불로 묽은 탕처럼 끓인다. 매번 식전에 형개와 박하주 반 스푼씩 타서 복용한다.

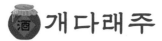

개다래주

재료 준비

- 깊은 산골짜기에서 채취할 수 있다.

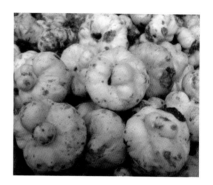

제조 방법

- 가을에 열매를 채취하여 생으로 또
  는 말려서 쓴다.
- 생열매는 250g, 말린 열매는 180g을
  소주 3.6L에 넣고 밀봉한다.
- 6개월 이상 숙성시켜 음용하며, 걸
  러내지 않고 그대로 보관한다.

😵 😫 😲 맛은 시고 달며 맵다. 맛을 부드럽게 하려면 황설탕을 60g 정도 가미한다.

적용 병증

- **산증(疝症)**: 고환이 커지면서 아랫배가 켕기며 아픈 병증으로, 한습사(寒濕邪)가 침
  입하거나 내상으로 기혈이 제대로 순환하지 못하여 생긴다. 소주잔 1잔을 1회분으
  로 1일 1~2회씩, 10~15일 동안 음용한다.
- **안면마비(顔面痲痺)**: 뇌혈관 장애, 다발성 신경염, 수막염, 바이러스 감염으로 인
  하여 발생하거나 추위로 인한 경우도 있다. 소주잔 1잔을 1회분으로 1일 1~2회씩,
  10~15일 동안 음용한다.
- **통기(通氣)**: 자율신경증에 교감신경을 제대로 순환시키고자 하는 처방이다. 소주잔
  1잔을 1회분으로 1일 1~2회씩, 10~15일 동안 음용한다.
- **기타 적응증**: 피로회복, 강장, 복통, 요통, 추간판 탈출증, 중풍, 풍습

※ 본 약술을 음용하는 중에 특별히 가려야 하는 음식은 없다. 음용 기간은 대개 30일
  내외로 한다.

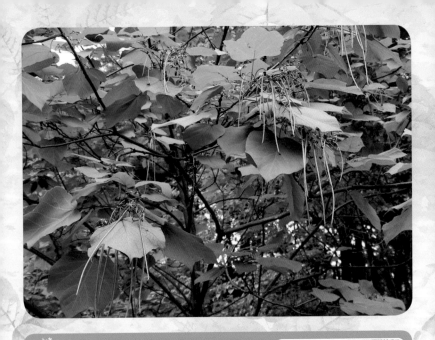

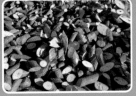

이뇨·항균·해독 작용

개오동

Catalpa ovata G.Don

이   명 개오동나무, 향오동
한약명 재백피(梓白皮), 재목(梓木), 재엽(梓葉), 재실, 자실(梓實)
과   명 능소화과(Bignoniaceae)
식물명 유래 오동나무와 비슷하지만 쓰임새가 그보다 못하다는 뜻
식품원료 사용 가능 여부 식품원료 목록에 없음

(생육형태) 개오동은 현삼목 능소화과 개오동속에 속하는 낙엽
활엽 교목으로, 전국 각지에 분포하고 마을 부근이나 정원에 심
어 가꾸기도 한다. 각종 공해에 강하고 해풍에도 잘 견딘다. 높

이는 6~10m이다.

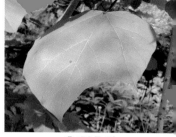

❀ **꽃** : 꽃은 5~6월에 황백색으로 피
는데, 가지 끝의 원추꽃차례에 달
리며, 꽃잎은 입술 모양으로 황색
선과 자주색 반점이 있다.

◉ 개오동 잎

🌿 **잎** : 잎은 마주나거나 3장이 돌려나
며, 길이 10~25cm의 넓은 달걀 모
양에 대개 3~5갈래로 갈라지고 갈
라진 조각은 끝이 뾰족하다. 잎의
표면은 자줏빛을 띠는 녹색이고 털
이 없으며, 뒷면은 연한 녹색으로
맥 위에 잔털이 있거나 털이 없다.

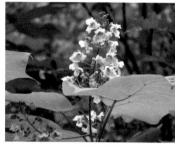

◉ 개오동 꽃

🌱 **줄기** : 줄기는 곧추서며, 가지가 퍼
지고 일년생 가지는 털이 없거나
간혹 잔털이 있다.

◑ **열매** : 열매는 긴원뿔 모양의 삭과
이며 10월에 암갈색으로 익고 한
꽃에서 2개씩 달린다.

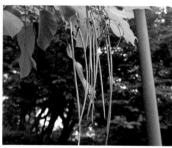

◉ 개오동 열매

🌼 **특징** : 미국 원산으로 1904년경에
도입되어 우리나라 전역에 관상용
으로 식재되어 온 수종이다. 맹아
력이 강하다.

(**사용부위 및 채취시기**) 뿌리껍질과 나무
껍질은 연중 수시, 잎은 여름, 열매는
가을에 채취한다. 가을에 풀색이 남

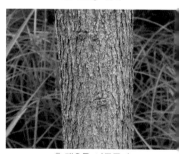

◉ 개오동 나무줄기

아 있는 누런 밤색으로 된 열매를 따서 햇볕에 말린다.

작용부위 뿌리껍질과 나무껍질은 담낭, 위에 작용한다.

성질과 맛 뿌리껍질과 나무껍질은 성질이 차고, 맛은 쓰다. 잎은 성질이 차고, 맛은 쓰다. 열매는 성질이 평(平)하고, 맛은 달고, 독성이 없다.

성 분 뿌리껍질에는 이소페룰린산(isoferulic acid), 시토스테롤(sitosterol), 나무껍질에는 p-쿠마린산(p-coumaric acid), 페룰린산(ferulic acid), 목질부에는 카탈파락톤(catalpalactone), 열매에는 카탈포사이드(catalposide), p-하이드록시벤조산(p-hydroxybenzoic acid), 열매의 종자에는 베타-시토스테롤(β-sitosterol), 잎에는 p-쿠마린산, p-하이드록시벤조산이 함유되어 있다.

약리작용 항돌연변이작용, 이뇨작용, 항균작용

용 도 원예 및 조경용(정원수), 기구용(나막신), 식용(어린 열매), 약용(열매는 해열, 신장염, 환부에 효과)으로 사용한다. 옛날부터 벼락이 피해 가는 나무라 하여 뇌신목 또는 뇌전동이라하여 신성시했다.

효 능 뿌리껍질과 나무껍질은 한약명이 재백피(梓白皮)이며, 열을 내리고 하초의 습을 제거하며, 기가 치밀어오르는 것을 내리고 구토를 멈추게 하며, 기생충을 없애고 가려움증을 그치게 하는 효능이 있다. 청열, 해독, 살충의 효능이 있고 황달, 메스꺼움, 피부 가려움증을 치료한다. 민간에서는 뿌리껍질과 나무껍질을 항암 치료제로 사용했다고 한다. 열매는 한약명이 재실(梓實)이며, 소변이 잘 나오게 하여 부종을 없애는 효능이 있다.

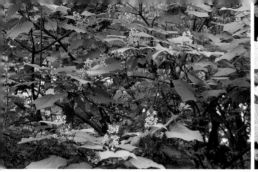

개오동 나무모양

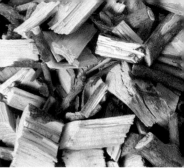

개오동 나무껍질(약재)

종기, 만성신염, 부종, 단백뇨 등을 치료하며 항산화작용도 있다. 종자는 이뇨제로 쓰인다. 잎은 한약명이 재엽(梓葉)이며, 열을 내리고 열독을 해독하며, 기생충을 없애고 가려움증을 그치게 하는 효능이 있다. 세균 억제 작용이 있고 피부 가려움증을 치료한다. 목재는 구토를 유발시켜 나쁜 기운을 제거하는 효능이 있다.

약용법 말린 뿌리껍질과 나무껍질 5~9g에 물 1L를 붓고 반으로 줄 때까지 달여서 하루 2~3회로 나누어 마신다. 외용할 경우에는 가루 내어 환부에 고루 바르거나, 달인 액으로 환부를 씻는다. 말린 잎과 열매도 동일한 방법으로 만들어 마신다.

개오동 현대 임상 응용

- 상한(傷寒), 시기온병(時氣溫病), 두통, 장열(壯熱), 맥대(脈大)에는 개오동의 흑피를 제거하고 속의 하얀 부분 1kg를 취해 잘게 썰어 물 2.5L를 붓고 달여서 찌꺼기를 제거한다. 1회 800ml, 3회 복용한다.
- 온병열(溫病熱)이 제거되지 않은 상태에서 다시 심한 추위에 감촉되고, 위(胃)로 한독(寒毒)이 침투되어 열이 뭉쳐 발산되지 못하고 다시 헛구역질을 할 때, 개오동 껍질 단미(單味)를 달여서 조금씩 마시면 좋다.
- 급성신장염 치료에는 재백피(梓白皮), 동과피, 적소두 각 15g을 취하여 같이 넣고 달여서 복용한다.

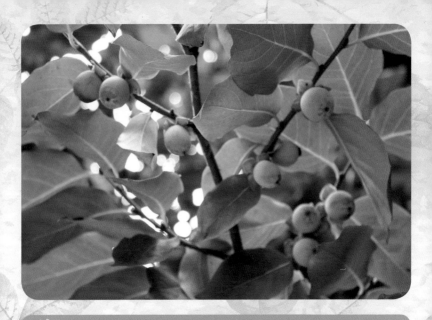

항산화·항염·항돌연변이 작용

고욤나무

Diospyros lotus L.

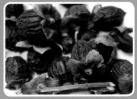

이   명 고양나무, 민고욤나무, 똘감

한약명 군천자(君遷子)

과   명 감나무과(Ebenaceae)

식물명 유래 고욤의 옛 이름은 '고옴' 또는 '골'이고, '고(작은 감)'와 '옴(접미사)'의 합성어
　　　　로 작은 감이 열리는 나무라는 뜻

식품원료 사용 가능 여부 **가능**(잎, 열매)

생육형태 고욤나무는 감나무목 감나무과 감나무속에 속하는 낙
엽 활엽 교목으로, 경기도 이남에 분포한다. 표고 500m 내외
에서 산과 들에 야생으로 자라거나 민가 근처에 심어 가꾸기

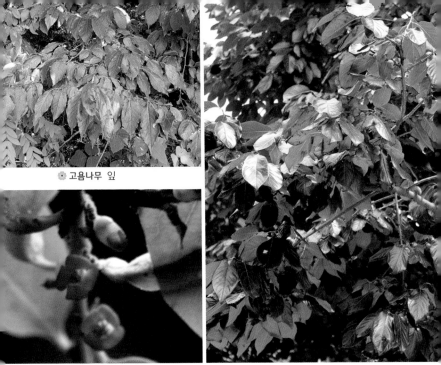

◉ 고욤나무 잎

◉ 고욤나무 꽃

◉ 고욤나무 나무모양

도 한다. 토심이 깊고 배수가 양호한 비옥한 사질양토에서 생장
이 좋고, 햇볕을 잘 받는 양지에서 개화결실이 잘된다. 높이는
10~15m이다.

🌸 **꽃 :** 꽃은 암수딴그루이며, 5~6월에 연한 녹색으로 피는데, 수
꽃은 잎겨드랑이에 2~3송이씩 모여 달리고 암꽃은 꽃밥이 없
는 8개의 수술과 1개의 암술이 있다. 꽃받침잎은 삼각형으로
녹색이고, 꽃부리는 종 모양이다.

🌿 **잎 :** 잎은 어긋나고 길이 6~12cm, 너비 5~7cm에 타원형 또는
긴 타원형으로 끝이 뾰족하며 톱니는 없다. 잎 앞면은 녹색,
뒷면은 회녹색이고, 잎맥 위에 굽은 털이 난다.

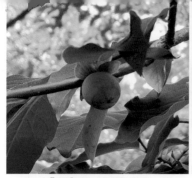
● **고욤나무** 덜 익은 열매

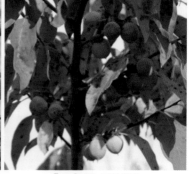
● **고욤나무** 익은 열매

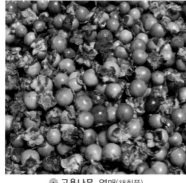
● **고욤나무** 열매(채취품)

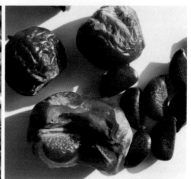
● **고욤나무** 열매(약재)

🌱 **줄기** : 껍질은 회갈색이며 일년생 가지에는 회색 털이 있으나 점차 없어진다.

🍒 **열매** : 열매는 둥근 장과이며 10~11월에 노란색에서 검은색으로 익는다.

(**사용부위 및 채취시기**) 가을에 열매가 익었을 때 채취한다.

(**작용부위**) 심장, 비장, 폐, 대장에 작용한다.

(**성질과 맛**) 성질이 차고, 맛은 달고 떫다.

(**성   분**) 열매에는 타닌(tannin), 뿌리에는 나프토퀴논

124

(naphthoquinone)류의 성분, 즉 7-메틸주구론(7-methyljuglone), 마메가키논(mamegakinone), 이소디오스피린(isodiospyrin) 등과 트리테르페노이드(triterpenoid)류의 성분, 즉 베툴린(betulin), 베툴린산(betulic acid), 베타-시토스테롤(β-sitosterol) 등이 함유되어 있다.

(**약리작용**) 항돌연변이작용, 항암작용, 항염색체손상작용

(**용   도**) 약용(열매는 소갈증에 효과 있음)

(**효   능**) 열매는 한약명이 군천자(君遷子)이며, 열을 내리고 갈증을 멎게 하고 번열(煩熱)을 없애주어 몸을 윤택하게 한다. 또한 수렴작용이 있어 설사, 습진, 궤양, 가래 등을 낫게 한다.

(**약 용 법**) 말린 열매 15~30g을 물 1L에 넣고 반으로 줄 때까지 달여서 하루 2~3회로 나누어 마신다.

(**주의사항**) 비위가 허하고 찬 사람은 사용을 삼가고, 지나치게 섭취하면 지병이 생기기 쉽고 냉기를 돋우어 해수(咳嗽)를 일으키므로 복용에 주의한다.

고욤나무 의 기능성 및 효능에 관한 특허자료

고욤나무 추출물을 유효성분으로 함유하는 항비만용 조성물

본 발명은 고욤나무 잎 추출물을 유효성분으로 함유하는 항비만용 조성물에 관한 것으로, 고욤나무 잎 추출물은 체중 증가 억제, 간 손상 억제 및 혈중 지질 함량 증가 억제 효과가 우수하며, 식물로부터 추출된 물질이므로 부작용을 일으키지 않고, 비만 및 체형 개선용 조성물 또는 건강식품으로 유용하게 사용될 수 있다.

– 등록번호 : 10-1464337-0000, 출원인 : (주)아토큐앤에이

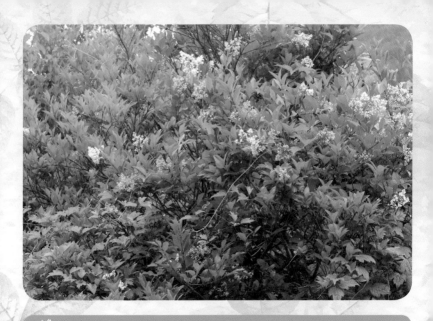

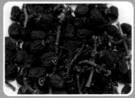

강심·이뇨·혈당강하·면역증강 작용

광나무

Ligustrum japonicum Thunb.

이　명 쥐똥나무, 서자목, 간남, 여정목
한약명 여정실(女貞實), 여정자(女貞子), 여정(女貞), 동청자(冬靑子)
과　명 물푸레나무과(Oleaceae)
식물명 유래 흰 점액이 나뭇가지를 싸는 모습이 뼈 또는 응어리(꽝)를 연상시키는 나무
　　　　라는 뜻
식품원료 사용 가능 여부 식품원료 목록에 없음

(생육형태) 광나무는 현삼목 물푸레나무과 쥐똥나무속에 속하는
상록 활엽 관목으로, 남부 지방에서 분포하고 전남 및 경남의 바
닷가나 도서 지방의 낮은 산기슭에서 자라고 관상용으로도 심는

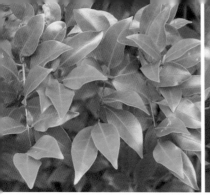

광나무 잎

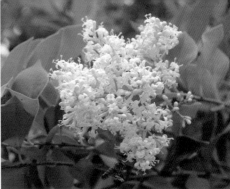

광나무 꽃

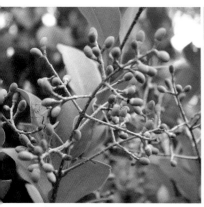

광나무 덜 익은 열매

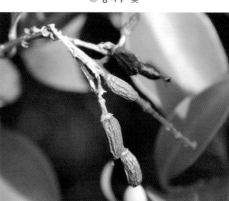

광나무 익은 열매

다. 반그늘에서 잘 자라나 양지에서도 잘 자라며, 5℃ 이상에서
월동하고 10~25℃에서 잘 자란다. 높이는 3~5m이다.

❀ 꽃 : 꽃은 7~8월에 흰색으로 피는데, 새 가지 끝에 겹총상꽃차
    례로 달리며, 꽃부리는 뒤로 젖혀지고 꽃받침조각은 가장자리
    가 밋밋하거나 물결 모양이다.

❀ 잎 : 잎은 마주나고 두꺼우며, 넓은 달걀 모양 또는 넓은 타원
    형으로 가장자리가 밋밋하다. 잎 뒷면에 희미한 잔점이 있고,
    잎자루는 붉은빛을 띤 적갈색이다.

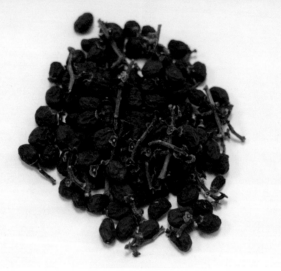

● **광나무** 열매(약재)

🌿 **줄기** : 가지가 많이 갈라지며, 나무껍질은 회색 또는 회갈색으로 껍질눈이 뚜렷하다.

🖐 **열매** : 열매는 달걀 모양의 핵과이며 10월에 보랏빛을 띤 검은색으로 익으며 겨울에도 달려 있어 관상 효과도 크다.

🌿 **특징** : 생장이 빠르고 맹아력이 강해서 수형을 자유롭게 다듬을 수 있다.

(사용부위 및 채취시기) 열매는 가을, 뿌리는 9~10월, 나무껍질과 잎은 연중 수시로 채취한다. 열매가 잘 익었을 때 채취하여, 살짝 찌거나 끓는 물에 데친 뒤 말린다. 또는 바로 말린다.

(작용부위) 간, 신장에 작용한다.

(성질과 맛) 열매는 성질이 시원하고, 맛은 달고 쓰며, 독성이 없다.

(성　분) 열매에는 만니톨(mannitol), 올레아놀릭산(oleanolic

128

acid), 글루코스(glucose), 스테아린산(stearic acid), 팔미틴산(palmitic acid), 올레산(oleic acid), 리놀레산(linoleic acid), 열매껍질에는 올레아놀릭산, 우르솔산(ursolic acid), 종자에는 지방유, 팔미틴산, 스테아린산, 올레산, 리놀레산 등이 함유되어 있다. 뿌리와 나무껍질에는 시린진(syringin), 잎에는 시린진, 아미그달린(amygdalin) 분해효소, 임벨타제(imvertase), 만니톨, 우르솔산, 올레아놀릭산, 코스모신(cosmosiin) 등이 함유되어 있다.

약리작용 강심·이뇨 및 보간 작용, 사하작용, 혈당강하작용, 면역증강작용, 항균작용

용　도 약용(과실은 간기능 보호작용), 원예 및 조경용(담장, 정원수)

효　능 열매는 한약명이 여정실(女貞實)이며, 간과 신장의 기능을 자양하고 보익하며, 보신, 척추강화의 효능이 있어, 이명과 어지럼증 등을 치료한다. 또한 자양강장 효능이 있어, 눈을 밝게 하고 모발이 검어지게 하며, 항암, 항균작용과 강심, 이뇨작용, 완화, 뇌압 강하 작용이 있다. 뿌리는 한약명이 여정근(女貞根)이며, 기혈을 흩어지게

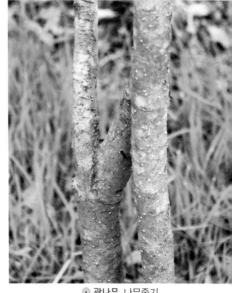
🔵 **광나무** 나무줄기

하고 기통(氣通)을 멎게 하며 해수, 비염, 백대(白帶)를 치료한다. 나무껍질은 한약명이 여정피(女貞皮)이며 항말라리아 작용이 있고, 퇴열작용이 있어 화상 치료에 쓰인다. 잎은 한약명이 여정엽(女貞葉)이며 거풍, 진통, 명목(明目: 눈을 밝게 함) 등의 효능이 있고 두목혼통(頭目昏痛), 풍열로 인한 눈의 충혈, 창종궤양, 화상, 구내염을 치료한다.

(약용법) 말린 열매, 뿌리, 나무껍질 각각 6~15g을 물 1L에 넣고 반으로 줄 때까지 달여서 하루 2~3회로 나누어 마신다. 화상 치료에는 나무껍질을 가루 내어 환부에 바른다. 말린 잎 10~15g을 물 1L에 넣고 반으로 줄 때까지 달여서 하루 2~3회로 나누어 마신다. 외용할 경우에는 짓찧어 환부에 바른다.

(주의사항) 이 약물은 성질이 시원하고 맛이 쓰기 때문에 비위가 약해 설사를 자주 하는 사람은 복용에 주의한다.

광나무 현대 임상 응용

- 고혈압 어지럼증 치료에는 여정엽(女貞葉) 15g에 끓는 물을 붓고 우려서 차로 수시로 마신다.
- 급성 결막염 초기에는 여정엽 2.5~3kg을 진하게 달여 거른 후 다시 고(膏)의 형태로 졸인 다음, 종이에 펴 발라서 두 눈에 붙인다. 매일 저녁 1회, 3~4회 붙이면 치유된다.
- 소아 열이 나고 입이 헐었을 때에는 여정고(女貞膏)를 따뜻한 물에 타서 1일 3회 복용한다.
- 원인불명의 종독(腫毒) 치료에는 여정고를 헝겊에 펴 발라서 환부에 붙인다.
- 화농성 유선염 치료(고름이 날 때)에는 여정엽, 나엽(糯葉) 각 30g씩 취하여 말린 후 가루로 낸다. 여정엽 달인 물로 환부를 씻은 다음, 가루약을 물에 개어 환부에 바른다.

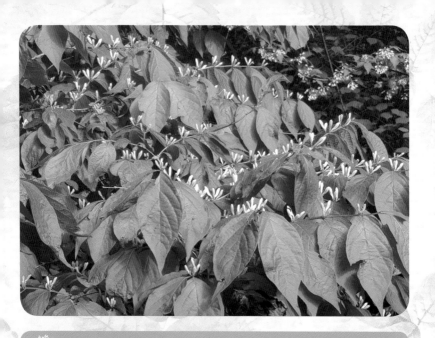

항균·소염·면역증강 작용

괴불나무

Lonicera maackii (Rupr.) Maxim.

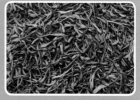

이 명 절초나무, 아귀꽃나무, 개불낭
한약명 금은인동(金銀忍冬), 목금은(木金銀), 수금은(樹金銀), 목은화(木銀花)
과 명 인동과(Caprifoliaceae)
식물명 유래 꽃의 모양이 노리개 괴불주머니를 닮은 나무라는 뜻
식품원료 사용 가능 여부 **가능**(열매)

생육형태 괴불나무는 산토끼꽃목 인동과 인동속에 속하는 낙엽
활엽 관목으로, 백두대간에 분포하고 산기슭이나 그늘진 골짜기
에서 자란다. 숲속이나 음지에서 자라며 내한성이 강하다. 높이

는 2~5m이다.

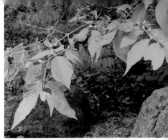

❀ 괴불나무 잎

❀ **꽃** : 꽃은 5~6월에 잎겨드랑이에서 꽃대 끝에 2개씩 피는데, 향기가 있으며 꽃부리는 흰색에서 노란색으로 변한다. 꽃받침은 길이 0.3cm로서 5갈래로 깊게 갈라지고 꽃받침 조각 가장자리에 털이 나 있다.

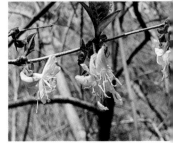

❀ 괴불나무 꽃

🌿 **잎** : 잎은 마주나고 길이 5~10cm, 너비 2~3.5cm에 달걀상 타원형 또는 달걀상 피침 모양으로 끝이 뾰족하다. 잎맥 위에 털이 있거나 없으며, 잎자루에 샘털이 있다.

🌿 **줄기** : 줄기는 갈색의 속이 비어 있으며, 일년생 가지에 곱슬거리는 털이 있다. 겹눈은 달걀 모양이다.

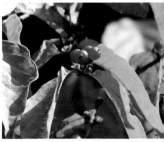

❀ 괴불나무 열매

🌱 **열매** : 열매는 달걀 모양의 장과로 서로 떨어져 있으며, 9~10월에 붉은색으로 익는다.

🐝 **특징** : 한 줄기로 올라가 가지를 내어 퍼지며 꽃은 약 10일 동안 향기가 지속되고 열매는 광채를 내면서 겨울철까지 달려 있다. 관상 가치가 높은 식물이다.

（ 사용부위 및 채취시기 ） 5~6월에 꽃을 채취하고, 여름과 가을에 줄기와 잎을

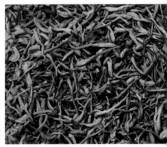

❀ 괴불나무 꽃(약재)

132

채취한다.

작용부위 간에 작용한다.

성질과 맛 성질이 차고, 맛은 달거나 담담하다.

성 분 플라보노이드(flavonoids), 이리도이드(iridoids), 카페오일퀸산(caffeoyl quinic acids), 파이토스테롤(phytosterols), 로가닌(loganin), 나린게닌(naringenin), 카페인산(caffeic acid) 등이 함유되어 있다.

약리작용 항균작용, 면역증강작용

용 도 식용(열매), 약용(꽃은 청열, 소염작용)

효 능 꽃, 줄기, 잎은 풍사(風邪)를 제거하고 열을 내리며 열독을 해독하는 효능이 있어, 염증성 질환에 소염작용을 한다. 종기, 악창에 배농, 소염 효과가 있으며 호흡기감염증, 편도염을 치료한다. 민간에서는 해독, 지혈, 이뇨, 종기, 감기 등에 잎을 약으로 쓴다.

약 용 법 말린 꽃 9~15g을 물 1L에 넣고 달여서 반으로 나누어 하루 2~3번에 나누어 마신다.

괴불나무 현대 임상 응용

- 매독 치료에는 금은인동(金銀忍冬) 60g, 토복령(土茯苓) 30g을 같이 넣고 달여서 복용한다.
- 어지럼증 치료에는 금은인동 15g, 산혈련(散血蓮) 9g, 황정 6g, 철마편(鐵馬鞭) 6g, 취모단(臭牡丹) 6g을 같이 넣고 달여서 복용한다.
- 타박상 치료에는 금은인동을 달여서 환부를 씻는다.

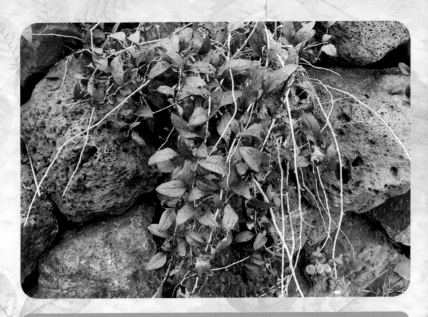

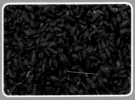

면역증강·항암·간기능보호·혈압강하 작용

구기자나무

Lycium chinense Mill.

이　명 구기자, 구기, 괴좃나무, 지선, 일본고치낭, 구기자, 구구재

한약명 구기자(枸杞子), 지골피(地骨皮), 구기엽(枸杞葉), 첨채자(甜菜子)

과　명 가지과(Solanaceae)

식물명 유래 한자 이름 '구기자(枸杞子)'에서 유래한 것으로, '구(枸)'라는 나무의 가시와 '기(杞)'라는 나무의 줄기와 비슷하며 열매를 약용하는 나무라는 뜻

식품원료 사용 가능 여부 **가능**(뿌리, 잎, 열매)

(생육형태) 구기자나무는 가지목 가지과 구기자나무속에 속하는 낙엽 활엽 관목으로, 전국 각지에 분포하고 마을 근처 둑이나 냇가, 밭둑에서 자라거나 재배한다. 햇빛이 잘 들고 토심이 깊고

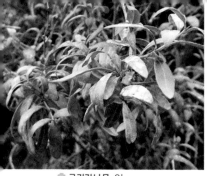

● 구기자나무 잎

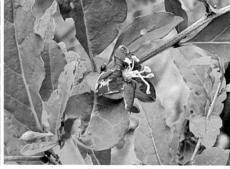

● 구기자나무 꽃

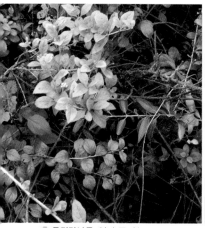

● 구기자나무 잎과 줄기

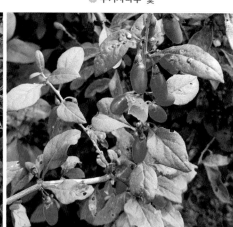

● 구기자나무 열매

보습성과 배수성이 좋은 비옥한 사질양토에서 번성한다. 높이는
1~2m이다.

❀ **꽃** : 꽃은 6월부터 9월까지 계속 피는데, 잎겨드랑이에 1~4송
이씩 자주색으로 달리고 꽃부리는 길이 1cm로 3~5갈래로 갈
라진다.

🌿 **잎** : 잎은 어긋나거나 2~4개가 뭉쳐나며, 넓은 달걀 모양 또는
달걀상 피침 모양에 가장자리가 밋밋하고, 잎자루는 길이가
1cm 정도로 털이 없다.

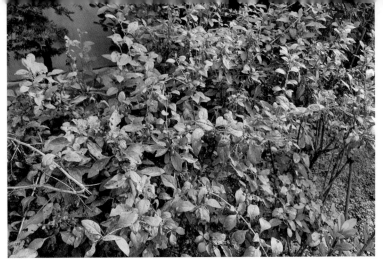
🌸 **구기자나무** 나무모양

🌿 **줄기 :** 줄기는 비스듬하게 뻗어나가며 끝이 아래로 처지고 흔히 가시가 나 있다. 다른 물체에 기대어 3~4m 이상 자라기도 한다. 나무껍질은 회백색이며 일년생 가지는 노란빛을 띤 회색이고 털이 없다.

👆 **열매 :** 열매는 긴 타원형의 장과이며 9~10월에 붉은색으로 익는다.

🐛 **특징 :** 강장강정제, 만병통치약으로 알려져 사용되던 약초이다.

(사용부위 및 채취시기) 열매는 가을, 뿌리껍질은 이른 봄, 잎은 봄·여름에 채취한다. 열매가 홍색으로 익었을 때 채취하여, 열풍건조하고 열매꼭지를 제거한다. 또는 그늘에서 껍질이 주름질 때까지 말린 뒤 햇볕에 말리고 열매꼭지를 제거한다. 뿌리를 잘 씻은 후 뿌리껍질을 채취하여 햇볕에 말린다.

(작용부위) 열매는 간, 신장에 작용하고, 뿌리껍질은 폐, 간, 신장에 작용하고, 잎은 간, 비장, 신장에 작용한다.

열매는 성질이
평(平)하고, 맛은 달다.
뿌리껍질은 성질이 차고,
맛은 달다. 잎은 성질이
시원하고, 맛은 쓰고 달
다. 독성이 없다. 어린잎
은 나물로 쓰고 잎과 열
매는 차로 달여 먹거나
술을 담그기도 한다. 한

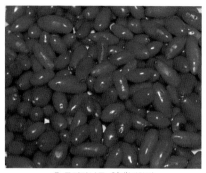

⊙ **구기자나무** 열매(채취품)

방에서는 가을에 열매와 뿌리를 채취하여 햇볕에 말려 쓰는데,
열매를 말린 것을 구기자(枸杞子)라 하고 뿌리껍질을 말린 것을
지골피(地骨皮)라 한다. 지골피는 강장·해열제로 폐결핵·당뇨병
에 쓰고, 구기자로는 술을 담가 강장제로 쓴다. 잎도 나물로 먹
거나 달여 먹으면 같은 효과가 있다. 민간에서는 요통에 지골피
를 달여 먹는다. 한국(진도군·충청남도), 일본, 타이완, 중국 북동
부 등지에 분포한다.

성   분 열매에는 카로틴, 리놀레산(linoleic acid), 비타민
B_1·B_2·C, 베타-시토스테롤(β-sitosterol), 뿌리껍질에는 계피
산 및 다량의 페놀류 물질, 베타인(betaine), 베타-시토스테롤(β
-sitosterol), 메리신산(melissic acid), 리놀레산, 리놀렌산(linolenic
acid) 등이 함유되어 있다. 뿌리에는 비타민 B_1의 합성을 억제
하는 물질이 함유되어 있지만 그 억제작용은 시스테인(cystein)
및 비타민 E에 의해서 해제된다. 잎에는 베타인, 루틴(rutin), 비
타민 E, 이노신(inosine), 하이포크산틴(hypoxanthine), 시티디린
산(cytidylic acid), 우리디린산(uridylic acid), 다량의 글루타민산

(glutamic acid), 아스파라틴산(asparatic acid), 프로린(proline), 세린(serine), 티로신(tyrosine), 알기닌(arginine), 극히 소량의 숙신산(succinic acid), 피로글루타민산(pyroglutamic acid), 수산(oxalic acid) 등이 함유되어 있다.

약리작용 면역증강작용, 항암작용, 항콜레스테롤효과, 간기능보호작용, 혈당강하작용, 혈압강하작용

용 도 차용(열매), 약용(열매는 면역증강작용, 강장제)

효 능 열매는 한약명이 구기자(枸杞子)이며, 간과 신장을 보하여 허로(虛勞)를 낫게 하고 정력을 왕성하게 하는 효능이 있다. 또한 정기(精氣)를 보익(補益)하고 눈을 밝게 하며, 음위증과 유정(遺精), 관절통, 신경쇠약, 당뇨병, 기침, 가래 등을 치료한다. 구기자 농축액은 피부미용, 고지혈증, 고콜레스테롤증, 기억력 향상 등에 효과가 있는 것으로 밝혀졌다. 뿌리껍질은 한약명이 지골피(地骨皮)이며, 혈분(血分)의 열을 내리고 몸에 찌듯이 열이 나는 것을 치료하며, 폐의 기운을 맑게 식히고 화의 기운을 내리는 효능이 있다. 지골피는 땀과 습기를 다스리고 열을 내리게 하며 자양강장, 해열, 소염, 고혈압, 당뇨병, 폐결핵, 신경통, 타박상 등에 효과적이다. 잎은 한약명이 구기엽(枸杞葉)이며, 허한 것을 보하고 정(精)을 더해주며, 열을 내리고 눈을 밝게 하는 효능이 있다. 구기엽은 허로발열, 번갈(煩渴), 충혈, 열독으로 인한 부스럼과 종기 등을 치료한다.

약 용 법 말린 열매 4~15g을 물 1L에 넣고 반으로 줄 때까지 달여서 하루 2~3회로 나누어 마신다. 말린 뿌리껍질 4~20g을 물 1L에 넣고 반으로 줄 때까지 달여서 하루 2~3회로 나누어 마

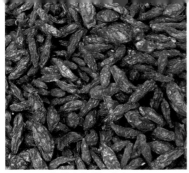
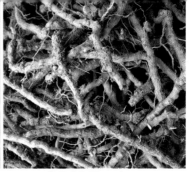

● 구기자나무 열매(약재)　　　● 구기자나무 뿌리(약재)

신다. 외용할 경우에는 뿌리껍질을 가루 내어 참기름과 섞어서
환부에 바른다. 말린 잎 10~40g(생것은 60~240g)을 물 1L에 넣
고 반으로 줄 때까지 달여서 하루 2~3회로 나누어 마신다.

(주의사항) 비위가 허약해서 설사를 자주 하거나 변이 무른 사람
은 복용에 주의한다.

구기자나무 현대 임상 응용

- 면역기능 이상과 관련된 질병을 치료한다. 구기자는 인체 면역기능을 조절하는 작
용이 있다. ① 영하구기자추출물캡슐 1정 25mg, 1회 50mg, 1일 2회 복용한다. 4주
를 1회 치료과정으로 하고, 2회 치료과정으로 관찰한다. 관찰 결과, 약을 먹기 전
세포 면역 수치가 평균치보다 낮은 고령자가 약을 복용한 지 4주부터 효과가 나
타났고, 8주째에는 효과가 더욱 두드러지게 나타났으며, 식사와 수면이 현저하게
개선되었다. ② 영하구기자추출물 25mg을 캡슐 1정에 넣어 1회 2정, 아침저녁으
로 각 1회, 2개월을 1회 치료과정으로 한다. 건선 등 피부병 환자의 면역 기능에 미
치는 영향을 관찰 결과, T림프구 전이율(LBT)과 활성E화환(EaRFC)이 모두 증가하
였으며, 각종 유형의 건선에 대해 높은 치료율을 보였다. ③ 구기자다당(LBP) 1회
50mg씩 아침저녁으로 각 1회, 2개월 이상 복용한다. 원발성 간암을 치료한 결과,
증상 및 면역기능 저하 상태가 개선되는 등 높은 치료율을 보였다. ④ 남성 불임
치료에는 매일 저녁 구기자 15g을 씹어서 복용하고, 1개월을 1회 치료과정으로 한
다. 정액검사에서 정상이면 다시 1회의 치료과정을 진행하여 복용하고, 약을 복용
하는 동안에는 합방을 삼가야 한다. 정자 이상으로 불임이 된 사람을 치료한 결과,
정자가 정상으로 돌아온 환자의 사례가 많았다.

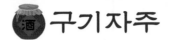
구기자주

재료 준비

- 구입하거나 채취한다. 오래 묵지 않고 잘 마른 것이 좋다.

제조 방법

- 약효가 있는 열매를 사용하는데, 열매는 구입하거나 농가에서 채취하여 쓴다.
- 열매를 깨끗이 씻고 적당한 크기로 다듬어 사용한다.
- 생것은 230g, 마른 것은 200g을 소주 3.6L에 넣고 밀봉한다.
- 3~6개월간 숙성시켜 음용하며, 18개월 정도 숙성시킨 후에는 찌꺼기를 걸러내고 보관한다.

😀 맛은 달다. 설탕을 120g 정도 넣으면 맛이 부드러워진다.

적용 병증

- **당뇨(糖尿)** : 소변에 당분이 많이 섞여 나오는 병증으로, 소변량과 소변보는 횟수가 늘어나고, 갈증이 나서 물을 많이 마시게 된다. 소주잔 1잔을 1회분으로 1일 1~2회씩, 20~30일 동안 음용한다. 음나무주와 함께 복용하면 효과적이다.
- **보양(補陽)** : 남성의 양기와 원기를 돋우는 처방이다. 소주잔 1잔을 1회분으로 1일 1~2회씩, 20~25일 동안 음용한다.
- **빈혈(貧血)** : 혈액 속에 적혈구나 헤모글로빈이 부족하여 어지럼증을 일으키는 증세이다. 소주잔 1잔을 1회분으로 1일 1~2회씩, 10~15일 동안 음용한다.
- **기타 적응증** : 강장, 강정, 건위, 두통, 불면증, 신경쇠약, 요실금, 조갈증

※ 본 약술을 음용하는 중에 가려야 하는 음식은 없다. 과용하거나 장복하는 것은 좋지 않다.

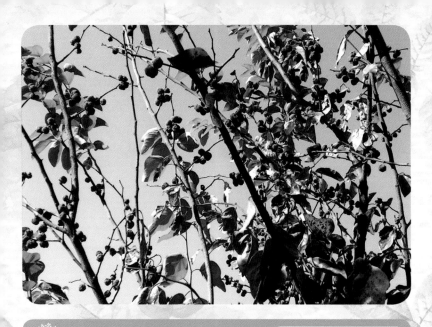

항염·항균·진통 작용

꾸지뽕나무

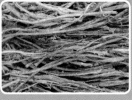

Cudrania tricuspidata (Carrière) Bureau ex Lavallée

이 명 구지뽕나무, 굿가시나무, 활뽕나무, 국가시낭, 귀까시낭, 귀낭
한약명 자목(柘木), 자목백피(柘木白皮), 자수경엽(柘樹莖葉), 자수과실(柘樹果實)
과 명 뽕나무과(Moraceae)
식물명 유래 '꾸지'는 암술대의 모습이 긴 끈 모양 같고 '뽕나무'를 닮았다는 뜻과 뽕나
        무와 쓰임새가 비슷해 '굳이뽕나무'→'구지뽕나무'→'꾸지뽕나무'가 되었
        다는 뜻
식품원료 사용 가능 여부 가능(줄기, 가지, 잎, 열매)

생육형태 꾸지뽕나무는 쐐기풀목 뽕나무과 꾸지뽕나무속에
속하는 낙엽 활엽 소교목 또는 관목으로, 황해도 이남 해발

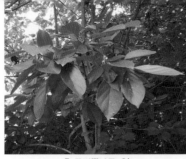

⚜ 꾸지뽕나무 잎

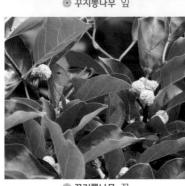

⚜ 꾸지뽕나무 꽃

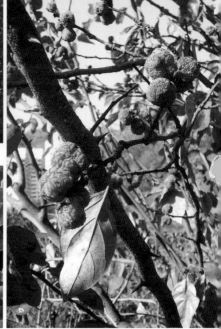

⚜ 꾸지뽕나무 열매

100~700m 지대에 분포하고 산야에서 자생하거나 재배하기도
한다. 산록 양지바른 쪽이나 마을 주변 전답의 언덕에서 잘 자란
다. 높이는 3~8m이다.

🌸 꽃 : 꽃은 5~6월에 황색으로 피는데, 암수딴그루로 수꽃차례
　　는 공 모양으로 둥글며 낱꽃이 많이 모여 달리고 암꽃차례는
　　지름 1.5cm 정도의 타원형이다.

🌿 잎 : 잎은 어긋나며, 2~3갈래로 갈라지는 것과 가장자리가 밋
　　밋하고 달걀 모양인 것이 있는데, 갈라지는 것은 밑부분이 둥
　　글고 달걀 모양의 잎은 끝이 뾰족하다. 잎의 표면에 잔털이 있
　　으며 뒷면에는 융털이 있다. 잎자루는 길이 1.5~2.5cm에 털
　　이 있다.

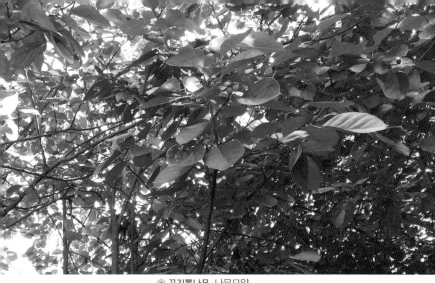

❀ 꾸지뽕나무 나무모양

🌿 **줄기** : 나무껍질은 회갈색으로 벗겨지고, 줄기는 가지가 많이 갈라지며, 가지가 변한 억센 가시가 있고, 일년생 가지에는 털이 있다.

🍒 **열매** : 열매는 둥근 수과로 다육질이고, 9~10월에 붉은색으로 익으며 먹을 수 있다.

❀ **뿌리** : 뿌리는 노란색이다.

🌼 **특징** : 꾸지뽕나무는 뽕나무과의 다른 속에 비해 가지가 변형된 가시가 있고, 잎에 거치가 없으며 둥근 공 모양의 수꽃차례가 특징이다. 열매는 식용 또는 약용하며, 잎을 누에 사육에 이용하기도 한다.

(**사용부위 및 채취시기**) 목질부와 뿌리껍질, 나무껍질은 연중 수시, 나무줄기와 잎은 봄·여름, 열매는 9~10월에 채취한다.

(**작용부위**) 간, 심장, 폐, 비장, 신장에 작용한다.

성질과 맛 목질부는 성질이 따뜻하고, 맛은 달고, 독성이 없다. 뿌리껍질과 나무껍질은 성질이 평(平)하고, 맛은 달고 약간 쓰다. 잎은 성질이 시원하고, 맛은 달고 약간 쓰다. 열매는 성질이 평(平)하고, 맛은 쓰다.

성 분 꾸지뽕나무에는 모린(morin), 루틴(rutin), 캠페롤-7-글루코시드(kaempherol-7-glucoside), 포풀닌(populnin), 스타키드린(stachidrine) 및 프롤린(proline), 글루탐산(glutamic acid), 알기닌(arginine), 아스파라긴산(asparaginic acid)이 함유되어 있다.

약리작용 항염작용, 항균작용

용 도 조경용(붉은색의 열매는 관상가치가 높음), 약용(줄기를 달인 물로 눈을 씻어 밝아지게 함), 섬유용(잎은 누에고치를 키우는 데 사용)

효 능 목질부는 한약명이 자목(柘木)이며, 혈맥을 자양시키고, 비위를 조절하고 보익하는 효능이 있다. 여성의 붕중(崩中: 월경기가 아닌데 심하게 하혈하는 증상), 혈결(血結: 피가 엉김), 말라리아를 치료한다. 외용할 경우에는 달인 물로 환부를 씻어준다. 뿌리껍질과 나무껍질은 한약명이 자목백피(柘木白皮)이며, 신장을 보하고 정(精)을 튼튼히 하며, 하초의 습을 제거하고 독소를 해독하는 효능이 있다. 요통, 유정, 객혈, 구혈(嘔血: 위나 식도 등의 질환으로 인해 피를 토하는 증상), 타박상을 치료하며 피부질환 및 아토피에도 효과적이다. 특히 근래에는 항암작용이 밝혀졌다. 나무줄기와 잎은 한약명이 자수경엽(柘樹莖葉)이며, 열을 내리고 열독을 해독하며, 근육을 이완시키고 경락(經絡)을 소통시키는 효능이 있다. 진통, 소염, 거풍,

활혈의 효능이 있고 습
진, 유행성귀밑샘염, 폐
결핵, 만성요통, 종기, 급
성 관절염좌 등을 치료한
다. 특히 잎의 추출물은
췌장암의 예방과 치료에
효과적이다. 열매는 한약
명이 자수과실(柘樹果實)
이며, 열을 내리고 혈분
(血分)의 열을 식히며, 근

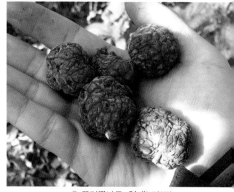

☀ 꾸지뽕나무 열매(채취품)

육을 이완시키고 경락(經絡)을 소통시키는 효능이 있다. 진통,
청열, 양혈의 효능이 있고 타박상을 치료한다.

(약용법) 말린 목질부와 뿌리껍질, 나무껍질 15~60g을 물 1L
에 넣고 반으로 줄 때까지 달여서 하루 2~3회로 나누어 마신다.
외용할 경우에는 짓찧어서 환부에 바르거나, 달인 액으로는 환
부를 씻어준다. 말린 나무줄기와 잎 9~15g을 물 1L에 넣고 반
으로 줄 때까지 달여서 하루 2~3회로 나누어 마신다. 외용할 경
우에는 짓찧어 환부에 붙인다. 말린 열매 15~30g을 물 1L에 넣
고 반이 줄 때까지 달여서 하루 2~3회로 나누어 마신다. 외용할
경우에는 잘 익은 열매를 짓찧어 환부에 붙인다.

꾸지뽕나무 현대 임상 응용

• 자목(柘木) 달인 물로 눈을 씻으면 눈이 맑아진다. 자목을 달여서 매일 따뜻한 물
로 씻는다.
• 이물질이 눈에 들어갔을 때, 꾸지뽕액을 눈에 넣고 솜으로 싼 젓가락을 물에 적셔
눈에 묻은 독을 닦아낸다.

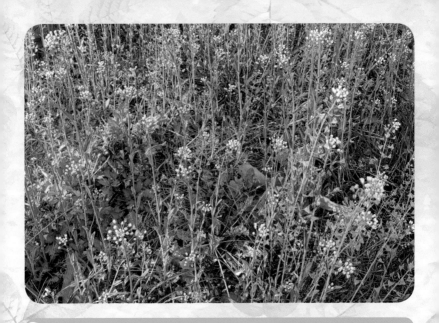

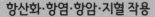

항산화·항염·항암·지혈 작용

냉이

Capsella bursa-pastoris (L.) Medik.

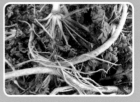

이   명 나생이, 나승게, 내생이, 나시, 나이, 나싱이, 나새이, 나상구, 나싱개, 나승개, 난
        상이, 난생이, 난지
한약명 제채(齊菜), 제채화(薺菜花), 제채자(薺菜子)
과   명 십자화과(Cruciferae)
식물명 유래 나히→나이→낭이→냉이로 변한 말. 낳다(또는 나다)는 뜻의 '냉'과 접미사
        '이'의 합성어로, 땅에서 나는 먹을 수 있는 요긴한 나물이라는 뜻
식품원료 사용 가능 여부 가능(뿌리, 잎)

(생육형태) 냉이는 풍접초목 십자화과 냉이속에 속하는 두해살이
풀로, 전국 각지에 분포하고 햇볕이 잘 드는 공터, 산과 들, 풀

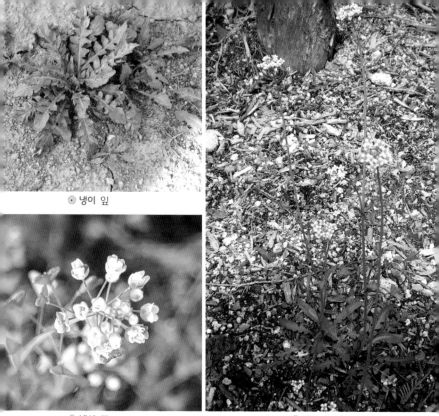

❀ 냉이 잎

❀ 냉이 꽃   ❀ 냉이 지상부

밭에 흔하게 자란다. 냉이는 이른 봄에 양지바른 곳에 돋아나는 봄나물의 일종으로, 독특한 향이 있는 방향성 식물이다. 최적지는 해가 잘 들고 배수가 잘 되는 양토나 사질양토가 이상적이다. 높이는 10~50cm이다.

🌸 **꽃** : 꽃은 5~6월에 흰색으로 피며, 줄기 끝에 십자화가 많이 달려 총상꽃차례를 이룬다. 긴 타원형의 꽃받침과 거꿀달걀 모양의 꽃잎이 각각 4개씩 있다.

🌿 **잎** : 뿌리에서 나는 잎은 많이 뭉쳐나서 지면으로 퍼지며 긴 잎

자루가 있고, 깃꼴로 갈라지지만 끝부분이 넓다. 줄기에서 나
는 잎은 어긋나고 위로 갈수록 작아져서 잎자루가 없어지며
줄기를 반쯤 감싼다.

🌿 **줄기** : 줄기가 곧게 서며 전체에 털이 없고, 윗부분에서 가지가
많이 갈라진다.

🍈 **열매** : 열매는 편평한 거꿀삼각형이며 끝이 오목하고, 거꿀달
걀 모양의 종자가 20~25개 들어 있다.

🌾 **뿌리** : 땅속으로 원뿌리가 흰색으로 곧게 자라며, 뿌리는 맛이
달다.

🌱 **특징** : 어린잎을 봄에 나물로 먹는다. 냉이를 옛말에는 '나시'라
했고 지방에 따라 조금씩 이름이 다른데 이것은 그만큼 널리
활용했음을 말해준다.

(사용부위 및 채취시기) 전초를 5~6월에 꽃이 필 때 채취한다.

(작용부위) 간, 비장, 방광에 작용한다.

(성질과 맛) 성질이 시원하고, 맛은 달거나 담담하다(《동의보감》에
는 따뜻하다고 함). 독성이 없다.

(성 분) 단백질, 비타민, 회분, 섬유질, 탄수화물, 칼슘, 인 등
영양 성분이 골고루 들어 있는데 특히 단백질, 비타민, 칼슘이
많이 들어 있다.

(약리작용) 자궁흥분작용, 혈압강하작용, 항암작용

(용 도) 식용(어린 식물체), 약용(뿌리 및 지상부는 이질, 홍역, 눈
병을 치료하고 지혈제로 사용)

(효 능) 냉이는 간열을 내려주고 출혈을 멎게 하며, 간의 기운

을 정상으로 회복시켜 눈을 밝게 하며, 열을 내리고 하초의 습을 제거하는 효능이 있다. 비장을 튼튼하게 하며 지혈, 해독, 이뇨 등의 효과로 비위허약, 당뇨병, 소변불리, 토혈, 코피, 월경과다, 산후출혈, 안질 등에 쓴다. 또한 기운을 북돋우고 위를 튼튼하게 하며, 소화가

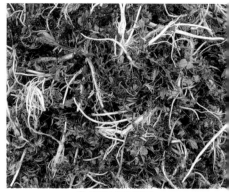

◉ 냉이 전초(채취품)

잘 되도록 하고 소변이 잘 나오게 한다. 소변에 피가 섞여 나오거나 우윳빛으로 나올 때 냉이 물을 내서 먹으면 효과적이다.

약 용 법 말린 전초 15~30g(생것 60~120g)을 물 1L에 넣고 약한 불에서 반으로 줄 때까지 달인 후 식후 2~3회 복용한다. 신선한 냉이를 짓찧어 곱게 걸러서 충혈된 눈에 안약 대용으로 쓰기도 한다. 냉이 줄기와 뿌리를 잘 말려서 삶아 그 물을 장복하는 것도 좋다.

냉이 현대 임상 응용

- 내상토혈(內傷吐血) 치료에는 제채(薺菜) 30g, 밀조(蜜棗) 30g을 같이 넣고 달여서 복용한다.
- 붕루(崩漏), 월경과다 치료에는 제채(薺菜) 30g, 용아초(龍芽草) 30g을 같이 넣고 달여서 복용한다.
- 혈뇨(血尿) 치료에는 신선한 냉이 125g을 달여 꿀을 타서 복용하거나, 진종탄(陳棕炭) 3g을 첨가하여 복용한다.
- 폐열기침 치료에는 냉이 전초와 달걀을 같이 넣고 끓여서 복용한다.
- 고혈압 치료에는 제채(薺菜), 하고초(夏枯草) 각 60g을 같이 넣고 달여서 복용한다.

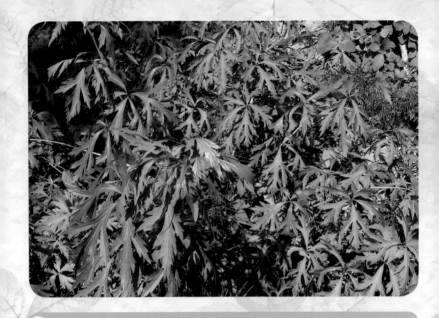

진통·진정·해열·국부마취·소염 작용

놋젓가락나물

Aconitum ciliare DC.

이 명 선덩굴바꽃
한약명 초오(草烏), 토부자(土附子), 오두(烏頭), 독공(毒公), 죽절오두(竹節烏頭)
과 명 미나리아재비과(Ranunculaceae)
식물명 유래 줄기의 모양이 놋젓가락을 닮은 나물이라는 뜻. 상대적으로 독성이 덜한
         어린순을 따서 볶아 말리거나 삶아 우려 묵나물로 식용하기도 했었음
식품원료 사용 가능 여부 식품원료 목록에 없음

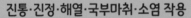

(생육형태) 놋젓가락나물은 미나리아재비목 미나리아재비과 투
구꽃속에 속하는 덩굴성 여러해살이풀로, 각처의 산지에서 자란
다. 생육환경은 물 빠짐이 좋은 반그늘의 숲속 나무 아래이다.

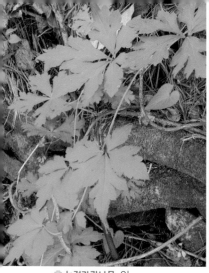

⊙ 놋젓가락나물 잎

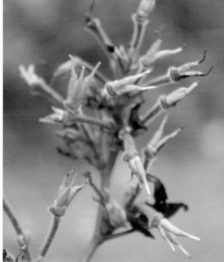

⊙ 놋젓가락나물 종자 결실

높이는 50∼150cm이다.

✿ **꽃** : 꽃은 보라색과 연한 자주색 투구 모양으로 8∼9월에 총상 꽃차례로 뭉쳐서 핀다.

🌿 **잎** : 잎은 어긋나는데 손바닥 모양으로 3∼5갈래로 깊게 갈라 지며 갈라진 잎은 앞이 뾰족하다.

🌱 **줄기** : 줄기는 덩굴성으로 다른 물체를 감아 올라가면서 2m 정 도 뻗는다.

🕐 **열매** : 열매는 10∼11월에 달리는데, 골돌과, 타원형이고 끝이 갈고리처럼 뾰족하게 구부러져 있다. 5개로 나누어진 씨방에 는 많은 종자가 들어 있다.

❋ **뿌리** : 덩이뿌리는 보통 2개로 마늘쪽처럼 생겼다.

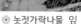 봄에 부드러운 어린순을 채취해 삶아 말린 다. 가을철에 줄기와 잎이 시들었을 때 덩이뿌리를 채취하여, 수 염뿌리와 흙모래를 제거하고 말린다.

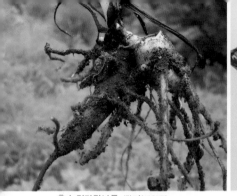
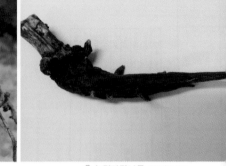

❋ 놋젓가락나물 뿌리(채취품)   ❋ 놋젓가락나물 뿌리(약재)

작용부위 심장, 간, 신장, 비장에 작용한다.

성질과 맛 성질이 뜨겁고, 맛은 맵고 쓰며, 독성이 있다.

성 분 덩이뿌리에는 맹독성의 알칼로이드인 아코니틴 (aconitin), 하이파코니틴(hypaconitin), 메사코니틴(mesaconitin), 데옥시아코니틴(deoxyaconitine), 비우틴(beiwutine) 등이 함유되어 있다.

약리작용 진통작용, 진정작용, 해열작용, 국부마취작용, 소염작용

효 능 덩이뿌리는 풍사(風邪)와 습사(濕邪)를 제거하며, 경맥(經脈)을 따뜻하게 하여 통증을 멈추게 하는 효능이 있다. 통증을 멎게 하고 경련을 진정시키며 한사(寒邪)를 없앤다. 또한 풍(風)으로 인한 사기(邪氣)인 풍사(風邪)와 습(濕)이 병을 일으키는 사기(邪氣)인 습사(濕邪)를 흩어지게 하며, 종기를 삭이는 효과로 풍사와 습사로 인해 결리고 아픈 증상, 관절동통, 치통, 중풍, 열병, 골절통, 두통, 신경통, 림프샘염을 치료한다. 그리고 종기로 인한 부기를 가라앉히고 위와 배가 차고 아픈 증세를 치료한

152

다. 아울러 심장의 기능을 강화하는 강심작용에 요긴한 약이다.

(약용법) 말린 약재 2~4g을 물 1L에 넣어 1/3이 될 때까지 달여 하루에 2~3회 나눠 마신다. 환 또는 가루로 만들어 복용하기도 하며, 가루를 조합하여 환부에 붙이거나 식초, 술과 함께 갈아서 바른다.

(주의사항) 독성이 강하므로 반드시 전문가의 처방에 따라 포제를 해서 복용해야 한다. 약재의 10배 정도의 물에 담가 중심부까지 물이 스며들면

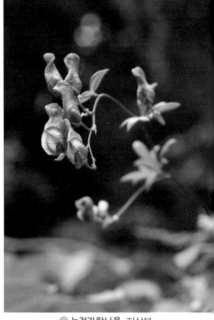

● 놋젓가락나물 지상부

10~14시간가량 끓여 속의 백심(白心)이 없어지고 맛을 보아 마설감(麻舌感: 혀가 오그라드는 느낌)이 없으면 약한 불로 물이 마를 정도가 될 때까지 가열하여 햇볕이나 불에 말린다.

놋젓가락나물 현대 임상 응용

• 풍습 관절염 치료에는 초오(草烏) 의료용 주사액을 성인 1회 2ml(총 알칼로이드 2mg 함유), 1일 1회 근육 주사한다. 또는 혈자리 약침 주사 1회 0.5ml, 1회 2~3개 혈자리(1일 1회), 또는 1~2개 혈자리(1일 2회), 10일을 1회 치료과정으로 한다. 약을 끊고 2~3일 후 계속해서 투약한다. 임신부는 사용을 삼가고, 심장병 환자는 신중히 사용해야 한다. 풍습 관절염, 요퇴통(腰腿痛), 신경통을 치료한 결과, 높은 치료율을 보였으며, 특히 중증 풍습 관절염의 진통 효과가 뚜렷하게 나타났다.

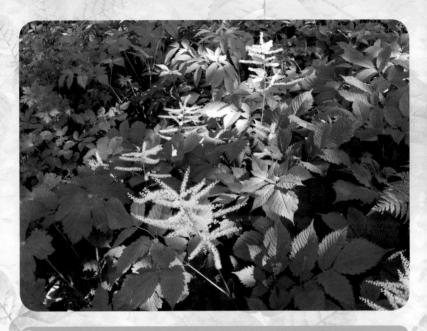

눈개승마

Aruncus dioicus (Walter) Fernald

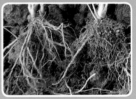

이　명 삼나물, 죽토자, 눈산승마

한약명 체당승마(棣棠升麻), 가승마(假升麻), 죽토자(竹土子)

과　명 장미과(Rosaceae)

식물명 유래 '눈(누워 있는)', '개(비슷한 또는 질이 떨어지는)', '승마'라는 뜻

식품원료 사용 가능 여부 **제한적 사용**(순)

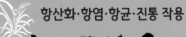 눈개승마는 장미목 장미과 눈개승마속에 속하는 여러 해살이풀로, 전국의 각지의 산이나 숲속에 분포하고 고산지대의 표고 500m 이상 비옥한 반그늘이나 음지에서 자란다. 높이는

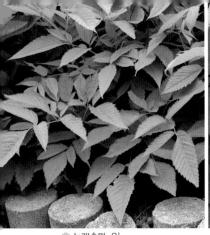

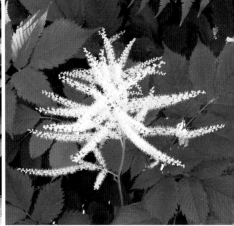

 눈개승마 잎　　　　　　　　　● 눈개승마 꽃

30~100cm이다.

❀ **꽃** : 꽃은 암수딴그루이며 6~8월에 흰색 또는 황록색으로 피고, 부채살처럼 펴진 원추꽃차례에 아래에서부터 피어서 위로 올라간다. 수꽃은 암꽃보다 조금 크다.

🌿 **잎** : 잎은 어긋나고 2~3회 깃꼴겹잎이며, 작은잎은 길이 3~10cm, 너비 1~6cm에 좁은 달걀 모양으로 끝이 뾰족하고, 가장자리에 결각과 톱니가 있다. 흔히 광택이 나고 긴 잎자루가 있다.

🌿 **줄기** : 줄기가 곧게 선다.

🍎 **열매** : 열매는 긴 타원형의 골돌과로, 7~8월에 갈색으로 익으며 광채가 나고 아래로 늘어진다.

❀ **뿌리** : 뿌리줄기는 목질화되어 굵어지고 밑부분에 비늘조각이 몇 개 있다.

🌱 **특징** : 울릉도에서는 잎이 삼잎 같아서 삼나물이라 하며 나물로 재배한다. 식용작물로 개발 가능성이 높다. 종명 dioicus는 암수딴그루를 뜻한다.

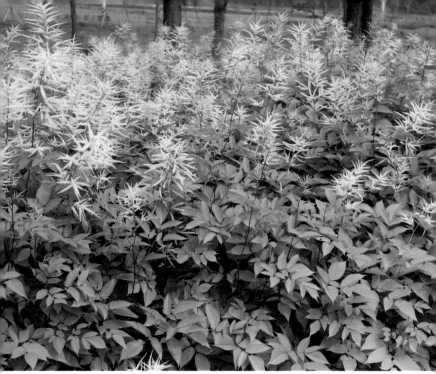

❀ 눈개승마 지상부

(**사용부위 및 채취시기**) 뿌리와 전초를 가을에 채취한다.

(**작용부위**) 간, 폐, 비장에 작용한다.

(**성질과 맛**) 성질이 시원하고, 맛은 달고 매우며 약간 쓰다.

(**성   분**) 살리실알데하이드(salicyladehyde), 사포닌(saponin), 스피
레인(spirein), 프루나신(prunasin), 아룬신(arunsin) A·B, 아룬시드
(aruncide) A·B·C 등이 함유되어 있다.

(**약리작용**) 항산화작용, 항혈전작용, 항염작용, 항균효과, 항당뇨
효과

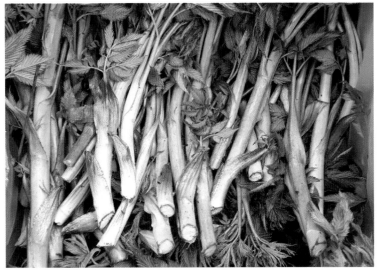

⊙ 눈개승마 어린순(채취품)

(효 능) 뿌리 및 전초는 허약한 것을 보하고 통증을 멈추게 하는 효능이 있어서 피곤하고 무기력한 증상을 치료하고, 타박손상, 근육과 뼈가 저리고 아픈 증상 등을 치료한다.

(약 용 법) 말린 전초 5~10g을 물 1L에 넣고 1/3로 줄 때까지 달여서 하루 2~3회로 나누어 마신다. 환 또는 가루로 만들어 복용한다. 외용할 경우에는 가루 내어 환부에 붙이거나, 달인 액으로 환부를 닦아낸다.

눈개승마 현대 임상 응용

• 타박상, 노상근골(勞傷筋骨) 통증 치료에는 눈개승마 마른 뿌리 6g을 절편으로 썰고 설탕을 첨가하여 물을 붓고 달여서 아침저녁으로 공복에 복용한다.

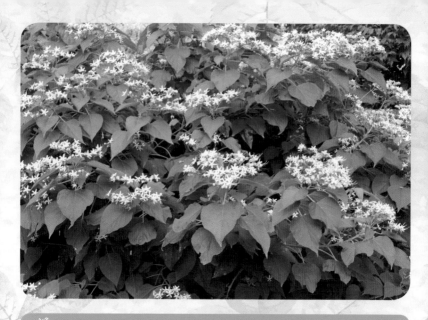

혈압강하·항염·진통·진정 작용

누리장나무

Clerodendrum trichotomum Thunb.

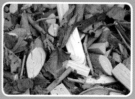

이　명 개똥나무, 노나무, 개나무, 구릿대나무, 누기개나무, 이라리나무, 누룬나무, 깨타리, 구린내나무, 누르나무, 개똥낭, 누루대

한약명 취오동(臭梧桐), 취오동화(臭梧桐花), 취오동자(臭梧桐子), 취오동근(臭梧桐根)

과　명 마편초과(Verbenaceae)

식물명 유래 '누리'와 '장나무'의 합성어로, 누린내가 나는 작대기 또는 막대기라는 뜻

식품원료 사용 가능 여부 **가능**(순, 잎)

생육형태 누리장나무는 꿀풀목 마편초과 누리장나무속에 속하는 낙엽 활엽 관목으로, 강원도와 황해도 이남에 분포하고 산기슭이나 계곡, 골짜기의 기름진 땅에서 자란다. 햇빛이 잘 드는

전석지나 바위 사이에서 자란다. 높이는 2~3m이다.

🌸 **꽃** : 꽃은 7~8월에 옅은 붉은색으로 피는데, 새 가지에 취산꽃
차례로 달리며 누린내 비슷한 강한 냄새가 난다.

🌿 **잎** : 잎은 마주나며, 길이 8~20cm, 너비 5~10cm에 달걀 모양
으로 끝이 뾰족하고 가장자리는 밋밋하거나 물결 모양의 톱니
가 있다.

🌱 **줄기** : 줄기는 가지가 갈라지며 전체에서 누린내가 난다. 나무
껍질은 회백색이고 골속은 백색이다. 가지에 털이 없다.

🍒 **열매** : 열매는 둥근 핵과로, 붉은색의 꽃받침에 싸여 있다가 밖
으로 나오며, 9~10월에 짙은 파란빛으로 익는다.

🌿 **특징** : 잎과 줄기에서 누린내가 난다 하여 누리장나무라고 부
른다. 나무 전체에서 누린 냄새가 강하게 난다. 열매는 여성의
장신구인 '브로치'처럼 익어 몹시 아름답다. 밑에서 많은 줄기
가 올라와 수형을 이루고 생장이 빠르다.

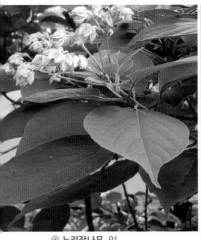

❀ **누리장나무 잎**

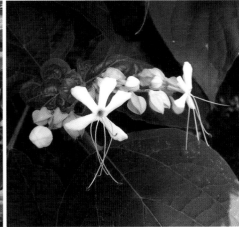

❀ **누리장나무 꽃**

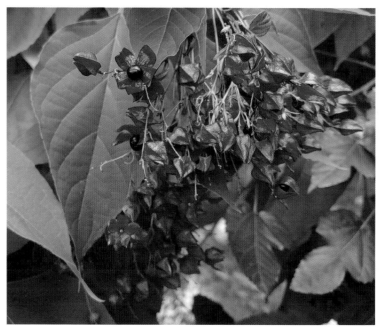

◉ 누리장나무 열매

(**사용부위 및 채취시기**) 어린가지와 잎은 6~10월, 꽃은 7~8월, 열 매는 9~10월, 뿌리는 가을·겨울에 채취한다.

(**작용부위**) 심장, 간, 방광에 작용한다.

(**성질과 맛**) 성질이 평(平)하고, 맛은 쓰고 약간 맵다.

(**성   분**) 잎에는 크레로덴드린(clerodendrin), 메소-이노시 톨(meso-inositol), 알칼로이드(alkaloid), 뿌리에는 크레로도론 (clerodolone), 크레로돈(clerodone), 크레로스테롤(clerosterol)이 함 유되어 있다.

160

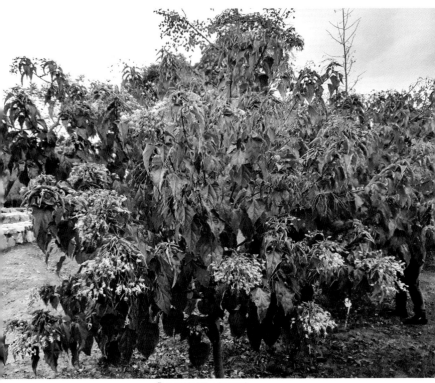

누리장나무 나무모양

약리작용　혈압강하작용, 항염작용, 진통작용, 진정작용

용　　도　약용(고혈압에 사용), 식용(어린순)

효　　능　일년생 가지와 잎은 한약명이 취오동(臭梧桐)이며, 풍
사(風邪)와 습사(濕邪)를 제거하며, 간의 기운을 정상으로 회복시
키고 혈압을 낮춰주며, 독소를 해독하고 기생충을 없애는 효능
이 있다. 두통, 고혈압, 풍습, 반신불수, 말라리아, 이질, 치창

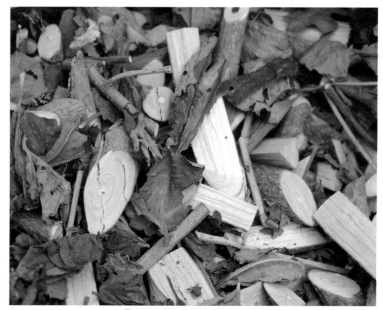

등을 치료한다. 꽃은 한약명이 취오동화(臭梧桐花)이며, 풍사(風邪)를 제거하고 혈압을 낮춰주며 이질을 멈추게 하는 효능이 있다. 두통, 이질, 탈장, 산기 등을 치료한다. 열매는 한약명이 취오동자(臭梧桐子)이며, 풍사(風邪)를 제거하고 통증을 멈추게 하며 천식을 완화시키는 효능이 있다. 천식, 풍습을 치료한다. 뿌리는 한약명이 취오동근(臭梧桐根)이며, 풍사(風邪)를 제거하고 통증을 멈추게 하며, 기(氣)를 소통시키고 음식물을 소화시키는 효능이 있다. 말라리아, 류머티즘에 의한 사지마비, 사지통증, 고혈압, 식체에 의한 복부 당김, 소아 정신불안정, 타박상 등을 치료한다. 한방에서는 기침, 감창(疳瘡)에 사용한다.

약용법 말린 어린가지와 잎 10~15g(생것 30~60g)을 물 1L에 넣고 반으로 줄 때까지 달여서 하루 2~3회로 나누어 마신다. 말린 꽃 5~10g을 물 1L에 넣고 반으로 줄 때까지 달여서 하루 2~3회로 나누어 마신다. 말린 열매 10~15g을 물 1L에 넣고 반으로 줄 때까지 달여서 하루 2~3회로 나누어 마신다. 말린 뿌리 10~15g을 물 1L에 넣고 반으로 줄 때까지 달여서 하루 2~3회로 나누어 마시거나, 생것 100~200g을 짓찧어서 낸 즙으로 술을 담가 아침저녁에 50mL씩 마신다. 외용할 경우에는 뿌리껍질을 짓찧어 환부에 바른다.

주의사항 고열로 오래 끓이면 강압작용이 감소될 수 있다.

누리장나무 현대 임상 응용

- 고혈압 치료에는 누리장나무 잎 10~16g을 편제(片劑)로 만들어 1일 3~4회 나누어서 복용한다. 관찰 결과, 대부분 환자가 약을 복용한 지 5주 이내 뚜렷한 치료 효과가 나타났다. 치료 기간이 길수록 효과가 좋았으며 두통, 어지럼증 등의 증상도 개선되었다.
- 학질 치료에는 취오동편(臭梧桐片, 한 알 0.25g)을 성인은 매 6시간 1회, 1회 14정 총 6회 복용한다. 이후 1일 3회, 1회 5정을 5일간 계속 복용한다. 7일을 1회 치료과정으로 하고, 총 200정 정도 복용하며 소아는 복용량을 줄인다. 관찰 결과, 투약 후 4일 이내에 증상 발작이 억제되었고 3개월 동안 재발하지 않았으며, 혈액검사 결과에서 음성 전환율이 높은 것으로 나타났다. 일부는 부정맥, 메스꺼움, 구토, 전신 및 하지부종, 두드러기 증상이 나타나기도 했으나 대부분 심하지 않았다.

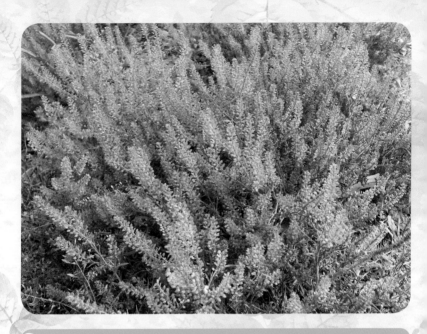

강심 작용, 천식·부종 치료

다닥냉이

Lepidium apetalum Willd.

이 명 꽃다지
한약명 정력자(葶藶子), 대실(大室), 정력(丁藶)
과 명 십자화과(Cruciferae)
식물명 유래 열매가 다닥다닥 많이 달리는 냉이라는 뜻
식품원료 사용 가능 여부 **가능**(순)

(생육형태) 다닥냉이는 풍접초목 십자화과 다닥냉이속에 속하는
북아메리카 원산의 한해살이 또는 두해살이풀로, 전국 각지의
들이나 인가 주변의 빈터에서 자란다. 산비탈 메마른 모래자갈

땅이거나 암석지에서 자란다. 높이는 30~60cm이다.

✿ **꽃** : 꽃은 5~7월에 흰색으로 피며, 원줄기와 가지 끝에 총상꽃
차례를 이루며 작은 십자화가 많이 달린다.

🍃 **잎** : 뿌리잎은 뭉쳐나고 방석처럼 퍼지며, 길이 3~8cm에 깃
꼴겹잎으로 잎자루가 길고 가장자리에 거치가 있다. 줄기잎은
어긋나고 길이 1.5~5cm, 너비 0.2~1cm에 거꿀피침 모양 또
는 줄 모양이며, 가장자리에 톱니가 있고 잎자루가 없으나 밑
부분이 흘러 잎자루처럼 된다.

🌿 **줄기** : 줄기가 곧게 서며 윗부분에서 많은 가지가 갈라지고 털
이 없다.

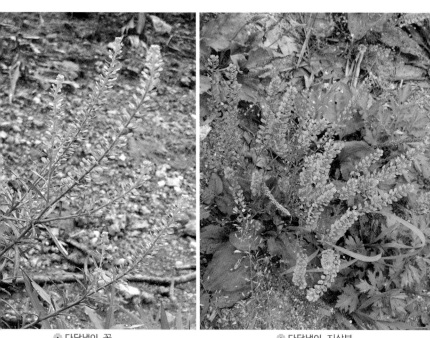

❀ 다닥냉이 꽃　　　　　　　　　❀ 다닥냉이 지상부

❀ **다닥냉이 종자**(약재)

🖐 **열매** : 열매는 끝이 오목하게 파인 원반 모양의 각과이며 6~7월에 익는다. 씨는 적갈색의 작고 납작한 원반 모양이고 가장자리에 흰색의 막질(膜質) 날개가 젖으면 점질로 된다.

🐝 **특징** : 한국에서 자라는 다닥냉이속은 북아메리카 또는 유럽에서 귀화한 식물이다. 잎과 줄기를 나물로 식용하기도 한다.

(**사용부위 및 채취시기**) 여름철에 열매가 잘 익었을 때 지상부를 베어 햇볕에 말린 후, 씨를 채취하고 이물질을 제거한다.

(**작용부위**) 폐, 방광에 작용한다.

(**성질과 맛**) 성질이 매우 차고, 맛은 맵고 쓰다.

166

성　분 강심배당체의 헬베티코사이드(helveticoside)와 개자유 배당체의 시날빈(sinalbin) 외에도 지방유, 당류, 단백질 등이 함유되어 있다.

약리작용 강심작용

용　도 약용(종자는 해수, 천식에 사용)

효　능 씨는 폐(肺)에 몰린 열을 없애고 천식을 완화시키며, 수기(水氣)를 소통시켜 부은 종기나 상처를 없애는 효능이 있다. 소변이 잘 나가게 하고 가래를 제거하며 장을 윤활하게 하는 등의 효능이 있고 흥분을 가라앉혀주는 작용도 있다. 각종 부기, 변비, 기침, 천식, 폐결핵, 삼출성 흉막염, 심장쇠약 등에 사용한다.

약용법 말린 종자 4~12g을 물 1L에 넣고 반으로 줄 때까지 달여서 하루 2~3회로 나누어 마신다.

주의사항 폐가 허약해서 천식, 해수가 있는 사람, 비가 허약해서 잘 붓는 사람은 복용에 주의한다. 오래 복용하는 것은 좋지 않다.

다닥냉이　현대 임상 응용

- 심부전을 동반한 만성폐원성(慢性肺源性) 심장병 질환 치료에는 정력자(葶藶子) 가루를 1일 3~6g 3회로 나누어 식후에 복용한다. 관찰 결과, 사례자 모두 치료 효과가 있었으며, 약물복용 중 부작용은 나타나지 않았다.
- 심부전 치료에는 정력자(葶藶子) 30~50g, 단삼(丹蔘) 10~15g, 지실(枳實) 10~15g을 달여서 1일 2회 나누어 복용한다. 각종 심부전증을 치료한 결과, 높은 치료율을 보였다.

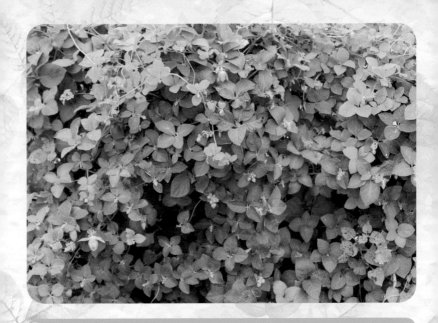

항경련·항피로·항종양·항균 작용

더덕

Codonopsis lanceolata (Siebold & Zucc.) Benth. & Hook.f. ex Trautv.

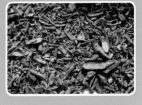

이 명	참더덕, 산더덕, 산승
한약명	양유근(羊乳根), 산해라(山海螺), 사엽삼(四葉參), 통유초(通乳草)
과 명	초롱꽃과(Campanulaceae)
식물명 유래	뿌리에 혹 같은 것이 울퉁불퉁하게 붙어 있는 모양에서 '더데', '더더귀', '더덕더덕' 등에서 유래한 뜻
식품원료 사용 가능 여부	**가능**(뿌리, 줄기, 잎)

생육형태 더덕은 초롱꽃목 초롱꽃과 더덕속에 속하는 여러해살이 덩굴 식물로, 전국 각지에 분포하고 산야에서 자생하거나 농

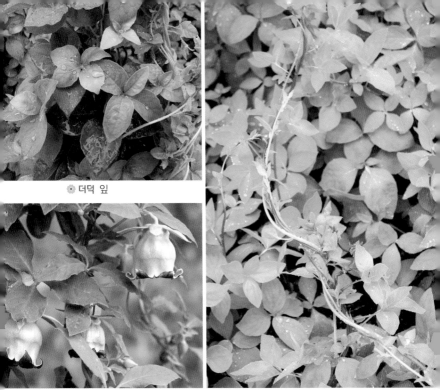

❀ 더덕 잎

❀ 더덕 꽃

❀ 더덕 덩굴줄기

가에서도 많이 재배하고 있다. 모든 지역에 재배할 수 있으나 서
늘한 기후에 좋고, 통풍이 좋고 햇볕이 강한 곳에서는 생육이 불
량하다. 길이는 2m 이상이다.

❀ **꽃** : 꽃은 8~9월에 피는데, 짧은 가지 끝에서 아래를 향하여
연한 녹색의 작은 종 모양으로 1개씩 달린다. 꽃부리는 끝이
5개로 갈라져 뒤로 약간 말리며 연한 녹색이고 안쪽에 자주
색 반점이 있다. 수술은 5개, 암술머리는 3갈래다.

❀ **잎** : 잎은 어긋나며 짧은 가지 끝에서 3~4개가 돌려난 것처럼
모여 마주나고, 길이 3~10cm, 너비 1.5~4cm에 긴 타원형 또

는 긴 타원형 모양으로 가장자리가 밋밋하다. 잎 앞면은 녹색이며, 뒷면은 분백색으로 흰빛이 돈다.

🌿 **줄기** : 덩굴지어 자라는 덩굴줄기는 길이 2m 이상 자라고, 보통 털이 없으며 자르면 흰색의 즙액(汁液)이 나온다.

🍑 **열매** : 열매는 원뿔 모양의 삭과이고, 꽃받침이 남아 있으며 9~10월에 익는다.

❄ **뿌리** : 덩이뿌리는 지름 1~3cm, 길이 10~20cm로 비대하며 방추형이고, 오래될수록 껍질에 혹들이 더덕더덕하게 많이 달린다. 뿌리는 곤봉 모양으로 굵다.

🌱 **특징** : 숲속 또는 숲 가장자리의 그늘진 곳에서 자라는 낙엽 활엽 덩굴식물로 쌉쌀하면서도 단맛이 나는 것이 특색이며 독특한 향취가 특징적이다.

(사용부위 및 채취시기) 가을에 뿌리를 캐어 줄기와 잔뿌리를 제거하고 물에 씻어 햇볕에 말린다.

(작용부위) 폐, 비장에 작용한다.

(성질과 맛) 성질이 평(平)하고(약간 따뜻하다고도 함), 맛은 달고 맵다.

(성   분) 전초에는 아피게닌(apigenin), 루테올린(luteolin), 알파-스피나스테롤(α-spinasterol), 스티그마스테롤(stigmastenol), 올레아놀릭산(oleanolic acid), 에키노시스틱산(echinocystic acid), 알비게닉산(albigenic acid), 뿌리에는 코도노사이드(codonoside) A·B, 사포닌(saponin), 이눌린(inulin), 리오이친(leoithin), 펜토산(pentosane), 파이토데린(phytoderin) 비타민 B_1·B_2, 탄수화물, 단백질 및 식물 정유 등이 함유되어 있다.

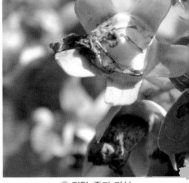

● 더덕 종자 결실

약리작용 진정작용, 진통작용, 항
경련작용, 항피로작용, 항종양작
용, 항산화작용, 항균작용

용　　도 식용(껍질을 벗겨 구이로
요리를 하거나 장아찌로 사용), 약용
(뿌리는 적혈구수를 증가시키고 항피
로작용)

효　　능 뿌리는 원기를 더하여
주고 음액을 보충하며, 독소를 해
독하고 부은 종기나 상처를 없애
는 효능이 있다. 몸을 건강하게 하
고 진액을 만들어 내며, 가래를 제
거하고 고름을 배출하며, 젖이 잘
나오게 하고 독을 풀어주며 종기
를 가라앉히는 등의 효과로 해수,
인후염, 폐농양(肺膿瘍), 장옹(腸
癰), 유선염, 유즙 부족, 뱀에 물린
상처 등을 치료한다.

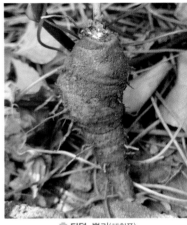

● 더덕 뿌리(채취품)

약용법 말린 뿌리 15~60g(생것
45~120g)을 물 1L에 넣고 끓기 시
작하면 불을 약하게 줄여 1/3로
줄 때까지 달여서 하루 2회로 나
누어 마신다. 또는 가루 내어 복용
하기도 한다. 외용할 경우에는 생

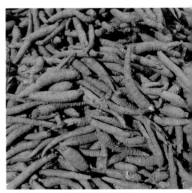

● 더덕 뿌리(약재)

뿌리를 짓찧어 환부에 붙이거나 달인 액으로 환부를 씻어낸다. 병후허약에는 숙지황, 당귀 등을 배합하고, 폐음(肺陰) 부족으로 해수가 있을 때에는 자완(紫菀: 개미취 뿌리), 백부근(百部根: 만생백부 덩이뿌리), 백합 등을 배합하여 사용한다. 출산 후 허약해진 경우나 젖이 잘 나오지 않을 때에는 동과자(冬瓜子: 동아 열매껍질), 노근(蘆根: 갈대 뿌리), 금은화(金銀花: 인동덩굴 꽃), 야국(野菊: 산국), 율무, 도라지, 생감초 등을 배합한다. 독사에 물렸을 때 뿌리를 끓여 마시거나 짓찧어 환부에 붙이면 효과가 매우 좋다. 우리나라 약재시장에서는 더덕이 '사삼(沙參)'으로 잘못 유통되고 있다.

주의사항 여로(藜蘆: 박새 뿌리)와 함께 사용하지 않는다.

더덕 현대 임상 응용

- 신체허약, 어지럼증, 두통 치료에는 더덕 60g에 물을 붓고 달인 즙으로 계란 2개를 삶아서 달걀과 탕을 복용한다.
- 병을 앓고 난 후의 기혈허약(氣血虛弱) 치료에는 더덕, 숙지황 각 15g을 같이 넣고 달여서 복용한다.
- 기침, 토담(吐痰) 치료에는 더덕 60g, 길경(桔梗), 목적초(木賊草) 각 9g을 같이 넣고 달여서 복용한다.
- 폐옹(肺癰: 폐농양) 치료에는 더덕 90g, 동과자(冬瓜子) 90g, 의이인(薏苡仁) 30g, 노근(蘆根) 60g, 길경(桔梗) 6g을 같이 넣고 달여서 1일 3회 복용한다.
- 편도선염, 맹장염, 폐농양 치료에는 더덕, 포공영 각 15g을 같이 넣고 달여서 복용한다.
- 각종 옹저종독(癰疽腫毒), 유옹(乳癰), 나력(瘰癧) 치료에는 신선한 더덕 뿌리 120g을 달여서 3~7일 동안 연속 복용한다.

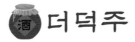 더덕주

재료 준비

- 약재상이나 산지의 관광지에서 구입할 수 있으며, 깊은 산속 구릉지에서 직접 채취할 수 있다.

제조 방법

- 약효는 뿌리에 있으며, 말린 것보다 생것이 더 좋다. 뿌리를 씻어 껍질을 벗기고 적당한 크기로 자른다.
- 생것 350g 또는 말린 것 220g을 소주 3.6L에 넣고 밀봉한다.
- 1년 정도 숙성시켜 음용하며, 걸러내지 않고 그대로 보관한다.

  😋 😮 맛은 달고 맵다. 꿀을 140g 정도 가미해도 좋다.

적용 병증

- **산증(疝症) :** 고환이 커지면서 아랫배가 켕기며 아픈 병증으로, 한습사(寒濕邪)가 침입하거나 내상으로 기혈이 제대로 순환하지 못하여 생긴다. 소주잔 1잔을 1회분으로 1일 1~2회씩, 7~10일 동안 음용한다.
- **임파선염(淋巴腺炎) :** 병원균에 의한 림프샘의 염증으로 목, 겨드랑이, 팔꿈치, 허벅지 등의 림프에 화농이 생긴다. 소주잔 1잔을 1회분으로 1일 1~2회씩, 15~20일 동안 음용한다.
- **인후염(咽喉炎) :** 목구멍이 붓고 통증이 있는 경우에 처방한다. 소주잔 1잔을 1회분으로 1일 1~2회씩 5~10일, 심하면 15일 정도 음용한다.
- **기타 적응증 :** 오장보익, 잠긴 목소리나 쉰 목소리, 편도염, 불면증, 신경쇠약, 심장병, 고환염

  ※ 본 약술을 음용하는 중에 특별히 가려야 하는 음식은 없다. 장복하여도 무방하다.

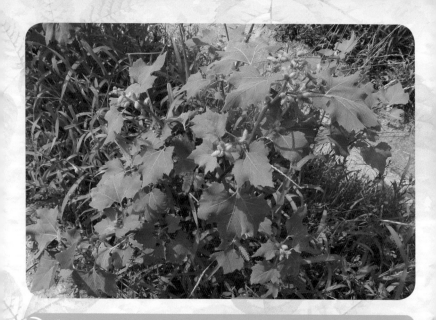

항염·항균·혈당강하 작용

도꼬마리

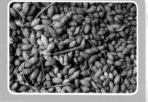

Xanthium strumarium L.

이 명 창이자

한약명 창이자(蒼耳子)

과 명 국화과(Compositae)

식물명 유래 '뒷고마리(또는 도고말이)'가 어원으로, 열매의 가시가 되(도로) 고부라져(꼬)
말려 있는 모양(마리)이라는 뜻

식품원료 사용 가능 여부 제한적 사용(열매)

생육형태   도꼬마리는 국화목 국화과 도꼬마리속에 속하는 한
해살이풀로, 전국 각지에 분포하고 들이나 길가에서 자란다.
집마을 빈터, 밭머리, 낮은 지대의 길가에서 흔히 자라지만

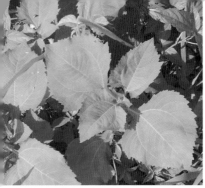

❀ 도꼬마리 잎

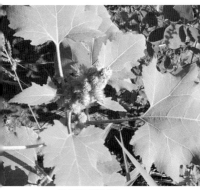

❀ 도꼬마리 꽃

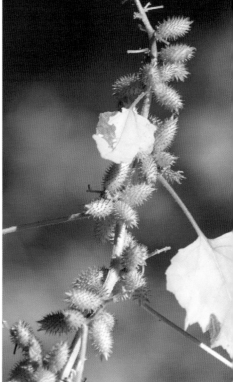

❀ 도꼬마리 열매

북부 지방에 많다. 전체에 검은 자주색 반점이 있다. 높이는 1∼1.5m이다.

✿ **꽃** : 꽃은 8∼9월에 노란색으로 피며, 원줄기 끝과 가지 끝에 머리모양꽃이 원추상으로 달리는데, 수꽃은 둥글며 위쪽 끝에 달리고, 암꽃은 밑부분에 달리며 2개의 돌기가 있다.

🌿 **잎** : 잎은 어긋나며 잎자루가 길고, 길이 5∼15cm에 넓은 삼각형으로 흔히 3개로 얕게 갈라진다. 잎의 뒷면에는 3개의 큰 맥이 뚜렷하고 가장자리에는 결각상의 톱니가 있다.

🌾 **줄기** : 줄기가 곧게 서며 전체에 억센 털이 빽빽이 나 있다.

☙ **열매** : 열매는 타원형의 수과이고, 길이 1cm 정도에 갈고리 같은 돌기가 있어 다른 물체에 잘 달라붙는다.

☙ **특징** : 전초와 열매를 코막힘, 비염 또는 피부병 치료에 이용한다.

(사용부위 및 채취시기) 잘 익은 열매를 8~9월에 채취하여, 말려서 꼭지와 잎 등의 이물질을 제거한다.

(작용부위) 폐에 작용한다.

(성질과 맛) 성질이 따뜻하고, 맛은 맵고 쓰며, 독성이 있다.

(성 분) 씨 속에 크산토스트루마린(xanthostrumarin), 다량의 리놀레산(linoleic acid)을 함유한 지방유, 베타-시토스테롤(β-sitosterol), 스티그마스테롤(stigma-sterol), 카르복시 아트락틸로사이드(carboxyatractyloside), 크산타놀(xanthanol), 이소크산타놀(isoxanthanol), 하이드로퀴논(hydroquinone), 프로테인(protein), 비타민 C 등이 함유되어 있다.

(약리작용) 항미생물작용, 항염 및 진통작용, 면역증강작용, 항산화작용, 항암활성, 항균작용, 혈압강하작용, 혈당강하작용

(용 도) 약용(열매는 진해, 소염작용)

(효 능) 열매는 풍한(風寒)의 사기(邪氣)를 없애며, 코가 막힌 것을 뚫어주며, 풍습(風濕)을 제거하는 효능이 있다. 해열, 발한, 진통, 진정 효과로 예부터 종기, 독창(毒瘡) 등에 약용해왔다. 또 온몸이 가려울 때 목욕물에 열매를 넣고 목욕을 하면 효과적이다. 줄기와 잎은 옴, 습진 등에 쓰며, 생즙은 개에 물린 데나 벌에 쏘인 데에 지통약(止痛藥)이 된다. 잎의 생즙은 눈과 귀를 밝

게 하며, 신경계통의 질환과 감기, 두통에도 유효하다.

약용법 말린 열매 3~10g을 물 1L에 넣고 반으로 줄 때까지 달여서 하루 2~3회로 나누어 마신다. 가루나 환으로 만들어 복용하기도 한다. 외용할 경우에는 짓찧어서 환부에 붙인다.

주의사항 이 약은 유독하므로 과다복용은 중독을 일으켜 구토, 복통, 설사 등을 야기시킨다.

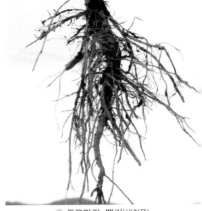
◉ 도꼬마리 뿌리(채취품)

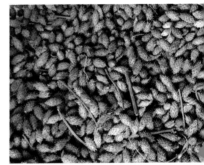
◉ 도꼬마리 열매(약재)

도꼬마리 현대 임상 응용

- 만성 비염 치료에는 도꼬마리 전초 의료용 주사액 매 2㎖씩(생약 2g에 해당) 1일 1~2회 근육 주사한다. 관찰 결과, 높은 치료율을 보였으며, 항 알레르기 작용이 있고, 급성 축농증에도 효과가 있었다.
- 피부, 음부 소양증 치료에는 피부정(皮膚淨: 도꼬마리, 댑싸리로 제조한 의료용 주사액)을 1회 2㎖, 1일 2회 근육 주사한다. 10~15일을 1회 치료과정으로 한다. 관찰 결과 다소 높은 치료율을 보였다.
- 조기 주혈흡충증(住血吸虫症: schistosomiasis) 치료에는 도꼬마리 전초 60g, 빈랑 45g을 같이 넣고 60㎖가 되도록 달여서 1회 10㎖, 1일 3회 식전에 복용하고, 10일 연속 복용한다. 관찰 결과, 환자는 식욕이 증가하고 체력이 증강되었으며, 일반적인 징후는 모두 호전되었다. 3개월 후 대변을 재검사한 결과, 다소 높은 치료율을 보였으며, 약물 반응으로 복통, 설사, 어지러움, 메스꺼움 등의 증상이 나타났다.

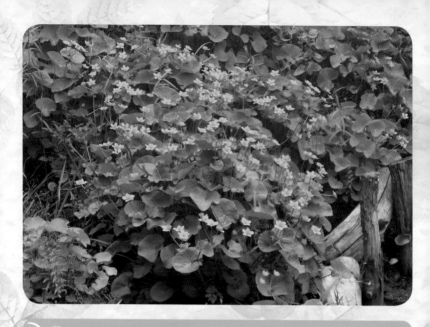

항염 작용, 부종·기침 치료

동의나물

Caltha palustris L.

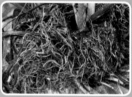

이　　명 참동의나물, 원숭이동의나물, 눈동의나물, 산동의나물, 누은동의나물, 좀동의나물, 동이나물, 얼개지, 얼갱이

한약명 여제초(驢蹄草), 마제초(馬蹄草), 마제엽(馬蹄葉)

과　　명 미나리아재비과(Ranunculaceae)

식물명 유래 심장 모양의 잎이 물동이처럼 생긴 나물이라는 뜻. 상대적으로 독성이 덜한 봄의 새싹을 채취해 삶아 건조한 후 묵나물로 식용하기도 했었음

식품원료 사용 가능 여부 식품원료 목록에 없음

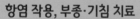

(생육형태) 동의나물은 미나리아재비목 미나리아재비과 동의나물 속에 속하는 여러해살이풀로, 제주도를 제외한 전국 각지에 분

178

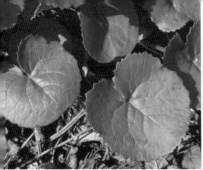

❀ 동의나물 잎

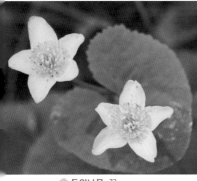

❀ 동의나물 꽃

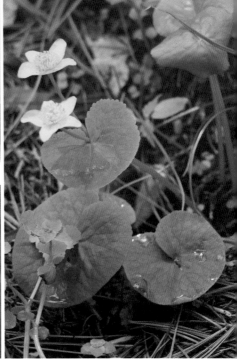

❀ 동의나물 지상부

포하고 습기가 많은 반그늘이나 물가에서 잘 자란다. 물기가 없
으면 말라 죽기 때문에 수생식물과 같이 사는 경우도 볼 수 있
다. 높이는 30~60cm이다.

✿ **꽃** : 꽃은 4~5월에 노란색으로 피며, 줄기 끝에 1~2송이가 달
리는데, 꽃잎이 없고 5~6개의 꽃받침조각이 꽃잎처럼 보인다.

🌿 **잎** : 뿌리잎은 모여나고, 길이와 너비가 각각 5~10cm에 둥근
심장 모양으로 가장자리에 물결 모양의 톱니가 있다. 줄기잎
은 잎자루가 짧거나 없다. 꽃이 시들고 종자가 익을 무렵이면
잎이 넓어지기 시작한다.

🌿 **줄기** : 줄기는 매끈하고 곧게 서거나 비스듬히 올라가고, 때로

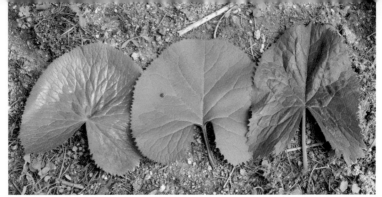

● 동의나물(왼쪽), 곰취(가운데), 곤달비(오른쪽) 잎 비교

가지가 갈라진다.

🍈 **열매** : 열매는 골돌과이고 끝에 짧은 부리 같은 암술대가 남아 있으며, 갈색의 씨방에는 많은 종자가 들어 있다.

❄ **뿌리** : 뿌리줄기는 짧고, 흰색의 굵은 뿌리가 많다.

🌿 **특징** : 동의나물이라는 이름은 둥근 잎 위로 꽃봉오리가 올라온 모습이, 머리에 물동이를 인 여인의 모습과 같다고 하여 '동이나물'이라고 부른 데에서 유래한다. 또한 마제(馬蹄)라는 한약명은 잎이 말의 발굽을 닮은 데에서 유래하며, 여제(驢蹄)라는 이름은 잎이 당나귀의 발굽을 닮은 데서 유래한다. 식물체에 약간의 독성이 있으므로 생식은 금한다.

(**사용부위 및 채취시기**) 전초를 꽃이 핀 후 여름, 가을에 채취한다.

(**작용부위**) 간, 폐, 위에 작용한다.

(**성질과 맛**) 성질이 시원하고, 맛은 맵고 약간 쓰며, 독성이 조금 있다.

(**성 분**) 코리투베린(corytuberine), 마그노플로린(magnoflorine), 니코틴(nicotine), 프로토아네모닌(Protoanemonin), 아네모닌

(anemonin), 베르베린(berberine), 콜린(choline), 쿠마린(coumarin) 성분인 스코폴레틴(scopoletin)과 움벨리페론(umbelliferone) 등이 함유되어 있다.

약리작용 항염작용

용　도 원예 및 조경용, 식용(독성이 있어 어린잎을 삶아서 말려 나물로 이용), 약용(지상부와 뿌리는 골절상에 찧어 붙여 사용)

효　능 전초는 풍을 제거하고 더위 먹은 것을 풀어주며, 혈액 순환을 원활하게 하고 부은 종기나 상처를 없애며, 통증을 가라앉히며 기침을 억제하는 효능이 있어, 어지럼증, 신체 동통, 타박상과 염좌, 화상, 가래가 많고 잘 배출되지 않을 때, 위 안에 독소가 있을 때 사용한다.

약용법 생즙을 내어 구토와 설사약으로 쓴다.

주의사항 곰취와 생김새가 비슷해 혼동할 수 있으므로 각별한 주의가 필요하다. 독성이 있으므로 전문가의 도움 없이 함부로 복용해서는 안 된다.

동의나물 현대 임상 응용

- 풍한감기 치료에는 여제초(驢蹄草) 전초, 사함초(蛇含草), 두형(杜衡), 총백(蔥白), 자소엽(紫蘇葉) 각 9g, 생강 3조각을 같이 넣고 달여서 복용한다.
- 중서(中暑) 치료에는 여제초(驢蹄草) 12~15g, 계목(檵木: 구기자나무), 취어초(醉魚草), 호지자(胡枝子: 싸리나무), 학초(鶴草) 9~12g을 같이 넣고 달여서 아침저녁으로 식전에 1회씩 복용한다.
- 타박상, 염좌 치료에는 여제초(驢蹄草)의 신선한 뿌리와 사포도(蛇葡萄: 개머루)의 뿌리를 찧어 술지게미를 넣고 섞은 다음 환부에 온습포 한다.
- 화상 치료에는 신선한 여제초(驢蹄草)를 찧어서 환부에 바른다.

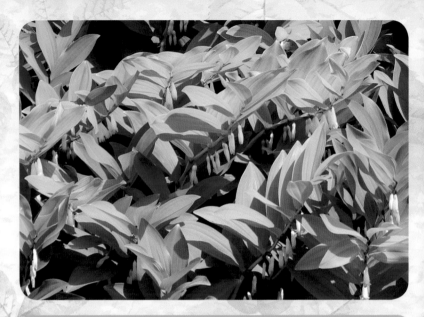

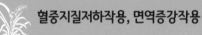
혈중지질저하작용, 면역증강작용

둥굴레

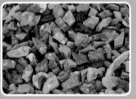

Polygonatum odoratum (Mill.) Druce var. *pluriflorum* (Miq.) Ohwi

이 명 맥도둥굴레, 애기둥굴레, 좀둥굴레, 제주둥굴레, 마막사리, 죽네풀, 둥글레, 황정

한약명 옥죽(玉竹), 위유(萎蕤)

과 명 백합과(Liliaceae)

식물명 유래 '둥구레'에서 유래한 것으로, '둥구'는 둥글다는 의미로 열매의 모양 또는 통통한 뿌리줄기의 모양이 둥글다는 뜻

식품원료 사용 가능 여부 가능(뿌리, 잎)

생육형태 둥굴레는 백합목 백합과 둥굴레속에 속하는 여러해살

이풀로, 전국 각지에 분포하고 산지에서 자생하거나 농가에서

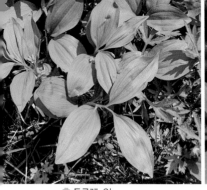

◉ 둥굴레 잎

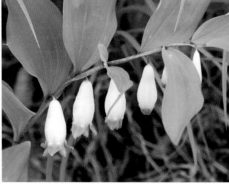
◉ 둥굴레 꽃

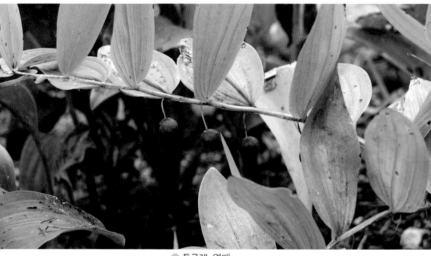
◉ 둥굴레 열매

많이 재배한다. 양지바른 곳을 좋아하지만, 산이나 들의 반그늘 지역에서도 자란다. 높이는 30~60cm이다.

✿ 꽃 : 꽃은 6~7월에 피며, 줄기의 중간 부분부터 1~2송이씩 잎 겨드랑이에 달리는데, 윗부분은 녹색, 밑부분은 흰색이며 꽃 자루가 밑부분에서 합쳐져 꽃대로 된다. 꽃은 밑을 향하고, 흰 색 종 모양으로 길이 1.2~3cm이다.

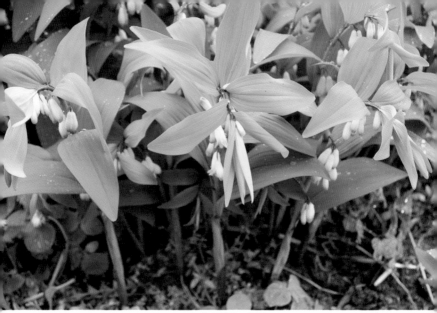

❀ 둥굴레 지상부

🌿 **잎** : 대나무와 비슷하게 생긴 잎은 어긋나고, 길이 5~10cm, 너비 2~5cm에 긴 타원형으로 잎자루가 없으며, 한쪽으로 치우쳐서 퍼진다.

🌱 **줄기** : 줄기는 곧게 서거나 옆으로 조금 기울어지고, 6개의 능각(稜角)이 있으며 끝이 비스듬히 처진다.

🍒 **열매** : 열매는 둥근 장과이며, 9~10월에 검은색으로 익는다.

🌿 **뿌리** : 굵은 육질의 뿌리줄기는 원통형으로 대나무처럼 옆으로 뻗으며 황백색을 띠고 수염뿌리가 난다.

(사용부위 및 채취시기) 뿌리줄기를 가을부터 이른 봄에 채취하여, 수염뿌리를 제거하고 씻어 부드러워질 때까지 말린 다음, 주무르고 그늘에 말리기를 반복하여 딱딱한 심이 없어지면 햇볕에 말린다. 또는 찐 다음 반투명해질 때까지 주물러 햇볕에 말린다.

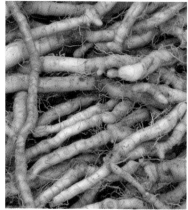

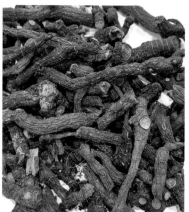

◉ 둥굴레 뿌리줄기(채취품)　　　　◉ 둥굴레 뿌리줄기(약재)

(작용부위) 폐, 위에 작용한다.

(성질과 맛) 성질이 평(平)하거나 약간 차고, 맛은 달다.

(성　분) 콘발라마린(convallamarin), 콘발라린(convllarin), 켈리도닉산(chelidonic acid), 아제도닉-2-카보닉산(azedidine-2-carbonic acid), 캠페롤-글루코시드(kaempferol-glucoside), 쿼시티오-글리코시드(quercitioglycoside) 등이 함유되어 있다.

(약리작용) 혈중지질저하작용, 면역증강작용

(용　도) 차용(뿌리줄기를 말린 후 볶아서 차로 사용), 식용(어린순), 약용(뿌리줄기는 심장병, 고혈압, 결핵, 당뇨병 치료와 피로회복, 체력증강 등 자양강장제로 사용)

(효　능) 뿌리줄기는 음액을 보충하고 마른 것을 적셔주어 폐를 윤활하게 하며, 진액을 생기게 하고 갈증을 없애는 효능이 있

둥굴레 • 185

어, 허약체질을 개선하고 마른기침, 폐결핵, 가슴이 답답하고 갈
증이 나는 증상, 당뇨병, 협심통, 심장쇠약, 소변이 자주 마려운
증상 등을 치료한다.

(약 용 법) 말린 뿌리줄기 10~20g을 물 1L에 넣고 끓기 시작하
면 불을 약하게 줄여 1/3로 줄 때까지 달여서 하루 2회로 나누어
마신다. 볶거나 튀겨서 차로 만들어 마시면 잘 우러나오고 향도
좋다.

(주의사항) 습사(濕邪)가 쌓여 기혈의 운행을 막는 경우나 기가 울
체된 경우에는 사용을 피하고, 비허(脾虛)로 인해 진흙 같은 변
을 보거나 습담이 많은 사람은 신중하게 사용해야 한다. 황정(黃
精)과 혼동하기 쉬운데, 황정은 층층갈고리둥굴레, 진황정 등의
뿌리줄기로 소화기능을 담당하는 중초의 기운을 돕고 기를 더하
고 근육과 뼈를 튼튼하게 하여 허약한 원기를 돋우는 약재인 반
면, 옥죽은 보음(補陰)하는 약재로 자양(滋養)과 윤폐(潤肺)의 효
능이 있으므로 구분해서 사용하는 것이 좋다.

둥굴레 현대 임상 응용

• 고지혈증 치료에는 옥죽, 당삼 각 1.25g을 분쇄하여 같이 섞어 밀환 4개를 만든
다. 1일 2회, 하루 2환 복용하고, 45일을 1회 치료과정으로 한다(이 기간에는 다른 지
방 감소 약물을 복용하지 않고 음식은 평소대로 먹는다). 10일 정지하고 계속해서 2회 치
료과정으로 들어간다. 관찰 결과, 높은 치료율을 보였다. 약을 복용한 후 대부분의
환자들은 어지럼증, 두통, 두근거림, 심계항진, 호흡곤란 등의 자각 증상이 뚜렷하
게 호전되었으며, 식욕이 다소 증가하고 마음이 밝아졌으나, 일부 소수 환자는 복
부팽만감과 식욕부진 등 경미한 부작용이 나타났다.

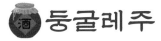 둥굴레주

재료 준비

- 약재상에서 취급한다. 산과 들의 풀밭에서 채취할 수도 있다.

제조 방법

- 대개 약재상에서 말린 뿌리줄기를 구입하여 사용한다.
- 말린 뿌리줄기 200g을 소주 3.6L에 넣고 밀봉한다.
- 1년 이상 장기간 숙성시켜 음용한다. 10~100년까지 계속 숙성시킬 수 있으며 오래 묵힐수록 약효가 좋아진다고 전해진다.

😊 맛은 달다. 설탕이나 꿀을 100g 정도 가미할 수 있다. 단, 1년 이상 숙성시킬 경우에는 설탕이나 꿀을 첨가하지 않는다.

적용 병증

- **번갈(煩渴) :** 가슴이 답답하고 열이 나며 몹시 목이 마르는 증상이다. 소주잔 1잔을 1회분으로 1일 1~2회씩, 5~10일 동안 음용한다.
- **강심(强心) :** 심장을 튼튼하게 하고 기능을 강화하기 위한 처방이다. 소주잔 1잔을 1회분으로 1일 1~2회씩, 20~25일 동안 음용한다. 장복하면 좋다.
- **조갈증(燥渴症) :** 목이 몹시 말라 물을 자꾸 마시는 증상이다. 소주잔 1잔을 1회분으로 1일 1~2회씩, 10~15일 동안 음용한다.
- **기타 적응증 :** 보신·보익, 병후쇠약, 폐기보호, 명목, 당뇨, 풍습

※ 본 약술을 음용하는 중에 특별히 가려야 하는 음식은 없다. 장복하여도 무방하다.

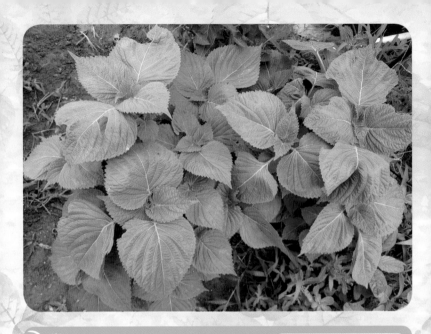

지질조절·항종양·항혈전 작용

들깨

Perilla frutescens (L.) Britton

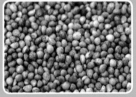

한약명 임자(荏子), 백소자(白蘇子)

과 명 꿀풀과(Labiatae)

식물명 유래 들(야생)의 것으로 품질이 떨어지는 깨라는 뜻

식품원료 사용 가능 여부 가능(잎, 씨앗)

(생육형태) 들깨는 꿀풀목 꿀풀과 들깨속에 속하는 인도의 고지(高地)와 중국 중남부 원산의 한해살이풀로, 낮은 지대의 인가 근처에서 야생으로 자라거나 밭에서 재배한다. 높이는 60~90cm이다.

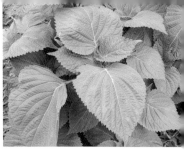
◎ 들깨 잎

✿ **꽃** : 꽃은 8~9월에 흰색으로 피
며, 원줄기와 가지 끝의 총상꽃차
례에 작은 입술 모양의 통꽃이 많
이 달린다.

❀ **잎** : 잎은 마주나고, 길이
7~12cm, 너비 5~8cm에 달걀상
원형으로 끝이 뾰족하며 가장자리
에 둔한 톱니가 있다. 잎 양면에
털이 많으며, 잎자루가 길고, 잎
의 앞면은 녹색이지만 때로는 뒷
면에는 자줏빛이 돈다.

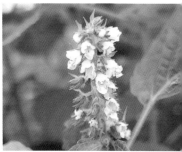
◎ 들깨 꽃

❀ **줄기** : 줄기가 네모지고 곧게 서며
긴 털이 있다. 전체적으로 강한
냄새가 난다.

❀ **열매** : 열매는 둥근 분과이고 겉에
그물 무늬가 있으며, 종자를 짜면
기름(들기름)이 나온다.

❀ **특징** : 잎과 열매는 식용으로, 씨
는 기름으로 사용한다.

(**사용부위 및 채취시기**) 종자를 가을에
잎이 누렇게 물들 때 채취한다.

(**작용부위**) 폐, 위, 대장에 작용한다.

(**성질과 맛**) 성질이 따뜻하고, 맛은
맵고, 독성이 없다.

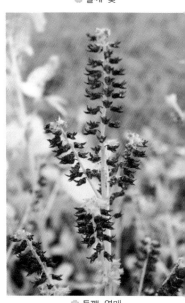
◎ 들깨 열매

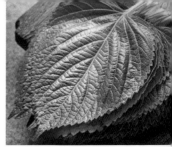

❀ 들깨 잎(채취품)

성 분 종자는 지방유를 함유하며 주요한 것은 리놀렌산(linolenic acid), 팔미트산(palmitic acid), 리놀레인(linolein), 팔미틴(palmitin) 등이다. 전초는 정유를 함유하고 페릴알데하이드(perillaldehyde), 에고마케톤(egomaketone), 마츠타케알콜(matsutake alcohol), 엘-리날롤(l-linalool) 등이 함유되어 있다.

약리작용 지질조절작용, 항종양작용, 항혈전작용

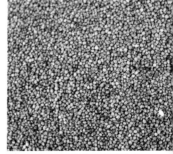

❀ 들깨 종자(약재)

용 도 식용(잎은 나물로, 종자는 기름을 짜서 사용), 약용(종자와 잎은 해수, 갈증에 사용)

효 능 씨는 위로 치밀어 오르는 기운을 가라앉히고 가래를 제거하며, 장(腸)을 적셔주고 대변을 잘 통하게 하는 효능이 있다. 또한 갈증 해소, 식욕 증진, 윤장(潤腸) 등의 효과로 마른기침, 기체, 변비, 설사 등을 치료한다.

약용법 말린 종자 5~10g을 물 1L에 넣고 반으로 줄 때까지 달여서 하루 2~3회로 나누어 마신다.

들깨 현대 임상 응용

• 담음(痰飮)기침에는 백소자 9~15g, 귤피 9~15g을 같이 넣고 달여서 복용한다.
• 독감예방 치료에는 백소자, 청호(菁蒿), 마란(馬蘭: 쑥부쟁이), 연전초(連錢草) 각 9g을 같이 넣고 달여서 복용한다.

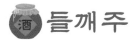 들깨주

- 시장 쌀가게에서 취급하며, 10월 이후에 농가에 가서 구입할 수 있다.

제조 방법

- 종자를 구입하여 물로 깨끗이 씻어낸 후에 물기를 없애고 사용한다.
- 종자 240g을 소주 3.6L에 넣고 밀봉한다.
- 1년 정도 숙성시켜 음용하며, 냉암소에 보관한다.

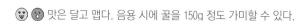 맛은 달고 맵다. 음용 시에 꿀을 150g 정도 가미할 수 있다.

적용 병증

- **뇌졸중(腦卒中) :** 뇌에 혈액이 제대로 공급되지 않아 호흡 곤란, 손발의 마비, 언어장애 등을 일으키는 병증이다. 뇌혈관이 막혀 주위 신경을 압박하여 여러 가지 신경 증상이 나타나게 된다. 소주잔 1잔을 1회분으로 1일 2~3회씩, 20~25일 동안 음용한다.
- **담(痰) :** 수분대사 장애로 몸의 분비액이 일정 부위에 엉기어 뭉친 증상이다. 몸의 한 부분이 결리거나 아프고, 기침과 가래가 끊임없이 나온다. 소주잔 1잔을 1회분으로 1일 2~3회씩, 7~8일 동안 음용한다.
- **혈변(血便) :** 대변에 혈액이 섞여 나오는 증상이다. 소장, 대장, 항문질환 및 피고름이 섞인 설사, 변혈 등도 같은 맥락에서 처방한다. 소주잔 1잔을 1회분으로 1일 2~3회씩, 5~6일 동안 음용한다.
- **기타 적응증 :** 폐를 윤활하게 하는 데, 해독, 건망증, 정력감퇴, 고혈압, 해수, 다이어트

※ 본 약술을 음용하는 중에 가려야 하는 음식은 없다. 기혈이 부족하거나 장이 약한 사람은 음용을 금한다.

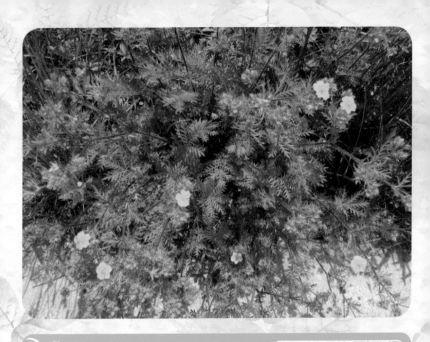

아메바원충 억제·항병원성·해독 작용

딱지꽃

Potentilla chinensis Ser.

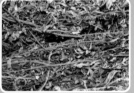

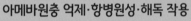

이 명 갯딱지, 딱지, 당딱지꽃, 번백초, 딱지기, 지네초, 해래비꽃
한약명 위릉채(萎陵菜), 근두채(根頭菜), 번백채(翻白菜), 야구방화(野鳩旁花)
과 명 장미과(Rosaceae)
식물명 유래 잎이 땅에 붙어 퍼져서 자라는 모습이 딱지를 닮았다는 뜻
식품원료 사용 가능 여부 **가능**(순, 잎)

생육형태 딱지꽃은 장미목 장미과 양지꽃속에 속하는 여러해살
이풀로, 전국 각지에 분포하고 들이나 개울가, 바닷가 등지의 양
지바른 곳에서 자란다. 높이는 30~60cm이다.

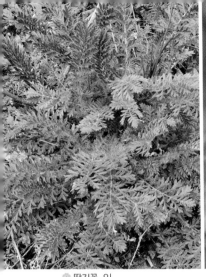
● 딱지꽃 잎

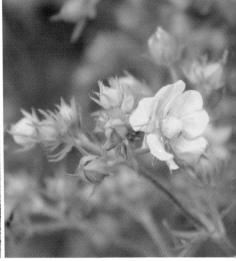
● 딱지꽃 꽃과 꽃봉오리

✿ **꽃** : 꽃은 6~7월에 노란색으로 피는데, 가지 끝에 산방상 취산 꽃차례로 달린다.

🌿 **잎** : 잎은 작은잎 15~29개로 된 깃꼴겹잎이며, 뿌리잎은 옆으로 퍼지고 줄기잎은 어긋난다. 작은잎은 길이 2~5cm, 너비는 0.8~1.5cm에 긴 타원형이며, 표면에는 털이 거의 없으나 뒷면에는 흰색 털이 많이 나 있다. 턱잎은 달걀 모양 또는 넓은 타원형이며 깃꼴로 갈라진다.

🌱 **줄기** : 줄기가 모여나며 보랏빛을 띠고 융털이 있다. 줄기와 잎자루에 긴 솜털이 많다.

🍎 **열매** : 열매는 넓은 달걀 모양의 수과이며, 세로로 주름이 있고 뒷면에 능선이 있으며 7~8월에 익는다.

❋ **뿌리** : 땅속에 흑갈색의 굵고 긴 원주상 뿌리가 있다.

(**사용부위 및 채취시기**) 전초를 봄부터 여름까지 줄기가 올라오기 전에 채취하여, 흙모래를 제거하고 햇볕에 말린다.

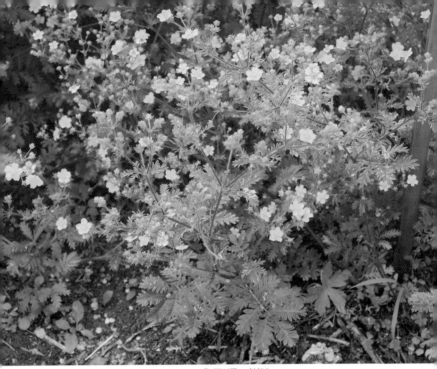

● **딱지꽃** 지상부

(**작용부위**) 간, 대장에 작용한다.

(**성질과 맛**) 성질이 차고, 맛은 쓰다.

(**성 분**) 지방, 조섬유, 타닌(tannin), 비타민 C, 오산화인(P_2O_5), 산화칼슘(CaO), 쿼르세틴(quercetin), 캠퍼롤(kaempferol), 갈산 (gallic acid) 등이 함유되어 있다.

(**약리작용**) 아메바원충 억제작용, 항병원성작용

(**용 도**) 약용(지상부와 뿌리는 양혈, 구충작용)

(**효 능**) 뿌리를 포함한 전초는 열을 내리고 열독을 해독하며,

194

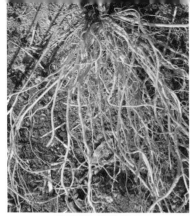

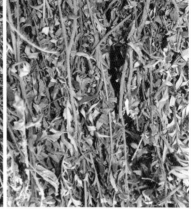

⊛ 딱지꽃 뿌리(채취품)   ⊛ 딱지꽃 전초(약재)

혈분(血分)의 열을 내리고 설사와 이질을 멈추게 하는 효능이 있다. 풍사를 없애고 독을 풀어주며, 출혈을 멎게 하고 종기를 가라앉히는 등의 효과로 류머티즘성 근골동통, 사지마비, 폐결핵, 자궁내막염, 토혈, 혈변, 이질, 장출혈 등을 치료한다.

(약 용 법) 말린 전초 12~20g을 물 1L에 넣고 1/3로 줄 때까지 달여서 하루 2~3회로 나누어 마신다. 가루 내어 복용하거나 술을 담가 마시기도 한다. 외용할 경우에는 달인 액으로 환부를 씻거나, 짓찧거나 가루 내어 환부에 바른다.

(주의사항) 비위가 약해 설사를 오래하고 멈추지 않는 사람은 복용에 주의한다.

딱지꽃 현대 임상 응용

- 출혈성 질병 치료에는 신선한 딱지꽃 전초 60~120g(건초 15~30g)을 잘게 썰어 2회 달인다. 2회 달인 탕액을 같이 섞어 흑설탕을 약간 첨가하여 잠깐 졸인 후 2회 나누어 복용하고, 1일 1첩 복용한다. 관찰 결과, 높은 치료율을 보였으며, 그 중 부인과 질환에 대한 치료 효과가 가장 좋았고, 다음으로 내과 질환이었다. 딱지꽃의 뿌리 부분이 지혈 작용이 강한 것으로 보고하였다.

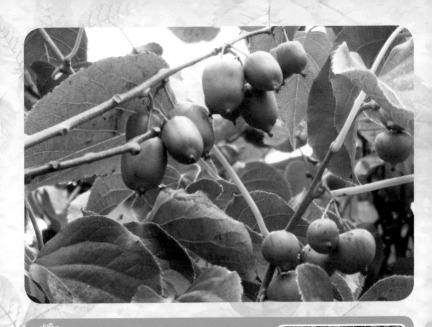

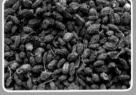

항산화활성·항종양·해독·지혈 작용

다래

Actinidia arguta (Siebold & Zucc.) Planch. ex Miq.

이 명 다래나무, 참다래나무, 다래너출, 참다래, 청다래년출, 다래년출, 청다래나무,
레쿨, 다래넝쿨

한약명 미후도(獼猴桃), 연조자(軟棗子), 미후리(獼猴梨)

과 명 다래나무과(Actinidiaceae)

식물명 유래 '달(달다)'과 '이(명사화 접사)'의 합성어로, 열매에 단맛이 강하다는 뜻

식품원료 사용 가능 여부 **가능**(순, 줄기, 열매, 수액)

(생육형태) 다래는 차나무목 다래나무과 다래속에 속하는 낙엽
활엽 덩굴나무로, 전국 각지에 분포하고 깊은 산골짜기의 나무
밑에서 자라며 추위에도 잘 견뎌 노지에서 월동한다. 전국 표고

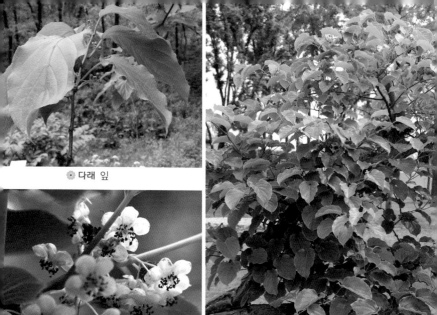

❀ 다래 잎

❀ 다래 꽃

❀ 다래 나무모양

1,600m 이하에서 자란다. 길이는 20m, 직경은 15cm이다.

❀ **꽃** : 꽃은 암수딴그루이며 5~6월에 흰색으로 피는데, 잎겨드
랑이에 취산꽃차례를 이루며 3~10송이가 달린다.

🌿 **잎** : 잎은 어긋나고 길이 6~12cm, 너비 3.5~7cm에 달걀 모
양의 막질이며, 끝이 점점 뾰족해지고 가장자리에는 날카로운
톱니가 있다. 잎의 앞면에는 털이 없고 뒷면의 맥 위에 갈색
털이 있다가 없어진다.

🌿 **줄기** : 덩굴줄기는 길이 7m까지 뻗고 줄기의 골속은 갈색 계단
모양이며, 일년생 가지에는 회백색의 잔털이 있고 껍질눈(피
목)이 뚜렷하며 가지는 갈색이다.

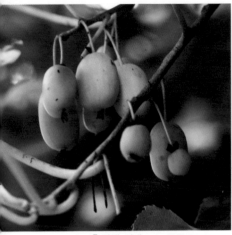
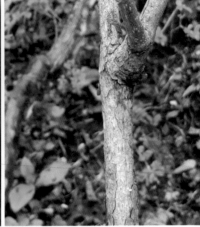

⊙ 다래 열매　　　　　　　　　　　　⊙ 다래 나무줄기

🍎 **열매** : 열매는 달걀상 원형의 장과이며, 길이 2.5cm 정도에 털이 없고 10월에 황록색으로 익는다.

❄ **뿌리** : 뿌리가 사방으로 뻗어 있다.

🌿 **특징** : 어린잎은 나물로 먹고, 열매는 생으로 먹거나 과즙, 과실주, 잼 등을 만들어 먹는다. 잔뿌리가 많아서 쉽게 활착된다. 과수로 재배하기 위해 외국에서 육종된 품종이 다수 있다.

(**사용부위 및 채취시기**) 뿌리는 가을·겨울, 잎은 여름, 열매는 9~10월에 채취한다.

(**작용부위**) 간, 폐, 위, 대장에 작용한다.

(**성질과 맛**) 뿌리는 성질이 평(平)하고, 맛은 담담하고 약간 떫다. 잎은 성질이 평(平)하고, 맛은 달다. 열매는 성질이 약간 차고, 맛은 달고 약간 시다.

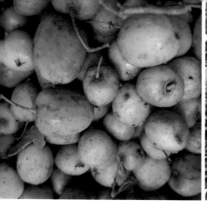
● 다래 열매(채취품)

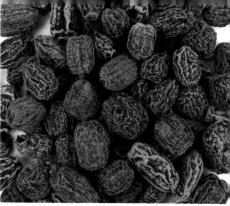
● 다래 열매(약재)

뿌리와 잎에는 액
티니딘(actinidine), 열매에는
타닌(tannin), 비타민 A·C·P,
점액질, 전분, 서당, 단백
질, 유기산 등이 함유되어
있다.

약리작용 SOD(항산화효소)
활성작용, 노화방지효과, 항
종양작용

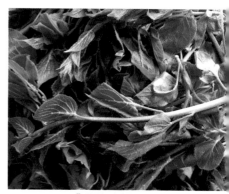
● 다래 어린순(채취품)

용　도 식용(과일, 어린잎), 술용(과실주), 도구용(바구니, 눈신,
노끈 등), 약용(뿌리와 열매를 허리가 아프거나 노화방지에 사용, 수액
은 신장병 치료에 사용)

효　능 뿌리와 잎은 한약명이 각각 미후리근(獼猴梨根), 미후
리엽(獼猴梨葉)이며, 열을 내리고 하초의 습을 제거하며, 풍사(風
邪)를 제거하고 저리고 쑤신 것을 없애며, 독소를 해독하고 부
은 종기나 상처를 없애는 효능이 있다. 위장을 튼튼하게 하고 열

을 내리며, 습사(濕邪)를 제거하고 산후에 젖이 나오지 않는 것을 낫게 한다. 또한 구토, 설사, 소화불량, 식욕부진, 급성간염, 황달, 류머티즘, 관절통 등을 치료한다. 잎은 출혈을 멎게 하는 지혈 효능이 있다. 열매는 한약명이 연조자(軟棗子)이며, 음기(陰氣)를 기르고 열을 내리며, 번조한 것을 제거하고 갈증을 없애는 효능이 있다. 당뇨의 소갈증, 가슴이 답답하고 열이 많은 증상, 요로결석을 치료한다. 열매의 추출물은 알레르기성 질환과 비알레르기성 염증질환의 예방, 치료와 탈모 및 지루성 피부염의 예방 및 치료, 개선 등에도 효과가 있다는 연구 결과가 있다.

(**약 용 법**) 말린 뿌리와 잎 15~60g을 물 1L에 넣고 반으로 줄 때까지 달여서 하루 2~3회로 나누어 마신다. 말린 열매 3~15g을 물 1L에 넣고 반으로 줄 때까지 달여서 하루 2~3회로 나누어 마신다.

(**주의사항**) 열매는 비위가 허약하거나 찬 사람은 주의하고, 너무 많이 먹으면 설사를 유발할 수 있다.

다래 현대 임상 응용

- 위암 치료에는 다래 뿌리와 호장근(虎杖根)을 배합하여 에틸알코올로 추출하여 법제한 시럽(60ml당 다래 60g, 호장 30g 함유)을 1회 20~30ml, 1일 3회 식전에 복용한다. 관찰 결과, 본 약은 위암 증상을 완화시키는 효과가 있고, 특히 구토, 변비를 동반한 상복부 통증 환자에게 진통, 지토(止吐), 통변(通便)작용이 있으며 식욕을 증진시키는 효과가 있었다. 위강(胃腔) 및 위소만곡암에 대해 비교적 좋은 치료 효과가 있어 일부 환자는 덩어리가 작아졌으나, 약물복용 후 어지러움, 두근거림, 상복부 불편감, 설사 등의 부작용이 나타났다.

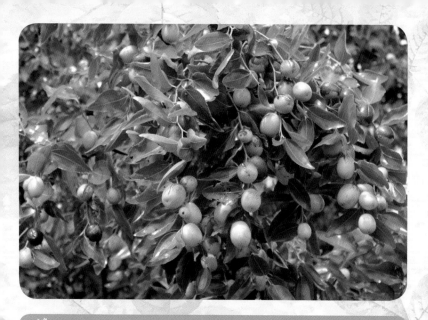

간장보호·중추신경억제·기력증강 작용

대추나무

Ziziphus jujuba Mill. var. *inermis* (Bunge) Rehder

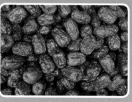

이 명 대추, 대초, 녀초, 대초낭

한약명 대조(大棗), 조핵(棗核), 조엽(棗葉), 조수피(棗樹皮), 조수근(棗樹根)

과 명 갈매나무과(Rhamnaceae)

식물명 유래 한자 이름 '대조(大棗)'에서 유래한 것으로, 가시가 많다는 뜻이며 대초→대 쵸→대추로 변함

식품원료 사용 가능 여부 가능(잎, 열매), **제한적 사용**(씨앗)

생육형태 　대추나무는 갈매나무목 갈매나무과 대추나무속에 속 하는 낙엽 활엽 관목 또는 소교목으로, 평안북도, 함경북도를 제 외한 전국에 분포하고 마을 부근과 밭둑, 과수원 등에 심어 가꾼

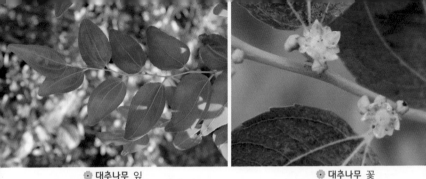

◉ 대추나무 잎　　　　　◉ 대추나무 꽃

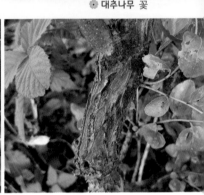

◉ 대추나무 열매　　　　　◉ 대추나무 나무줄기

다. 추운 고산지대를 제외한 전국의 표고 500m 이하에서 자란
다. 높이는 8~10m이다.

🌸 꽃 : 꽃은 5~6월에 황록색으로 피며, 잎겨드랑이의 취산꽃차
　　례에 2~3송이씩 달린다.

🌿 잎 : 잎은 어긋나고 길이 2~6cm, 너비 1~2.5cm에 달걀 모양
　　으로 끝이 뭉뚝하며 가장자리에 둔한 톱니가 있다. 잎의 아랫
　　부분에 3개의 큰 잎맥이 뚜렷이 보이고, 턱잎이 변한 가시 흔
　　적만 남아 있다. 일년생 가지에는 간혹 가시가 보이기도 한다.

🌿 줄기 : 나무껍질은 회갈색으로 벗겨지지 않으며, 가지 끝에 털
　　이 약간 있다.

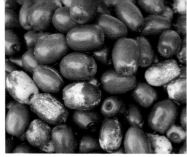

● 대추나무 열매(채취품)

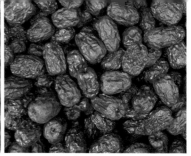

● 대추나무 열매(약재)

🍒 **열매** : 열매는 타원형의 핵과이며, 9~10월에 적갈색으로 익는다.

🌿 **특징** : 대추나무는 갈매나무과 대추나무속에 속하는 교목성 과수로서 중국계 대추와 인도계 대추 등 생태형이 전혀

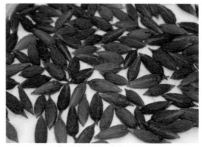

● 대추나무 씨앗(채취품)

다른 2종이 재배되고 있다. 잎이 늦게 나오기 때문에 양반나무라고 부르기도 한다.

(사용부위 및 채취시기) 열매는 가을, 뿌리는 연중 수시, 나무껍질은 봄, 잎은 여름에 채취한다. 잘 익은 열매를 채취하여, 햇볕에 말린다.

(작용부위) 심장, 비장, 위에 작용한다.

(성질과 맛) 열매는 성질이 따뜻하고, 맛은 달다. 나무껍질은 성질이 따뜻하고, 맛은 쓰고 떫다. 뿌리는 성질이 따뜻하고, 맛은 달다. 잎은 성질이 따뜻하고, 맛은 달다. 성질이 따뜻하고, 맛은 달며, 독성이 없다.

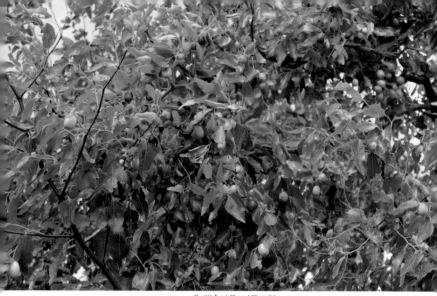

🌸 대추나무 나무모양

성 분 열매에는 단백질, 당류, 유기산, 점액질, 비타민
A·B_2·C, 칼슘, 인, 철분, 뿌리에는 대추인(daechuin S1, S2···
S10), 나무껍질에는 알칼로이드(alkaloid), 프로토핀(protopine),
세릴알콜(cerylalcohol), 잎에는 알칼로이드 성분으로 대추알칼
로이드(daechu alkaloid) A·B·C·D·E와 대추사이클로펩타이드
(daechucyclopeptide)가 함유되어 있다.

약리작용 간장보호작용, 항알레르기작용, 항종양작용, 중추신
경억제작용, 기력증강작용

용 도 식용(열매), 약용(열매는 불면증과 신경과민에 진정효과,
항종양 및 항알레르기 작용, 근력강화와 간보호기능)

효 능 열매는 한약명이 대조(大棗)이며, 중초(中焦)의 비위
를 보익하고 원기를 더하여 주며, 혈(血)을 자양(滋養)하여 정신

을 안정시키며, 약재의 성질들을 완화시키는 효능이 있다. 자양강장, 해독, 진통, 진정, 진경, 이뇨, 근육강화 등의 효과로 식욕부진, 전신통증, 불면증, 근육경련, 약물중독 등에 쓴다. 뿌리는 한약명이 조수근(棗樹根)이며 위통, 토혈, 관절통, 월경불순, 풍진, 단독을 치료한다. 나무껍질은 한약명이 조수피(棗樹皮)이며, 진해, 거담, 소염, 수렴, 지혈 등의 효능이 있어, 만성기관지염, 이질, 시력장애, 화상, 외상출혈 등을 치료한다. 잎은 한약명이 조엽(棗葉)이며 유행성 발열과 땀띠를 치료한다.

약용법 말린 열매 10~30g을 물 1L에 넣고 반으로 줄 때까지 달여서 하루 2~3회로 나누어 마신다. 말린 뿌리 10~30g을 물 1L에 넣고 반으로 줄 때까지 달여서 하루 2~3회로 나누어 마신다. 외용할 경우에는 달인 액으로 환부를 씻어낸다. 말린 나무껍질 6~9g을 볶아서 가루 내어 하루 2~3회 복용한다. 외용할 경우에는 달인 액으로 환부를 씻어내거나 볶아서 가루 내어 환부에 바른다. 말린 잎 3~10g을 물 1L에 넣고 반으로 줄 때까지 달여서 하루 2~3회로 나누어 마신다. 외용할 경우에는 달인 액으로 환부를 씻어낸다.

주의사항 몸에 습담이 많거나 체했거나 충치가 있는 사람은 열매 복용을 주의하거나 삼간다.

대추나무 현대 임상 응용

- 내치질 출혈 치료에는 조탄산(棗炭散: 대추 90g, 유황 30g을 뚝배기나 가마솥에 넣고 잘 볶다가 연기가 나고 대추가 모두 숯덩이 형태가 되면 불을 끄고 식혀서 가루로 낸다)을 성인은 1일 3g, 3회로 나누어 식전 30분 전에 따뜻한 물로 복용하고, 소아는 용량을 줄인다. 6일을 1회 치료과정으로 한다. 혈변이 멈추지 않으면 계속해서 복용할 수 있다. 관찰 결과, 높은 치료율을 보였다.

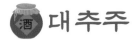 대추주

- 시장이나 재배 농가에서 구입한다. 충청북도 보은 대추가 유명하다.

제조 방법

- 묵은 열매가 아닌 햇열매를 사용하는 것이 좋다.
- 생것 300g 또는 말린 것 200g을 소주 3.6L에 넣고 밀봉한다.
- 4~6개월간 숙성시켜 음용하며, 걸러내지 않고 그대로 보관한다.

😋 😖 맛은 달고 약간 시다. 꿀을 120g 정도 가미할 수 있다.

적용 병증

- **불면증(不眠症) :** 질병이나 감정적 흥분, 심신 과로 등으로 인해 잠이 오지 않는 경우의 처방이다. 어떤 원인이든 기분전환이 필요하다. 소주잔 1잔을 1회분으로 1일 1~2회씩, 7~10일 동안 음용한다.
- **번갈(煩渴) :** 가슴이 답답하고 열이 나며 몹시 목이 마르는 증상이다. 대추주에 생강을 조금 넣어 복용하면 더욱 효과적이다. 소주잔 1잔을 1회분으로 1일 1~2회씩, 10~15일 동안 음용한다.
- **흉통(胸痛) :** 심장과 비장 사이에 밤알만 하게 혈액이 뭉쳐 다니며 통증이 오는 경우의 처방이다. 소주잔 1잔을 1회분으로 1일 1~2회씩, 15~20일 동안 음용한다.
- **기타 적응증 :** 강심, 건망증, 신경쇠약, 근육이 땅겨 쑤시고 아픈 데, 관절냉기, 사지동통, 담석증, 비만증

※ 본 약술을 음용하는 중에는 물고기, 파, 현삼 등의 섭취를 금한다. 여러 날 장복해도 무방하다.

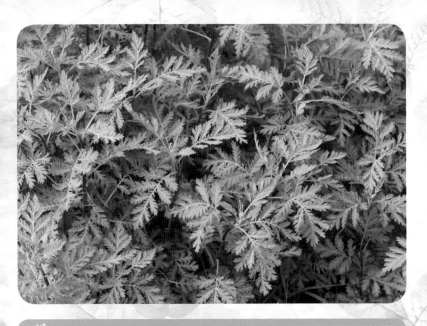

항돌연변이·항알레르기·간보호 작용

더위지기

Artemisia sacrorum Ledeb. var. *iwayomogi* (Kitam.)
M.S.Park & G.Y.Chung

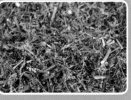

이　명 흰사철쑥, 부덕쑥, 산쑥, 생당쑥, 생댕쑥, 애기바위쑥, 인진쑥, 인진고, 흰더위지
　　　 기, 사철쑥

한약명 한인진(韓茵蔯)

과　명 국화과(Compositae)

식물명 유래 무더운 여름철 더위를 이겨내는 효능이 있다는 뜻

식품원료 사용 가능 여부 식품원료 목록에 없음

<u>생육형태</u>　더위지기는 국화목 국화과 쑥속에 속하는 낙엽 활
엽 아관목(亞灌木)으로, 제주도를 제외한 전국의 표고(標高)

100~1,800m 지역에 분포하고 양지바른 산기슭이나 들에서 자
란다. 추위에 강하여 어디에서나 생육하며 내건성이 높고 내음
력도 다소 있어서 잘 자란다. 높이는 0.5~1m이다.

❀ 꽃 : 꽃은 7~8월에 노란색으로 피며, 반구형 머리모양꽃이 잎
　　겨드랑이에 총상꽃차례로 달린다.

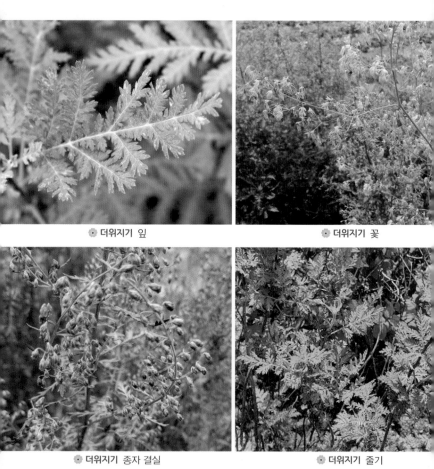

❀ 더위지기 잎　　　　　　　　　　❀ 더위지기 꽃

❀ 더위지기 종자 결실　　　　　　　❀ 더위지기 줄기

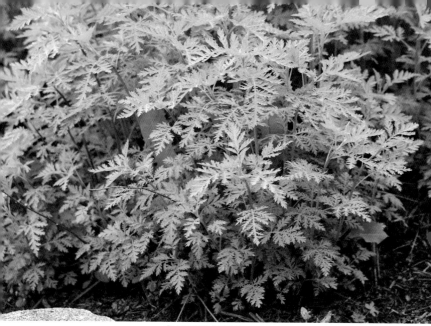

● 더위지기 지상부

🌿 **잎** : 뿌리잎은 어긋나고 2회 깃꼴로 깊게 갈라지며, 갈래조각은 줄 모양으로 끝이 날카롭고, 가장자리에 얕은 톱니가 있다. 뿌리잎과 줄기 아래쪽 잎은 꽃이 필 때 마른다. 줄기잎은 피침 모양으로, 처음에는 양면에 거미줄 같은 털이 있고 대개 톱니가 있으며, 잎자루의 길이는 2~3cm이다.

🌱 **줄기** : 줄기가 뭉쳐나 곧게 서며 밑동이 목질화되고 윗부분에서 가지가 갈라진다. 땅속줄기는 나무질이다.

🍒 **열매** : 열매는 길고 둥근 수과이며 11월에 익는다.

🌼 **특징** : 풀의 성질을 가진 낙엽 작은키나무이다. 밑부분은 목질화되며 윗부분에서 가지가 갈라지고 맹아력이 강하다. 잎의 뒷면에 흰색 털이 촘촘하게 나 있는 것을 흰더위지기라고 하여 구분하기도 한다.

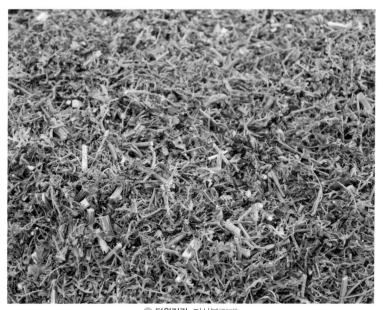

❀ **더위지기** 지상부(약재)

사용부위 및 채취시기 지상부를 6~7월에 채취하여 그늘에서 말린다.

작용부위 간, 비장, 방광에 작용한다.

성질과 맛 성질이 따뜻하고(생것은 차다), 맛은 쓰고 맵다.

성 분 이소-피노캄폰(iso-pinocamphone), 1,8-시네올(1,8-cineole), 베타-피넨(β-pinene), 피노카르본(pinocarvone), 미르테날(myrtenal), 알파-테르피네올(α-terpineol), 보르네올(borneol), 캄퍼(camphor), 캄펜(camphene), 아르테미시아케톤(artemisia ketone) 등이 함유되어 있다.

약리작용 항돌연변이작용, 항염작용, 항알레르기작용, 간보호작용, 이담작용, 항산화 및 미백효과, 기관지평활근이완작용

용 도 약용(지상부는 이뇨, 항균작용)

효 능 지상부는 습열(습과 열)을 내보내고, 담즙 분비를 촉진시켜 황달을 없애는 효능이 있다. 열을 내리고 간의 기운을 맑게 하며, 담도를 이롭게 하고 소변이 잘 나가게 하는 등의 효과로 간염, 황달, 담낭염, 소변불리, 소화불량, 열성질환 등을 치료한다. 또한 월경을 순조롭게 하는 효능도 있다.

약 용 법 말린 지상부 6~15g을 물 1L에 넣고 달여서 하루 2~3회 나누어 마신다.

주의사항 더위지기의 대용으로 사철쑥은 사용할 수 있으나 개똥쑥을 사용하는 것은 잘못이다.

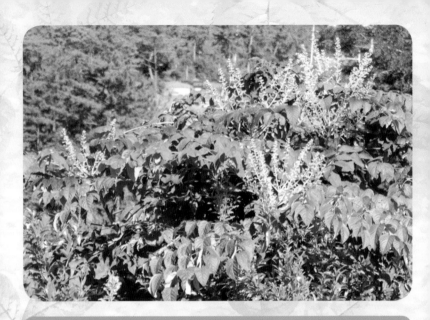

혈당 및 혈중지질저하·심혈관계 관련 작용

두릅나무

Aralia elata (Miq.) Seem.

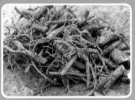

이 명 참두릅, 드릅나무, 둥근잎두릅, 둥근잎두릅나무, 구룡목, 들곱낭, 들굽낭
한약명 총목피(楤木皮), 자룡아(刺龍牙), 목두채(木頭菜)
과 명 두릅나무과(Araliaceae)
식물명 유래 '둘홉'에서 유래한 것으로, 땅에서 자라는 땅두릅에 비해 새순이 나무에서
     나온다는 뜻
식품원료 사용 가능 여부 **가능**(순, 잎)

생육형태 두릅나무는 미나리목 두릅나무과 두릅나무속에 속하
는 낙엽 활엽 관목으로, 전국 각지에 분포하고 산기슭 양지쪽이
나 인가 근처에서 자란다. 계곡이나 산허리의 북향이나 북동향

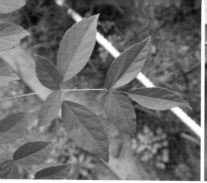

* 두릅나무 잎

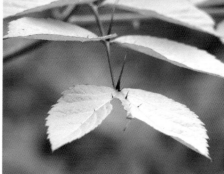

* 두릅나무 잎과 가시

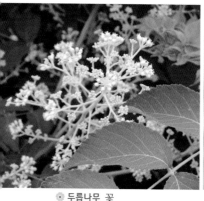

* 두릅나무 꽃

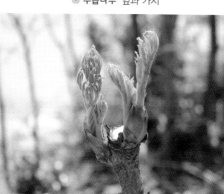

* 두릅나무 어린순

　방향인 지역으로 경사 15~30도가 적당하다. 높이는 3~4m이다.

❀ **꽃** : 꽃은 7~8월에 녹색이 도는 흰색으로 피는데, 햇가지 끝의 산형꽃차례에 양성 또는 수꽃이 섞여 달린다.

❀ **잎** : 잎은 어긋나고 홀수 2회 깃꼴겹잎이며, 작은잎은 길이 5~12cm, 너비 2~7cm에 달걀 모양 또는 타원상 달걀 모양으로 끝이 뾰족하고 가장자리에는 넓은 톱니가 있다.

❀ **줄기** : 가지에 가시 같은 돌기가 발달하였고 털이 많고, 굳센 가시가 많다.

❀ **열매** : 열매는 둥근 핵과이며, 9~10월에 검은색으로 익는다.

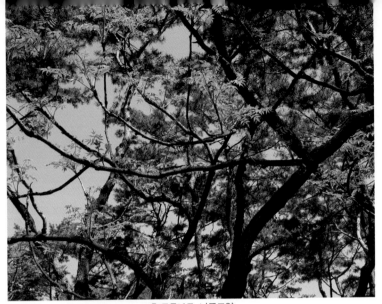

❀ **두릅나무** 나무모양

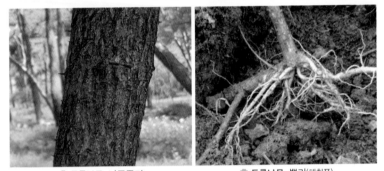

❀ **두릅나무** 나무줄기　　　　　❀ **두릅나무** 뿌리(채취품)

종자는 뒷면에 좁쌀 같은 돌기가 약간 있다.

🐝 **특징** : 식용과 약용으로 쓰인다. 뿌리 조직에서 나온 맹아가 (싹) 많이 발생하고 생장속도는 보통이다. 유사종으로 잎 뒷면 에 회색 또는 노란색의 짧은 털이 나 있고 두릅나무에 비해 전 체의 가시가 적은 것을 애기두릅나무(*A. elata* var. *canescens*), 잎

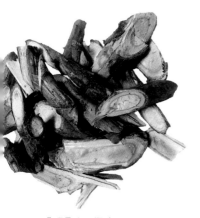
● **두릅나무 뿌리(약재)**

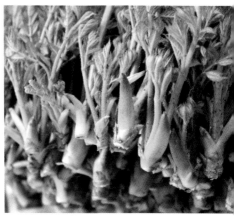
● **두릅나무 어린순(채취품)**

이 작고 둥글며 잎자루의 가시가 큰 것을 둥근잎두릅나무(*A. elata* var. *rotundata*)라고 구분하기도 한다.

(**사용부위 및 채취시기**) 이른 봄 뿌리껍질이나 나무껍질을 채취하여 겉껍질을 벗겨버린 다음 햇볕에 말린다.

(**작용부위**) 간, 신장, 비장에 작용한다.

(**성질과 맛**) 성질이 평(平)하고, 맛은 맵고 약간 쓰거나 달다.

(**성   분**) 뿌리껍질, 나무껍질에는 강심 배당체, 사포닌, 정유 및 미량의 알칼로이드(alkaloid), 뿌리에는 올레아놀릭산(oleanolic acid)의 배당체인 아라로시드(araloside) A·B·C, 잎에는 사포닌이 들어 있으며 아글리콘[aglycon : 배당체를 구성하는 물질 가운데 당(糖) 이외의 부분]은 헤데라게닌(hederagenin)이다.

(**약리작용**) 혈당 및 혈중지질저하작용, 심혈관계에 대한 작용

용　　도 식용(어린순), 약용(뿌리와 줄기의 껍질은 기운이 허약하고 신경이 쇠약할 때 또는 당뇨병에 사용)

효　　능 뿌리껍질과 나무껍질은 한약명이 총목피(楤木皮)이며, 원기를 더하여 주고 신장을 보하며, 풍사(風邪)를 제거하고 하초의 습을 제거하며, 혈액순환을 원활하게 하고 통증을 멈추게 하는 효능이 있다. 또한 소염, 이뇨 작용이 있어 류머티즘에 의한 관절염, 신장염, 간경변, 만성간염, 위장병, 당뇨병, 어혈, 신경쇠약 등을 치료한다. 열매와 뿌리는 해수(咳嗽), 위암, 소화불량에 사용하기도 한다.

약용법 말린 뿌리껍질과 나무껍질 15~30g을 물 1L에 넣고 반으로 줄 때까지 달여서 하루 2~3회로 나누어 마신다. 외용할 경우에는 뿌리껍질과 나무껍질을 짓찧어 환부에 바른다.

주의사항 간양(肝陽)이 성하여 위로 올라가 머리가 아프고 어지러우며 얼굴이 벌겋게 달아오르고 눈앞이 아찔한 등의 증상이 있는 사람은 복용에 주의한다.

두릅나무 현대 임상 응용

- 체력쇠약, 근골통증 치료에는 총목피(楤木皮) 60g을 백주(白酒) 500g에 7일 동안 담근다. 매회 작은 술잔으로 1컵 복용한다.
- 신허(腎虛), 성신경쇠약(性神經衰弱) 치료에는 총목피 6g을 달여서 복용한다.
- 당뇨병 치료에는 총목피 9g을 달여서 복용한다.
- 위·십이지장궤양, 만성위염 치료에는 총목피 5kg에 물 25L를 붓고 졸여서 고(膏)로 만든다. 1회 3~5ml, 1일 3회 복용한다.
- 풍습 요퇴통(腰腿痛) 치료에는 총목피 15g, 물 한 그릇, 황주 반 그릇을 붓고 한 그릇이 되도록 달인다. 아침저녁으로 각각 1첩씩 복용한다.

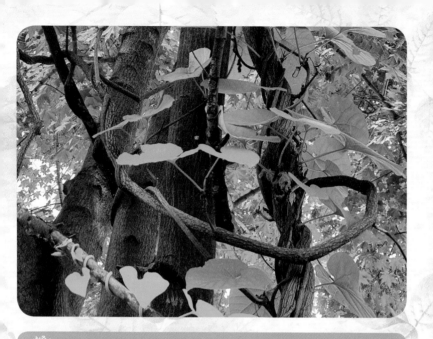

강심·혈압강하·이뇨 작용

등칡

Aristolochia manshuriensis Kom.

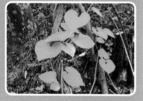

이　명	큰쥐방울, 긴쥐방울, 등칙, 칡향
한약명	관목통(關木通), 마목통(馬木通)
과　명	쥐방울덩굴과(Aristolochiaceae)
식물명 유래	등나무와 같은 덩굴식물로 잎 모양이 칡을 닮았다는 뜻
식품원료 사용 가능 여부	식품원료 목록에 없음

생육형태 등칡은 쥐방울덩굴목 쥐방울덩굴과 쥐방울덩굴속에 속하는 낙엽 활엽 덩굴나무로, 전국 각지에 분포하고 깊은 산 계곡의 숲 기슭에서 자란다. 내한성이 크고 음지와 양지에서 모두

잘 자라나 주로 깊은 산의 반그늘진 계곡의 습윤한 마사토에서 잘 자란다. 길이는 10m이다.

❀ **꽃** : 꽃은 암수딴그루로 5월에 피는데, 잎겨드랑이에 노란색 통 모양으로 1개씩 달리며 유(U)자 모양으로 꼬부라진다. 화통은 겉은 연한 녹색, 안쪽 중앙부는 연한 갈색, 밑부분은 흑자색이며 윗부분에 자갈색 반점이 있고 가장자리가 3개로 갈라진다.

❀ **잎** : 잎은 어긋나고, 길이 10~26cm에 둥근 심장 모양으로 끝이 뾰족하며 밑은 가장자리가 밋밋하다. 잎의 표면은 털이 없고 뒷면은 털이 있거나 없다. 어린잎에는 털이 밀생하나 나중에 없어진다.

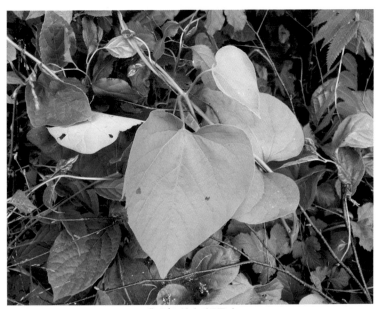

❀ **등칡** 잎과 덩굴줄기

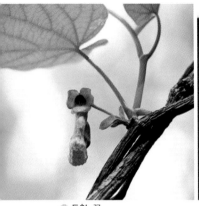
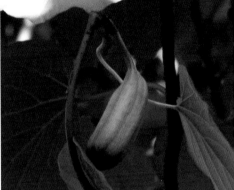

●등칡 꽃   ●등칡 열매

🌿 **줄기** : 일년생 가지는 녹색이지만 이년생 가지는 회갈색이다. 줄기는 잘게 갈라지면서 회갈색으로 코르크화된다.

🍒 **열매** : 열매는 긴 타원형의 삭과로 6개의 능선이 있으며 9~10월에 암갈색으로 익는다.

🌱 **특징** : 잎 모양이 칡과 비슷하게 생긴 목본성 식물이므로 '등칡'이라고 하나 '등나무'와는 전혀 다른 식물이다. 성질이 강건하므로 재배작물로 쉽게 이용할 수 있고 맹아력이 강하다.

(사용부위 및 채취시기) 덩굴줄기를 가을(9월)부터 이듬해 봄(3월)에 채취하여 겉껍질을 벗긴 다음 적당한 크기로 잘라 햇볕에 말린다.

(작용부위) 심장, 소장, 방광에 작용한다.

(성질과 맛) 성질이 차고, 맛은 쓰고, 독성이 있다.

(성   분) 줄기에는 아리스톨로크산(aristolochic acid) Ⅰ·Ⅱ, 올레아놀릭산(oleanolic acid), 헤데라게닌(hederagenin), 아리스톨로키아

락톤(aristolochialactone), 아리스톨로시드(aristoloside) 등이 함유되어 있다. 아리스톨로크산(aristolochic acid)이 신장독성이 있다.

약리작용 강심작용

용 도 약용(줄기는 이뇨, 구내염 등에 사용)

효 능 목질부 덩굴줄기는 한약명이 관목통(關木通)이며, 심열(心熱)을 식혀주고 화기(火氣)를 제거하며, 젖이 잘 나오게 하고 월경 또는 경락을 잘 통하게 하며, 소변이 잘 통하게 하여 임증(淋證)을 낫게 하는 효능이 있다. 화기를 내리고 심장의 기운을 강하게 하며, 종기를 가라앉히고 소변이 잘 나가게 하는 효과로 심장쇠약, 소변불리, 요로감염, 요독증, 구내염, 악성종양, 백대하, 유즙불통 등을 치료한다. 통초의 대용으로 등칡의 줄기가 유통된 적이 있으나, 아리스톨로크산(aristolochic acid)의 신장독성 유발 부작용으로 사용 불가한 약재이다.

약 용 법 말린 줄기 3~6g을 물 1L에 넣고 반으로 줄 때까지 달여서 하루 2~3회로 나누어 마신다. 외용으로 훈증하여 사용한다.

주의사항 임산부는 복용에 주의한다. 과량 복용은 급성신부전 및 사망을 유발할 수 있으므로 전문가의 상담 없이 함부로 복용해서는 안 된다.

등칡 현대 임상 응용

• 요로 감염 치료에는 소변색이 짙을 때 관목통 6g, 마치현(馬齒莧) 50g을 같이 넣고 달여서 복용한다.
• 목적(目赤: 결막염) 치료에는 관목통 적당량을 뜨거운 물에 담가 환부를 훈증하고 헹군다.

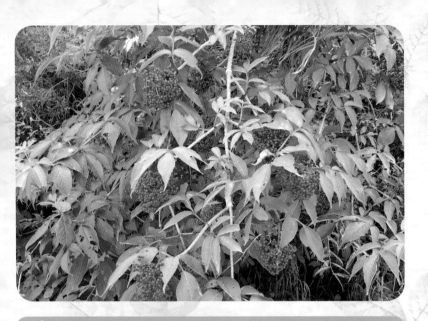

진통·진정·이뇨·항바이러스 작용

딱총나무

Sambucus williamsii Hance

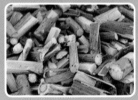

이 명 개똥나무, 접골목, 당딱총나무, 청딱총나무, 고려접골목, 당접골목

한약명 접골목(接骨木), 접골목근(接骨木根), 접골목엽(接骨木葉), 접골목화(接骨木花)

과 명 인동과(Caprifoliaceae)

식물명 유래 딱총을 만드는 재료로 사용하거나 분지르면 '딱' 하고 딱총 소리가 난다는 뜻

식품원료 사용 가능 여부 식품원료 목록에 없음

(생육형태) 딱총나무는 산토끼꽃목 연복초과 딱총나무속에 속하는 낙엽 활엽 관목으로, 전국 각지에 분포하고 습기가 많은 산골짜기 산기슭에서 자란다. 반그늘지고 습한 산골짜기에서 자란

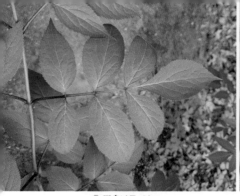

🌼 딱총나무 잎

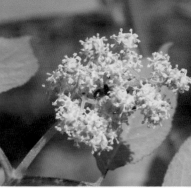

🌼 딱총나무 꽃

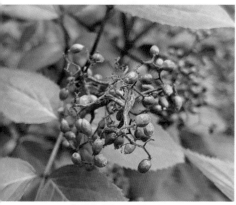

🌼 딱총나무 덜 익은 열매

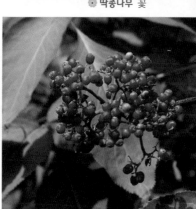

🌼 딱총나무 익은 열매

다. 높이는 2~3m이다.

🌸 **꽃** : 꽃은 5월에 흰색 또는 황록색으로 피는데, 가지 끝에 짧은 원추꽃차례를 이루며 달린다.

🌿 **잎** : 잎은 마주나고 2~3쌍의 작은잎으로 된 홀수깃꼴겹잎이며, 작은잎은 긴 달걀 모양에 끝이 뾰족하고 밑부분은 넓은 쐐기 모양이며 가장자리에 톱니가 있다.

🌱 **줄기** : 덩굴처럼 가지가 늘어져 엉클어지듯 자라며, 줄기의 속은 어두운 갈색이고, 나무껍질은 회갈색에 코르크질이 발달하

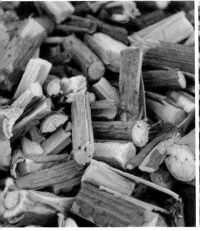
● 딱총나무 줄기(채취품)

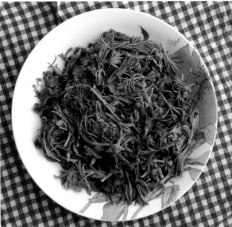
● 딱총나무 어린순(채취품)

고 길이 방향으로 깊게 갈라진다. 가지가 많이 갈라지며, 일년
생 가지는 연한 초록색이고 마디 부분은 보라색을 띤다.

🍒 **열매** : 열매는 둥근 핵과이며, 7~8월에 붉은색으로 익는다.

🌿 **뿌리** : 뿌리는 지표면 가까이에 퍼져 자란다.

🌸 **특징** : 꽃 또는 열매를 관상하는 관상용 식물로 식재한다.

(사용부위 및 채취시기) 줄기와 가지는 연중 수시, 뿌리와 뿌리껍질
은 9~10월, 잎은 4~10월, 꽃은 4~5월에 채취한다.

(작용부위) 간에 작용한다.

(성질과 맛) 줄기와 가지는 성질이 평(平)하고, 맛은 달고 쓰며, 독
성이 없다. 뿌리와 뿌리껍질은 성질이 평(平)하고, 맛은 쓰고 달
며, 독성이 없다. 잎은 성질이 평(平)하고, 맛은 맵고 쓰다. 꽃은
성질이 따뜻하고, 맛은 맵다.

성　　분 아미노산(amino acid), 청산 배당체(cyanogenic glycosides), 삼비시아닌(sambicyanin), 시아니돌 글루코시드(cyanidol glucoside), 이리도이드 글루코시드(iridoid glucoside), 모로니사이드(morroniside) 등이 함유되어 있다.

약리작용 진통작용, 진정작용, 이뇨작용, 항바이러스작용

용　　도 원예 및 조경용, 약용(가지는 골절상에서 골질 유합을 촉진)

효　　능 줄기와 가지는 한약명이 접골목(接骨木)이며, 풍사(風邪)를 제거하고 하초의 습을 제거하며, 혈액순환을 원활하게 하고 출혈을 멎게 하는 효능이 있어, 어혈, 근골동통, 요통, 타박상, 류머티즘에 의한 마비, 골절, 수종, 창상출혈, 두드러기 등을 치료한다. 뿌리 또는 뿌리껍질은 한약명이 접골목근(接骨木根)이며, 풍사(風邪)와 습사(濕邪)를 제거하며, 혈액순환을 원활하게 하고 근육을 이완시키며, 소변이 잘 나오게 하여 부종을 없애는 효능이 있어, 타박상, 류머티즘에 의한 동통, 황달, 화상 등을 치료한다. 잎은 한약명이 접골목엽(接骨木葉)이며, 혈액순환을 원활하게 하고 근육을 이완시키며, 하초(下焦)의 습을 제거하고 통증을 멈추게 하는 효능이 있어, 어혈, 타박, 골절, 근골동통을 치료한다. 꽃은 한약명이 접골목화(接骨木花)이며, 발한(發汗), 이뇨 등의 효능이 있다.

약용법 말린 줄기와 가지 15~30g을 물 1L에 넣고 반으로 줄 때까지 달여서 하루 2~3회로 나누어 마신다. 말린 뿌리 또는 뿌리껍질 15~30g을 물 1L에 넣고 반으로 줄 때까지 달여서 하루 2~3회로 나누어 마신다. 외용할 경우에는 짓찧어 환부에 붙이거나 가루 내어 바른다. 말린 잎 6~9g을 물 1L에 넣고 반으

로 줄 때까지 달여서 하루 2~3회로 나누어 마신다. 외용할 경우에는 짓찧어 환부에 붙이거나 달인 액으로 환부를 씻어낸다. 말린 꽃 4.5~9g을 물 1L에 넣고 반으로 줄 때까지 달여서 하루 2~3회로 나누어 마신다.

주의사항 임산부는 복용을 금한다.

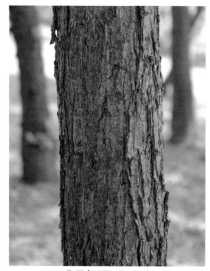
◉ 딱총나무 나무줄기

딱총나무 현대 임상 응용

- 풍습성 관절염, 통풍 치료에는 ① 신선한 접골목(接骨木) 120g, 신선한 두부 120g에 물과 황주를 넣고 푹 끓여서 복용한다. ② 접골목 30g, 호장(虎杖) 30g, 백우담(白牛膽) 30g을 같이 넣고 달여서 복용한다.
- 홍역 예방에는 접골목 120g을 달여서 1일 2회 복용한다.
- 습각기(濕脚氣) 치료에는 접골목 60g을 달여서 환부를 훈증하고 헹군다.
- 타박상, 골절 치료에는 ① 접골목 18.75g, 유향(乳香) 1.9g, 적작약(赤芍藥), 당귀(當歸), 천궁(川芎), 자연동(自然銅) 각 37.5g을 취해 가루로 낸 다음, 황랍 150g을 녹여서 약가루와 골고루 섞어 부드러워지면 손바닥으로 비벼서 용안육만한 크기로 환을 만든다. 통증이 극심할 때, 오래된 무탄주(無炭酒) 한 잔에 환약 한 알을 담가 약이 풀어지면 뜨거울 때 마시면 통증이 가라앉는다. ② 접골목 25g, 유향(乳香) 5g, 당귀(當歸), 천궁(川芎) 각 25g을 가루로 내어 매회 10g씩 술에 타서 환부에 바른다.

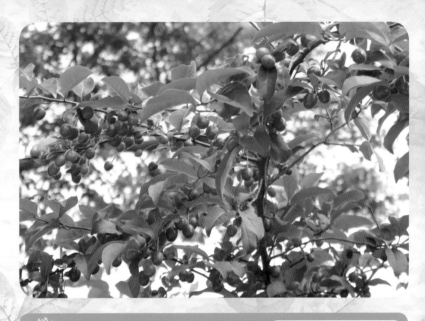

항산화·항염·항노화 작용

뜰보리수

Elaeagnus multiflora Thunb.

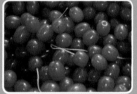

이 명 뜰보리수나무, 녹비늘보리수나무, 왕보리수

한약명 목반하(木半夏), 목반하과실(木半夏果實), 목반하근(木半夏根), 목반하엽(木半夏葉),
　　　　사월자(四月子), 야앵도(野櫻桃)

과 명 보리수나무과(Elaeagnaceae)

식물명 유래 정원(뜰)에 심어 기르고 보리수나무를 닮았다는 뜻

식품원료 사용 가능 여부 **가능**(열매)

(생육형태) 뜰보리수는 프로티아목 보리수나무과 보리수나무속
에 속하는 일본 원산의 낙엽 활엽 관목으로, 뜰이나 정원에 심어
가꾼다. 높이는 2~3m이다.

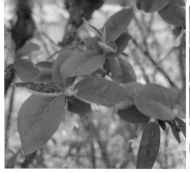
❀ 뜰보리수 잎

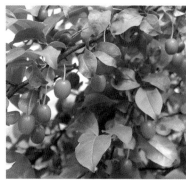
❀ 뜰보리수 꽃

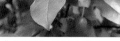
❀ 뜰보리수 덜 익은 열매

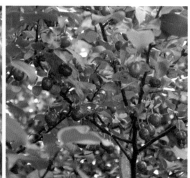
❀ 뜰보리수 익은 열매

🌸 **꽃** : 꽃은 4~5월에 연한 노란색으로 피는데, 잎겨드랑이에 1~2송이씩 달리며 흰색과 갈색 비늘털이 있다.

🌿 **잎** : 잎은 어긋나며, 길이 3~10cm, 너비 2~5cm에 긴 타원형으로 양 끝이 좁고 가장자리는 밋밋하다. 잎의 표면에는 어릴 때 비늘털이 있으나 점차 없어지고, 뒷면에는 흰색과 갈색 비늘털이 섞여 있다.

🌿 **줄기** : 가지가 많이 갈라지며 일년생 가지는 적갈색 별 모양의 비늘털로 덮여 있다.

🌰 **열매** : 열매는 긴 타원형의 핵과이고 아래로 처지며, 6~7월에 붉은색으로 익는다.

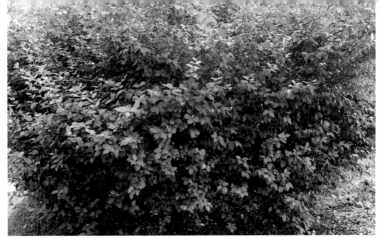

● 뜰보리수 나무모양

🐝 **특징 :** 전국에 식재한다. 관상용으로 심으며, 열매를 식용하거
나 약재로 쓴다.

(사용부위 및 채취시기) 열매는 가을, 뿌리와 뿌리껍질은 9~10월에
채취한다.

(작용부위) 심장, 비장에 작용한다.

(성질과 맛) 열매는 성질이 따뜻하고, 맛은 담백하고 떫다.

(성   분) 뿌리 및 뿌리껍질은 약효 및 성분이 아직 밝혀지지 않
았지만 예로부터 민간약재로 사용되어 왔다. 익은 열매에는 사
과산(malic acid)이 함유되어 있고 과당, 서당 등 당류가 많이 함
유되어 있으며, 꽃에 정유(精油)가 함유되어 있다.

(약리작용) 항산화작용, 항염작용, 항노화작용

(용   도) 약용(열매는 타박상, 천식, 치질 등에 사용)

(효   능) 열매는 한약명이 목반하(木半夏) 또는 목반하과실(木半

228

夏果實)이며, 혈액순환을 원활
하게 하고 부은 종기나 상처를
없애며, 천식을 완화시키고 설
사와 이질을 멈추게 하며 지혈
효능이 있어, 타박상, 천식,
이질, 치질을 치료한다. 열매
추출물은 항산화, 항염, 피부
질환 치료에 효과가 있는 것으
로 밝혀졌다. 뿌리와 뿌리껍질

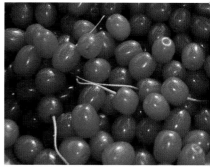

● 뜰보리수 열매(채취품)

은 한약명이 목반하근(木半夏根)이며, 기(氣)를 소통시키고 혈액
순환을 원활하게 하며, 설사를 멎게 하고 종기를 아물고 수렴시
키는 효능이 있어, 요통, 타박상, 치창(痔瘡)을 치료한다.

(약용법) 말린 열매 15~30g을 물 1L에 넣고 반으로 줄 때까
지 달여서 하루 2~3회로 나누어 마신다. 말린 뿌리와 뿌리껍질
9~24g을 물 1L에 넣고 반으로 줄 때까지 달여서 하루 2~3회로
나누어 마시거나 술을 담가 아침저녁으로 마신다. 치질에 외용
할 경우에는 뿌리껍질 달인 물로 항문을 씻어준다.

뜰보리수 현대 임상 응용

- 기침천식 치료에는 목반하과실 30g을 달여서 복용한다.
- 이질 치료에는 목반하과실 9~15g을 달여서 복용한다.
- 타박상, 풍습관절통 치료에는 목반하과실 9~24g을 달여서 복용한다.
- 부상으로 인한 토혈(吐血) 치료에는 목반하과실 15g, 선도초(仙桃草) 9g을 같이 넣
  고 달여서 복용한다.
- 치질출혈 치료에는 목반하과실 15g, 초지유(炒地榆) 15g을 같이 넣고 달여서 공복
  에 복용한다.

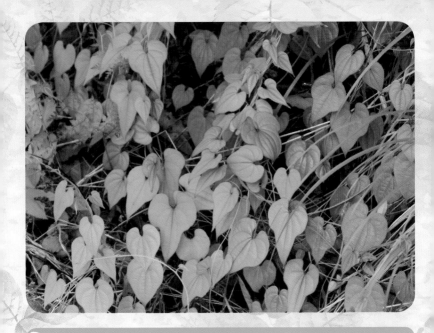

혈당강하·소화촉진·면역증강 작용

마

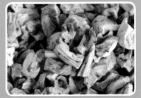

Dioscorea polystachya Turcz.

이　명 참마, 당마, 개마, 새삼
한약명 산약(山藥), 산우(山芋), 서여(薯蕷), 산여(山藇)
과　명 마과(Dioscoreaceae)
식물명 유래 먹을거리를 뜻하는 마복(ㄇㄠ)에서 마디 또는 맏의 형태로 유래했다는 뜻
식품원료 사용 가능 여부 **가능**(뿌리, 뿌리줄기)

생육형태　마는 백합목 마과 마속에 속하는 중국 원산의 덩굴성
여러해살이풀로, 산지에서 자생하거나 약초로 재배도 많이 한
다. 길이는 3~4m이다.

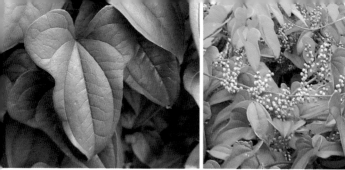

◉ 마 잎   ◉ 마 꽃

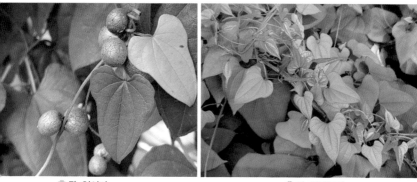

◉ 마 영여자   ◉ 마 덩굴줄기

✽ **꽃** : 흰색의 통꽃은 암수딴그루로 6~7월에 피는데, 잎겨드랑이의 이삭꽃차례에 달려 수꽃이삭은 곧게 서고, 암꽃이삭은 아래로 처진다. 암꽃과 수꽃이 다른 개체에 피며, 수꽃이 피는 개체의 잎이 조금 크다.

✿ **잎** : 잎은 마주나거나 돌려나며, 길이 4~13cm에 삼각상 달걀 모양 또는 달걀상 피침 모양으로 끝이 뾰족하고 밑부분은 심장 모양이며 잎자루가 있다. 7~8월에 잎겨드랑이에서 살눈이 자라고 9월에 떨어져 번식한다.

✤ **줄기** : 덩굴줄기는 길이 1m 이상 뻗어 나가고 식물체 전체에 자줏빛이 돈다.

🍒 **열매** : 열매는 삭과로 3개의 날개가 있으며, 둥근 날개가 달린 종자가 들어 있고, 9~10월에 익는다.

🌿 **뿌리** : 덩이뿌리는 곤봉 모양의 육질이며 땅속으로 깊이 들어간다.

🌱 **특징** : 뿌리는 식용 및 약용한다.

(**사용부위 및 채취시기**) 덩이뿌리는 가을에 잎이 떨어진 다음(남부 지방은 이듬해 이른 봄까지)에 채취하여, 뿌리꼭지를 제거하고 씻어서 겉껍질과 수염뿌리를 제거하여 말린다.

(**작용부위**) 폐, 신장, 비장에 작용한다.

(**성질과 맛**) 성질이 평(平)하고, 맛은 달다.

(**성   분**) 사포닌으로서 디오스게닌(diosgenin), 아미노산으로서 페닐알라닌(phenylalanine), 발린(valine), 류신(leucine), 리신(lysine), 도파민(dopamine) 등과 당류로서 포도당(glucose), 과당(fructose), 자당(sucrose) 등 또한 점액질, 점액 중에는 만난(mannan), 피트산(phytic acid) 등이 함유되고, 그 외 콜린(choline), 전분, 당단백질, d-아브시신(d-abscisin) Ⅱ, 비타민 C, 알란토인(allantoin), 디아스타아제(diastase), 아밀라아제(amylase) 등이 함유되어 있다.

(**약리작용**) 혈당강하작용, 소화촉진작용, 면역증강작용

(**용   도**) 식용(뿌리줄기), 약용(뿌리줄기는 비장, 폐, 빈혈을 보강하는 자양강장제로 사용. 생즙은 부스럼, 동상, 화상, 뜸자리, 헌데, 유종에 발라 사용)

(**효   능**) 신라의 향가인 〈서동요〉에 등장할 정도로, 우리 민족의 생활 속에 깊숙이 자리 잡고 있는 마는 알려진 효능만 해도

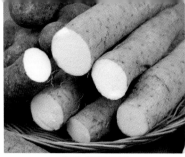
◉ 마 장마(채취품)

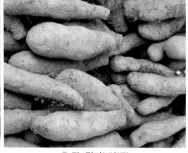
◉ 마 단마(채취품)

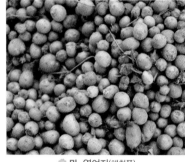
◉ 마 영여자(채취품)

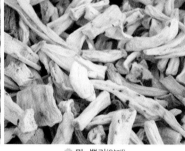
◉ 마 뿌리(약재)

10여 가지에 달하며 '산약(山藥)'이라는 한약명에 걸맞게 널리 약
용되어 왔다. 뿌리줄기는 비(脾)를 보하고 위(胃)를 자양(滋養)하
며, 진액을 생기게 하고 폐를 보익(補益)하며, 신장을 보하고 정
(精)을 보충·저장하는 효능이 있어, 자양강장, 소화불량, 위장장
애, 기침, 폐질환, 당뇨병 등의 치료 효과가 두드러진다. 진정,
거담, 지사, 소갈 등의 효능이 있고 어지러움과 두통을 낫게 하
며, 특히 신장 기능을 튼튼하게 하여 원기가 쇠약한 사람이 오래
복용하면 좋다고 한다. 또한 혈관에 콜레스테롤이 쌓이는 것을
예방하여 혈압을 낮추며, 장벽에 쌓인 노폐물을 흡착하여 배설
하게 하는 정장작용이 매우 뛰어난 것으로도 알려져 있다.

약용법 한방에서는 팔미환(八味丸) 등에 산약을 섞어 체력이 떨어진 노인에게 처방하였다. 팔미환은 숙지황 320g, 산약·산수유 각 160g, 목단피·백복령·택사 각 120g, 육계·부자포 각 40g을 가루 내고 꿀을 섞어 환으로 만든 것이다. 또한 가래에는 찜이나 구이로 먹고, 생으로 가늘게 썰거나 갈아서 복용하면 소화가 잘된다. 찐 뒤에 말려서 가루 내어 먹기도 한다. 10cm 정도 길이로 잘라 적당히 구워서 꾸준히 먹으

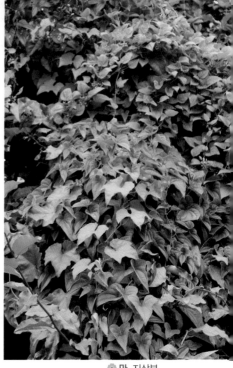

● 마 지상부

면 과로로 인한 식은땀이나 야뇨증 치료에 효과가 있다고 한다. 또한 강판에 갈아 종기에 붙이면 잘 낫는다고 한다. 그 밖에 소주에 담가 약술로 만들어 마시는 방법도 있다.

(주의사항) 몸에 습담이 많거나 음식물이 소화되지 않고 잘 체하는 사람은 복용에 주의한다.

마 현대 임상 응용

• 유아설사 치료에는 1인당 생 산약 가루 1회 5~10g을 취하여 적당량의 물을 붓고 죽으로 끓여서 1일 3회 젖먹이기 전이나 식전에 복용한다. 산약죽으로 이유식을 대신할 수도 있으며, 3일을 1회 치료과정으로 하고, 치료 중에는 다른 치료 방법을 중단한다. 관찰 결과, 높은 치료율을 보였다.

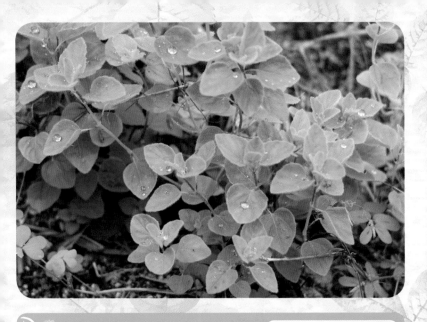

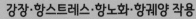
강장·항스트레스·항노화·항궤양 작용

만삼

Codonopsis pilosula (Franch.) Nannf.

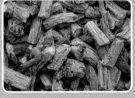

이 명 삼승더덕

한약명 당삼(黨參), 상당인삼(上黨人參), 방풍당삼(防風黨參), 황삼(黃參)

과 명 초롱꽃과(Campanulaceae)

식물명 유래 한자 이름 '만삼(蔓參)'에서 유래한 것으로, 덩굴성으로 자라고 뿌리의 모양과 효능이 인삼과 비슷하다는 뜻

식품원료 사용 가능 여부 제한적 사용(뿌리)

생육형태 만삼은 초롱꽃목 초롱꽃과 더덕속에 속하는 덩굴성 여러해살이풀로, 깊은 산속의 습하고 그늘진 곳에 자생한다. 본래 깊은 산속의 그늘지고 습한 곳에 자생하는 식물이므로 그

늘지면서 냉량하고 습도가 높은 곳이 가장 적당하다. 길이는 1~2m이다.

❀ 꽃 : 꽃은 7~8월에 연한 녹색 또는 옅은 자주색으로 피는데, 곁가지 끝에 1개씩 달리고 그 밑의 잎겨드랑이에서도 계속 피며 꽃부리는 종 모양으로 끝이 5개로 갈라진다.

❀ 잎 : 잎은 어긋나고 짧은 가지에서는 마주나기도 하며, 길이 1~5cm, 너비 1~3.5cm에 달걀 모양 또는 달걀상 타원형으로

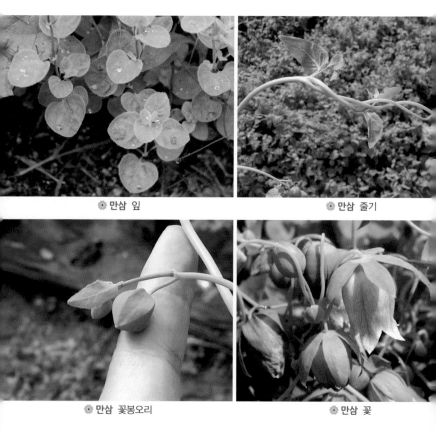

❀ 만삼 잎

❀ 만삼 줄기

❀ 만삼 꽃봉오리

❀ 만삼 꽃

양면에 잔털이 있고 가장자리가 보통 밋밋하다.

🌿 **줄기** : 덩굴줄기는 다른 물체에 감아 오르며 길이 1~2m로 자라고, 전체에 털이 있으며 줄기를 자르면 유액이 나온다.

♘ **열매** : 열매는 납작한 원뿔 모양의 삭과이며, 9~10월에 익으면 3개로 갈라져 작은 종자를 쏟아낸다.

❊ **뿌리** : 땅속줄기는 곤봉 모양이고, 뿌리는 원주형으로 도라지 뿌리 모양처럼 생겼고, 길이 20~30cm, 지름 0.5~2cm이며 겉이 황갈색을 띤다.

🌿 **특징** : 뿌리는 식용 및 약용한다. 줄기와 잎에 털이 있고, 더덕보다 연하다.

(사용부위 및 채취시기) 뿌리를 가을철에 채취하여, 씻어서 햇볕에 말린다.

(작용부위) 폐, 비장에 작용한다.

(성질과 맛) 성질이 평(平)하고, 맛은 달다.

(성 분) 대부분이 당류이며, 이 외에 사포닌(saponin) 및 미량의 알칼로이드(alkaloid), 단백질, 전분, 비타민 $A_1 \cdot A_2$ 등이 함유되어 있다.

(약리작용) 강장작용, 항스트레스작용, 면역증강작용, 항노화작용, 항궤양작용, 평활근이완작용, 중추신경계에 대한 작용, 혈액 및 조혈계통에 대한 작용, 심혈관계에 대한 작용, 항종양작용

(용 도) 약용(뿌리는 강장, 면역기능 항진작용)

(효 능) 뿌리는 비장을 튼튼하게 하고 폐를 보익(補益)하며, 혈(血)을 자양(滋養)하고 진액을 생기게 하는 효능이 있어, 비위(健

脾)의 기운을 북돋우고 허한 기혈을 보하여 몸을 튼튼하게 하며, 가래를 없애고 천식을 낫게 한다. 신체허약, 식욕부진, 폐결핵, 빈혈, 설사, 정신불안, 가슴이 답답하면서 입안이 마르고 갈증이

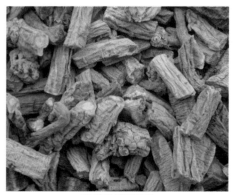

❂ **만삼** 뿌리(약재)

나는 증상 등을 치료한다. 그 밖에 해독제로도 쓰이며, 중국에서는 고혈압과 당뇨병에 쓰인다.

(**약 용 법**) 말린 뿌리 6~16g(대량은 30~60g)을 물 1L에 넣고 반으로 줄 때까지 달여서 하루 2~3회로 나누어 마신다.

(**주의사항**) 실증 또는 열증으로 배 속이 그득하고, 소화가 잘 되지 않는 사람은 복용에 주의한다. 인삼의 대용으로 사용하는 경우에는 약 4배의 양을 쓴다.

만삼 현대 임상 응용

• 기능성 자궁출혈 치료에는 당삼(黨蔘) 30~60g을 달여서 1일 1첩 복용한다. 생리를 시작하거나 생리 첫날에 계속해서 5일간 약을 복용한다. 일부 환자는 지혈 후 인삼귀비환(人蔘歸脾丸)이나 오계백봉환(烏鷄白鳳丸) 등으로 치료 효과를 공고히 한다. 관찰 결과, 높은 치료율을 보였다.

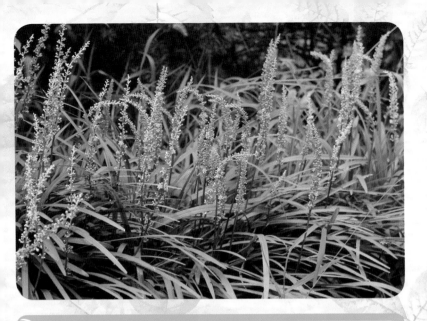

체액성 면역 촉진·혈당강하·진해 작용

맥문동

Liriope muscari (Decne.) L.H.Bailey

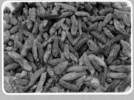

이 명 알꽃맥문동, 넓은잎맥문동

한약명 맥문동(麥門冬), 맥동(麥冬), 대맥동(大麥冬), 토맥동(土麥冬)

과 명 백합과(Liliaceae)

식물명 유래 수염뿌리에 보리알 같은 것이 달리고(맥문, 麥䵃), 겨울에도 잎이 시들지 않
는다는(동, 冬) 뜻

식품원료 사용 가능 여부 **제한적 사용**(뿌리)

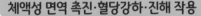

(**생육형태**) 맥문동은 백합목 백합과 맥문동속에 속하는 상록 여
러해살이풀로, 중부 이남의 산지에 분포하고 그늘지고 물기가
많은 숲속이나 산지의 나무 그늘에서 자란다. 반그늘이나 햇빛

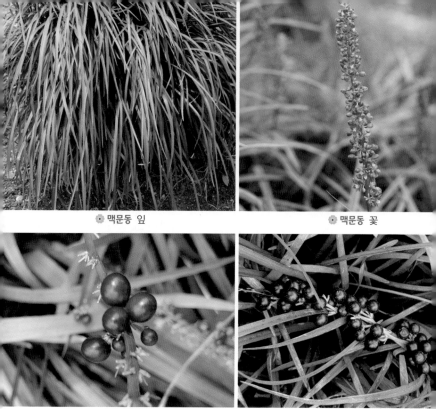

❀ 맥문동 잎   ❀ 맥문동 꽃

❀ 맥문동 덜 익은 열매   ❀ 맥문동 익은 열매

이 잘 들어오는 나무 아래에서 자라거나 정원에 심어 가꾼다. 높이는 30~50cm이다.

❀ 꽃 : 꽃은 5~6월에 잎 사이에서 연한 분홍색 또는 자줏빛으로 피는데, 꽃대 마디마다 3~5개씩 모여 달리며 총상꽃차례를 이룬다.

❀ 잎 : 잎은 뿌리줄기에서 모여나고, 길이는 30~50cm, 너비는 0.8~1.2cm에 줄 모양으로 짙은 녹색이며 밑부분이 가늘어져서 잎집처럼 된다. 잎끝이 뾰족하고, 끝부분이 아래로 처진다.

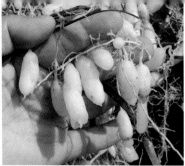
⚛ 맥문동 덩이뿌리(채취품)

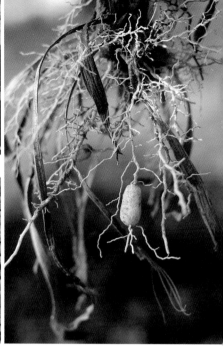
⚛ 맥문동 뿌리(채취품)

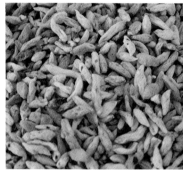
⚛ 맥문동 덩이뿌리(약재)

🌱 **줄기** : 줄기는 곧게 서며 줄기와 잎이 따로 구분되지 않는다.

🌱 **열매** : 열매는 둥근 삭과이며 10~11월에 푸른색이 도는 검은 색으로 익는데, 일찍 껍질이 벗겨져 검은색 종자가 나타난다.

❄ **뿌리** : 뿌리줄기는 굵고 짧으며, 굵은 뿌리가 길게 뻗고 잔뿌리 가 내린다. 뿌리 끝에는 땅콩 같은 덩이뿌리가 달린다.

🌿 **특징** : 조경용으로 많이 심어 친숙한 식물로, 겨울에도 잎이 남 아 있어 쉽게 찾을 수 있다. 개맥문동(*L. spicata*)은 가늘고 긴 기는줄기가 있고, 소엽맥문동(*Ophiopogon japonicus*)은 잎이 작고 가늘며 짙은 파란색 열매가 달리는 점에서 차이가 있다.

(사용부위 및 채취시기) 덩이뿌리(뿌리의 팽대부)를 봄(4월 하순~5월

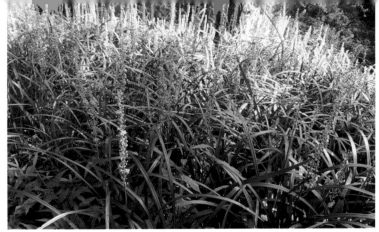

● 맥문동 지상부

초순)에 채취하여 씻어서, 햇볕에 말리고 쌓아두기를 반복하여
거의 마르면 수염뿌리를 제거하고 말린다.

(작용부위) 심장, 폐, 위에 작용한다.

(성질과 맛) 성질이 약간 차고, 맛은 달고 조금 쓰며, 독성이 없다.

(성   분) 스테로이드 사포닌(steroid saponin)인 오피오
포게닌(ophiopogenin) A~D 등과 호모이소플라보노이드
(homoisoflavonoide)인 오피오포고논(ophiopogonone) A·B 등, 기타
당류, 스티그마스테롤(stigmasterol), 이눌린(inulin) 타입 프룩토오
스 3종, 베타-시토스테롤(β-sitosterol), 글루코시드(glucoside), 비
타민 A 등이 함유되어 있다.

(약리작용) 체액성 면역 촉진작용, 핵산대사 조절 작용, 조혈장기
개선 작용, 항염작용, 항균작용, 혈당강하작용, 진해작용, 강심
이뇨작용, 혈관확장작용, 항부정맥작용

(용   도) 원예 및 조경용, 약용(덩이뿌리는 면역증강작용, 항균작용)

242

(효 능) 덩이뿌리는 음액을 보충하고 진액을 생기게 하며, 폐를 윤택하게 하고 심열(心熱)을 식혀주는 효능이 있어, 가슴이 답답하고 괴로운 증상을 낫게 하고, 위의 기운을 북돋우며, 마른기침, 입안이 마르는 증상, 열병으로 진액이 손상된 증상, 소갈, 폐의 기운이 위축된 증상, 각혈, 토혈, 변비 등을 치료한다.

(약 용 법) 말린 덩이뿌리 3~18g을 물 1L에 넣고 끓기 시작하면 불을 약하게 줄여 1/3로 줄 때까지 달여서 하루 2회로 나누어 마신다. 여름철에 땀을 많이 흘려 기력이 약해졌을 때는 인삼, 오미자 등과 함께 달여 음료수 대용으로 마신다. 또한 위의 진액이 손상된 경우에는 사삼, 건지황, 옥죽(玉竹) 등을 배합하여 쓴다. 보통 정신불안에는 맥문동을 쓰고, 강장, 유정 등의 처방에는 천문동을 사용한다. 맥문동과 천문동을 배합하여 마른기침과 지나친 성행위로 인한 기침을 치료한다.

(주의사항) 달고 자윤한 성질, 약간의 찬 성질이 있으므로, 비위가 허하고 차서 설사를 하거나 풍한사에 의한 담음과 기침, 천식이 있는 경우에는 복용에 주의한다.

맥문동 의 기능성 및 효능에 관한 특허자료

맥문동 추출물을 유효성분으로 포함하는 염증성 질환 치료 및 예방용 조성물

본 발명은 맥문동 추출물을 유효성분으로 포함하는 것을 특징으로 하는 염증성 질환 치료 및 예방용 조성물에 관한 것으로, 더욱 상세하게는 맥문동 추출물 중 악티제닌의 함량이 일정 범위로 포함되도록 규격화 및 표준화시키고 제제화하여 진통 억제, 급성 염증 억제 및 급성 부종 억제 등의 염증성 변화에 의하여 나타나는 제 증상의 억제 효과가 우수하게 발현되어 관절염 등의 염증성 변화에 의한 질환 치료 및 예방에 유용한 약제로 사용할 수 있는 맥문동 추출물에 관한 것이다.

– 등록번호 : 10–1093731, 출원인 : 신도산업(주)

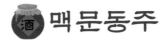
맥문동주

재료 준비
- 약재상에서 많이 취급하며, 직접 채취할 때에는 뿌리를 채취한다.

제조 방법
- 약효는 덩이뿌리에 있다. 채취한 덩이뿌리는 물로 깨끗이 씻어 사용하고, 약재상에서 구입한 것은 그대로 사용한다.
- 말린 덩이뿌리 180g을 소주 3.6L에 넣고 밀봉한다.
- 8개월 이상 숙성시켜 음용하며, 장기간 보관하며 사용할 수 있다.

  😋😖 맛은 달고 약간 쓰다. 황설탕을 100g 정도 가미할 수 있다. 1년 이상 보관할 경우에는 설탕류를 가미하지 않는다.

적용 병증
- **자궁발육부전(子宮發育不全)** : 대부분 선천성으로 난소 내 분비 부전이 원인이며, 월경 이상, 대하 증가, 불임증 등의 증상이 나타난다. 소주잔 1잔을 1회분으로 1일 1~2회씩, 25~30일 동안 음용한다.
- **불면증(不眠症)** : 대뇌가 지나치게 흥분하거나 신경쇠약, 심신과로, 신경성, 신체적·정신적인 강한 자극으로 인하여 나타난다. 소주잔 1잔을 1회분으로 1일 2~3회씩, 5~10일 동안 음용한다.
- **신경과민(神經過敏)** : 사소한 자극에도 예민한 반응을 보이는 신경계통의 불안정한 상태를 말한다. 소주잔 1잔을 1회분으로 1일 1~3회씩, 10~20일 동안 음용한다.
- **기타 적응증** : 강심, 거담, 구갈증, 호흡곤란, 기관지염, 변비, 심장병, 발기부전, 폐혈

  ※ 본 약술을 음용하는 중에 오이풀, 무, 마늘, 파의 섭취를 금한다. 장복해도 해롭지는 않으나 치유되는 대로 음용을 중단한다.

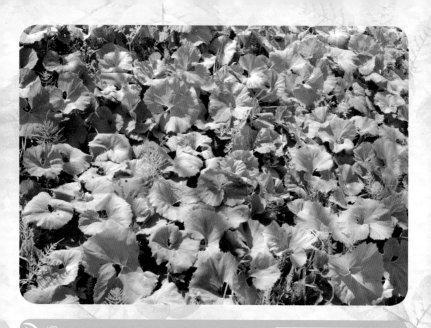

항산화·항균·항염·항미생물·항암 작용

머위

Petasites japonicus (Siebold & Zucc.) Maxim.

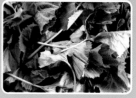

이 명 머웃대, 머우, 머구, 머으, 꼼치

한약명 봉두채(蜂斗菜), 사두초(蛇斗草), 야남과(野南瓜)

과 명 국화과(Compositae)

식물명 유래 '머휘'에서 유래한 것으로, '머'는 물(水)을 의미하며 물가나 습한 곳에서 자라는 식물이라는 뜻, 또는 머리 위에 쓰고 다닐 정도로 큰 잎을 가진 식물이라는 뜻

식품원료 사용 가능 여부 가능(줄기, 잎)

(생육형태) 머위는 국화목 국화과 머위속에 속하는 여러해살이풀로, 중남부 지방에서 주로 분포하고 햇빛이 잘 드는 습한 곳에서

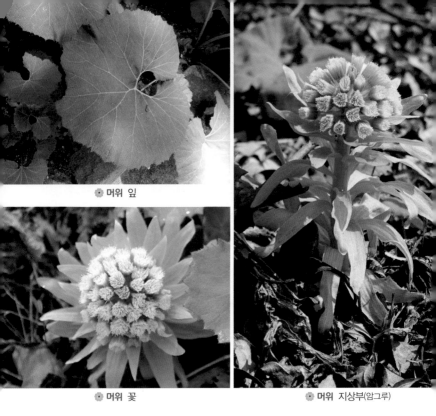

❀ 머위 잎

❀ 머위 꽃

❀ 머위 지상부(암그루)

무리 지어 자라고 집 주변과 울타리 주변에 심어 가꾸기도 하며
밭작물로 재배하기도 한다. 일반적으로 쇠뜨기가 나는 땅에 머
위가 잘 자란다고 하며 산성에는 강하다. 높이는 5~45cm이다.

🌸 꽃 : 이른 봄에 수그루의 잎보다 먼저 암그루의 꽃대가 자라며,
꽃이삭은 커다란 포로 싸여 있다. 잎 모양의 포가 어긋나게 달
린다. 4~5월에 암꽃은 흰색, 수꽃은 옅은 노란색으로 여러 송
이가 뭉쳐서 피는데, 암꽃차례는 꽃이 핀 다음 길이 30cm 정
도로 자라서 총상으로 된다. 많은 머리모양꽃이 산방꽃차례를
이룬다.

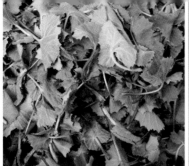
◉ **머위** 잎(채취품)

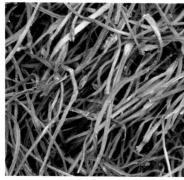
◉ **머위** 줄기(약재)

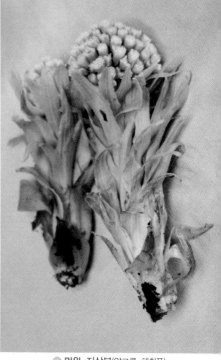
◉ **머위** 지상부(암그루, 채취품)

🌿 **잎** : 암수딴그루로, 잎은 땅속줄기에서 몇 장이 나며, 수그루
의 뿌리잎은 잎자루가 길고 지름 15~30cm에 콩팥 모양이며,
가장자리에 치아 같은 톱니가 있고 전체적으로 구부러진 털이
나 있다가 자라면서 없어진다.

🍒 **열매** : 열매는 원통형의 수과이며, 겉에는 흰색 갓털이 달린다.

🌿 **뿌리** : 굵은 뿌리줄기가 사방으로 뻗으면서 번식한다.

🌿 **특징** : 어린잎과 잎자루를 식용하며, 어린순은 약용한다. 머위
의 꽃줄기를 관상하려면 뿌리털을 붙여서 캐내야만 한다. 머
위의 꽃줄기에는 암·수의 구별이 있어서 꽃이 질 무렵에 꽃줄
기가 신장하는 것이 암그루이다.

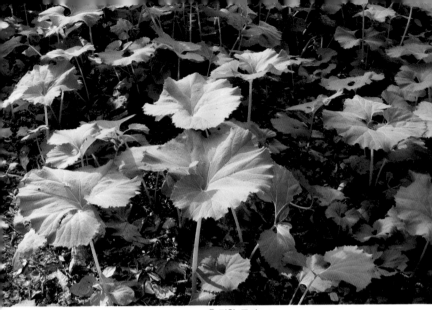

● 머위 무리

사용부위 및 채취시기 뿌리와 뿌리줄기를 여름부터 가을에 채취한다.

작용부위 심장, 폐, 간에 작용한다.

성질과 맛 성질이 시원하고, 맛은 쓰고 맵다.

성   분 뿌리에는 페타신(petasin), 3-카린(3-carene), 에레모필린(eremophilene), 티몰메틸에테르(thymol methyl ether), 푸라노에레모필란(furanoeremophilane), 리굴라론(ligularone), 페타살빈(petasalbin), 알보페타신(albopetasin) 등이 함유되어 있다. 특히 비타민 A가 많다.

약리작용 항산화작용, 항균작용, 항염작용, 항미생물작용, 항암작용

248

(용 도) 식용(어린잎), 약용(꽃은 진해, 거담제로 사용)

(효 능) 뿌리줄기 및 전초는 열을 내리고 열독을 해독하며, 뭉친 것을 풀어주고 부은 종기나 상처를 없애는 효능이 있어, 타박상, 인후염, 편도염, 기관지염, 옹종, 뱀에 물린 상처 등을 낫게한다. 한의학에서는 진해제(鎭咳劑)로 사용하며, 해독작용이 뛰어나 물을 정화하는 특성이 있다. 가을에 잎을 따 그늘에 말린 것은 항산화 효과가 뛰어나고, 꽃봉오리와 잎은 식욕을 증진하고 가래를 없애는 데 효과적이다.

(약 용 법) 말린 뿌리와 뿌리줄기 9~15g을 물 1L에 넣고 끓기 시작하면 불을 약하게 줄여 1/3로 줄 때까지 달여서 하루 3회로 나누어 식사 전에 마시거나, 양치질 액으로 사용한다. 염좌에는 생잎을 불에 약간 구워 부드럽게 만들어서 환부에 온습포하면 통증이 가라앉고 빨리 낫는다.

(주의사항) 시원하고 쓰고 매운 성미가 있으므로 비위가 허하고 찬 사람은 주의해서 사용해야 한다.

머위 현대 임상 응용

- 편도선염 치료에는 봉두채(峰斗菜) 15g을 달여서 수시로 입을 헹군다.
- 옹저정독(癰疽疔毒) 치료에는 신선한 봉두채 적당량과 설탕 약간을 같이 넣고 찧어서 환부에 바른다.
- 독사에 물린 상처 치료에는 신선한 봉두채 30g을 찧어서 즙을 내어 마시거나 달여서 복용한다.
- 타박상 치료에는 신선한 봉두채 9~15g을 찧어서 즙을 내어 마시거나 달여서 복용한다. 찌꺼기는 상처 부위에 바른다.

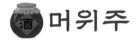머위주

재료 준비

- 주로 산지에서 채취한다.

제조 방법

- 약효는 뿌리와 꽃에 있다. 특히 뿌리를 채취하여 쓰는데, 물로 깨끗이 씻어 말린 다음 사용한다.
- 말린 뿌리 200g, 생꽃 250g을 소주 3.6L에 넣고 밀봉한다.
- 뿌리는 8개월 이상, 꽃은 3개월 이상 숙성시켜 음용하며, 18개월 정도 숙성시킨 후에는 찌꺼기를 걸러내고 보관한다.

  😀😲 맛은 달고 맵다. 흑설탕을 100g 가미하여 사용할 수 있다.

적용 병증

- **사혈(死血)** : 상처 등으로 혈액이 한곳에 뭉쳐 흐르지 못하고 괴어 있는 경우의 처방이다. 소주잔 1잔을 1회분으로 1일 2~3회씩, 7~10일 동안 음용한다.
- **토혈·각혈(吐血·咯血)** : 소화기관 또는 호흡기의 질환으로 인하여 피를 토하는 증세이다. 소주잔 1잔을 1회분으로 1일 2~3회씩, 4~6일 동안 음용한다.
- **인후통(咽喉痛)** : 목구멍이 붓고 아픈 증상으로, 주로 감기로 인하여 나타나는 경우가 많다. 소주잔 1잔을 1회분으로 1일 2~3회씩, 10~12일 동안 음용한다.
- **기타 적응증** : 건위, 거담, 기관지염, 편도염, 폐기보호, 어혈, 풍습

  ※ 본 약술을 음용하는 중에 가려야 하는 음식은 없다. 장복해도 해롭지는 않으나 치유되는 대로 음용을 중단한다.

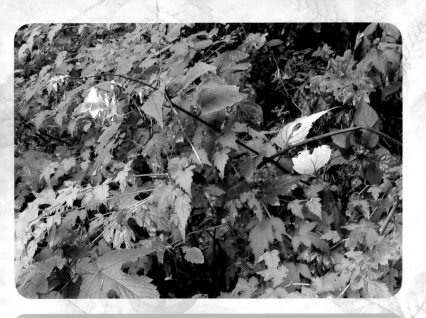

항산화작용, 피부개선 효과

모시대

Adenophora remotiflora (Siebold & Zucc.) Miq.

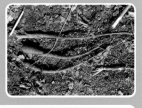

 이   명 모시때, 모싯대, 그늘모시대, 모시잔대, 모시나물, 오시때, 게로기, 게루기
한약명 제니(薺苨), 저니(苴苨), 첨길경(甜桔梗), 토길경(土桔梗), 매삼(梅蔘)
과   명 초롱꽃과(Campanulaceae)
식물명 유래 '모시'와 '대'의 합성어로, 잎이 모시풀과 비슷하고 대나무처럼 가늘고 길게 자란다는 뜻
식품원료 사용 가능 여부 가능(뿌리)

생육형태 모시대는 초롱꽃목 초롱꽃과 잔대속에 속하는 여러해살이풀로, 전국 각지에 분포하고 깊은 산속 나무 아래나 산기슭 등 습하고 그늘진 곳에서 군락을 이루어 자생한다. 숲속의 약간

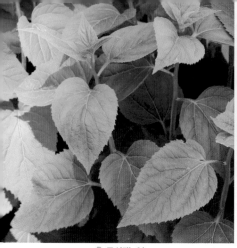

❀ 모시대 잎

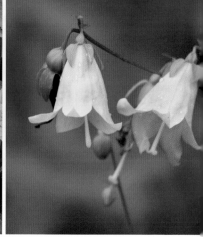

❀ 모시대 꽃

그늘진 곳에서 자란다. 높이는 40~100cm이다.

❀ **꽃** : 꽃은 8~9월에 푸른빛을 띠는 자주색으로 피며, 원줄기 끝에서 엉성한 원추꽃차례로 아래를 향하여 달린다. 종 모양의 꽃부리는 길이가 2~3cm이고 끝이 5개로 갈라져서 벌어진다.

❀ **잎** : 잎은 어긋나며, 밑부분의 것은 잎자루가 길고 길이 5~20cm, 너비 3~8cm에 달걀상 심장 모양 또는 넓은 피침 모양으로 끝이 뾰족하며 가장자리에 예리한 톱니가 있다. 위로 올라갈수록 잎자루의 길이가 짧아진다.

❀ **줄기** : 줄기는 곧게 서며, 가지가 거의 갈라지지 않는다.

❀ **열매** : 열매는 타원형의 삭과이며 10월에 맺힌다.

❀ **뿌리** : 뿌리가 굵다.

❀ **특징** : 어린잎은 식용, 뿌리는 약용한다. 도라지모시대는 모시대에 비해서 꽃이 더 크고 총상꽃차례이므로 구분된다.

(**사용부위 및 채취시기**) 늦은 가을에 뿌리를 채취하여 줄기와 잔뿌리를 제거하고 물에 씻어 햇볕에 말린다.

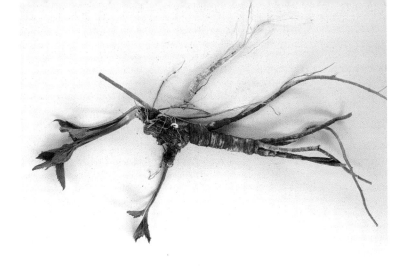

● 모시대 전초(채취품)

작용부위 폐, 비장에 작용한다.

성질과 맛 성질이 차고, 맛은 달다.

성 분 사포닌(saponin), 베타-시토스테롤(β-sitosterol), 다우코스테롤(daucosterol) 등이 함유되어 있다.

약리작용 항산화작용, 피부개선효과

용 도 원예 및 조경용, 약용(뿌리는 마른기침, 건위, 소염에 효과)

효 능 뿌리는 진액을 생성하여 마른 것을 적셔주고 가래를 삭이며, 열을 내리고 열독을 해독하는 효능이 있어, 해수(咳嗽), 폐결핵, 기관지염, 인후염, 옹종(癰腫), 창독(瘡毒), 약물중독 등에 쓴다. 《명의별록(名醫別錄)》에 '해백약독(解百藥毒)'이라 하여 모든 약물의 독을 풀어준다고 하였는데, 갈홍(葛洪)에 의하면 '제니 단미(單味)로서 여러 가지 독(毒)을 아울러 해독하려 할 경우

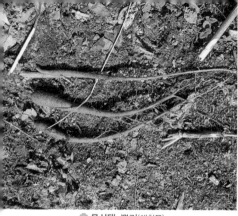

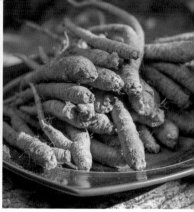

❀ 모시대 뿌리(채취품)

❀ 모시대 뿌리(약재)

에는 제니 농축액 2되(3.6L)를 복용하거나 가루로 만들어 복용하여도 좋다.'고 하였다.

(약 용 법) 말린 뿌리 15g을 물 1L에 넣고 끓기 시작하면 불을 약하게 줄여 1/3로 줄 때까지 달여서 하루 2~3회로 나누어 마신다. 환으로 만들어 복용하기도 한다. 기관지염에는 겉껍질을 벗긴 신선한 뿌리 40g(말린 것은 10g)에 털을 제거한 비파엽(枇杷葉) 15g을 더하여 물 1.2L에 붓고 1/3로 줄 때까지 달여서 하루 2~3회로 나누어 마신다.

모시대 현대 임상 응용

- 만성 기관지염 치료에는 신선한 모시대 뿌리(겉 부분의 두꺼운 껍질을 벗겨냄) 30g(건조품 9g), 비파엽(枇杷葉: 잔털 제거) 15g을 같이 넣고 달여서 복용한다.
- 정종(疔腫) 치료에는 모시대 뿌리 즙 100㎖를 취해 거품을 걷어내고 환부에 바른다. 3회 정도 바르면 완치된다.
- 절옹(癤癰) 치료에는 신선한 모시대 뿌리를 깨끗이 씻어 잘게 썬다. 유채기름 10%를 넣고 곱게 갈아, 30%의 바셀린을 넣고 0.5cm 두께로 환부에 바른 후 붕대나 테이프로 고정한다.

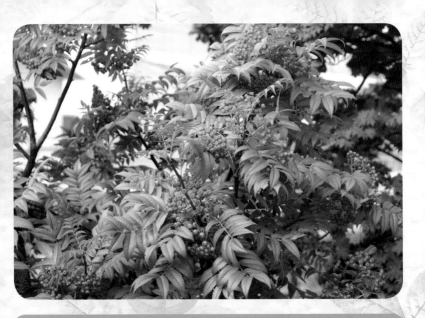

진해·거담·이뇨·소화촉진 작용

마가목

Sorbus commixta Hedl.

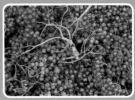

이 명 은빛마가목, 마께낭

한약명 화추(花楸), 화추과(花楸果), 화추경피(花楸莖皮), 마가목(馬家木), 마가목(馬加木)

과 명 장미과(Rosaceae)

식물명 유래 봄에 돋아나는 새순이 말의 이빨처럼 힘차게 솟아난다는 의미의 '마아목(馬牙木)'에서 유래했다는 뜻

식품원료 사용 가능 여부 가능(열매), 제한적 사용(나무껍질)

(생육형태) 마가목은 장미목 장미과 마가목속에 속하는 낙엽 활엽 소교목으로, 중부와 남부 지방에 분포하고 높은 산의 능선에 주로 자라고 고산지대에서는 2~3m의 관목상으로 자란다. 여름

이 시원한 고랭지 및 산지, 평지는 반음지가 적당하다. 높이는
6~8m이다.

✿ **꽃** : 꽃은 5~6월에 흰색으로 피고, 지름이 8~12cm이며 가지
끝에 겹산방꽃차례로 달린다.

🍃 **잎** : 잎은 어긋나고 5~7쌍으로 된 깃꼴겹잎이며, 작은잎은 길
이 2.5~8cm에 피침 모양으로 양면에 털이 없으며 가장자리에

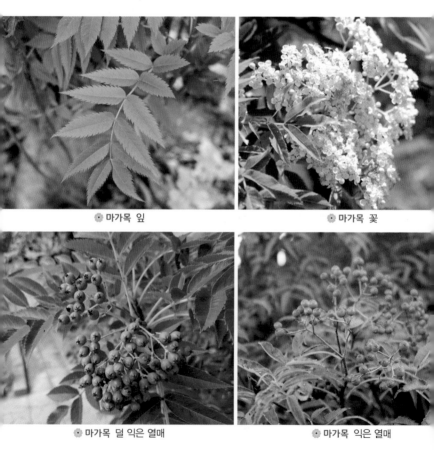

❀ 마가목 잎　　　　　　　　　❀ 마가목 꽃

❀ 마가목 덜 익은 열매　　　　❀ 마가목 익은 열매

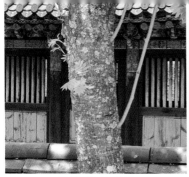
⊙ **마가목** 나무줄기

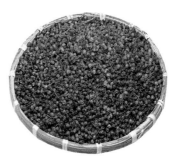
⊙ **마가목** 나무껍질(약재)

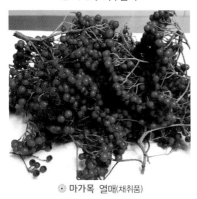
⊙ **마가목** 열매(채취품)

⊙ **마가목** 열매(약재)

길고 뾰족한 톱니 또는 겹톱니가 있다. 턱잎은 일찍 떨어지고 가을에 황적색으로 단풍이 든다.

🌱 **줄기** : 나무껍질은 황갈색이며 일년생 가지와 겨울눈에는 털이 없고 겨울눈은 점성이 있다.

🍒 **열매** : 열매는 둥근 이과이며 9~10월에 붉은색 또는 황적색으로 익는다.

❋ **뿌리** : 원뿌리와 곁뿌리가 있다.

🌿 **특징** : 맹아력이 강하다. 봄에 돋아나는 새순은 힘찬 용기와 생동감을 일으켜 주며 '마아목(馬牙木)'이라는 한자 이름에도 힘차게 돋는 새순이 말의 이빨과 같이 힘차게 돋아난다 하여 붙

여겼듯이, 마가목은 동적인 감정을 느끼게 하는 관상수이다. 나무껍질과 열매를 약용하며, 관상용으로 가로수, 조경수로 심는다. 나무줄기는 지팡이로도 만들어 이용했다. 중부 이북에 자라는 당마가목은 겨울눈에 흰털이 빽빽하게 나고, 점성이 없으므로 구분된다. 마가목은 겹산방꽃차례인데, 쉬땅나무는 총상꽃차례이므로 구분된다.

사용부위 및 채취시기 나무껍질은 봄, 열매는 9~10월에 채취한다. 익은 열매를 따서 햇볕에 말린 다음 열매꼭지를 제거한다.

작용부위 폐, 비장, 대장에 작용한다.

성질과 맛 열매는 성질이 평(平)하고, 맛은 달고 쓰다. 나무껍질은 성질이 차고, 맛은 쓰다.

성 분 정유, 사포닌, 강심배당체, 스테로이드(steroid)류, 플라보노이드(flavonoid)류, 쿠마린(coumarin)류 성분 등이 함유되어 있다.

약리작용 진해작용, 거담작용, 이뇨작용, 소화촉진작용

용 도 원예 및 조경용, 차용(열매), 약용(열매는 해수, 천식, 괴혈병, 갈증에 사용)

효 능 열매는 한약명이 화추과(花楸果)이며, 기침을 멈추게 하고 가래를 삭이며, 비장을 튼튼하게 하고 소변이 잘 나오게 하는 효능이 있어, 위염, 신체허약, 해수, 기관지염, 폐결핵, 수종(水腫) 등을 치료한다. 나무껍질은 한약명이 화추경피(花楸莖皮)이며, 폐의 기운을 맑게 식히고 기침을 멈추게 하며, 독소를 해독하고 설사와 이질을 멈추게 하는 효능이 있어, 신체허약, 허리

258

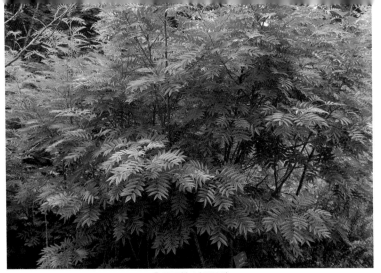

⚫ **마가목** 나무모양

와 무릎이 시큰거리고 아픈 증상, 풍습(風濕)으로 인한 통증, 머리가 빨리 세는 증상, 해수 등을 치료한다. 또한, 마가목 추출물에 해독작용이 있는 것으로 밝혀졌다.

약 용 법 말린 나무껍질 9~15g을 물 1L에 넣고 반으로 줄 때까지 달여서 하루 2~3회로 나누어 마신다. 말린 열매 30~60g을 물 1L에 넣고 반으로 줄 때까지 달여서 하루 2~3회로 나누어 마시거나 술을 담가 마신다.

마가목 현대 임상 응용

• 만성기관지염 치료에는 화추경피(花楸莖皮)로 당의정(한 알 2.7g 함유)을 만들어 1회 6~7정, 1일 3회 복용하며 10일을 1회 치료과정으로 한다. 관찰 결과, 기침, 천식, 가래 증상에는 모두 어느 정도 치료 효과가 있었으며, 진해(鎭咳), 거담(祛痰)작용이 평천(平喘)작용보다 우수하게 나타났다. 일부 소수 환자에게 소화불량, 메스꺼움, 식욕부진, 묽은 변 등의 위장관 반응과 두통이 있었으나 약을 계속 복용하면서 대부분 증상이 사라졌다.

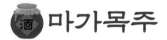

마가목주

- 주로 산지에서 채취한다.

제조 방법

- 약효는 나무껍질에 있으며, 열매도 사용할 수 있다. 나무껍질을 잘게 썰어서 생으로 쓰거나 말려두고 사용한다. 열매로 술을 담글 경우에는 익은 열매를 말려서 사용한다.
- 열매나 나무껍질 생것은 210g, 말린 것은 180g을 소주 3.6L에 넣고 밀봉한다.
- 8~10개월간 숙성시켜 음용하며, 2년 정도 숙성시킨 후에는 찌꺼기를 걸러 내고 보관한다.

  😵 😖 😣 맛은 맵고 쓰고 시다. 설탕을 120g 정도 가미해도 좋다. 브랜디 같은 향과 맛이 난다.

적용 병증

- **기관지염(氣管支炎) :** 기관지의 점막에 염증이 생기는 병증으로, 대개 기침과 가래가 나오고 열이 나며 가슴이 아프다. 소주잔 1잔을 1회분으로 1일 1~2회씩, 7~10일 동안 음용한다.
- **방광염(膀胱炎) :** 방광 점막에 염증이 생기는 병증으로, 소변이 자주 마렵고 요도에 통증이 느껴진다. 소주잔 1잔을 1회분으로 1일 1~2회씩, 5~10일 동안 음용한다.
- **진해(鎭咳) :** 독감이나 감기에 의한 것은 아니지만, 기침을 계속 하는 경우의 처방이다. 소주잔 1잔을 1회분으로 1일 1~2회씩 5~6일, 심하면 10~15일 동안 음용한다.
- **기타 적응증 :** 신기허약, 보혈, 양모(養毛), 조갈증, 폐결핵

  ※ 본 약술을 음용하는 중에 특별히 가려야 하는 음식은 없다. 장복해도 해롭지는 않으나 치유되는 대로 음용을 중단한다.

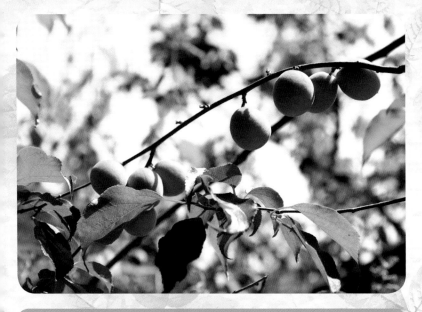

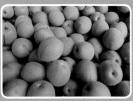

면역증강·항균·구충·항미생물 작용

매실나무

Prunus mume (Siebold) Siebold & Zucc.

이 명 매화나무, 매화, 메설낭, 메슬낭, 세실, 메쥐낭, 메화낭

한약명 오매(烏梅), 매실(梅實), 흑매(黑梅), 매핵인(梅核仁), 청매(靑梅), 백매(白梅), 매근(梅根), 매경(梅莖), 매엽(梅葉), 매화(梅花)

과 명 장미과(Rosaceae)

식물명 유래 매화나무의 열매를 뜻하는 '매실(梅實)'과 '나무'의 합성어로, 매실이 열리는 나무라는 뜻

식품원료 사용 가능 여부 **가능**(열매−씨앗 제외, 꽃)

생육형태 매실나무는 장미목 장미과 벚나무속에 속하는 중국 원산의 낙엽 활엽 소교목으로, 중부와 남부 지방에서 주로 재배

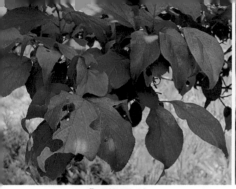

❀ 매실나무 잎

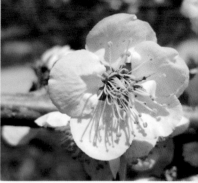

❀ 매실나무 꽃

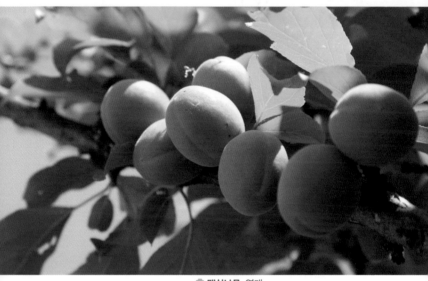

❀ 매실나무 열매

한다. 양지바른 곳이면 서울을 비롯한 중부 지방 어디에서나 잘
자라나 해안 지방에서는 잘 자라지 못한다. 관상용이나 과수로
정원이나 민가 근처에 식재한다. 높이는 4~6m이다.

🌸 꽃 : 흰색 또는 연한 분홍색의 꽃은 3~4월에 잎보다 먼저 피는
데, 전년 가지의 잎겨드랑이에 1~3개씩 달리며 꽃자루가 거의

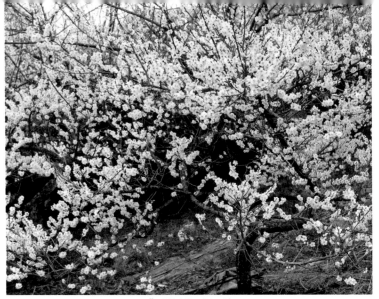

● **매실나무** 나무모양

없다. 향기가 강하고 빛깔이 다양한데 기본종은 연한 붉은빛
을 띤 흰색이다. 꽃잎은 거꿀달걀 모양이고, 많은 수술이 1개
의 암술을 감싸며, 씨방에 털이 밀생한다.

🌿 **잎** : 잎은 어긋나고, 4~10cm에 달걀 모양 또는 타원형으로 양
면에 잔털이 나 있으며 가장자리에는 예리한 잔톱니가 있다.

🌱 **줄기** : 일년생 가지는 녹색, 오래된 가지는 암자색이며 나무껍
질이 많이 갈라지는 우산 모양의 아름다운 수형이다.

🍑 **열매** : 열매는 공 모양의 핵과로, 지름이 2~3cm이고 짧은 털
이 빽빽이 나 있으며, 6~7월에 녹색이었다가 황록색으로 익
는다. 열매의 한쪽에 얕은 골이 지고 종자 표면에 작은 구멍이
많이 있다.

🌼 **특징** : 국내에는 약 2,000년 전에 도입되어 정원수로 식재하였
고, 최근에는 분재로 많이 키운다. 열매는 식용 또는 약용하

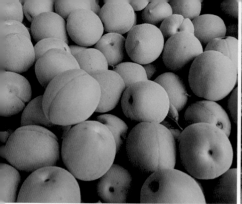

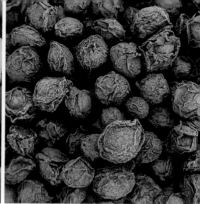

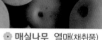 매실나무 열매(채취품)

❀ 매실나무 열매(약재)

며, 관상수로도 심는다. 매화나무라고 불리어온 수목으로 여러 품종이 있다.

(사용부위 및 채취시기) 열매는 6~7월, 뿌리는 연중 수시, 가지와 잎은 여름, 꽃봉오리는 2~3월, 종인은 6~7월에 채취한다. 열매가 거의 익었을 때 채취하여, 건조기에서 저온건조한 다음 검은색으로 변할 때까지 밀폐해둔다.

(작용부위) 간, 폐, 비장, 대장에 작용한다.

(성질과 맛) 열매는 성질이 평(平)하고, 맛은 시고 떫다. 종인은 성질이 평(平)하고, 맛은 시며, 독성이 약간 있다. 꽃봉오리는 성질이 시원하고, 맛은 쓰고 약간 달거나 시며, 독성이 없다. 뿌리는 성질이 평(平)하고, 맛은 쓰다. 가지와 잎은 성질이 평(平)하고, 맛은 시며, 독성이 없다.

(성　분) 열매에는 구연산, 사과산(malic acid), 호박산(succinic acid), 탄수화물, 시토스테롤(sitosterol), 납상물질(蠟狀物質), 올레아놀릭산(oleanolic acid)이 함유되어 있다. 꽃봉오리에는 정유가

264

있는데 그중에 중요한 성분은 벤즈알데하이드(benzaldehyde), 이소루게놀(isolugenol), 안식향산(벤조산, benzoic acid) 등이다. 종자의 종인 속에는 아미그달린(amygdalin)이 함유되어 있다.

약리작용 면역증강작용, 항균작용, 구충작용, 항미생물작용

용　도 약용(열매는 지해, 지사, 항균작용, 꽃은 소화불량 등에 사용)

효　능 덜 익은 열매를 짚불에 검게 그을린 것을 오매(烏梅)라 하는데, 폐의 기운을 수렴하고 대장을 수렴하여 설사를 멎게 하며, 진액을 생기게 하고 회충을 제거하는 효능이 있다. 또한 항균, 항진균 작용이 있고 설사, 이질, 혈변, 혈뇨, 혈붕(血崩), 해수, 인후종통, 복통, 구토, 식중독 등을 치료한다. 종인(씨)은 한약명이 매핵인(梅核仁)이며, 더위를 식혀주고 번조한 것을 제거하며 눈을 밝게 하는 효능이 있어, 기침을 멎게 하고 가래를 없애며, 번열과 더위를 먹어 일어나는 곽란을 치료한다. 꽃봉오리는 한약명이 매화(梅花)이며, 간기(肝氣)가 울결·울체된 것을 풀어주며, 위(胃)를 열어 소화 기능을 돕고 진액을 생기게 하며, 가래를 삭이는 효능이 있어, 식욕부진 등을 치료한다. 뿌리는 한약명이 매근(梅根)이며, 풍사(風邪)를 제거하고 혈액순환을 원활하게 하며 독소를 해독하는 효능이 있어, 담낭염 등을 치료한다. 잎이 달린 줄기와 가지는 한약명이 매경(梅莖)이며, 기(氣)를 소통시키고 태아를 편안하게 하는 효능이 있어, 유산 치료에 효과가 있다. 잎은 한약명이 매엽(梅葉)이며, 설사와 이질을 멈추게 하고 지혈하며 독소를 해독하는 효능이 있어, 곽란(霍亂) 등을 치료한다. 매실 추출물은 항알레르기, 항응고, 혈전용해 작용이 있고 화상 등에 치료 효과가 있다고 밝혀졌다.

(약용법) 말린 덜 익은 열매 8~16g을 물 1L에 넣고 반으로 줄 때까지 달여서 하루 2~3회로 나누어 마신다. 외용할 경우에는 강한 불로 볶거나 태워서 가루 내어 환부에 바르거나, 다른 약재와 섞어 환부에 붙인다. 말린 종인 2~5g을 물 1L에 넣고 반으로 줄 때까지 달여서 하루 2~3회로 마신다. 외용할 경우에는 짓찧어 환부에 바른다. 말린 꽃봉오리 2~6g을 물 1L에 넣고 반으로 줄 때까지 달여서 하루 2~3회로 나누어 마신다. 말린 뿌리 10~15g을 물 1L에 넣고 반으로 줄 때까지 달여서 하루 2~3회로 나누어 마신다. 말린 잎이 달린 줄기와 가지 10~15g을 물 1L에 넣고 반으로 줄 때까지 달여서 하루 2~3회로 나누어 마신다. 말린 잎을 가루 내어 하루 3~10g을 2~3회로 나누어 복용한다.

(주의사항) 너무 많이 먹거나 장기간 복용하는 것은 주의한다.

매실나무 현대 임상 응용

- 내치질 치료에는 항문에 1% 프로카인으로 국소마취 하여 치핵이 항문 밖으로 충분히 빠져나오게 한 다음, 오매(烏梅) 의료용 주사액을 치핵 안에 주사한다. 1회 총 용량 5~10ml, 최고 용량 30ml(ml당 생약 0.4g 함유), 치핵이 충분히 부어오르고 색이 변하는 것을 한도로 한다. 1회 주사 치료 후 치핵이 괴사하지 않으면 다시 주사한다. 관찰 결과, 평균 2주 이내에 완치되었다. 오매고치 요법은 치핵을 완전히 괴사시키고 고통이 적으며 다량의 출혈이 없는 장점이 있다.
- 바이러스성 감염 치료에는 오매 40~50g(소아는 용량을 줄인다), 물 500ml를 붓고 250ml가 되도록 진하게 달여서 한 번에 마시거나 2회 나누어 복용한다. 1일 1첩, 비타민 B·C를 동시에 복용하고, 필요하면 포도당 정맥 주사로 전해질 균형을 유지한다. 치료과정은 최장 60일이며, 일반적으로 7~14일에 간 기능을 재검사한다. 관찰 결과, 높은 치료율을 보였다. 치료 중 일부 변이 건조한 증상이 나타나기도 했으나, 기타 뚜렷한 부작용은 없었다.

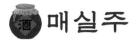 매실주

재료 준비

- 시장이나 재배 농가에서 구입한다.

제조 방법

- 약효는 덜 익은 열매에 있다. 열매를 깨끗이 씻어서 사용한다.
- 생열매 300g을 소주 3.6L에 넣고 밀봉한다.
- 1년 이상 숙성시켜 음용하면 효과적이다. 18개월 정도 숙성시킨 후에는 찌꺼기를 걸러내고 사용하며, 장기간 보관할 경우에는 걸러내지 않고 그대로 보관한다.

  ☹ 맛은 시다. 설탕을 100g 정도 가미할 수 있다. 1년 이상 숙성시켜 보관할 경우에는 설탕을 넣지 않는다.

적용 병증

- **숙취(宿醉) :** 전날 과음하여 이튿날이 되어도 술이 깨지 않고 몸이 잘 움직여지지 않으며, 속이 쓰리고 구토가 나며 두통이 심한 경우의 처방이다. 소주잔 1잔을 1회분으로 1일 1~2회씩, 2~3일 동안 음용한다.
- **구토(嘔吐) :** 구역질을 하거나 먹은 음식을 토하는 증상이 계속되며 위장장애가 심한 경우이다. 소주잔 1잔을 1회분으로 1일 1~2회씩, 7~10일 동안 음용한다.
- **차멀미 :** 차를 탔을 때 메스껍고 어지러워 구역질이 나는 증세이다. 심하면 자율신경계의 흥분으로 두통, 빈혈, 구토를 일으킨다. 소주잔 1잔을 1회분으로 1일 1~3회씩 음용한다.
- **기타 적응증 :** 피로회복, 거담, 번갈, 설사, 위경련, 혈변, 늑막염, 담석증

  ※ 본 약술을 음용하는 중에 돼지고기의 섭취를 금한다. 위산과다인 경우에는 복용을 금한다.

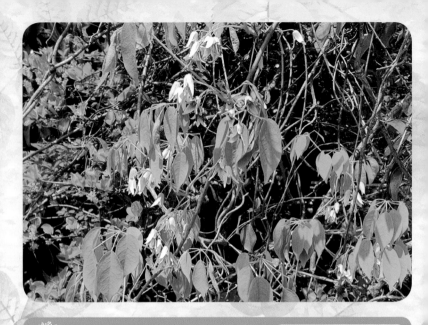

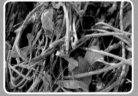

강심·이뇨·진통·구충 작용

멀꿀

Stauntonia hexaphylla (Thunb.) Decne.

이 명 멀꿀나무, 멀굴, 멍꿀, 먹나무, 멍줄

한약명 우등(牛藤), 우등과(牛藤果), 야목과(野木瓜)

과 명 으름덩굴과(Lardizabalaceae)

식물명 유래 '멍꿀'에서 유래한 것으로, 열매가 적갈색으로 익어 멍이 든 것처럼 보이고 덩굴(꿀)로 자란다는 뜻, 또는 멍이 든 것처럼 보이는 열매가 꿀처럼 달다 는 뜻

식품원료 사용 가능 여부 **가능**(열매)

생육형태 멀꿀은 미나리아재비목 으름덩굴과 멀꿀속에 속하 는 상록 활엽 덩굴 식물로, 제주도를 포함한 남부 지방의 표고

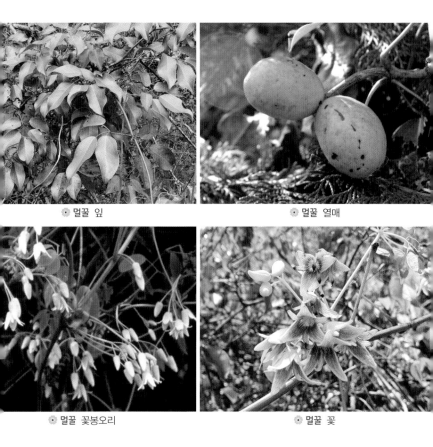

❀ 멀꿀 잎
❀ 멀꿀 열매
❀ 멀꿀 꽃봉오리
❀ 멀꿀 꽃

700m 이하에 분포하고 산기슭이나 산 중턱 계곡에서 자란다. 계곡과 숲속에서 자라며, 음지와 양지에서 모두 잘 자라며 바닷가에서도 생장이 양호하다. 길이는 15m 내외이다.

🌸 꽃 : 꽃은 암수한그루로 5~6월에 황백색으로 피며 총상꽃차례에 2~4개씩 달린다. 암꽃의 꽃자루는 가을에 적갈색으로 되고 많은 껍질눈이 있어 거칠다. 수술은 6개, 암술은 3개이다.

🌿 잎 : 잎은 어긋나고 두꺼우며 5~7개의 작은잎으로 된 손바닥 모양의 겹잎이며, 작은잎은 두껍고 길이 6~10cm, 너비

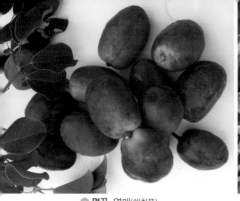 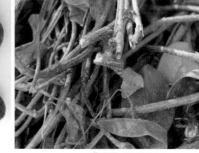

❀ **멀꿀** 열매(채취품)　　　❀ **멀꿀** 줄기(채취품)

2.5~4cm에 달걀 모양 또는 타원형으로 끝이 짧고 날카로우며 가장자리는 밋밋하다.

🌿 **줄기** : 덩굴줄기는 길이 15m 내외로 뻗고, 지름 6cm 정도까지 자란다. 일년생 줄기는 녹색을 띠고 털이 없으며, 나무껍질은 껍질눈이 많이 있어 거칠다.

⚘ **열매** : 열매는 달걀 모양의 장과이며, 9~10월에 적자색으로 익고 열매살(과육)은 노란색이다. 으름덩굴과 다르게 열매가 익어도 벌어지지 않으며, 열매 하나에 검은색 종자가 100개 이상 들어 있고, 으름보다 맛이 좋다.

🌿 **뿌리** : 가늘고 많은 뿌리가 땅 표면 가까이 퍼져 있다.

🌿 **특징** : 열매는 식용하며 관상용으로 심는다. 맹아력이 왕성하다.

(**사용부위 및 채취시기**) 줄기와 뿌리를 여름부터 가을에 채취한다.

(**작용부위**) 간, 방광에 작용한다.

(**성질과 맛**) 줄기와 뿌리는 성질이 시원하고, 맛은 쓰다. 열매는 성질이 차고, 맛은 쓰다.

(**성　분**) 줄기와 잎에는 사포닌(saponin), 페놀(phenol)류, 아

미노산이 함유되어 있다. 종자에는 트리테르페노이드사포닌 (triterpenoidsaponin), 즉 무베닌(mubenin) A·B·C, 무베노시드 (mubenoside) A가 분리, 추출되어 있다. 건조된 종자에는 지방이 함유되어 있다.

약리작용 강심작용, 이뇨작용, 진통작용, 구충작용

용 도 원예 및 조경, 식용(열매), 가구용, 약용(줄기와 뿌리는 진통과 진정효과)

효 능 줄기와 뿌리는 한약명이 우등(牛藤)이며, 풍사(風邪)를 제거하고 어혈을 없애며, 소변이 잘 나오게 하여 부종을 없애고 통증을 멈추게 하는 효능이 있다. 열매는 한약명이 우등과(牛藤果)이며, 독소를 해독하고 부은 종기나 상처를 없애며, 기생충을 없애고 통증을 멈추게 하는 효능이 있다. 멀꿀 추출물은 간장 보호, 피로회복, 숙취 해소에 효과가 있는 것으로 밝혀졌다.

약용법 말린 줄기와 잎, 뿌리 15~30g을 물 1L에 넣고 반으로 줄 때까지 달여서 하루 2~3회로 나누어 마신다. 말린 열매 6~12g을 물 1L에 넣고 반으로 줄 때까지 달여서 하루 2~3회로 나누어 마신다.

주의사항 임산부는 복용에 주의한다.

멀꿀 현대 임상 응용

- 풍습골통(風濕骨痛) 치료에는 우등(牛藤), 취말리(臭茉莉) 각 30g, 만산향(满山香) 15g 을 같이 넣고 달여서 복용한다.
- 외과수술 후 생기는 통증 치료에는 멀꿀 전체 부위 3~9g을 같이 넣고 달여서 복용한다.

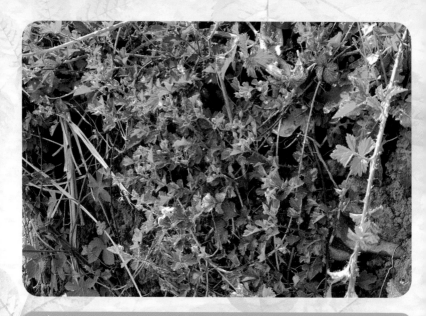

지혈·항혈전·항심근허혈 작용

멍석딸기

Rubus parvifolius L.

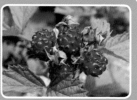

이 명	번둥딸나무, 멍두딸, 수리딸나무, 멍딸기, 덤풀딸기, 사수딸기, 멍석딸, 제주멍석, 콩탈
한약명	호전표(薅田藨), 호전표근(薅田藨根), 모매근(茅莓根), 사포륵(蛇泡勒)
과 명	장미과(Rosaceae)
식물명 유래	멍석을 깔아놓은 것처럼 줄기가 땅바닥을 기면서 자라는 산딸기라는 뜻
식품원료 사용 가능 여부	**가능**(열매)

(생육형태) 멍석딸기는 장미목 장미과 산딸기속에 속하는 덩굴성 낙엽 활엽 관목으로, 전국 각지에 분포하고 산과 들 햇볕이 잘 드는 낮은 산지와 들에서 자생한다. 산기슭 및 논이나 밭둑에 난

272

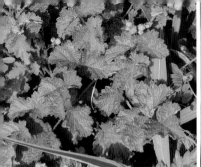

◉ 멍석딸기 잎

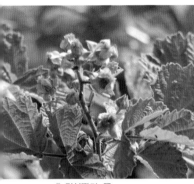

◉ 멍석딸기 꽃

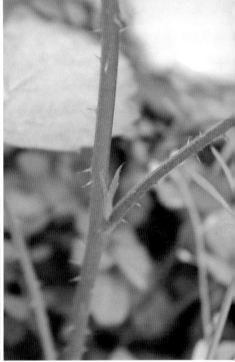

◉ 멍석딸기 줄기와 가시

다. 높이는 30cm~1m이다.

🌸 **꽃** : 꽃은 5~6월에 연분홍색으로 피는데, 산방꽃차례, 원추꽃 차례, 총상꽃차례에 달려 위를 향하여 핀다. 꽃잎은 달걀 모양 이고, 길이는 0.5~0.7cm로 꽃받침조각보다 짧고, 곧게 선다.

🌿 **잎** : 잎은 어긋나고 홀수깃꼴겹잎이며, 작은잎은 보통 3개인데 5개씩 달리는 것도 있다. 작은잎은 넓은 거꿀달걀 모양이며 끝 부분의 것은 흔히 3갈래로 갈라지고, 끝이 둔하고 가장자리에 톱니가 있다. 잎 뒷면은 짧고 흰 털이 많다.

🌱 **줄기** : 줄기는 처음에 곧게 서다가 옆으로 길게 뻗으며 구부러 지고, 짧고 부드러운 털과 갈고리 모양의 가시가 있다.

👆 **열매** : 열매는 둥근 집합과이며, 7~8월에 붉게 익는다.

🌿 **특징** : 맹아력이 강하다.

(**사용부위 및 채취시기**) 지상부는 7~8월, 뿌리는 가을·겨울에 채취한다.

(**작용부위**) 간, 비장, 신장에 작용한다.

(**성질과 맛**) 지상부는 성질이 시원하고, 맛은 쓰고 떫으며, 독성이 없다. 뿌리는 성질이 시원하고, 맛은 달고 쓰다.

(**성 분**) 구연산, 과당, 사과산, 비타민 C, 타닌(tannin), 당, 알파-토코페롤(α-tocopherol), 베타-카로틴(β-carotene), 플라보노이드(flavonoid) 배당체 등이 함유되어 있다.

(**약리작용**) 지혈작용, 항혈전작용, 항심근허혈작용

(**용 도**) 식용(열매), 약용(지상부는 지혈작용, 뿌리는 인후염에 사용)

(**효 능**) 잎과 줄기는 한약명이 호전표(蔗田薦)이며, 열을 내리고 열독을 해독하며, 어혈을 제거하고 출혈을 멎게 하며, 기생충을 없애고 부스럼을 치료하는 효능이 있어, 어혈, 토혈, 부딪치거나 칼로 베인 상처, 출산 후 어혈로 인한 복통, 이질, 치질, 옴 등을 치료

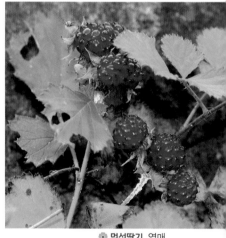

🌸 **멍석딸기 열매**

274

한다. 뿌리는 한약명이 호전표근(蒿田藨根)이며, 열을 내리고 열독을 해독하며, 풍사(風邪)를 제거하고 하초(下焦)의 습을 제거하며, 혈액순환을 원활하게 하고 혈분(血分)의 열을 내리는 효능이 있어, 감기로 인한 고열, 인후종통, 류머티즘에 의한 비통(痺痛), 설사, 요로감염, 신염부종, 간염, 결석, 타박상, 종기 등을 치료한다.

약용법 말린 잎과 줄기 10~15g을 물 1L에 넣고 반으로 줄 때까지 달여서 하루 2~3회로 나누어 마신다. 외용할 경우에는 짓찧어 환부에 바른다. 말린 뿌리 6~15g을 물 1L에 넣고 반으로 줄 때까지 달여서 하루 2~3회로 나누어 마신다. 외용할 경우에는 짓찧어 환부에 바르거나, 가루 내어 연고 등에 섞어 바른다.

주의사항 임산부는 복용에 주의한다.

멍석딸기 현대 임상 응용

- 설사 치료에는 신선한 멍석딸기 뿌리를 깨끗이 씻어 껍질을 벗기고 말린 후 가루로 내어 캡슐에 담는다. 무게는 개당 0.25g이다. 성인은 처음 10환(생약 약 2.5g)을 복용하고, 이후 6시간 간격으로 1회 더 복용한다. 일반적으로 1회 복용하면 즉시 치료 효과가 나타나나, 효과가 없을 때는 상태에 따라 15환까지 증량한다. 설사가 멈춘 후에 다시 1회 복용하여 치료 효과를 공고히 한다. 소아는 상황에 따라 산제(散劑)로 복용한다. 관찰 결과, 높은 치료율을 보였다.
- 사상충증(filariasis) 치료에는 신선한 멍석딸기 뿌리 500g을 깨끗이 씻어 겉껍질을 제거하고 잘게 썰어 백주 1kg에 10~15일 동안 담가 찌꺼기를 걸러낸다. 현재 증상이 있는 환자는 발작 전과 징조가 나타나기 전에 1회 30ml(성인), 1일 1회, 3일 연속 복용한다. 기생충 단계에는 1회 15~20ml(성인), 1일 1회, 취침 전 복용하며 4일을 1회 치료과정으로 한다. 관찰 결과, 약을 복용한 지 15일에서 6개월 후, 대부분의 환자가 음성으로 전환되었다.

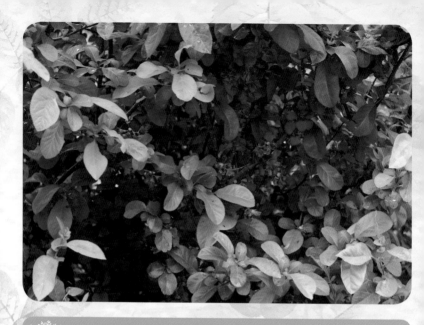

명자꽃

Chaenomeles speciosa (Sweet) Nakai

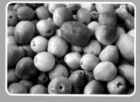

이 명 산당화, 가시덱이, 당명자나무, 잔털명자나무, 자주해당, 헤당화

한약명 모과·목과(木瓜), 목과실(木瓜實), 목과핵(木瓜核), 목과화(木瓜花), 목과근(木瓜根), 목과지(木瓜枝), 목과피(木瓜皮)

과 명 장미과(Rosaceae)

식물명 유래 한자 이름 '명사(榠樝)'에서 유래한 것으로, 명사의 열매를 명자(榠子)라고도 하고, 명(榠)과 사(樝) 모두 명자나무라는 뜻

식품원료 사용 가능 여부 가능(열매)

생육형태 명자꽃은 장미목 장미과 명자나무속에 속하는 중국 원산의 낙엽 활엽 관목으로, 정원이나 울타리에 관상용으로 심

276

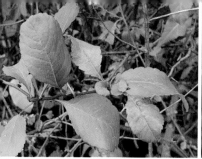
명자꽃 잎

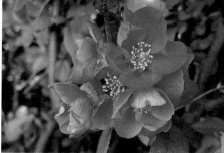
명자꽃 꽃

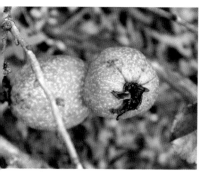
명자꽃 덜 익은 열매

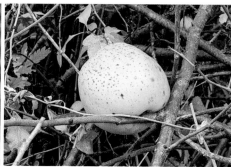
명자꽃 익은 열매

는다. 해가 잘 드는 양지바른 곳을 좋아하며 건조한 곳에서는 생장이 좋지 않다. 높이는 1~2m이다.

❀ **꽃** : 꽃은 4~5월에 흰색, 연한 홍색 또는 붉은색으로 피는데, 짧은 가지 끝에 단성화가 1개 또는 여러 개 모여 달린다. 꽃잎은 원형, 거꿀달걀형 또는 타원형이며, 밑부분이 뾰족하다.

🌿 **잎** : 잎은 어긋나고, 길이 4~8cm, 너비 1.5~5cm에 타원형으로 양 끝이 뾰족하며 가장자리에 잔톱니가 있다.

🌱 **줄기** : 줄기가 비스듬히 서며, 가지 끝이 가시로 변한 것도 있다. 일년생 가지에는 계란 모양 또는 피침 모양의 큰 턱잎이 있으나 일찍 떨어진다.

🍃 **열매** : 열매는 타원형으로 생김새가 모과와 비슷하며, 가을에

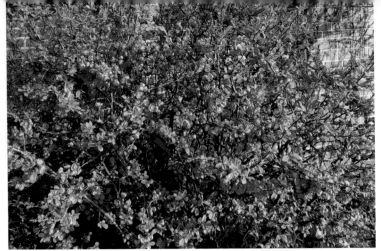

누렇게 익으면 열매 속은 딱딱하나 신맛이 나며 향기가 있다.

❀ **특징 :** 이른 봄에 진분홍색으로 피는 꽃은 화려하지는 않으나 은은하고 청초한 느낌을 주어 '아가씨나무'라고도 한다. 생장이 빠르다. 열매를 약용하며, 관상용으로 식재한다. 풀명자는 줄기가 지면 가까이 눕기 때문에 명자꽃과 구분된다. 지름 10cm 이상 자라는 모과나무 열매가 가장 크고, 다음으로 5~10cm 정도인 명자꽃 열매, 2~3cm 정도로 둥근 모양의 풀명자 열매 순이다.

(사용부위 및 채취시기) 열매와 종자는 9~10월, 뿌리는 연중 수시, 가지는 봄·가을·겨울에 채취한다. 열매가 녹황색일 때 채취하여, 끓는 물에 겉껍질이 회백색으로 될 때까지 데친 다음 세로로 갈라서 햇볕에 말린다.

(작용부위) 간, 비장, 위에 작용한다.

(성질과 맛) 열매는 성질이 따뜻하고, 맛은 시다. 종자는 성질이

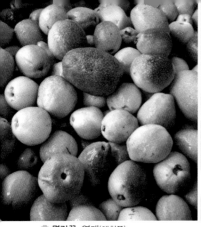
⚘ **명자꽃** 열매(채취품)

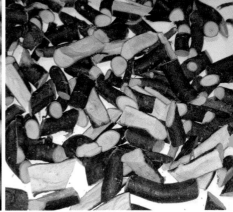
⚘ **명자꽃** 뿌리(약재)

따뜻하고, 맛은 떫다. 뿌리와 가지는 성질이 따뜻하고, 맛은 시고 떫으며, 독성이 없다.

성 분 열매에는 사포닌(saponin), 말산(malic acid), 타타르산(tartaric acid), 리모닌산(limonic acid), 시트르산(citric acid), 비타민C, 플라보노이드(flavonoid), 타닌(tannin), 그 외 당류, 아미노산 등, 종자에는 시안화수소산(hydrocyanic acid)이 함유되어 있다.

약리작용 간보호작용, 항균작용

용 도 조경용 및 관상용, 약용(열매는 구토, 설사, 근육경련, 류마티스 관절염에 사용)

효 능 열매는 한약명이 목과·모과(木瓜)이며, 근육을 이완시키고 경락(經絡)을 소통시키며, 위기(胃氣)를 조화시키고 상초(上焦)나 표에 있는 습을 제거하는 효능이 있어, 구토, 설사, 근육경련, 류머티즘에 의한 마비, 각기, 수종, 이질을 치료한다. 종자는 한약명이 목과핵(木瓜核)이며, 습사(濕邪)를 제거하고 근육을 이완시키는 효능이 있어, 급성위장병과 가슴 속이 달아오르면서 답답하고 팔다리를 가만히 두지 못하는 증상을 치료한다. 꽃은 한약명이 목과화(木瓜花)이며, 안면(낯)을 자양해주고 피부를 촉촉하게 하는 효능이 있다. 뿌리 및 가지는 각각 목과근(木瓜根)과 목과지(木瓜枝)이며, 습사(濕邪)를 제거하고 근육을 이완시키는 효능이 있어, 각기, 신경통, 풍습으로 인한 마비를 치료한다. 나무껍질은 한약명이 목과피(木瓜皮)이며, 습사(濕邪)를 제거하고 근육을 이완시키는 효능이 있어, 관절통, 토사곽란을 치료한다.

약용법 말린 열매 8~16g을 물 1L에 넣어 반으로 줄 때까지 달여서 하루 2~3회로 나누어 마신다. 종자를 적당량 씹어서 먹거나 달여서 마신다. 말린 뿌리 400~600g을 소주 1L에 담가 두 달 동안 숙성하여 매 식전에 50mL씩 마신다. 말린 가지 10~15g을 물 1L에 넣고 반으로 줄 때까지 달여서 하루 2~3회로 나누어 마신다.

주의사항 많이 먹거나 오래 복용하면 치아와 뼈를 손상시키므로 복용에 주의한다.

명자꽃 현대 임상 응용

- 급성 세균성 이질 치료에는 명자꽃 열매 조각(개당 0.25g, 생약 1.13g)을 1회 5정, 1일 3회 복용하고 5~7일을 1회 치료과정으로 한다. 상태가 심각한 사람은 2회 치료과정으로 연속 복용한다. 관찰 결과, 높은 치료율을 보였으며, 일부 사례자 중 입이 마르고 어지럼증이 있었으나 대부분 증상이 저절로 사라졌다.
- 급성간염 치료에는 명자꽃 열매 추출액에 설탕을 첨가하여 만든 것을 1회 15g, 1일 3회, 10일을 1회 치료과정으로 하며, 일반적으로 3회 치료과정으로 제한한다. 관찰 결과, 높은 치료율을 보였으며, 치료 중 부작용은 발견되지 않았다.
- 무좀 치료에는 명자꽃 열매 30g, 감초 30g을 같이 넣고 달여서 찌꺼기를 제거하고 따뜻할 때 5~10분간 발을 씻는다. 1일 1첩 사용한다. 관찰 결과, 치료 1~2주 후 모두 완치되었다.

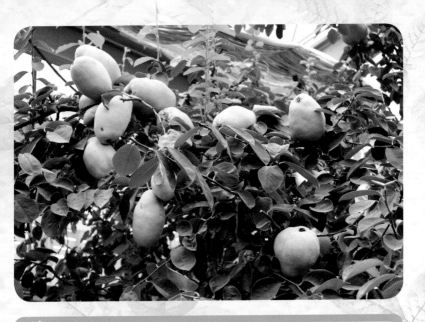

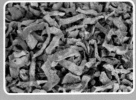

간보호·항균 작용

모과나무

Pseudocydonia sinensis (Thouin) C.K.Schneid.

이 명 모과

한약명 모과·목과(木瓜), 목과실(木瓜實), 명사(榠樝), 목이(木李), 목이(木梨)

과 명 장미과(Rosaceae)

식물명 유래 목과(木瓜)의 발음에서 'ㄱ'이 탈락한 것으로, 나무에 달리는 오이 또는 참
외라는 뜻

식품원료 사용 가능 여부 가능(열매)

(생육형태) 모과나무는 장미목 장미과 명자나무속에 속하는 낙엽
활엽 교목 또는 소교목으로, 중부와 남부 지방에 분포하고 산야
에서 야생하거나 과수 또는 관상수로 재배한다. 수세는 강건하

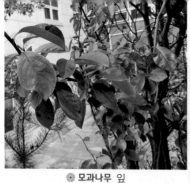

❀ 모과나무 잎

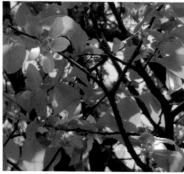

❀ 모과나무 꽃

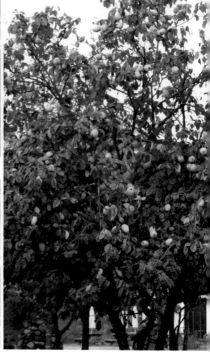

❀ 모과나무 나무모양

며 양수로서 추위에 잘 견딘다. 높이는 5~10m이다.

❀ 꽃 : 꽃은 4~5월에 가지 끝에 1개씩 달리며, 연한 홍색으로 핀
다. 꽃잎은 거꿀달걀 모양이고 끝이 오목하게 들어간다.

🌿 잎 : 잎은 어긋나며, 타원상 달걀 모양 또는 긴 타원형으로 양
끝이 좁고 가장자리에 뾰족한 잔톱니가 있다. 잎의 앞면에 광
택이 나고 표면에는 털이 없으며, 뒷면에 털이 있으나 점차 없
어지고 턱잎은 피침 모양이며 일찍 떨어진다.

🌱 줄기 : 일년생 가지에는 가시가 없으며 어릴 때는 털이 있고 이
년생 가지는 자갈색으로 윤채가 있다. 나무껍질은 붉은 갈색
과 녹색 얼룩무늬가 있으며 비늘 모양으로 벗겨진다. 조각으

로 벗겨져 얼룩덜룩한 회갈색 무늬가 생긴다.

🍐 **열매** : 열매는 지름 8~15cm로 크고 둥근 이과이며, 9~10월에 노란색으로 익어 향기를 내지만, 열매살은 시큼하다.

🌿 **특징** : 열매는 식용 또는 약용하며, 과수용, 관상용으로 식재한다. 맹아력이 왕성하다. 모과나무는 명자나무속(Chaenomeles) 식물 중에서 키가 큰 나무이며 일년생 가지에 가시가 없는 것이 특징이다.

(사용부위 및 채취시기) 열매를 9~10월에 채취한다.

(작용부위) 간, 폐, 위에 작용한다.

(성질과 맛) 성질이 평(平)하고, 맛은 시고 떫다.

(성 분) 열매에는 사과산(malic acid), 주석산(tartaric acid), 구연산(citric acid) 등의 유기산, 아스코르브산(비타민 C), 플라보노이드(flavonoid), 타닌(tannin) 등이 함유되어 있다. 종자에는 시안화수소산이 함유되어 있다.

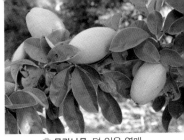
❊ 모과나무 덜 익은 열매

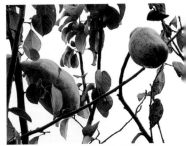
❊ 모과나무 익은 열매

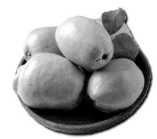
❊ 모과나무 열매(채취품)

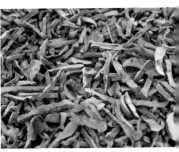
❊ 모과나무 열매(약재)

모과나무 • 283

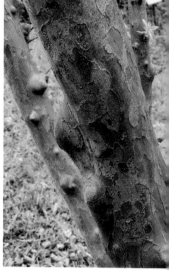

약리작용 간보호작용, 항균작용

용 도 원예 및 조경용, 약용(열매는 마비, 경련치료, 소화불량에 사용)

효 능 열매는 한약명이 목과·모과(木瓜) 또는 명사(榠樝)이며, 위기(胃氣)를 조화시키고 근육을 이완시키며, 풍습(風濕)을 제거하고 막혀 있는 탁한 담(痰)을 없애 기침을 멈추게 하는 효능이 있어, 근골통, 오심, 이질 등을 치료한다. 열매의 추

❀ 모과나무 나무줄기

출물은 당뇨병의 예방 치료에 도움을 준다는 연구결과가 있다.

약 용 법 말린 열매 3~10g을 물 1L에 넣고 반으로 줄 때까지 달여서 하루 2~3회로 나누어 마신다.

주의사항 많이 먹거나 오래 복용하면 치아와 뼈를 손상시키므로 주의를 요한다.

모과나무 현대 임상 응용

- 한습토사(寒濕吐瀉) 치료에는 모과(木瓜) 9g, 소경(蘇梗) 9g, 생강 6g을 같이 넣고 달여서 복용한다.
- 풍습질환으로 인한 마비증상 치료에는 모과(木瓜) 60g을 백주(白酒) 500g에 1주 동안 담근다. 1일 1컵(작은 잔), 1일 2회 복용한다.
- 풍담입락증(風痰入絡證) 치료에는 모과(木瓜) 30g을 달여서 흑설탕과 황주를 첨가하여 아침저녁으로 식전에 각 1회씩 복용한다.
- 폐결핵 기침 치료에는 모과(木瓜) 45g, 사엽일지향(四葉—支香) 15g, 감초 6g을 같이 넣고 달여서 복용한다.
- 염좌 치료에는 신선한 모과(木瓜)를 뜨겁게 구워서 1일 3회 환부에 바른다.

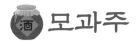# 모과주

재료 준비

- 과일가게에서 구입하거나 재배 농가에서 구입한다.

제조 방법

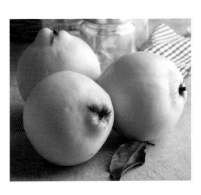

- 약효는 방향성(芳香性)이 있는 열매에 있다. 열매를 깨끗이 씻은 다음 잘게 썰어 물기를 없애고 주침한다.
- 생열매는 300g, 말린 것은 200g을 소주 3.6L에 넣고 밀봉한다.
- 1년 이상 숙성시켜 음용하며, 18개월 정도 숙성시킨 후에는 찌꺼기를 걸러내고 보관한다.

😵 맛은 시다. 꿀이나 설탕을 120g 정도 가미할 수 있다.

적용 병증

- **구토(嘔吐)** : 헛구역질을 하거나 먹은 음식물을 토하며, 심한 경우 통증이 따른다. 소주잔 1잔을 1회분으로 1일 1~2회씩, 3~4일 동안 음용한다.
- **곽란(霍亂)** : 먹은 음식이 체하여 토하고 설사하는 급성 위장병으로, 뱃멀미나 차멀미로 위가 손상되어 일어나기도 한다. 소주잔 1잔을 1회분으로 1일 1~2회씩 2~3일, 심하면 5일 동안 음용한다.
- **더위병(暑病)** : 여름에 더위를 먹어서 발병하는 것으로, 소화불량과 구토 증세가 나타난다. 소주잔 1잔을 1회분으로 1일 1~2회씩, 4~5일 동안 음용한다.
- **기타 적응증** : 보간, 감기, 기관지염, 빈혈, 장결핵, 근육통, 사지동통

※ 본 약술을 음용하는 중에 가려야 하는 음식은 없으며, 장복해도 무방하다.

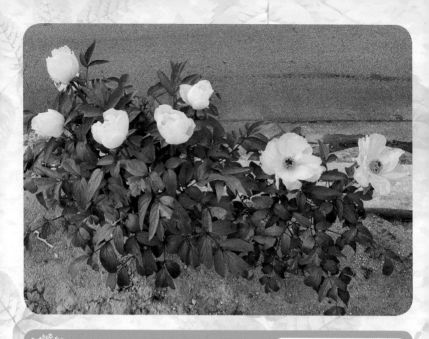

항염·항균·면역증강 작용

모란

Paeonia x *suffruticosa* Andrews

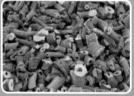

이   명 목단, 부귀화

한약명 목단피(牡丹皮), 목단화(牡丹花), 단피(丹皮), 목단(牡丹)

과   명 작약과(Paeoniaceae)

식물명 유래 한자 이름 '모단(牡丹)'의 발음에서 'ㄷ'이 'ㄹ'로 변한 것

식품원료 사용 가능 여부 **가능**(꽃잎)

(생육형태) 모란은 딜레니아목 작약과 작약속에 속하는 중국 원
산의 낙엽 활엽 관목으로, 전국 각지에 분포하고 정원이나 꽃밭
에 관상용으로 심어 가꾼다. 한냉지 식물이므로 오전 중에는 해

를 많이 받고 여름의 서향볕을 피할 수 있는 곳이 이상적이다. 높이는 1~2m이다.

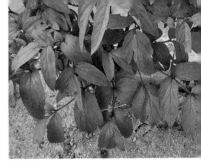
● 모란 잎

🌸 **꽃** : 꽃은 4~5월에 지름 15cm 이상의 큰 꽃이 가지 끝에 1송이씩 달리는데, 빛깔은 자주색이 보통이나, 개량종은 진홍색, 분홍색, 노란색, 흰색 등으로 다양하며 홑겹 외에 겹꽃도 있다. 꽃잎은 8개 이상이고 꽃턱이 주머니처럼 되어 씨방을 둘러싼다.

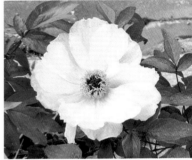
● 모란 꽃

🌿 **잎** : 잎은 크고 2회 깃꼴겹잎으로 어긋나며, 크게 3부분으로 나뉘고, 작은잎은 달걀 모양 또는 피침 모양에 보통 3개로 갈라진다. 잎의 표면에는 털이 없고 뒷면에 잔털이 있으며 흔히 흰빛을 띤다. 잎 앞면은 녹색, 뒷면은 연한 녹색이다.

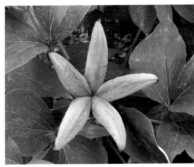
● 모란 열매

🌱 **줄기** : 줄기는 굵고 가지가 갈라지며 털이 없다.

🍑 **열매** : 열매는 가죽질의 골돌과이며 짧은 털이 빽빽하게 나 있고, 8~9월에 익어 가장자리에서 터져 검은색의 둥근 종자가 나온다.

🌾 **뿌리** : 뿌리는 굵고 튼튼하며 잔뿌리가 적고 희다.

🌿 **특징** : 약 1,500년 전에 약용 식물로 도입되었고, 홍색, 흰색

등 원예품종이 많다. 작약속 식물 가운데 꽃이 크고 목본 식물이다. 뿌리껍질을 약용하며, 목단 또는 부귀와 명예를 상징하는 꽃이라 하여 부귀화라고도 한다.

사용부위 및 채취시기 4~5년생 뿌리껍질은 가을부터 이듬해 초봄, 꽃은 4~5월에 채취한다. 뿌리의 잔뿌리와 흙모래를 제거하고 뿌리껍질을 채취하여 햇볕에 말리거나, 코르크와 목심을 제거하고 햇볕에 말린다.

작용부위 심장, 간, 신장에 작용한다.

성질과 맛 뿌리껍질은 성질이 약간 차고, 맛은 쓰고 맵다. 꽃은 성질이 평(平)하고, 맛은 쓰고 담백하며, 독성이 없다.

성 분 뿌리와 뿌리껍질에는 파에오놀(paeonol), 파에오노시드(paeonoside), 파에오니플로린(paeoniflorin), 타닌(tannin), 정유, 피토스테롤(phytosterol) 등이 함유되어 있다. 꽃에는 아스트라갈린(astragalin), 파에오닌(paeonin), 펠라르고닌(pelargonin) 등이 함유되어 있다.

약리작용 항염작용, 진통·진정·항경궐·해열 등 중추 억제작용, 항균작용, 면역증강작용

용 도 원예 및 조경용, 약용(뿌리껍질은 항염증이나 항균작용)

효 능 뿌리껍질은 한약명이 목단피(牡丹皮)이며, 열을 내리고 혈분(血分)의 열을 식히며, 혈액순환을 원활하게 하여 어혈을 제거하며, 진통, 진정, 항균, 지혈 등의 효능이 있어, 열사가 혈액으로 침범한 증상, 토혈, 비출혈, 혈변, 타박성, 경간(驚癎) 등을 치료한다. 또한 소염진통제, 건위제 등으로도 쓴다. 꽃은 한

288

약명이 목단화(牡丹花)라 하여 월경을 조화롭게 하고 혈액순환을 원활하게 하는 효능이 있어, 월경불순, 경행복통(經行腹痛)을 치료한다.

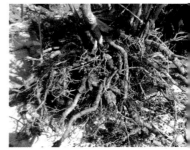

● 모란 뿌리(채취품)

(약용법) 말린 뿌리껍질 8~16g을 물 1L에 넣고 반으로 줄 때까지 달여서 하루 2~3회로 나누어 마신다. 말린 꽃 3~6g을 물 1L에 넣고 반으로 줄 때까지 달여서 하루 2~3회로 나누어 마신다.

(주의사항) 체력저하, 피로 등으로 차거나 체내의 혈(血)이 부족한 사람, 월경량이 지나치게 많은 사람이나 임산부는 주의를 요한다.

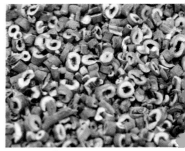

● 모란 뿌리껍질(약재)

모란 현대 임상 응용

• 알레르기 비염 치료에는 10% 목단피 탕액(목단피 건조품 1.5kg을 유백색 용액 2L로 증류하여 드립병에 넣어 준비한다)을 1일 3회 콧속에 떨어뜨린다. 관찰 결과, 높은 치료율을 보였다. 본 요법은 효과가 좋고 방법이 간편하며 경제적이고 부작용이 없었다.

• 피부가려움증 치료에는 목단피 페오놀(paeonol) 의료용 주사액 4ml를 1일 2회 근육 주사한다. 관찰 결과, 높은 치료율을 보였으며, 부작용은 나타나지 않았다.

• 각종 통증 치료에는 5% 목단피 페놀설포네이트(phenolsulfonate) 의료용 주사액(목단피 페놀을 술폰화하여 얻은 수용성 침상결정을 배합해서 제조한 것. 1ml 당 50mg 함유), 1회 2~4ml 1일 1~2회 근육 주사한다. 각종 수술 후의 통증, 급성 요통과 다리통증, 류머티즘 질환 통증, 위십이지장궤양 통증, 바이러스성 심근염 후유증 통증, 비뇨기 결석 통증, 2도 화상 통증 등의 환자를 관찰 결과, 비교적 좋은 진통 효과가 있어 높은 치료율을 보였으며, 장기간 사용 시 중독 및 기타 부작용이 없었다.

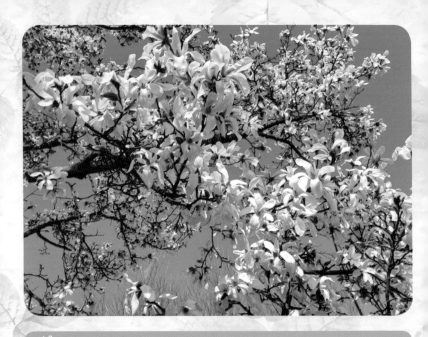

항알레르기·혈압강하·진통 및 진정 작용

목련

Magnolia kobus DC.

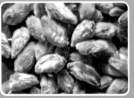

이 명 영춘화, 목란, 두란, 고시부, 목남, 생정(生庭)

한약명 신이(辛荑), 신이(辛夷), 목필화(木筆花), 방목(房木), 영춘(迎春)

과 명 목련과(Magnoliaceae)

식물명 유래 한자 이름 '목련(木蓮)'에서 유래한 것으로, 나무에 피는 연꽃이라는 뜻

식품원료 사용 가능 여부 **가능**(꽃잎)

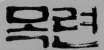 목련은 목련목 목련과 목련속에 속하는 낙엽 활엽 교목으로, 전국 각지에 분포하고 추자도, 제주도, 남부 지방에서 자생한다. 높은 산의 숲속에서 자라거나 심어 가꾼다. 양지, 음

290

지를 가리지 않으나 음지에서는 개화와 결실이 불가능하다. 높이는 5~10m이다.

✿ 꽃 : 꽃은 3~4월에 흰색으로 잎보다 먼저 피는데, 꽃은 지름이 10cm 정도로 크고 긴 타원형의 꽃잎은 6~9개(백목련은 9개)이며 기부가 연한 붉은색이 돌기도 하고 향기가 있다.

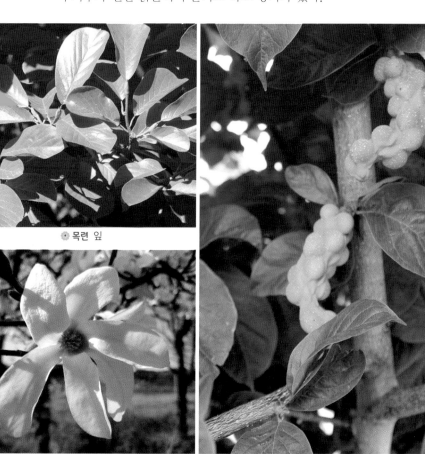

❀ 목련 잎

❀ 목련 꽃

❀ 목련 열매

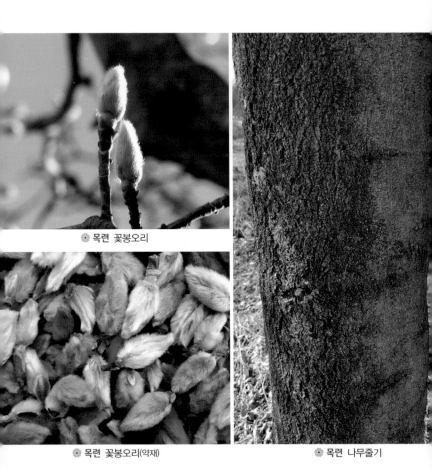

❀ 목련 꽃봉오리

❀ 목련 꽃봉오리(약재)

❀ 목련 나무줄기

🌿 **잎** : 잎은 길이 5~15cm, 너비 3~6cm에 넓은 달걀 모양 또는 타원형으로 끝이 급하게 뾰족해지며, 표면에는 털이 없고 뒷면은 털이 없거나 잔털이 약간 있다.

🌱 **줄기** : 줄기가 곧게 서고 가지가 많이 갈라지며, 굵고 털이 없다. 꺾으면 향기가 난다. 나무껍질은 진갈색 또는 회백색으로

조밀하게 갈라지고, 잎눈에는 털이 없으나 꽃눈의 포에는 털이 빽빽이 난다.

🐚 **열매** : 열매는 원통 모양의 골돌과이며, 겉껍질은 적색을 띠고 종자는 타원형으로 9~10월에 익는다.

🌿 **뿌리** : 원뿌리와 잔뿌리가 자란다.

🐚 **특징** : 꽃은 약용하며, 정원수, 공원수로 심는다. 백목련과 유사하나, 목련은 6~9개의 꽃잎을 가지며 꽃의 지름이 10cm 이하로 밑부분에 연한 홍색줄이 있고 기부에 1개의 어린잎이 붙어 있는 것이 다르다. 백목련은 꽃잎이 9개이고 흰색이나 기부에 담홍색도 없고 어린잎도 없다.

(**사용부위 및 채취시기**) 꽃봉오리는 늦겨울부터 초봄까지, 꽃은 피기 시작할 때 채취한다. 꽃이 아직 피지 않았을 때 꽃봉오리를 채취하여, 잔가지를 제거하고 그늘에서 말린다.

(**작용부위**) 폐, 위에 작용한다.

(**성질과 맛**) 성질이 따뜻하고, 맛은 맵다.

(**성   분**) 꽃봉오리에는 정유가 들어 있으며 그 속에는 시트랄(citral), 유게놀(eugenol), 1,8-시네올(1,8-cineol), 베타-피넨(β-pinene), 올레산(oleic acid), 카프르산(capric acid) 등이 함유되어 있다. 뿌리에는 마그노플로린(magnoflorine), 잎과 열매에는 페오니딘(peonidin)의 배당체, 꽃에는 마그놀롤(magnolol), 호노키올(honokiol) 등이 함유되어 있다.

(**약리작용**) 국부 침윤마취작용, 항알레르기작용, 항염작용, 혈압강하작용, 자궁흥분작용, 항혈소판 및 항응고작용, 항미생물작용, 항균작용, 진통 및 진정작용

(**용 도**) 원예 및 조경용, 약용(꽃봉오리는 비염치료에 사용)

(**효 능**) 꽃봉오리는 한약명이 신이(辛夷)이며, 풍한(風寒)의 사기(邪氣)를 없애고, 코가 막힌 것을 뚫어주는 효능이 있어, 코막힘, 축농증, 비염, 두통, 치통, 고혈압 등을 낫게 한다. 그 밖에 항진균 작용이 있으며 방향약(芳香藥)으로 쓴다. 꽃은 한약명이 옥란화(玉蘭花)이며, 생리통과 불임증을 치료한다. 목련 추출물은 퇴행성 중추신경계질환 증상을 개선하고 골질환을 예방·치료하며, 췌장암, 천식 등을 낫게 한다는 연구 결과도 있다.

(**약 용 법**) 말린 꽃봉오리 4~12g을 물 1L에 넣고 반으로 줄 때까지 달여서 하루 2~3회로 나누어 마신다. 외용할 경우에는 가루 내어 환부에 바른다. 말린 꽃 4~12g을 물 1L에 넣고 반으로 줄 때까지 달여서 하루 2~3회로 나누어 마신다.

목련 현대 임상 응용

- 비염, 축농증 치료에는 ① 신이 3g, 풍한범폐(風寒犯肺) 환자는 곽향 10g, 풍열옹성(風熱壅盛) 환자는 괴화(槐花) 10g을 첨가하여 컵에 넣고 뜨거운 물을 부어 5분 정도 덮어두었다가 수시로 마신다. 1일 1~2첩 복용한다. 알레르기 비염을 치료한 결과, 높은 치료율을 보였다. ② 1% 디카인 에페드린(dicainn ephedrine)솜으로 마취하여 양쪽 하비갑(下鼻甲) 앞부분을 3~5분 수렴하고, 양측 하비갑(下鼻甲) 앞부분 점막 아래에 신이 의료용 주사액 1ml를 각각 주입하여 면봉으로 누르고 30분 후에 꺼낸다. 격일에 1회, 10회를 1회 치료과정으로 한다. 알레르기 비염을 치료한 결과, 높은 치료율을 보였으며, 비강 분비물 검사에서 호산구가 현저하게 감소하거나 사라진 것으로 보였다.

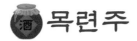 목련주

• 전국의 산중턱 숲속, 특히 깊은 산속 청정
지역에서 꽃봉오리를 채취하여 사용한다.

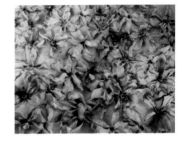

제조 방법

• 약효는 꽃이 피기 전 꽃봉오리에 있다. 꽃
봉오리를 채취하여 깨끗이 씻어 물기를
완전히 말린 다음 사용한다.
• 꽃봉오리 230g을 소주 3.6L에 넣고 밀봉한다.
• 5~7개월간 숙성시켜 음용하며, 1년 정도 숙성시킨 후에는 찌꺼기를 걸러내고 보관
한다.

😮 맛은 맵다. 설탕류를 가미하지 않는다.

적용 병증

• **혈색불량(血色不良) :** 내장 질환으로 인한 혈색의 이상 현상과 생리불순이나 노화로
인하여 얼굴에 좀처럼 혈색이 돌지 않는 경우의 처방이다. 소주잔 1잔을 1회분으로
1일 1~2회씩, 12~20일 동안 음용한다.
• **코 막힌 데(鼻炎) :** 감기나 급성기관지염, 알레르기성 비염, 축농증 등이 원인이다.
소주잔 1잔을 1회분으로 1일 2~3회씩, 2~3일 동안 음용한다.
• **혈액순환(血液循環) :** 체내 혈액의 흐름을 원활하게 하기 위한 처방이다. 소주잔 1잔
을 1회분으로 1일 1~2회씩, 10~25일 동안 음용한다.
• **기타 적응증 :** 진통, 진해, 빈혈, 결핵, 곽란, 근육통, 동통, 사지동통

※ 본 약술을 음용하는 중에 황기의 섭취를 금한다. 장복해도 해롭지는 않으나 치유
되는 대로 음용을 중단한다.

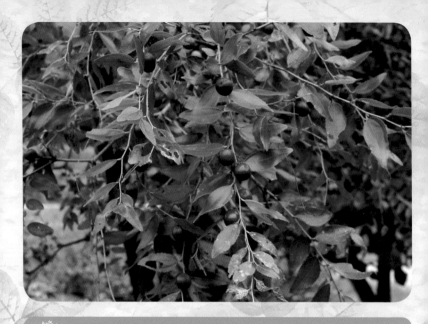

중추억제·진정·최면·동맥경화예방 작용

묏대추나무

Ziziphus jujuba Mill.

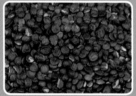

이 명 산대추나무, 묏대추, 메대추, 멧대추, 산대추, 살매나무

한약명 산조인(酸棗仁), 산조인(山棗仁), 조인(棗仁), 산조실(酸棗實), 산조육(酸棗肉), 극자
화(棘刺花), 극엽(棘葉), 극침(棘針), 산조수피(酸棗樹皮), 산조근(酸棗根), 산조근피
(酸棗根皮)

과 명 갈매나무과(Rhamnaceae)

식물명 유래 산(외, 메)에서 야생하는 대추나무라는 뜻

식품원료 사용 가능 여부 **가능**(잎, 열매-씨앗 제외), **제한적 사용**(씨앗)

(생육형태) 묏대추나무는 갈매나무목 갈매나무과 대추나무속에
속하는 낙엽 활엽 관목 또는 소교목으로, 전국 각지에 분포하고

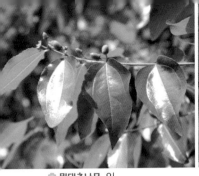

◈ 묏대추나무 잎

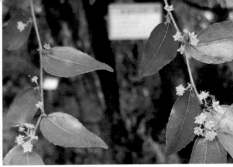

◈ 묏대추나무 꽃

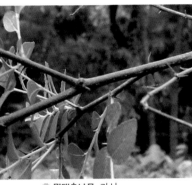

◈ 묏대추나무 가시

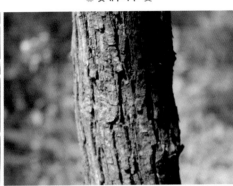

◈ 묏대추나무 나무줄기

산비탈 양지나 인가 근처에서 자생하거나 재배하기도 한다. 건조 척박한 곳에서도 잘 견디며 공해에 강하여 도심지에서도 생장이 양호하다. 높이는 3~10m이다.

✿ **꽃** : 꽃은 5~6월에 연한 녹색으로 피며, 잎겨드랑이의 취산꽃차례에 2~3송이씩 모여 달린다.

🍃 **잎** : 잎은 어긋나며, 길이 2~6cm, 너비 1~2.5cm에 달걀 모양으로 윤기가 있고 가장자리에 둔한 톱니가 있으며 밑부분에 3개의 큰 맥이 발달한다.

🌿 **줄기** : 오래된 가지는 갈색이고, 일년생 가지는 녹색으로 가지 중간에 턱잎이 변한 가시가 있다.

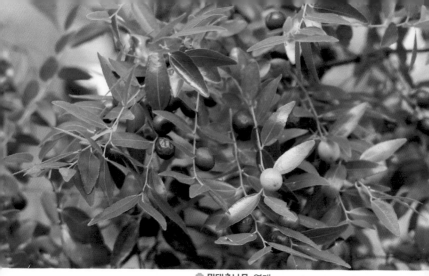

❂ 묏대추나무 열매

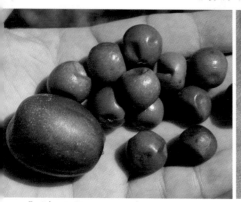

❂ 대추나무 열매(좌)와 묏대추나무 열매(우) 비교

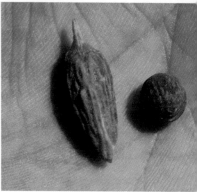

❂ 대추나무 씨앗(좌)과 묏대추나무 씨앗(우) 비

👌 **열매** : 열매는 구형 또는 타원 형의 핵과로 9~10월에 적갈색
또는 암갈색으로 익는데, 먹을 수 있으나 대추나무에 비하여
열매살이 적고 신맛이 있다.

(사용부위 및 채취시기) 종자와 열매는 늦가을부터 초겨울까지, 뿌

리와 뿌리껍질은 가을부터 이듬해 봄, 가시는 여름부터 겨울에 채취한다. 잘 익은 열매의 과육과 핵껍질을 제거하고 씨를 채취하여 햇볕에 말린다.

작용부위 간, 심장, 담낭에 작용한다.

성질과 맛 종자와 열매는 성질이 평(平)하고, 맛은 달고 시며, 독성이 없다. 뿌리와 뿌리껍질은 성질이 따뜻하고, 맛은 떫다. 가시는 성질이 차고, 맛은 맵다.

성　분 열매에는 다량의 지방질과 단백질, 두 종의 스테롤 (sterol)이 함유되어 있다. 베툴린산(betulic acid)과 베툴린(betulin) 의 트리테르페노이드(triterpenoid)가 보고된 바 있고 주주보시드(jujuboside)라는 사포닌이 들어 있으며 이것의 과수분해물이 주주보게닌(jujubogenin)이다. 싸이클로펩타이드 알칼로이드(cyclopeptide alkaloid)로서 산조이닌(sanjoinine), n-메틸아시미로빈(n-methyl asimilobine), 카아베린(caaverine) 등이 밝혀졌다. 잎에는 루틴(rutin), 베르베린(berberine), 프로토핀(protopine), 세릴알코올(cerylalcohol), 비타민 C 및 사과산(malic acid), 주석산(tartaric acid) 등이 함유되어 있다.

약리작용 중추억제작용, 진정·최면작용, 진통 및 체온강하작용, 혈압강하작용, 혈중지질저하작용, 동맥경화예방 및 치료작용, 화상치료작용, 면역증강작용, 자궁흥분작용

용　도 약용(종자는 진정, 최면, 진통, 항산화, 면역기능 항진작용)

효　능 씨는 한약명이 산조인(酸棗仁)이며, 심음(心陰) 또는 심혈(心血)을 자양하고 간을 보하며, 심장을 편안하게 하고 정신을

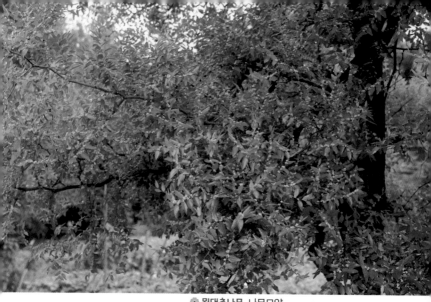

● 묏대추나무 나무모양

안정시키며, 땀이 나는 것을 수렴하고 진액을 생기게 하며, 건위, 진통, 진정, 최면, 강온 작용이 있고 혈압강하, 항경련, 안신, 수렴 등의 효능이 있어, 불면, 불안, 초조, 번갈, 허한을 치료한다. 잠이 많을 때에는 생으로 먹고 불면, 불안, 초조에는 볶아서 쓴다. 산조인의 추출물은 성장호르몬 분비 촉진, 우울증의 치료에 사용할 수 있다는 연구 결과가 있다. 열매는 한약명이 산조실(酸棗實)이며, 자양강장, 피로해소제로 쓴다. 뿌리와 뿌리껍질은 한약명이 산조근피(酸棗根皮)이며, 출혈, 혈변, 화상, 고혈압, 유정(遺精), 임탁(淋濁), 백대(白帶)를 낮게 한다. 가시는 한약명이 극침(棘針)이며, 진통, 보신, 보정의 효능이 있어 심복통, 요통, 종기, 혈뇨, 정력감퇴, 발기불능, 유정을 치료한다. 말린 씨(종인)를 탕제에는 먼저 찧어 넣는다. 말린 씨 생품은 성질이 시원하므로 열증이나 번증에 의한 불면에 적합하고, 볶으면 성질이 따뜻해져서 심장과 비장의 기혈(氣血)이 다 부족하여 생긴 가슴 두근거림, 식욕부진, 다한(多汗), 불면에 적합하다.

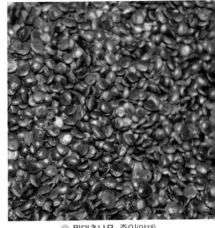

● 묏대추나무 종인(약재)

약용법 말린 종인 12~20g을 물 1L에 넣고 반으로 줄 때까지 달여서 하루 2~3회로 나누어 마신다. 열매 20~30개(3~5g)를 하루 2~3회 매 식후에 먹는다. 말린 뿌리와 뿌리껍질 15~30g을 물 1L에 넣고 반으로 줄 때까지 달여서 하루 2~3회로 나누어 마신다. 외용할 경우에는 달인 액을 졸여서 환부에 바른다. 말린 가시 3~6g을 물 1L에 넣고 반으로 줄 때까지 달여서 하루 2~3회로 나누어 마신다. 외용할 경우에는 달인 액을 환부에 바른다.

주의사항 울화가 있거나 설사를 하는 사람은 복용에 주의한다.

묏대추나무 현대 임상 응용

• 불면증 치료에는 ① 매일 밤 잠들기 1시간 전쯤 신선한 묏대추나무 열매 가루 또는 초(炒)한 묏대추나무 열매 가루를 복용하거나, 두 가지를 교대로 복용한다. 1회 3g, 5g, 10g 최대 1회 30g을 복용한다. 7일 연속 복용한다. 관찰 결과, 생것, 초(炒)한 것 모두 높은 치료율을 보였다. ② 산조인, 현호색(玄胡索)을 주성분으로 하는 복합 산조인안심캡슐을 1회에 1정(무게 0.5g, 생약 5g에 해당)씩 복용하고, 잠자기 30분 전 미지근한 물로 삼킨다. 3일을 1회 치료과정으로 하며, 일반적으로 1~2회 치료과정으로 관찰한다. 관찰 결과, 주사안신환(朱砂安神丸)보다 높은 치료율을 보였다.

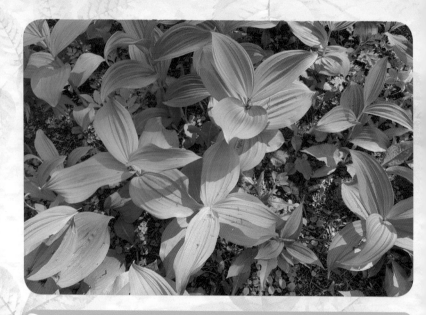

최토·혈압강하·항미생물·살충 작용

박새

Veratrum oxysepalum Turcz.

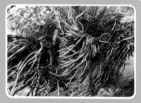

이 명 묏박새, 넓은잎박새, 꽃박새

한약명 여로(藜蘆), 여로두(藜蘆頭), 산총(山葱), 녹총(鹿葱)

과 명 백합과(Liliaceae)

식물명 유래 '박'은 둥근 형태를 의미하고 '새'는 풀을 의미하는 순우리말. 새싹과 잎이
        둥근 형태로 자라는 풀이라는 뜻

식품원료 사용 가능 여부 식품원료 목록에 없음

생육형태 박새는 백합목 백합과 여로속에 속하는 여러해살이풀
로, 전국 각지에 분포하고 깊은 산의 그늘진 숲속이나 산기슭의
습지에서 무리 지어 자란다. 높이는 1~1.5m이다.

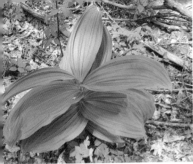
❀ 박새 잎

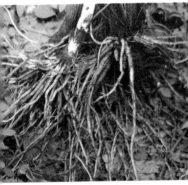
❀ 박새 뿌리(채취품)

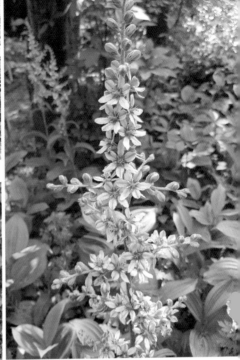
❀ 박새 꽃

✿ **꽃** : 꽃은 6~7월에 피는데, 지름이 2.5cm 정도이고 안쪽은 연한 황백색, 뒤쪽은 황록색으로 원추꽃차례에 밀생하며 원줄기 끝에 달린다.

🌱 **잎** : 잎은 어긋나고, 밑부분에서 잎집만으로 원줄기를 둘러싼다. 윗부분이 퍼지며 넓은 난형 또는 긴 타원형이다. 큰 것은 길이 30cm, 너비 20cm 이상 되는 타원형으로, 나란히맥이 많고 주름이 져 있으며, 뒷면에 짧은 털이 나 있다.

🌿 **줄기** : 줄기가 곧게 서고 원주형으로 속이 비어 있다.

🍎 **열매** : 열매는 9~10월에 달리고 달걀상 타원형의 삭과이며, 길이 2cm 정도에 윗부분이 3개로 갈라진다.

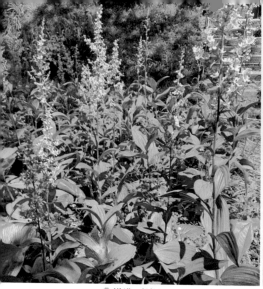

❋ 박새 지상부

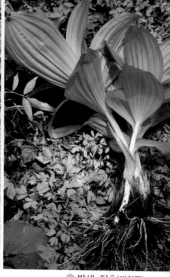

❋ 박새 전초(채취품)

❋ **뿌리** : 뿌리줄기는 짧고 굵으며 밑에서 굵고 긴 수염뿌리를 많이 낸다.

❀ **특징** : 뿌리는 약용하며, 식물체에 강한 독성이 있어 살충제로도 쓰인다.

(**사용부위 및 채취시기**) 뿌리와 뿌리줄기는 이른 봄(꽃대가 출현하기 전)과 가을(줄기가 시든 후)에 채취한다. 뿌리를 채취하여 줄기와 털 모양의 잎자루를 다듬어버리고 물에 씻어 햇볕에 말린다.

(**작용부위**) 간, 폐, 위에 작용한다.

(**성질과 맛**) 성질이 차고, 맛은 맵고 쓰며, 독성이 있다.

(**성   분**) 뿌리에는 제르빈(jervine), 슈도제르빈(pseudojervine), 루비제르빈(rubijervine), 콜히친(colchicine), 제르메린(germerine), 베르트로일-지가데닌(veratroyl-zygadenine) 등의 알칼로이드

(alkaloid), 베타-시토스테롤(β-sitosterol) 등이 함유되어 있다.

(약리작용) 최토작용, 혈압강하작용, 항미생물작용, 살충작용

(용 도) 약용(뿌리는 살균작용)

(효 능) 뿌리 및 뿌리줄기는 풍담(風痰: 풍증을 일으키는 담 또는 풍증으로 인한 담)을 토하게 하고, 기생충을 없애거나 벌레 독을 풀어주는 효능이 있어, 목에 가래가 낀 듯하고 목구멍이 붓고 아픈 증상, 황달, 간질, 오래된 말라리아, 피부질환을 치료한다. 또한 농약(살충제)의 원료로도 쓰인다.

(약 용 법) 말린 뿌리와 뿌리줄기 0.3~0.9g을 가루 내어 또는 환으로 만들어 복용한다. 피부질환에는 가루 낸 것을 기름에 섞어 환부에 바른다. 민간에서는 치통에 진통제로 박새 뿌리를 사용하는 경우가 있으나, 독성이 있어 위험하다.

(주의사항) 독성이 있으므로 전문가의 상담 없이 함부로 복용해서는 안 된다. 허약한 환자나 임산부는 복용에 주의한다. 일반적으로 세신, 작약, 인삼, 사삼, 단삼, 현삼, 고삼과는 함께 사용하지 않는다.

박새 현대 임상 응용

- 제풍담음(諸風痰飮) 치료에는 여로(藜蘆) 3.75g, 울금 0.375g을 가루로 내어 1회 0.375g씩 따뜻한 장수(漿水) 한 잔으로 복용하고 토하도록 한다.
- 말라리아 치료에는 여로(藜蘆), 조협(皂莢) 각 37.5g, 파두(巴豆) 25개를 찧어서 팥알 만한 크기로 밀환(蜜丸)을 만들어 공복에 1환, 발병하기 전 1환, 발병 시에 또 1환을 복용하고 음식은 먹지 않는다.
- 오래된 말라리아로 음식을 먹지 못하고 가슴 속이 울렁거리며 토하고 싶어도 토할 수 없을 때에는 여로(藜蘆) 가루 1.875g을 따뜻한 물에 타서 토할 때까지 복용한다.

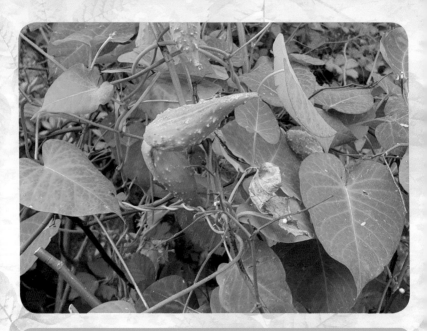

 항산화작용

박주가리

Metaplexis japonica (Thunb.) Makino

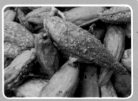

한약명 나마(蘿藦), 환란(芄蘭), 작표(雀瓢), 고환(苦丸), 나마자(蘿藦子), 천장각(天漿殼)

과　명 박주가리과(Asclepiadaceae)

식물명 유래 '박'과 '주가리(쪼가리, 작은 조각)'의 합성어로, 열매가 박과 비슷하고 익어서
벌어진 모습이 박이 쪼개진 모습을 닮아 박의 쪼가리라는 뜻

식품원료 사용 가능 여부 식품원료 목록에 없음

생육형태 박주가리는 용담목 박주가리과 박주가리속에 속하는
덩굴성 여러해살이풀로, 전국 각지에 자생하고 햇볕이 잘 드는
양지바르고 건조한 곳에서 잘 자란다. 길이는 2~4m이다.

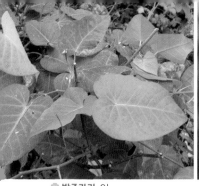
❀ 박주가리 잎

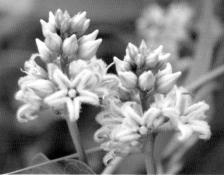
❀ 박주가리 꽃

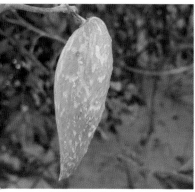
❀ 박주가리 열매

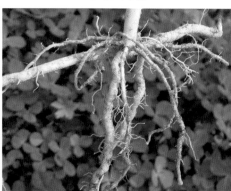
❀ 박주가리 뿌리(채취품)

✿ 꽃 : 꽃은 7~8월에 흰색 또는 옅은 자주색으로 피며, 잎겨드랑이에 총상꽃차례로 달린다. 녹색의 꽃받침은 5갈래로 깊게 갈라진다. 꽃부리는 넓은 종 모양이고 5개로 깊게 갈라지며 안쪽에 털이 빽빽이 나 있다.

🌿 잎 : 잎은 마주나며, 길이 5~10cm, 너비 3~6cm에 긴 심장 모양으로 끝이 뾰족하고 가장자리가 밋밋하다. 잎자루는 2~5cm이다.

🌱 줄기 : 덩굴줄기는 길이가 3m 이상에 달하고 녹색이며, 자르면 젖 같은 액체가 나온다.

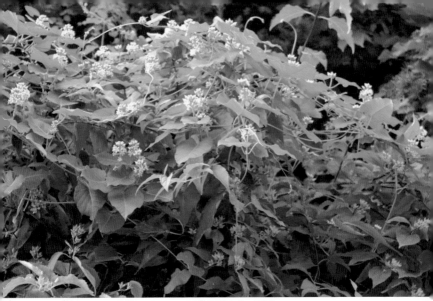

🖐 **열매 :** 열매는 뿔 모양의 골돌과이며, 전면에 고르지 않은 작은 돌기가 있고, 종자는 편평한 거꿀달걀 모양이며 흰색 실 같은 갓털이 달려 있어 바람에 잘 날리고 8월에 익는다.

🌿 **뿌리 :** 뿌리줄기가 길게 뻗어 번식한다.

🐝 **특징 :** 세계에는 수종, 우리나라에는 1종이 분포한다. 큰조롱에 비해서 꽃은 흰색 또는 연한 자주색이며, 수평으로 퍼지는 꽃부리 갈래와 안쪽의 많은 긴 털로 구분된다. 갓털은 솜의 대용으로 인주를 만드는 데 쓰기도 한다. 박주가리와 유사한 식물로 큰조롱(*Cynanchum wilfordii*)과 하수오(*Reynoutria multiflora*)가 있다. 같은 박주가리과의 큰조롱은 한약명이 백수오(백하수오)이고 은조롱이나 하수오라고도 불리는데, 이 하수오라는 이명 때문에 마디풀과에 속하는 하수오와 혼동하기 쉽다. 큰조롱은 박주가리처럼 줄기에서 유즙이 나오며 꽃이 연한 황록색인데,

하수오는 유즙이 없으며 꽃은 흰색이다.

사용부위 및 채취시기 전초와 뿌리는 7~8월, 열매와 열매껍질은 가을에 채취한다.

작용부위 전초는 비장, 신장에 작용한다. 열매는 신장에 작용하고, 열매껍질은 간, 폐에 작용한다.

성질과 맛 전초는 성질이 평(平)하고, 맛은 달고 맵다. 열매는 성질이 따뜻하고, 맛은 달고 맵다. 열매껍질은 성질이 평(平)하고, 맛은 달고 매우며, 독성이 없다.

성 분 뿌리에는 에스테르(ester)형 배당체와 벤조일라마논(benzoylramanone), 메타플렉시게닌(metaplexigenin), 이소람논(isoramanone), 사르코시틴(sarcositin) 등이 함유되어 있다. 잎과 줄기에는 프레그난(pregnane) 배당체와 d-시마로오스(d-cymarose), 디지톡소즈(digitoxose), 사르코스틴(sarcostin), 우텐딘(utendin), 메타플렉시게닌(metaplexigenin) 등이 함유되어 있다.

약리작용 항산화작용

용 도 식용(종자), 약용(지상부와 뿌리는 성기능개선 및 해독작용), 도구용(종자의 털은 솜대용으로 사용)

효 능 전초 또는 뿌리는 한약명이 나마(蘿藦)이며, 정(精)을 보하고 원기를 더하여 주며, 젖이 잘 나오게 하고 독소를 해독하는 효능이 있어, 단독(丹毒), 창독(瘡毒), 뱀이나 벌레 물린 상처 등의 치료와 발기불능, 신장이 허해서 오는 유정(遺精), 성행위를 지나치게 많이 하여 오는 기의 손상, 여성의 냉이나 대하, 젖이 잘 나오지 않는 증상에 사용할 수 있다. 열매는 한약명이 나마자(蘿藦子)이며, 신장을 보하고 정(精)을 더해주며, 새살을 돋게 하고 출혈을 멎게 하는 효능이 있다. 잘 익은 열매 껍질은 한약명이 천장각(天漿殼)이며, 폐의 기운을 맑게 식히고 가래를 삭이며, 어혈을 제거하고 출혈을 멎게 하는 효능이 있어, 해수, 백일해, 천식, 홍역 등의 치료에 쓴다.

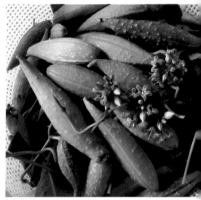
❀ **박주가리** 열매(채취품)

약 용 법 말린 전초 또는 뿌리 15~60g을 물 1L에 넣고 끓기 시작하면 불을 약하게 줄여 1/3로 줄 때까지 달여서 하루 2회로 나누어 마신다. 말린 열매껍질 6~9g을 물 1L에 넣고 끓기 시작하면 불을 약하게 줄여 1/3로 줄 때까지 달여서 하루 2회로 나누어 마신다. 외용할 경우에는 짓찧어 환부에 붙인다.

박주가리 현대 임상 응용

- 토혈허손(吐血虛損) 치료에는 나마(蘿藦), 지골피(地骨皮), 백자인(柏子仁), 오미자(五味子) 각 112.5g을 취해 가루로 내어 공복에 미음으로 복용한다.
- 양위(陽痿) 치료에는 나마, 음양곽근, 선모근 각 9g을 같이 넣고 달여서 1일 1첩 복용한다.
- 노상(癆傷) 치료에는 나마와 닭을 같이 넣고 끓여서 복용한다.
- 하유(下乳) 치료에는 나마 9~15g을 달여서 복용한다. 고기를 넣고 끓여서 복용할 때에는 30~60g까지 사용할 수 있다.
- 소아감적(小兒疳積) 치료에는 ① 박주가리 잎줄기 적당량을 취해 가루로 낸 다음, 설탕을 첨가하여 1회 3~6g씩 복용한다. ② 나마 30g, 목적초(木賊草) 15g을 취해 가루로 내어 1회 15g씩 복용하고, 찐 닭간을 3일에 1회, 연속 5회 복용한다.

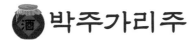 박주가리주

재료 준비

- 산이나 들에서 채취한다.

제조 방법

- 약효는 전초와 열매에 있다. 오염되지 않은 곳에서 자란 것을 채취하여 생으로 쓰거나 말려서 사용한다.
- 생것 210g 또는 말린 것 180g을 소주 3.6L에 넣고 밀봉한다.
- 6~9개월간 숙성시켜 음용하며, 2년 정도 숙성시킨 후에는 찌꺼기를 걸러내고 보관한다.

😋 😖 맛은 달고 약간 떫다. 설탕을 100g 정도 가미할 수 있다.

적용 병증

- **음위(陰痿)** : 남성의 음경이 발기하지 않아 성교가 불가능한 경우의 처방이다. 노화 현상의 하나이며, 젊은 사람에게는 과음, 과로, 영양부족 등으로 오는 경우가 있다. 소주잔 1잔을 1회분으로 1일 1~2회씩, 10~15일 동안 음용한다.
- **양신(養腎)** : 남성의 양기를 돋우고 생식기능을 튼튼히 하기 위한 처방이다. 양기가 없으면 매사에 기운이 없고 권태롭다. 소주잔 1잔을 1회분으로 1일 1~2회씩, 10~15일 동안 음용한다.
- **양위(養萎)** : 남성의 정력과 양기를 채워주기 위한 처방이다. 남성에게 정력이 없다면 모든 일에서 의욕을 상실한다. 소주잔 1잔을 1회분으로 1일 1~2회씩, 15~25일 동안 음용한다.
- **기타 적응증** : 강정, 허약체질 개선, 대하증, 유즙결핍, 출혈증

※ 본 약술을 음용하는 중에 가려야 하는 음식은 없다. 장복하는 것은 좋지 않다.

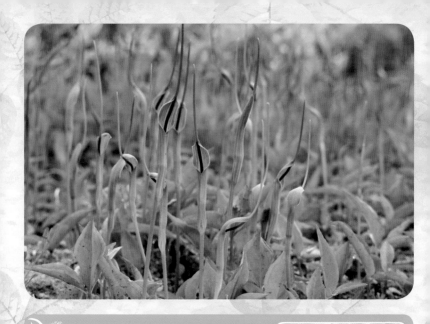

진토·최토·진해거담·항궤양 작용

반하

Pinellia ternata (Thunb.) Breitenb.

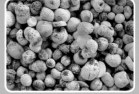

이 명 끼무릇, 가마귀수까락, 반화, 산마, 살마
한약명 반하(半夏), 지교(地交), 수옥(水玉), 수전(守田)
과 명 천남성과(Araceae)
식물명 유래 한자 이름 '반하(半夏)'에서 유래한 것으로, 여름의 중간쯤 음력 오월에 약
        효가 뛰어나다는 뜻
식품원료 사용 가능 여부 식품원료 목록에 없음

생육형태 반하는 천남성목 천남성과 반하속에 속하는 여러해살
이풀로, 전국 각지에 분포하고 물 빠짐이 좋은 양지나 반음지의
밭에서 자란다. 햇빛이 잘 드는 경작지 주변이나 숲 가장자리의

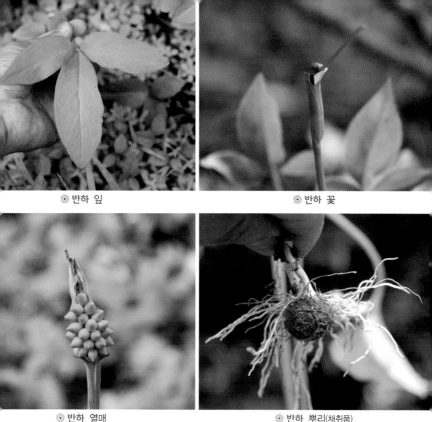

⊙ 반하 잎

⊙ 반하 꽃

⊙ 반하 열매

⊙ 반하 뿌리(채취품)

습한 곳에서 잘 자란다. 토질은 가리지 않고 산기슭의 산, 개간
지 등 어떤 곳이든 재배가 가능하다. 높이는 20~40cm이다.

🌸 **꽃** : 꽃은 5~7월에 노란빛을 띤 흰색으로 피며, 육수꽃차례 밑
　부분에 암꽃이 달리고 윗부분에는 수꽃이 달리는데, 수꽃은
　대가 없는 꽃밥만으로 이루어져 있다. 꽃줄기는 가늘고, 높이
　20~40cm다. 불염포(꽃덮개)는 녹색으로 끝이 자색을 띠기도
　한다.

🌿 **잎** : 잎은 3개의 작은잎으로 된 겹잎이며 잎자루는 길이가

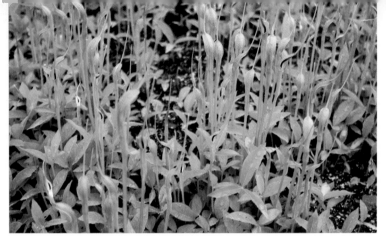
● 반하 지상부

10~20cm이고, 밑부분이나 위쪽에 1개의 살눈이 달린다. 작은
잎은 길이 3~12cm, 너비 1~5cm에 긴 타원형 또는 선상 피침
모양으로 잎자루가 거의 없으며 가장자리가 밋밋하다.

🌰 **열매 :** 열매는 녹색의 작은 장과이며 8~10월에 맺힌다.

❄ **뿌리 :** 지름 1~2cm 정도의 땅속 덩이줄기에서 1~2개의 잎이
나온다.

🌿 **특징 :** 가련한 자태를 하고 있으며 이것이 자라는 때가 여름 중
간이라 하여 반하(半夏)라고 하는, 계절감을 느끼게 하는 반가
운 풀로서 성질도 강건하다. 간혹 꽃대의 안쪽에 자색을 띤 것
을 '자색반하'라고 부르는데 아름다운 품종이다. 대반하는 잎
이 3갈래로 깊게 갈라지는데 비해, 반하는 작은잎이 3장으로
완전히 나누어지며 전체적으로 작아 구분된다.

(사용부위 및 채취시기) 덩이줄기를 여름철과 가을철에 채취하여,
씻어서 겉껍질과 수염뿌리를 제거하고 햇볕에 말린다.

(작용부위) 폐, 비장, 위에 작용한다.

성질과 맛 성질이 따뜻하고, 맛은 맵고, 독성이 있다.

성　분 정유, 소량의 지방, 전분, 점액질, 니코틴(nicotine), 아스파라긴산(asparagin acid), 글루타민(glutamine), 캠페스테롤(campesterol), 콜린(choline), 다우코스테롤(daucosterol), 피넬리아렉틴(pinellia lectin), 베타-시토스테롤(β-sitosterol), 아네톨(anethole), 쇼가올(shogaol), 바이칼린(baicaline), 바이칼레인(baicalein), 진저롤(gingerol) 등이 함유되어 있다.

약리작용 진토작용(법제반하), 최토작용(생반하), 진해거담작용, 항암작용, 조기 임신 길항작용, 항부정맥작용, 항궤양작용

용　도 약용(덩이줄기는 거담, 진해, 항암작용)

효　능 덩이줄기는 습을 말리고 가래를 삭이며, 기가 치밀어 오르는 것을 내려 구토를 멈추게 하며, 가슴이 결리고 뭉친 것을 풀어주며 종기를 가라앉히는 등의 효능이 있어, 오심, 구토, 반위(反胃), 기침, 가래, 어지럼증, 가슴이 두근거리면서 불안해하는 증상, 급성 위염, 구안와사, 반신불수, 간질, 경련, 부스럼이나 종기 등을 낫게 한다.

약용법 말린 덩이줄기 4~12g을 물 1L에 넣고 1/3로 줄 때까지 달여서 하루 2~3회로 나누어 마신다. 처방에 따라 다른 약재와 배합하여 사용한다.

주의사항 초오, 오두류의 약물과는 함께 쓰지 않는다. 진액 손상으로 인한 갈증이 심한 사람은 복용에 주의한다. 독성이 있으므로 반드시 정해진 방법에 따라 포제하여 사용해야 한다. 쪼개서 혀끝에 댔을 때 톡 쏘는 느낌이 없을 때까지 물에 담가 독성

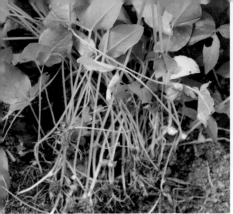

⚘ 반하 전초(채취품)

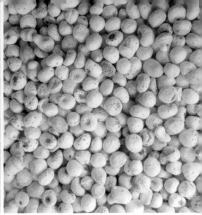

⚘ 반하 덩이줄기(약재)

을 제거한다. 또는 생강 달인 물이나 백반 녹인 물에 끓여서 포
제하여 쓰는데, 사용할 때에는 전문가의 지도를 받아야 한다. 독
성이 있으므로 전문가의 상담 없이 함부로 복용해서는 안 된다.

반하 현대 임상 응용

- 관상동맥 질환 치료에는 신선한 반하, 신선한 천남성을 같은 비율로 취해 가루로 낸 다음, 물을 뿌려 환으로 만들어 1회 3.5g씩, 1일 3회 복용한다. 협심증 환자를 관찰한 결과, 대체로 높은 치료율을 보였다. 부작용으로 주로 위장관 반응 즉, 식욕감퇴, 상복부 불편감이 많았고, 일부 소수는 메스꺼움, 허저림, 상복부 은은한 통증, 복부창만, 가벼운 설사, 또는 묽은 변, 대변잠혈검사 양성, 백혈구 또는 혈소판 수치 하강 등의 증상을 보였으나 치료가 끝난 후 모두 회복되었다.
- 사마귀(verruca vulgaris) 치료에는 사마귀 환부를 미지근한 물로 10~20분간 헹구고 면도날로 표면 각질층을 가볍게 긁어낸다. 신선한 반하를 깨끗이 씻어 껍질을 벗기고 사마귀 환부에 1~2분간, 1일 3~4회 문지르고, 초기에 생긴 사마귀에 문지르면 된다. 만약 사마귀가 계속 더 커지고 많아지면 하나하나씩 문질러주면 더욱 효과적이다. 관찰 결과, 높은 완치율을 보였으며, 환부에 바를 때 부작용은 없었다.
- 급성 유선염 치료에는 신선한 반하를 깨끗이 씻어 껍질을 벗기고 적당한 크기로 깎아 아픈 쪽이나 반대쪽 콧구멍에 쑤셔 넣었다가 1~2시간 후에 꺼낸다. 매일 혹은 7~8시간 간격으로 1회 더 쑤셔 넣고, 3회 연속으로 효과가 없으면, 다른 방법으로 치료한다. 관찰 결과, 높은 치료율을 보였다.

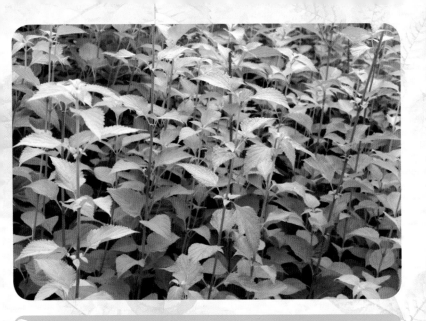

방아풀

Isodon japonicus (Burm.f.) H.Hara

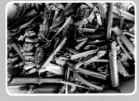

이 명 회채화

한약명 사릉간(四棱杆), 향다채(香茶菜), 연명초(延命草)

과 명 꿀풀과(Labiatae)

식물명 유래 한자 이름 '박하(薄荷)'의 다른 이름 '방하(芳荷)'에서 유래한 것으로, 박하처
       럼 식물체에서 독특한 향기가 난다는 뜻

식품원료 사용 가능 여부 가능(잎)

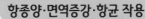

생육형태 방아풀은 꿀풀목 꿀풀과 산박하속에 속하는 여러해살
이풀로, 전국 각지의 산과 들에서 자생하고 농가에서도 재배하
기도 한다. 우리나라 각지의 산과 숲, 들의 가장자리에 자생하므

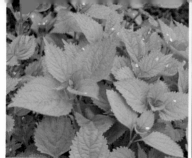

❀ 방아풀 잎

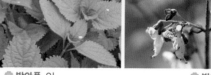

❀ 방아풀 꽃

로 전국 각처에 재배할 수 있다. 높이는 50~100cm이다.

❀ **꽃** : 꽃은 8~9월에 연한 자주색으로 피며, 잎겨드랑이와 원줄기 끝에서 취산꽃차례가 마주나서 전체가 원추꽃차례를 이룬다. 꽃부리는 입술 모양으로, 윗입술 꽃잎은 4갈래로 갈라지고 아랫입술 꽃잎은 밋밋하며, 수술과 암술이 꽃부리 밖으로 나온다.

🌿 **잎** : 잎은 마주나며, 길이 6~15cm, 너비 3.5~7cm에 넓은 달걀 모양으로 표면(앞면)은 녹색이며 뒷면은 연한 녹색이고 맥 위에 잔털이 있으며 가장자리에 톱니가 있고, 밑부분이 갑자기 좁아져서 잎자루의 날개로 된다.

🌿 **줄기** : 능선이 네모진 줄기가 곧게 서며 가지가 많이 갈라지고 부드러운 털이 아래를 향해 나 있다.

🍒 **열매** : 열매는 납작한 타원형의 분과이며, 윗부분에 샘점이 있고 10월에 익는다.

🌸 **뿌리** : 뿌리줄기는 나무질이다.

🐛 **특징** : 죽어가는 환자를 살리는 기사회생의 효과가 있다 해서 연명초(延命草)라는 이름이 붙었다. 오리방풀은 산박하와 방아풀에 비해 잎끝이 3갈래로 갈라지고 가운데 잎이 길쭉하여 구분된다.

318

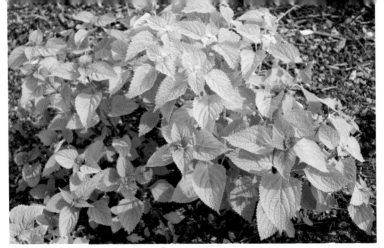

● 방아풀 지상부

사용부위 및 채취시기 잎을 가을에 채취한다.

작용부위 간, 심장, 비장에 작용한다.

성질과 맛 성질이 시원하고, 맛은 쓰다.

성 분 전초에는 쓴맛의 성분인 카우렌(kaurene) 계통의 디트르페노이드(diterpenoid) 화합물인 디하이드로엔메인(dihydroenmein), 엔메인(enmein), 엔메인-3-아세테이트(enmein-3-acetate), 이소도카르핀(isodocarpin), 노도신(nodosin), 이소도트리신(isodotricin), 오리도닌(oridonin), 포니시딘(ponicidin) 등이 함유되어 있다.

약리작용 항종양작용, 면역증강작용, 항균작용

용 도 약용(지상부는 항균, 항암작용)

효 능 잎은 열을 내리고 열독을 해독하며, 혈액순환을 원활하게 하고 부은 종기나 상처를 없애며, 위를 튼튼히 하고 통증을

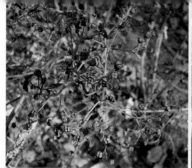
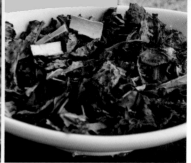

◉ 방아풀 열매　　　　　　　　◉ 방아풀 전초(약재)

멎게 하는 등의 효능이 있어, 소화불량, 복통, 인후종통(咽喉腫痛), 옹종, 타박상, 뱀에 물린 상처 등을 치료한다. 또한 항암 효과가 있어 식도, 간, 유방의 암종(癌腫)에도 사용한다.

(약 용 법) 말린 전초 9~15g을 물 1L에 넣고 끓기 시작하면 불을 약하게 줄여 1/3로 줄 때까지 달여서 하루 2~3회로 나누어 마신다. 가루 내어 복용하기도 한다. 외용할 경우에는 짓찧어 환부에 붙인다.

(주의사항) 영남 지방에서는 추어탕이나 보신탕에 방아잎을 넣어 먹는데, 이것의 기원식물은 배초향으로 방아풀과 다른 식물이다. 배초향은 씹으면 약간 쓴맛이 나면서도 강한 향기가 나는데, 방아풀은 쓴맛이 강하기 때문에 쉽게 구별할 수 있다.

방아풀 의 기능성 및 효능에 관한 특허자료

방아풀 추출물을 함유하는 신경 염증 예방 및 치료용 조성물
본 발명은 방아풀 추출물에서 정제한적 사용 천연화합물인 Glaucocalyxin A(GLA)가 미세교세포의 활성을 억제하는 효능을 가짐을 이용하여 미세교세포를 매개로 하는 신경 염증을 예방 및 치료할 수 있는 조성물과 이러한 방아풀 추출물을 추출하는 방법에 관한 것이다.

– 공개번호 : 10-2015-0017603, 출원인 : 건국대학교 산학협력단

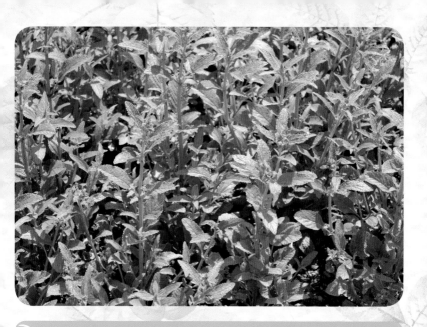

항미생물·지해평천 작용

배암차즈기

Salvia plebeia R.Br.

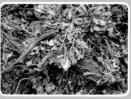

이　　명 배암차즈키, 뱀차조기, 배암배추, 뱀배추, 곰보배추

한약명 여지초(荔枝草), 수양이(水羊耳), 과동청(過冬靑), 천명정(天明精)

과　　명 꿀풀과(Labiatae)

식물명 유래 '배암(뱀)'과 '차즈기(소엽)'의 합성어로, 뱀이 자주 나타나는 들녘에서 자라
　　　거나, 꽃이 뱀을 닮았다는 뜻 또는 차즈기와 비슷하지만 쓰임새가 그보다
　　　못하다는 뜻

식품원료 사용 가능 여부 가능(잎)

(생육형태) 배암차즈기는 꿀풀목 꿀풀과 배암차즈기속에 속하는
두해살이풀로, 전국 각지에 자생하고 산과 들의 습지에서 자란

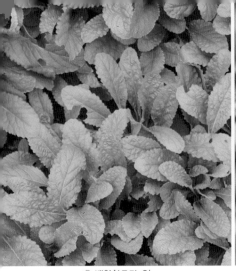

🌸 배암차즈기 잎

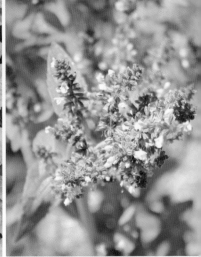

🌸 배암차즈기 꽃

다. 고도가 낮은 지역의 약간 습기 있는 들판, 논둑이나 개울가
등 습지에서 자란다. 높이는 30~70cm이다.

🌸 **꽃** : 꽃은 5~7월에 연한 자주색으로 피며, 줄기 윗부분의 잎겨
드랑이에 총상꽃차례로 달린다. 꽃부리는 입술 모양이며, 꽃
받침에 털과 샘점이 있다.

🌿 **잎** : 뿌리잎은 모여나서 지면으로 퍼지지만 겨울을 나고 꽃이
필 때쯤 말라 없어진다. 줄기잎은 마주나고, 길이 3~6cm, 너
비 1~2cm에 긴 타원형으로 끝이 둔하며 밑부분이 뾰족하고
가장자리에 둔한 톱니가 있다.

🌿 **줄기** : 줄기가 네모지며 곧게 서고 아래를 향한 잔털이 빽빽이
나 있다.

🌿 **열매** : 열매는 넓은 타원형으로 4개의 분과이며 짙은 갈색으로
익는다.

(**사용부위 및 채취시기**) 전초를 6~7월에 채취한다.

322

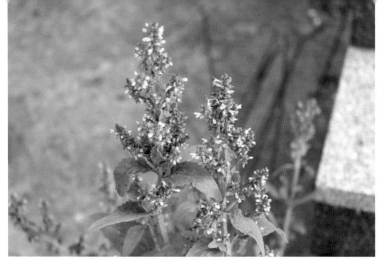

● 배암차즈기 지상부

（작용부위） 폐, 위에 작용한다.

（성질과 맛） 성질이 시원하고, 맛은 쓰고 매우며, 독성이 없다.

（성　분） 정유, 사포닌, 강심배당체와 호모플란타기닌(homoplantaginin), 유파폴린(eupafolin), 히스피둘린(hispidulin), 유파폴린-7-글루코시드(eupafolin-7-glucoside), 네피트린(nepitrin), 카페산(caffeic acid) 등이 함유되어 있다.

（약리작용） 항미생물작용, 지해평천작용

（효　능） 전초는 열을 내리고 열독을 해독하며, 혈분(血分)의 열을 내리고 어혈을 제거하며, 소변이 잘 나오게 하여 부종을 없애는 효능이 있어, 기침, 가래, 감기, 편도염, 폐결핵, 토혈, 혈뇨, 치질, 국부 종기, 타박상, 피부병, 복수(腹水), 단백뇨 등을 치료한다. 생리불순, 냉증, 자궁출혈, 자궁염 등의 여성 질환에도 쓴다.

（약용법） 말린 전초 9~30g(생것은 15~60g)을 물 1L에 넣고

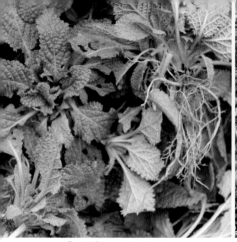

● 배암차즈기 전초(채취품)

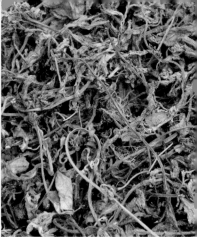

● 배암차즈기 전초(약재)

1/3로 줄 때까지 달여서 하루 2~3회로 나누어 마신다. 가루나 환으로 만들어 복용하기도 한다. 외용할 경우에는 짓찧어 환부에 바른다. 또는 즙을 내어 입안에 머금거나 귀에 떨어뜨려 넣거나, 달인 물로 씻어낸다.

배암차즈기 현대 임상 응용

- 급성 편도선염 치료에는 신선한 배암차즈기 1kg(건초 500g)을 깨끗이 씻은 후 물 1L를 붓고 진하게 달여서 500ml로 만든다. 1회 50ml, 1일 2회, 5일을 1회 치료과정으로 한다. 열이 높은 환자는 1일 3회 복용한다. 관찰 결과, 인후통, 편도선종은 치료 후 증상이 빠르게 호전되어 높은 치료율을 보였다.

- 질염(vaginitis), 자궁경부 미란(cervical erosion) 치료에는 신선한 배암차즈기 500g 을 깨끗이 씻어 잘게 썰고 물 3~3.5kg을 붓고 10분간 끓여 여과하면 세척제가 된다. 신선한 배암차즈기 500g을 깨끗이 씻어 잘게 썰고 물 1L를 부어 푹 삶은 다음, 2겹의 거즈로 약즙을 짜낸 뒤 다시 6겹의 거즈로 걸러 500ml로 농축한다. 치료할 때 먼저 세척제로 질을 헹군 다음, 마른 면봉을 농축제에 적셔 질 내 자궁 경부에 넣는다. 1일 1회, 7일을 1회 치료과정으로 한다. 2~3일 간격으로 2회 치료 과정을 진행한다. 관찰 결과, 높은 치료율을 보였으며, 완치되지 않은 환자도 증상이 어느 정도 호전되었다.

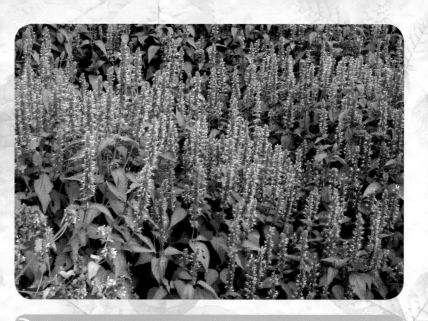

배초향

Agastache rugosa (Fisch. & C.A.Mey.) Kuntze

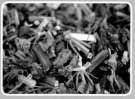

이 명	방앳잎, 방아잎, 중개풀, 방애잎, 방아풀
한약명	곽향(藿香), 배초향(排草香), 토곽향(土藿香), 두루자향(兜婁姿香)
과 명	꿀풀과(Labiatae)
식물명 유래	한자 이름 '배초향(排草香)'에서 유래한 것으로, 다른 풀의 향기를 밀쳐낼 정도로 그 향기가 강하다는 뜻
식품원료 사용 가능 여부	가능(잎), 제한적 사용(지상부)

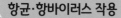

생육형태   배초향은 꿀풀목 꿀풀과 배초향속에 속하는 여러해
살이풀로, 전국 각지에 분포하고 산과 들의 부엽질이 풍부한 양
지나 반그늘에서 자란다. 햇볕이 잘 들고 다소 습한 보수력이

있는 비옥한 땅이 좋다. 그늘진 곳
에서는 향기가 옅어진다. 높이는
40~100cm이다.

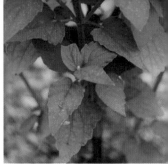

❀ 배초향 잎

❀ **꽃** : 꽃은 7~9월에 자주색으로 피
며, 입술 모양의 꽃이 원줄기와 가
지 끝에 이삭 모양의 윤산꽃차례에
촘촘하게 달린다. 향기가 있다.

🌿 **잎** : 잎은 마주나며, 길이 5~10cm,
너비 3~7cm에 달걀상 심장 모양
으로 끝이 뾰족하고 가장자리에 둔
한 톱니가 있다. 잎의 표면에는 털
이 없으며, 뒷면에 약간의 털과 흰
빛을 띠는 것도 있다.

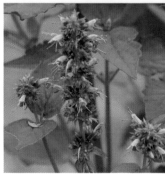

❀ 배초향 꽃

🌿 **줄기** : 줄기는 곧게 서며 네모지고
윗부분에서 가지가 갈라진다. 줄
기 표면에는 잔털이 적거나 없으며
단면의 중앙에는 흰색의 부드러운
속심이 있다.

🍈 **열매** : 거꿀달걀 모양의 타원형 열
매는 삼릉과상의 분과로 10~11월
에 익는데, 짙은 갈색의 씨방에 미
세한 종자가 많이 들어 있다.

🌿 **특징** : 풀 전체에서 특유의 향기가
진하게 난다. '방아잎' 또는 '깨나
물'이라고도 하며, 전체에서 강한
향기를 풍기는 방향성 식물이다.

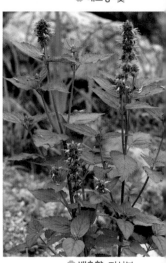

❀ 배초향 지상부

326

향유속의 꽃차례는 축을 중심으로 한쪽에 붙는 특징이 있어 배초향속과 구분된다.

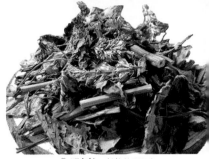

❋ 배초향 지상부(채취품)

사용부위 및 채취시기 지상부를 6~7월에 가지와 잎이 무성할 때 채취하여, 낮에는 햇볕에 내놓고 밤에는 들여놓기를 마를 때까지 반복한다.

작용부위 폐, 위, 비장에 작용한다.

성질과 맛 성질이 약간 따뜻하고, 맛은 맵고, 독성이 없다.

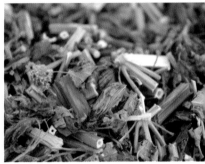

❋ 배초향 지상부(약재)

성   분 전초에는 정유 성분이 들어 있는데, 주성분은 메틸카비콜(methyl chavicol)이고, 그 밖에도 아네톨(anethole), 아니스알데하이드(anisaldehyde), 델타-리모넨(δ-limonene), p-메톡시시남알데하이드(p-methoxycinnamaldehyde), 델타-피넨(δ-pinene) 등이 함유되어 있다.

약리작용 항균작용, 항스피로헤타작용(항나선상균작용), 항바이러스작용

용   도 약용(지상부는 소화력 증진, 여름철 설사나 구토에 사용)

효   능 지상부는 서병(暑病)을 낫게 하고 표증(表證)을 풀어주며, 상초(上焦)에 있는 습을 제거하고 위기(胃氣)를 조화시키는 효능이 있다. 방향성 향기가 있어 건위, 진통, 소화를 돕고 감

기 등에 효과가 있다. 또한 습사를 없애고 중초를 조화롭게 하며, 구토를 멎게 하고 표사(表邪)를 흩어지게 하며 더위 먹은 것을 낫게 한다. 그 밖에 복부팽만, 식욕부진, 설사, 설태가 두텁게 끼는 증상 등에도 사용한다.

(약 용 법) 말린 지상부 6~10g을 물 1L에 넣고 끓기 시작하면 불을 약하게 줄여 1/3로 줄 때까지 달여서 하루 동안 나누어 마신다. 가루나 환으로 만들어 복용하기도 한다. 민간요법으로 옴이나 버짐에는 달인 물에 환부를 30분간 담그고, 구취가 날 때에는 달인 액으로 양치를 한다.

(주의사항) 진한 향기와 따뜻하고 매운 성질 때문에 음기를 손상하고 기를 소모할 우려가 있으므로, 혈액이 부족하거나 건조한 경우, 또는 음기가 부족한 경우에는 사용을 피한다. 오래 끓이는 것은 좋지 않다. 중국에서는 배초향과 비슷한 효능으로 꿀풀과의 여러해살이풀인 광곽향[廣藿香, *Pogostemon cablin* (Blanco.) Benth.]을 사용한다.

배초향 현대 임상 응용

- 여름 감기, 한열(寒熱)두통, 가슴이 답답하고 식욕이 없을 때에는 곽향(藿香) 15g, 패란(佩蘭) 9g, 활석(滑石) 15g, 죽엽(竹葉) 9g, 감초 6g을 같이 넣고 달여서 복용한다.
- 열사병 예방에는 곽향(藿香), 패란(佩蘭)을 같은 비율로 취해 달여서 복용한다.
- 급성 장염 치료에는 곽향(藿香) 9~30g을 달여서(오래 달이지 않는다) 복용한다.
- 위복부냉통(胃腹部冷痛) 치료에는 곽향(藿香) 6g, 육계(肉桂) 6g을 가루로 내어 1회 3g씩, 1일 2회 백주(白酒)로 복용한다.
- 속이 더부룩하고 식욕이 없을 때에는 곽향(藿香), 내복자(萊蔔子), 신곡(神曲), 반하(半夏) 각 9g, 생강 6g을 같이 넣고 달여서 복용한다.

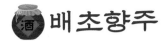 배초향주

재료 준비

- 주로 전국의 산이나 들의 습지 등 자생지에서 채취하여 사용한다.

제조 방법

- 약효는 방향성(芳香性)이 있는 전초에 있다. 채취한 전초를 물에 씻어 말려두고 적당히 썰어서 사용한다.
- 말린 전초 180g을 소주 3.6L에 넣고 밀봉한다.
- 4~6개월 이상 숙성시켜 음용하며, 18개월 정도 숙성시킨 후에는 찌꺼기를 걸러내고 보관한다.

😮 😋 맛은 맵고 달다. 황설탕 100g을 가미할 수 있다.

적용 병증

- **행기(行氣)** : 숨결을 잘 통하게 하여 몸을 잘 움직이게 하기 위한 처방이다. 소주잔 1잔을 1회분으로 1일 1~2회씩, 7~15일 동안 공복에 음용한다.
- **더위병(暑病)** : 여름에 더위를 먹어서 발병하는 것으로, 소화불량과 구토 증세가 나타난다. 소주잔 1잔을 1회분으로 1일 2~3회씩, 5~6일 동안 공복에 음용한다.
- **한열왕래(寒熱往來)** : 병을 앓는 중에 추운 기운과 더운 기운이 번갈아 나타나는 경우에 광범위하게 쓸 수 있는 처방이다. 소주잔 1잔을 1회분으로 1일 1~2회씩, 3~4일 동안 공복에 음용한다.
- **기타 적응증** : 거담, 건위, 구토, 설사, 소화불량, 습기로 인하여 관절이 저리고 쑤시며 마비되는 병증, 중풍

※ 본 약술을 음용하는 중에 가려야 하는 음식은 없다. 장복해도 해롭지는 않으나 치유되는 대로 음용을 중단한다.

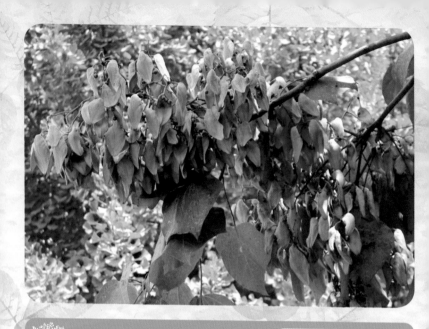

혈압강하·지혈·진정 작용

벽오동나무

Firmiana simplex (L.) W.Wight

이　명 벽오동, 청오동나무

한약명 오동자(梧桐子), 오동근(梧桐根), 오동백피(梧桐白皮), 오동엽(梧桐葉), 오동화(梧桐花)

과　명 벽오동과(Sterculiaceae)

식물명 유래 한자 이름 '벽오동(碧梧桐)'에서 유래한 것으로, 나무줄기에서 푸른빛이 나고 오동나무의 잎과 비슷하다는 뜻

식품원료 사용 가능 여부 가능(씨앗)

(생육형태) 벽오동나무는 아욱목 벽오동과 벽오동속에 속하는 중국과 인도차이나 원산의 낙엽 활엽 교목으로, 남부 지방의 과수

330

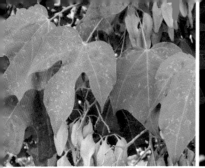

❀ 벽오동나무 잎

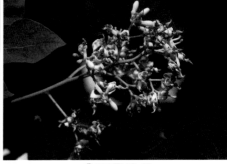

❀ 벽오동나무 꽃

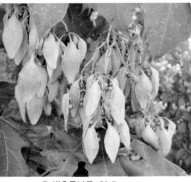

❀ 벽오동나무 열매

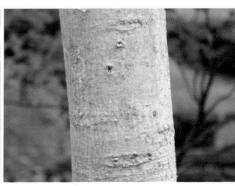

❀ 벽오동나무 나무줄기

원 주위에 심거나 가로수로 심는다. 내한성이 약해 중부내륙에서는 1년생 지상부가 종종 동해를 받으나 연수가 경과하면 추위에 강해진다. 높이는 10~15m이다.

✿ 꽃 : 꽃은 암수한그루로 6~7월에 피는데 담황색이고, 하나의 원추꽃차례에 암꽃과 수꽃이 함께 달린다. 꽃잎은 없고, 5장의 꽃받침조각은 긴 타원형이며 뒤로 젖혀진다.

🌿 잎 : 잎은 어긋나고 가지 끝에서는 모여나며, 넓은 달걀 모양에 가장자리가 3~5개로 갈라지고 밑부분은 심장 모양이며 끝이 날카롭다. 어릴 때에는 표면에 털이 나 있다가 시간이 지나면 없어진다. 잎자루는 잎의 길이와 거의 같거나 잎보다 길다.

🌿 **줄기 :** 굵은 가지가 벌어지며 나무껍질은 녹색이다.

🌰 **열매 :** 열매는 골돌과이며, 익기 전에 5개로 벌어져서 쭈글쭈글한 둥근 종자가 드러나고 10월에 성숙한다.

🌱 **특징 :** 줄기의 나무껍질이 벽색으로 나타나기 때문에 벽오동이라 한다. 생장 속도는 어릴 때는 빠르나 자람에 따라 보통이다. 목재의 변재는 담황백색, 심재는 담황갈색으로 뚜렷이 구분되지는 않으나 나이테는 뚜렷하다. 관상용으로 심고, 목재는 가구용, 나무껍질은 섬유용, 종자는 약차로 마신다.

(**사용부위 및 채취시기**) 종자는 9~10월에 열매가 익었을 때, 뿌리는 9~10월, 나무껍질은 가을·겨울, 잎은 여름, 꽃은 6~7월에 채취한다.

(**작용부위**) 종자는 심장, 폐, 신장에 작용한다. 잎은 간, 심장, 신장에 작용한다.

(**성질과 맛**) 종자와 꽃은 성질이 평(平)하고, 맛은 달다. 뿌리는 성질이 평(平)하고, 맛은 달고, 독성이 없다. 나무껍질은 성질이 시원하고, 맛은 달고 쓰다. 잎은 성질이 차고, 맛은 쓰고, 독성이 없다.

(**성   분**) 열매에는 지방유, 카페인, 스테르쿨린산(sterculic acid), 나무껍질에는 펜토산(pentosan), 펜토스(pentose), 옥타코사놀(octacosanol), 루페논(lupenone), 갈락탄(galactan), 우론산(uronic acid), 잎에는 베타인(betaine), 콜린(choline), 헨트리아콘탄(hentriacontane), 베타-아미린(β-amyrin), 루틴(rutin), 베타-아미린-아세테이트(β-amyrin-acetate), 베타-시토스테롤(β-sitosterol) 등이 함유되어 있다.

약리작용 혈압강하작용, 지혈작용, 진정작용

용 도 식용(종자는 볶아서 커피 대용품으로 사용), 섬유용(나무껍질), 가구용, 약용(사지마비, 고혈압 등에 사용)

효 능 종자(씨)는 한약명이 오동자(梧桐子)이며, 기를 순조롭게 소통시키고 위기(胃氣)를 조화시키며, 비장을 튼튼하게 하고 음식물을 소화시키며 지혈의 효능이 있어, 위통, 식체

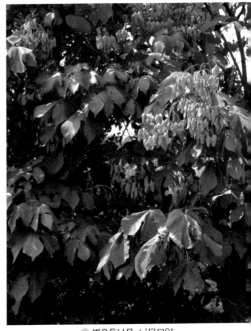

ⓞ 벽오동나무 나무모양

를 치료하고 고환이나 음낭이 커지면서 아랫배가 켕기고 아픈 병증과 어린아이의 구내염 등을 치료한다. 뿌리는 한약명이 오동근(梧桐根)이며, 풍사(風邪)와 습사(濕邪)를 제거하고, 월경을 순조롭게 하고 출혈을 멎게 하며, 독소를 해독하고 부스럼을 치료하는 효능이 있어, 타박상, 류머티즘에 의한 관절통, 월경불순, 장풍하혈 등을 치료한다. 나무껍질은 한약명이 오동백피(梧桐白皮)이며, 풍사(風邪)와 습사(濕邪)를 제거하고, 혈액순환을 원활하게 하고 경락을 잘 통하게 하는 효능이 있어, 타박상, 류머티즘에 의한 마비통, 이질, 단독(丹毒), 월경불순 등을 치료한다. 잎은 한약명이 오동엽(梧桐葉)이며, 풍사(風邪)와 습사(濕邪)를 제

거하고, 독소를 해독하고 부은 종기나 상처를 없애며 혈압을 내리는 효능이 있어, 류머티즘에 의한 동통, 마비, 창상출혈, 종기, 고혈압 등을 치료한다. 꽃은 한약명이 오동화(梧桐花)이며, 하초(下焦)의 습을 제거하고 부종을 없애며, 열을 내리고 열독을 해독하는 효능이 있어, 부종, 화상 등을 치료한다. 외용할

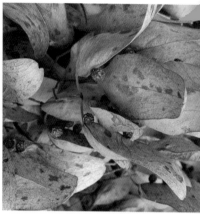
🌸 **벽오동나무** 열매와 종자(채취품)

경우에는 가루 내어 환부에 바른다.

(**약 용 법**) 말린 종자 3~9g을 물 1L에 넣고 반으로 줄 때까지 달여서 하루 2~3회로 나누어 마신다. 외용할 경우에는 약간 태워 가루로 만들어서 환부에 바른다. 뿌리(9~15g), 나무껍질(10~30g), 잎(10~30g), 꽃(6~15g)도 같은 방법으로 사용한다.

(**주의사항**) 생으로 먹는 것은 무익하고, 너무 많이 먹으면 귀가 먹먹해진다.

벽오동나무 현대 임상 응용

• 비출혈(鼻出血) 치료에는 벽오동나무 열매 추출물 과립제(포 당 10g, 생약 90g에 해당)를 1일 3회, 1회 1/3~1/2포 복용하고, 아동과 출혈이 심한 환자는 병세에 따라 가감한다. 6일을 1회 치료과정으로 한다. 고혈압, 건조성 비염, 위축성 비염, 비중격만곡증 등으로 인한 습관성 비출혈(鼻出血) 환자를 치료 관찰 결과, 높은 치료율을 보였으며, 치료과정 중 일부 소수의 환자는 약을 복용한 후 경미한 어지럼증과 복부 불편감이 있었고, 일부 어린이는 졸음현상이 나타났다.

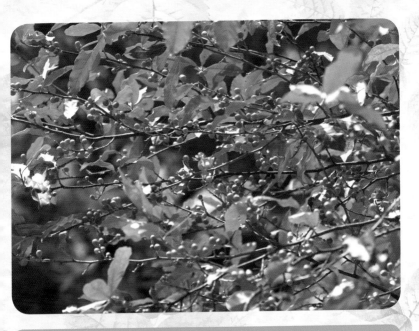

항산화·항염·항균·항종양 작용

보리수나무

Elaeagnus umbellata Thunb.

이 명 볼네나무, 보리장나무, 보리화주나무, 보리똥나무, 산보리수나무, 벌레낭, 볼레낭
한약명 우내자(牛奶子), 호퇴자(胡頹子), 호퇴자엽(胡頹子葉), 호퇴자피(胡頹子皮)
과 명 보리수나무과(Elaeagnaceae)
식물명 유래 열매의 과육을 먹고 남은 씨앗이 보리를 닮은 나무라는 뜻
식품원료 사용 가능 여부 **가능**(잎, 열매)

(생육형태) 보리수나무는 프로티아목 보리수나무과 보리수나무속
에 속하는 낙엽 활엽 관목으로, 평안남도 이남에 분포하고 산기
슭의 풀밭 또는 숲 가장자리, 계곡 주변에서 자생한다. 관상용으

로 정원에 심기도 한다. 양지에서도 잘 자라며 전국적으로 재배
가 가능하고 습지에서 잘 자란다. 높이는 3~4m이다.

✿ **꽃** : 꽃은 5~6월에 피는데, 새 가지의 잎겨드랑이에 산형꽃차
례로 달리며, 처음에는 흰색이다가 연한 노란색으로 변하고
방향성 향기가 있다.

❀ **잎** : 잎은 어긋나고, 길이 3~7cm, 너비 1~3cm에 긴 타원형으
로 잎끝이 짧고 뾰족하며 가장자리가 말려서 오그라들고 톱니

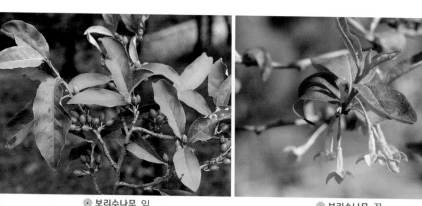

❀ 보리수나무 잎 ❀ 보리수나무 꽃

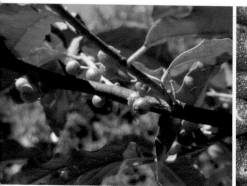

❀ 보리수나무 열매

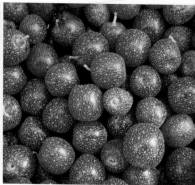

❀ 보리수나무 열매(채취품)

가 없다. 잎은 가을에 떨어지며, 앞면은 은빛이 나는 녹색이고 뒷면은 은빛이 나는 흰색이다.

줄기 : 가지가 많이 갈라지고, 가시가 있으며, 일년생 가지는 은백색 또는 갈색이다.

열매 : 열매는 장과로 지름이 0.6~0.8cm이며 둥글고 9~10월에 옅은 붉은색으로 익는다. 겉면이 갈색 또는 은색의 비늘털로 덮여 있다.

뿌리 : 곁뿌리가 잘 발달되어 있다.

특징 : 다른 보리수나무속 식물들과 달리 꽃은 봄에 피고, 열매는 둥근 모양으로 가을에 익는다. 맹아력이 강하다.

(사용부위 및 채취시기) 뿌리는 겨울부터 이듬해 봄, 잎은 여름, 열매는 가을에 채취한다.

(작용부위) 폐, 비장, 대장에 작용한다.

(성질과 맛) 성질이 시원하고, 맛은 쓰고 시다.

(성 분) 열매에는 포도당(glucose), 과당(fructose), 자당(sucrose), 아스코르브산(비타민 C)가 함유되어 있고, 잎, 나무껍질 등에는 세로토닌(serotonine)이 함유되어 있다.

(약리작용) 항산화작용, 항염작용, 항균작용, 항종양작용

(용 도) 약용(뿌리나 가지는 발열성 해수에 효과)

(효 능) 뿌리와 잎, 열매는 한약명이 우내자(牛奶子)이며, 열을 내리고 기침을 멈추게 하며, 하초(下焦)의 습을 제거하고 독소를 해독하는 효능이 있어, 해수, 하리, 이질, 임병, 붕루와 대하를 치료한다.

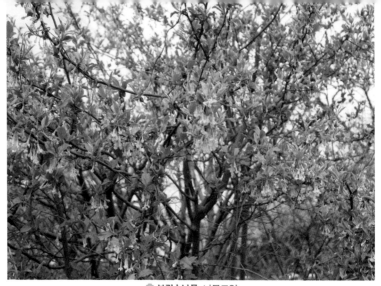

● **보리수나무** 나무모양

(**약 용 법**) 말린 약재 15~30g(열매는 3~9g)을 물 1L에 넣고 반으로 줄 때까지 달여서 하루 2~3회로 나누어 마신다.

보리수나무 현대 임상 응용

- 마른기침 치료에는 우내자(牛奶子) 30g, 반하(半夏) 3g, 사삼(沙参) 15g을 같이 넣고 달여서 꿀을 첨가하여 복용한다.
- 설사 치료에는 ① 우내자 15g을 달여서 복용한다. ② 우내자 3g을 찧어 흑설탕을 첨가하여 뜨거운 물에 타서 복용한다.
- 이질 치료에는 ① 우내자 15g, 마치현(馬齒莧) 15g을 같이 넣고 달여서 복용한다. ② 우내자 15g, 마늘 1개(작은 것)를 같이 넣고 달여서 복용한다.
- 임증(淋症) 치료에는 우내자 9~15g을 달여서 복용하거나, 돼지고기를 삶아서 먹는다.
- 유옹(乳癰) 치료에는 우내자 60g, 금은화(金銀花) 15g, 포공영(蒲公英) 30g을 같이 넣고 달여서 복용한다.

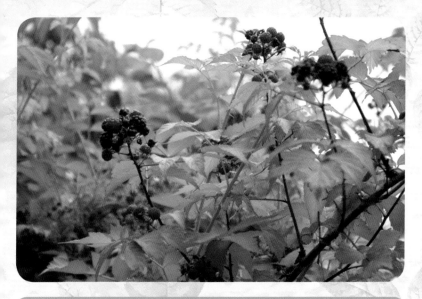

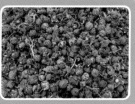

항균·항미생물·항종양 작용

복분자딸기

Rubus coreanus Miq.

이　명 곰딸, 곰의딸, 복분자딸, 복분자, 고무딸

한약명 복분자(覆盆子), 복분자근(覆盆子根), 복분자경엽(覆盆子莖葉), 복분(覆盆), 오포자(烏藨子), 삽전포과(揷田泡果)

과　명 장미과(Rosaceae)

식물명 유래 한자 이름 '복분자(覆盆子)'와 고유어 '딸기'의 합성어로, 열매를 먹으면 오줌 줄기가 너무 세어 요강(동이)을 뒤엎을 정도로 정력과 신장을 좋게 한다는 뜻 또는 열매의 모양이 동이를 엎어놓은 것과 비슷하다는 뜻

식품원료 사용 가능 여부 **가능**(열매)

(생육형태) 복분자딸기는 장미목 장미과 산딸기속에 속하는 낙엽 활엽 관목으로, 중부와 남부 지방에 분포하고 산기슭 양지, 숲

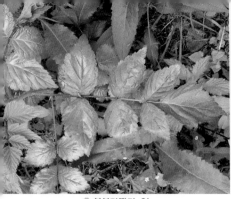

❀ 복분자딸기 잎

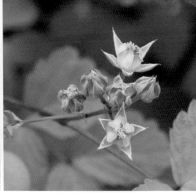

❀ 복분자딸기 꽃

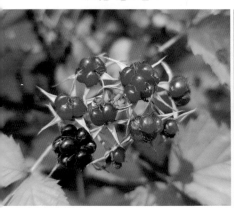

❀ 복분자딸기 열매

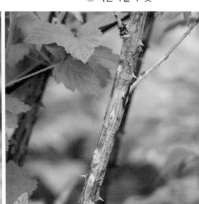

❀ 복분자딸기 나무줄기와 가시

가장자리 쪽에 자생하거나 재배하기도 한다. 높이는 1~3m이다.

❀ 꽃 : 꽃은 5~6월에 연홍색으로 피는데, 가지 끝이나 잎겨드랑
　　이에 산방 또는 겹산형꽃차례로 달린다. 꽃자루에도 굽은 가
　　시와 회색 털이 있다.

❀ 잎 : 잎은 어긋나고 5~7개의 작은잎으로 된 깃꼴겹잎이며, 작
　　은잎은 길이 3~7cm에 달걀 모양으로 끝이 뾰족하고 가장자리
　　에는 불규칙하고 예리한 톱니가 있다. 잎의 표면과 뒷면의 맥
　　위에 솜털이 나 있고, 잎자루에는 굽은 가시가 있다.

🌿 **줄기 :** 줄기는 곧게 서지만 끝이 휘어져 땅에 닿으면 뿌리를 내리며, 나무껍질은 자줏빛을 띠는 붉은색에 백분(白粉)으로 덮여 있고 갈고리 모양의 가시가 나 있다.

🍒 **열매 :** 열매는 달걀 모양의 취과이며, 7~8월에 붉게 익지만 점차 검게 된다.

🌿 **뿌리 :** 가지 끝이 휘어져 땅에 닿으면 뿌리를 내린다.

🌿 **특징 :** 하얀 분을 쓴 듯한 줄기는 낙엽이 진 후 더욱 돋보이고 황폐지나 사방지의 1차 천이 계열이며 맹아력이 강하다.

사용부위 및 채취시기 덜 익은 열매는 7~8월, 뿌리는 연중 수시, 줄기와 잎은 봄부터 가을에 채취한다. 열매가 녹색에서 녹황색으로 변할 때 채취하여, 꼭지와 잎을 제거하고 끓는 물에 약간 데치거나 약간 찐 다음 꺼내어 말린다.

작용부위 간, 신장, 방광에 작용한다.

성질과 맛 열매는 성질이 따뜻하고, 맛은 달고 시다. 뿌리는 성질이 평(平)하고, 맛은 쓰며, 독성이 없다. 줄기와 잎은 성질이 평(平)하고, 맛은 약간 시고 짜며, 독성이 없다.

성   분 열매에는 유기산(organic acid), 필수아미노산과 비타민 B_2·E, 주석산(tartaric acid), 엘라그산(ellagic acid), 베타-시토스테롤(β-sitosterol), 구연산, 트리테르페노이드글리코시드(triterpenoid glycoside), 카보닉산(carvonic acid), 소량의 비타민 C, 당류, 뿌리 및 줄기와 잎에는 플라보노이드(flavonoid) 배당체가 함유되어 있다.

약리작용 항균작용, 항미생물작용, 항종양작용, 에스트로겐 유사작용

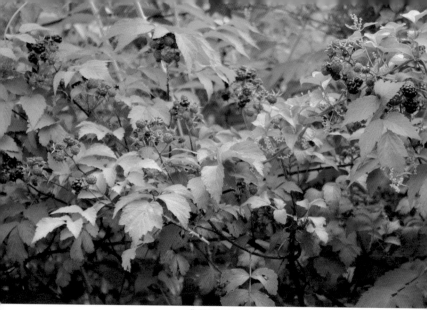

● 복분자딸기 나무모양

용도 식용(과실), 약용(열매는 양기가 부족하거나 시력약화와 현기증에 사용)

효능 덜 익은 열매는 한약명이 복분자(覆盆子)이며, 신장의 기능을 돕고 정(精)을 튼튼히 하여 소변을 다스리며, 간 기능을 길러주어 눈을 밝게 하고, 혈기가 왕성하게 하는 효능이 있어, 정력감퇴, 발기불능, 유정 등을 낫게 한다. 열매 추출물은 기억력과 비뇨기능 개선, 골다공증, 우울증, 치매 등의 예방 및 치료 효과도 인정되고 있다. 뿌리는 한약명이 복분자근(覆盆子根)이며, 혈액순환을 원활하게 하고 출혈을 멎게 하여, 타박상, 비출혈, 토혈, 월경불순 등을 치료한다. 줄기와 잎은 한약명이 복분자경엽(覆盆子莖葉)이며, 눈을 밝게 하고 눈물이 저절로 흐르는 것을 낫게 하며, 치통, 부스럼 등을 치료한다.

약용법 말린 열매 8~16g을 물 1L에 넣고 반으로 줄 때까지 달여서 하루 2~3회로 나누어 마신다. 또는 술을 담그거나 가루, 환, 고(膏)로 만들어 사용한다. 말린 뿌리 9~15g을 물 1L에 넣고 반으로 줄 때까지 달여서 하루 2~3회로 나누어 마신다. 외용할 경우에는 짓찧어 환부에 붙인다. 줄기와 잎은 즙을 내어 살균한 것이나 달인 액을 눈에 넣는다. 가루 내어 환부에 바르기도 한다.

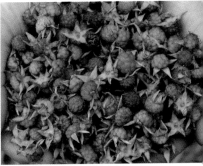

❀ 복분자딸기 열매(채취품)

주의사항 신장이 약하고 소변이 찔끔찔끔 나오는 사람은 복용에 주의한다.

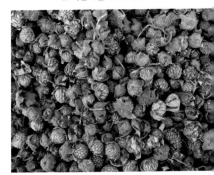

❀ 복분자딸기 열매(약재)

복분자딸기 현대 임상 응용

- 증상에 상관없이 복용하면 저절로 음양의 조화가 이루어진다. 구기자 300g, 토사자 300g, 오미자 75g, 복분자 150g, 차전자 75g, 위의 약재를 깨끗하게 손질하여 햇빛에 말려서 가루로 낸 다음, 꿀을 넣고 오동자 크기의 환으로 만든다. 매번 공복에 99환을 복용하고 잠 잘 때 50환을 끓인 물이나 소금물로 복용한다. 겨울에는 따뜻한 술로 복용한다.
- 발기부전 치료에는 복분자를 주침(酒浸)하여 말려서 가루로 낸다. 매번 단주(旦酒)로 11.25g씩 복용한다.
- 방광허냉(膀胱虛冷), 소변빈삭(小便頻數) 치료에는 복분자 150g, 목통 45g, 감초 18.75g을 가루로 내어 매일 아침 11.25g을 맑은 탕으로 복용한다.

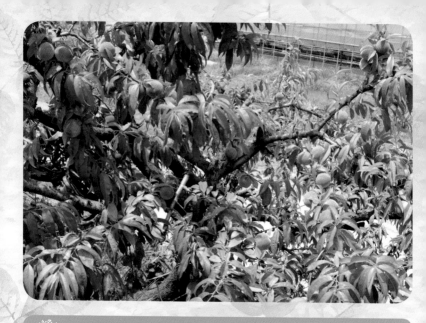

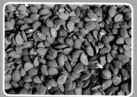

혈관확장·항응혈·항혈전·진해 작용

복사나무

Prunus persica (L.) Batsch

이 명 복숭아나무, 복성아나무, 복사, 복숭아, 똘복숭아, 산복숭아, 복송개낭

한약명 도인(桃仁), 도근(桃根), 도엽(桃葉), 벽도간(碧桃干), 도자(桃子), 도모(桃毛), 도화(桃花), 도지(桃枝), 도경백피(桃莖白皮), 도교(桃膠)

과 명 장미과(Rosaceae)

식물명 유래 '복성화', '복상화'에서 '복숭아'로 변한 것으로, 열매에 털이 많아 털복숭이에서 복숭아라는 뜻 또는 복(福)을 주는 신선의 꽃(仙花)이라는 뜻

식품원료 사용 가능 여부 가능(열매-씨앗 제외), 제한적 사용(꽃)

생육형태 복사나무는 장미목 장미과 벚나무속에 속하는 중국 원산의 낙엽 활엽 소교목으로, 전국의 산과 들에서 자라거나 정

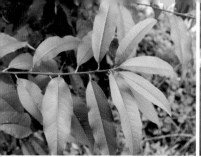
● 복사나무 잎

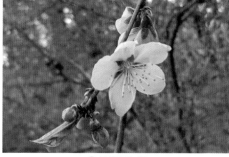
● 복사나무 꽃

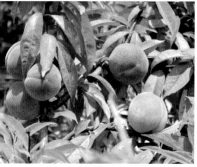
● 복사나무 열매

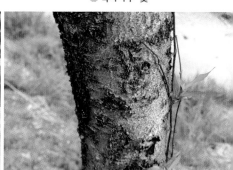
● 복사나무 나무줄기

원수 또는 과수로 널리 재배한다. 양수로서 음지에서는 생장이 불량하고 내건성이 약하다. 높이는 3~6m이다.

🌸 **꽃** : 꽃은 4~5월에 잎보다 먼저 피는데, 빛깔은 흰색 또는 옅은 홍색이며 꽃잎과 꽃받침조각이 각각 5개로 묵은 가지의 잎겨드랑이에 1~2개씩 달린다.

🌿 **잎** : 잎은 어긋나고, 길이 8~15cm, 너비 1.5~3.5cm에 피침 모양으로 끝이 길게 뾰족해지며 가장자리에 둔한 잔톱니가 있다.

🌱 **줄기** : 나무껍질은 짙은 적갈색으로 거칠고, 줄기와 가지에 수지(樹脂)가 들어 있어 상처가 나면 분비된다. 일년생 가지에는 털이 없고, 겨울눈에는 털이 나 있다.

🍑 **열매** : 열매는 달걀상 원형의 핵과이고, 겉에 짧고 가는 털이

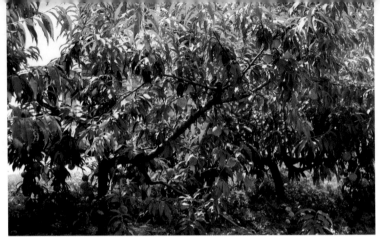

❀ **복사나무** 나무모양

나 있으며, 7~9월에 노란색이나 붉은색으로 익는다. 열매살은
흰색 또는 노란색이고, 속에 깊은 주름이 있는 딱딱한 씨가 들
어 있다.

❧ **특징 :** 약 2,000년경 전에 도입되었으며 맹아력이 좋다. 복사
나무 열매는 크고 둥글며 털이 적고 단맛이 나는데 비해, 산복
사나무 열매는 작고 둥글며 털이 많고 신맛이 나서 구분된다.

(**사용부위 및 채취시기**) 종인은 7~8월, 뿌리는 연중 수시, 잎은 여
름에 채취한다. 잘 익은 열매의 과육과 핵껍질을 제거하고 씨를
채취하여 햇볕에 말린다.

(**작용부위**) 간, 심장, 대장에 작용한다.

(**성질과 맛**) 종인은 성질이 평(平)하고, 맛은 쓰고 달다. 뿌리는 성
질이 평(平)하고, 맛은 쓰고, 독성이 없다. 잎은 성질이 평(平)하
고, 맛은 쓰고 맵다.

(**성   분**) 종인에는 아미그달린(amygdalin), 정유, 지방유가 함

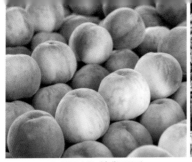

● 복사나무 열매(채취품)

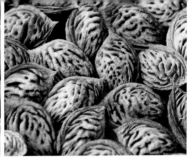

● 복사나무 씨(채취품)

유되어 있는데 지방유 중에는 주로 올레산(oleic acid), 글리세린, 소량의 리놀산글리세린(linoleic glycerin), 그 외 에멀신(emulsin)도 함유되어 있다. 뿌리에는 d-카테콜(d-catechol), 갈로일에피카테킨(galloylepicatechin), 잎에는 글리코시드(glycoside), 나린게닌(naringenin), 퀴닉산(quinic acid), 리코펜(licopen), 타닌(tannin), 니트릴글리코시드(nitrile glycoside)가 함유되어 있다.

약리작용 혈관확장작용, 항응혈작용, 항혈전작용, 항염작용, 항알레르기작용, 진해작용

용 도 약용(종자와 가지는 지혈, 진해, 진통, 항염효과)

효 능 종인(씨)은 한약명이 도인(桃仁)이며, 혈액순환을 원활하게 하고 어혈을 제거하며, 장(腸)을 적셔주고 대변을 잘 통하게 하며, 기침을 멈추게 하고 천식을 완화시키는 효능이 있어, 타박상, 류머티즘, 말라리아, 무월경, 종독, 변비 등을 낫

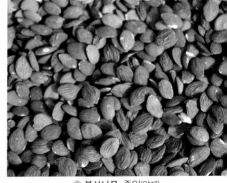

● 복사나무 종인(약재)

게 한다. 뿌리는 한약명이 도근(桃根)이며, 열을 내리고 하초(下焦)의 습을 제거하며, 혈액순환을 원활하게 하고 통증을 멈추게 하며 종창을 없애는 효능이 있어, 황달, 토혈, 월경폐지, 옹종, 치창 등을 치료한다. 잎은 한약명이 도엽(桃葉)이며, 풍사(風邪)를 제거하고 열을 내리며, 습을 말리고 독소를 해독하며 기생충을 없애는 효능이 있어, 신경성 두통, 류머티즘, 습진, 종창 등을 치료한다. 복사나무의 추출물은 항산화 작용이 있고, 동맥경화증, 혈전 등의 예방 및 치료에도 사용할 수 있다.

(약용법) 말린 종인 6~12g을 물 1L에 넣고 반으로 줄 때까지 달여서 하루 2~3회로 나누어 마신다. 외용할 경우에는 짓찧어 환부에 붙인다. 말린 뿌리 15~30g을 물 1L에 넣고 반으로 줄 때까지 달여서 하루 2~3회로 나누어 마신다. 외용할 경우에는 달인 액으로 환부를 씻어낸다. 말린 잎 3~6g을 물 1L에 넣고 반으로 줄 때까지 달여서 하루 2~3회로 나누어 마신다. 외용할 경우에는 달인 액을 환부에 바르거나 환부를 씻어낸다.

(주의사항) 임산부는 복용을 금한다.

복사나무 현대 임상 응용

• 관상동맥 질환 치료에는 도인(桃仁), 치자(梔子) 각 12g을 가루로 내어 연밀(또는 계란 흰자) 30g을 첨가하여 걸쭉하게 개어서 심장부에 펴 바르고, 약을 바르는 범위는 오른쪽에서 흉골 오른쪽 가장자리 제3~5늑간, 왼쪽은 심첨박동이 있는 곳에 이르며, 길이 약 7cm, 폭은 15cm이다. 외용 거즈로 붕대를 감고, 테이프로 고정하여 3일에 한 번씩 약을 바꾸고, 2회 후에는 7일에 한 번씩 약을 바꾼다. 6번을 1회 치료과정으로 한다. 약을 바르고 치료하는 중 협심증이 심할 때는 니트로글리세린(nitroglycerin)을 복용하고, 그 외에는 양방, 한방약 사용은 모두 멈춘다. 관찰 결과, 대체로 높은 치료율을 보였다.

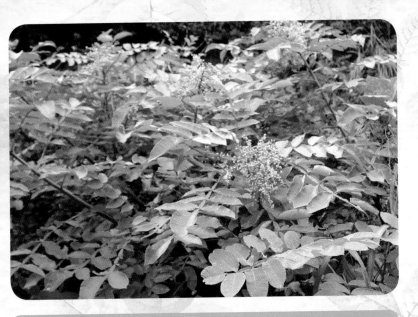

수렴·항균·항종양 작용

붉나무

Rhus javanica L.(鴉膽子), *Rhus chinensis* Mill.(鹽膚子)

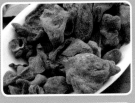

이 명 오배자나무, 굴나무, 불나무, 염부목, 뿔나무, 동녕바치낭, 북낭, 북칠낭

한약명 오배자(五倍子), 염부자(鹽膚子), 염부목근(鹽膚木根), 염부목근피(鹽膚木根皮), 염부
  엽(鹽膚葉), 염부목화(鹽膚木花)

과 명 옻나무과(Anacardiaceae)

식물명 유래 가을에 잎이 붉게 물들어 단풍이 유난히 곱고 붉은 나무라는 뜻

식품원료 사용 가능 여부 식품원료 목록에 없음

생육형태 붉나무는 무환자나무목 옻나무과 붉나무속에 속하는
낙엽 활엽 소교목으로, 전국 각지에 분포하고 산기슭이나 산골
짜기에서 자란다. 높이는 5~7m이다.

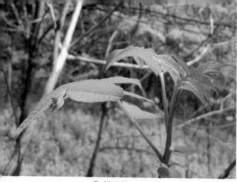
❀ 붉나무 새순

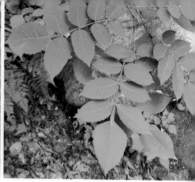
❀ 붉나무 잎

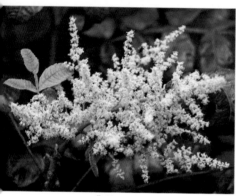
❀ 붉나무 꽃

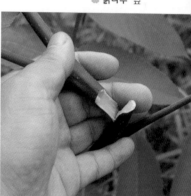
❀ 붉나무 줄기

❀ 꽃 : 꽃은 암수딴그루 또는 잡성주로 8~9월에 피는데, 가지 끝
　의 원추꽃차례에 황백색으로 달린다.

🌿 잎 : 잎은 어긋나고 7~13개의 작은잎으로 된 깃꼴겹잎이며,
　작은잎은 길이 5~12cm, 너비 2.5~6cm에 달걀 모양으로 끝이
　뾰족하고 가장자리에 거친 톱니가 있다. 잎의 표면에는 짧은
　털이 있고 뒷면에 갈색 털이 있으며, 잎줄기에 날개가 있다.

🌱 줄기 : 굵은 가지가 드문드문 나오며 일년생 가지에는 노란빛
　을 띤 갈색 털이 있고, 나무껍질에 상처를 주면 흰 수액이 나
　온다.

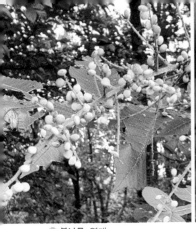

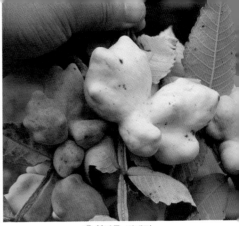

● 붉나무 열매

● 붉나무 벌레집

🌰 **열매** : 열매는 납작한 공 모양의 핵과로, 노란빛을 띤 갈색 털로 덮여 있으며 10~11월에 익는다.

🐝 **특징** : 열매의 겉에 소금 같은 흰색 물질이 생기는데 시고 짠맛이 나며, 이 때문에 붉나무를 '염부목'이라고도 부른다. 잎자루 날개에 진딧물의 일종이 기생하여 벌레혹(충영)을 만드는데, 벌레혹 안에는 날개 달린 암벌레가 1만 마리가량 들어 있으며, 근처의 이끼 틈에서 겨울을 지낸다. 충영을 오배자(五倍子)라 한다. 오배자는 붉나무에 오배자면충이 기생하여 생기는 벌레집으로서 오배자면충이 다 자라서 날벌레가 되면 구멍을 뚫고 나온다.

(사용부위 및 채취시기) 열매는 10~11월, 뿌리와 뿌리껍질은 연중 수시, 잎은 여름, 벌레집은 가을에 채취한다. 열매가 잘 익었을 때 채취하여, 이물질을 제거하고 햇볕에 말린다. 벌레집은 표면이 회색이 될 때까지 끓는 물에 살짝 데치거나 쪄서 진드기를 죽인 뒤 꺼내어 말린다. 외형에 따라 '두배(肚倍)'와 '각배(角倍)'로 구분한다.

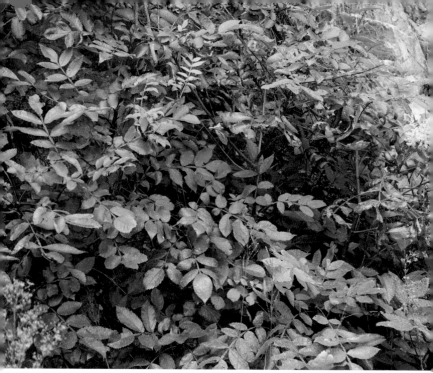

● 붉나무 나무모양

작용부위 간, 폐, 대장, 신장에 작용한다.

성질과 맛 열매는 성질이 시원하고, 맛은 시고 짜다. 뿌리는 성
질이 평(平)하고, 맛은 시고 짜다. 뿌리껍질은 성질이 시원하고,
맛은 시고 짜다. 잎은 성질이 시원하고, 맛은 시고 약간 쓰다.
벌레집은 성질이 차고, 맛은 시고 떫다.

성 분 열매에는 타닌(tannin)이 50~70% 함유되어 있으며
유기몰식자산(galic acid)이 2~4%, 그 외 지방, 수지, 전분이 함
유되어 있으며 유기물에는 사과산(malic acid), 주석산(tartaric
acid), 구연산 등이 함유되어 있다. 뿌리와 뿌리껍질에는 스코

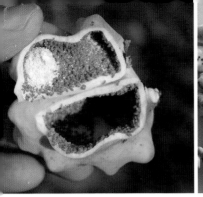

◉ 붉나무 벌레집(단면)

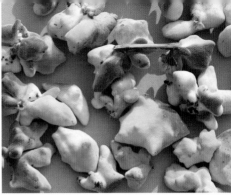

◉ 붉나무 벌레집(채취품)

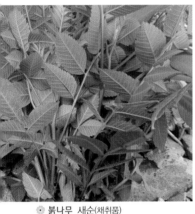

◉ 붉나무 새순(채취품)

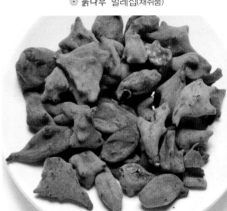

◉ 붉나무 벌레집(약재)

폴레틴 3,7,4-트리하이드록시플라본(scopoletin 3,7,4-trihydroxy flavone), 휘세틴(ficetin), 잎에는 쿼르세틴(quercetin), 메틸에스테르(methylester), 엘라그산(ellag acid), 벌레집에는 갈로타닌(gallotannin), 펜타갈로일글루코스(pentagalloylglucose)가 함유되어 있다. 벌레집에는 갈로타닌(gallotannin)이라는 타닌(tannin)을 함유하고 그 주성분은 펜타엔디갈로일글루코즈(penta-n-digalloyl-glucose)이며, 그 외 소량의 갈산(gallic acid), 지방, 수지 등이 함유되어 있다.

약리작용 수렴작용, 항균작용, 항종양작용, 피임작용(살정자작용-정자를 죽임)

용　도 염료용, 식용(열매는 두부용 간수), 약용(뿌리와 잎은 해열, 지혈, 해독효과, 벌레집은 만성기침, 지혈작용)

효　능 열매는 한약명이 염부자(鹽膚子)이며, 진액을 생기게 하고 폐를 윤택하게 하며, 화의 기운을 내리고 가래를 삭이며, 땀이 나는 것을 수렴하고 설사와 이질을 멈추게 하는 효능이 있어, 신경통, 관절염, 해수, 황달, 식은땀, 이질, 백선증, 두풍(頭風) 등을 치료한다. 뿌리는 한약명이 염부목근(鹽膚木根)이며, 풍습(風濕)을 제거하며, 소변이 잘 나오게 하여 부종을 없애며 혈액순환을 원활하게 하는 효능이 있어, 감기에 의한 발열, 해수, 타박상, 류머티즘에 의한 동통, 하리, 수종, 유선염, 주독 등을 치료한다. 뿌리껍질은 한약명이 염부목근피(鹽膚木根皮)이며, 열을 내리고 하초(下焦)의 습을 제거하며, 독소를 해독하고 어혈을 제거하는 효능이 있어, 해수, 요통, 기관지염, 황달, 타박상, 어혈(瘀血), 외상출혈, 수종, 종독, 독사교상 등을 치료한다. 잎은 한약명이 염부엽(鹽膚葉)이며, 기침을 멈추게 하고, 지혈, 수렴, 해독의 효능이 있다. 벌레집은 한약명이 오배자(五倍子)이며, 폐의 기운을 수렴하고 화의 기운을 내리며, 대장을 수렴하여 설사를 멎게 하는 효능이 있고, 진해, 항균, 항염 작용과 수렴(收斂), 지사제로 출혈, 설사, 식은땀을 멎게 하며, 구내염, 궤양, 습진, 창상, 화상, 동상 등의 치료에 쓴다. 붉나무의 추출물은 뇌기능 개선, 당뇨병의 예방 및 치료에도 사용할 수 있다.

약용법 말린 열매 9~15g을 물 1L에 넣고 반으로 줄 때까지 달여서 하루 2~3회로 나누어 마신다. 가루 내어 복용하기도 한다. 외용할 경우에는 달인 액으로 환부를 씻거나 짓찧어 환부에 도포하거나 가루 내어 참깨기름 또는 들깨기름에 섞어 환부에 바른다. 말린 뿌리 및 뿌리껍질 9~15g(생것은 30~60g)을 물 1L에 넣고 반으로 줄 때까지 달여서 하루 2~3회로 나누어 마신다. 외용할 경우에는 열매와 같은 방법으로 사용한다. 말린 잎 9~15g(생것은 30~60g)을 물 1L에 넣고 반으로 줄 때까지 달여서 하루 2~3회로 나누어 마신다. 외용할 경우에는 짓찧어 환부에 바른다. 말린 벌레집 4~8g을 물 1L에 넣고 반으로 줄 때까지 달여서 하루 2~3회로 나누어 마신다. 외용할 경우에는 가루 내어 연고제 등과 섞어서 환부에 바른다.

붉나무 현대 임상 응용

- 위장관 출혈 치료에는 오배자 16g에 적당량의 물을 붓고 1시간 동안 달여서 여과하고, 남은 약 찌꺼기를 다시 1시간 동안 달여서 여과한다. 두 번 달인 탕액을 병합하여 냉장 보관한 후 여과한다. 여과한 탕액을 다시 가열하여 30ml로 농축하고, 글리세린 3ml를 첨가하여 완성한 다음 냉장고에 넣어 보관한다. 내시경으로 직접 환부에 뿌린다. 출혈부위마다 오배자액 2ml 뿌리고, 개별적으로 출혈량이 많은 환자는 5ml를 사용한다. 관찰 결과, 높은 치료율을 보였다.
- 자한(自汗), 도한(盜汗) 치료에는 ① 오배자 2~3g을 가루로 내어 배꼽에 바른다. 24시간 후 약을 한 번 갈아주고, 연속해서 두 번 사용한다. 관찰 결과, 높은 치료율을 보였다. ② 오배자 가루 1회 5g, 일반 식초를 같이 넣고 연고를 만들어서 잠자기 전 배꼽에 바른다. 소아 한증(汗症)을 관찰 결과, 높은 치료율을 보였다.
- 급성 세균성 이질 치료에는 오배자, 가자피(訶子皮)를 가루로 내어 1회 3g, 1일 3회 복용한다. 관찰 결과, 높은 완치율을 보였다.

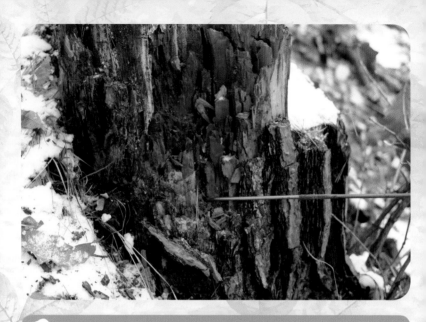

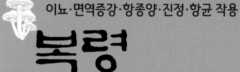

이뇨·면역증강·항종양·진정·항균 작용

복령

Wolfiporia extensa (Peck) Ginns

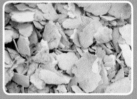

한약명 복령(茯苓), 백복령(白茯苓), 적복령(赤茯苓), 복신(茯神), 복령피(茯苓皮), 복토(茯菟),
　　　　 운령(雲苓), 송령(松苓)

과　명 구멍장이버섯과(Polyporaceae)

식물명 유래 한자 이름 '복령(茯苓)'에서 유래한 것으로, 소나무의 신령(神靈)스러운 것이
　　　　 땅속 깊이 잠복(潛伏)하여 있다는 뜻

식품원료 사용 가능 여부 제한적 사용(균핵)

생육형태 복령은 구멍장이버섯목 구멍장이버섯과 구멍버섯속
에 속하고 한반도 전역에 생육한다. 벌채한 지 3~10년 된 땅속
10~30cm 깊이의 소나무, 드물게는 참나무류의 뿌리에서 기생

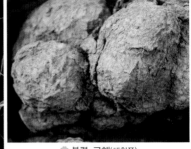
◉ 복령 균핵(채취품)

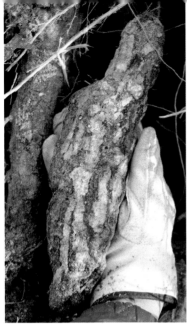
◉ 복령 소나무 뿌리에 달린 균핵

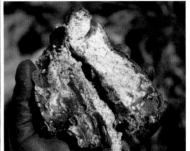
◉ 복령 균핵(단면)

하여 성장하는 균핵이다. 균핵은 구형이거나 울퉁불퉁하여 형체가 일정하지 않고, 지름은 보통 10~30cm이나 30cm 이상, 무게 1kg 이상까지 성장하는 것도 있다. 표면은 회갈색이나 적갈색이고, 속은 회백색의 육질로 되어 있다. 포자는 긴 타원형이며 흰색을 띠고 표면은 평활하다. 내부에 소나무 뿌리가 남아 있는 것은 복신, 뿌리가 없어지고 속이 흰 것은 백복령, 붉은 것은 적복령이라고도 한다.

(사용부위 및 채취시기) 균핵은 연중 수시로 채취할 수 있다. 균핵의 흙을 털고 겉껍질을 벗긴 다음 일정한 크기로 잘라서 햇볕에 말린다.

(작용부위) 심장, 폐, 비장, 신장에 작용한다.

성질과 맛 성질이 평(平)하고, 맛은
달고 담백하다.

성 분 다당으로 파키모스
(pachymose), 파키만(pachiman), 파
키마란(pachymaran) 등이 있고, 트
리테르페노이드(triterpenoid)로서
파킴산(pachymic acid), 에부리콜산
(eburicoic acid), 디하이드로에부리
콜산(dehydroeburicoic acid), 피니콜
산(pinicolic acid) 외에 당, 무기물
(철, 칼슘, 마그네슘, 칼륨, 나트륨),
스테롤(sterol)로서 에르고스테롤
(ergosterol) 등이 함유되어 있다.

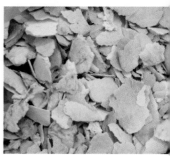

❀ **복령 균핵(약재)**

약리작용 이뇨작용, 면역증강작용,
항종양작용, 진정작용, 항균작용

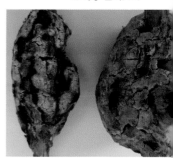

❀ **복령 복신(채취품)**

효 능 소나무 뿌리의 균핵은 소
변이 잘 나오게 하여 인체 내의 습
을 배출시키며, 비장을 튼튼하게 하
고 심장을 편안하게 하는 효능이 있
다. 소변을 원활하게 하여 부종, 요
도염, 방광염 등에 사용하는데, 위
장을 튼튼하게 하고 정신을 안정시

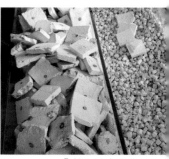

❀ **복령 복신(판매품)**

키는 효능이 있어 몸이 약한 사람에게 좋다. 따라서 인삼, 황기,
백출, 감초 등과 배합하면 위장이 약하여 소화가 안 되고 설사하

358

는 증상을 치료할 수 있다. 또한 담음으로 인한 해수, 구토, 신경과민에 의한 건망증, 유정, 심장부종에도 쓴다. 그 밖에 항균, 항종양, 혈당강하, 면역증강, 심장수축력 증가 작용과 궤양 예방 효과 등이 보고되었다.

약용법 자연산 복령은 7월부터 이듬해 3월 사이에 채취하고, 인공 재배한 복령은 종균을 접종한 2년 후 7~8월에 채취하여 사용한다. 말린 복령 10~15g을 다른 약초와 배합하여 달여서 마시거나 가루나 환으로 만들어 한 번에 복용한다. 소변이 자주 마렵고 요실금이 있을 때에는 같은 양의 백복령과 산약을 가루 내어 묽은 미음으로 만들어 먹는다.

주의사항 정기(正氣)가 허해 속이 찬 증후로 인한 유정이나 소변을 자주 보는 사람은 복용에 주의한다.

복령의 기능성 및 효능에 관한 특허자료

복령 추출물을 유효성분으로 포함하는 다중약물내성 억제용 조성물

본 발명은 다중약물내성(multidrug resistance, MDR) 억제능이 매우 뛰어난 복령 추출물을 유효성분으로 포함하는 다중약물내성 억제용 약학적 조성물을 제공한다. 본 발명의 조성물은 항암제에 내성을 나타내는 다중약물 내성 세포에서 보이는 항암제 내성을 극복할 수 있어, 약학적으로 유용한 다중 약물내성 억제용 조성물 및 항암보조제로 사용될 수 있다.　　　－ 공개번호 : 10-2012-0124145, 출원인 : 경희대학교 산학협력단

복령피 추출물을 함유하는 퇴행성 신경질환의 예방, 개선 또는 치료용 조성물

본 발명의 복령피(Poria cocos) 추출물을 유효성분으로 함유하는 퇴행성 신경질환 예방 또는 치료용 약학적 조성물 및 퇴행성 신경질환 예방 또는 개선용 식품 조성물에 관한 것으로, 본 발명의 조성물에 포함되는 유효성분인 복령피 추출물은 베타아밀로이드 생성 및 타우 인산화 억제, NGF 생성 촉진작용을 통한 신경세포 보호작용, 신경세포 보호 및 아세틸콜린에스터라제 억제를 통한 기억력 개선작용을 가짐으로써, 퇴행성 신경질환 예방 또는 치료용 약학적 조성물, 또는 상기 목적의 건강식품으로 유용하게 사용될 수 있다.　　　－ 공개번호 : 10-2016-0075183, 출원인 : 동아에스티(주)

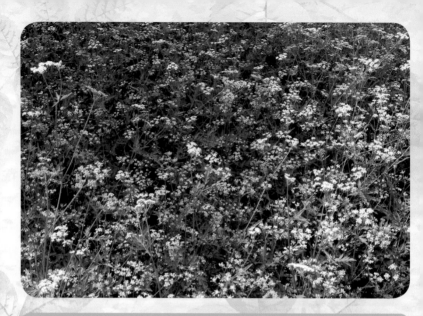

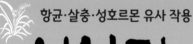

항균·살충·성호르몬 유사 작용

사상자

Torilis japonica (Houtt.) DC.

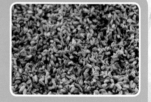

이 명 뱀도랏, 진들개미나리

한약명 사상자(蛇床子), 사미(蛇米), 사상실(蛇床實), 절의(窃衣)

과 명 산형과(Umbelliferae)

식물명 유래 한자 이름 '사상자(蛇床子)'에서 유래한 것으로, 뱀이 이 식물이 자라는 곳에
　　　　　우글거리며 이 식물의 씨앗을 먹는다하여 뱀의 침대(침상, 평상)라는 뜻

식품원료 사용 가능 여부 제한적 사용(열매)

（생육형태） 사상자는 미나리목 미나리과 사상자속에 속하는 두해
살이풀로, 전국 각지에 분포하고 산과 들에서 흔하게 자란다. 높
이는 30~70cm이다.

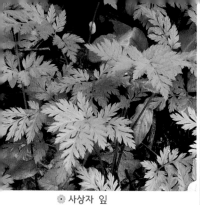
❀ 사상자 잎

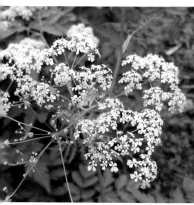
❀ 사상자 꽃

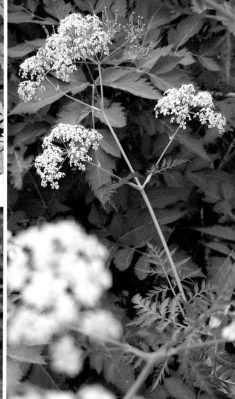
❀ 사상자 지상부

✿ **꽃** : 꽃은 6~8월에 흰색으로 피며, 5~9개의 작은 꽃자루에 6~20송이의 꽃이 줄기나 가지 끝에 겹산형꽃차례로 달린다.

🌿 **잎** : 잎은 어긋나고 3출엽이 2회 깃꼴로 갈라지며, 작은잎은 길이 5~10cm에 달걀상 피침 모양으로 끝이 뾰족하고 가장자리에 톱니가 있다. 잎자루는 밑부분이 넓어져서 잎집처럼 막질로 되어 원줄기를 감싼다.

🌱 **줄기** : 줄기가 곧게 서며 윗부분에서 가지를 내고 전체에 잔털이 나 있다.

♨ **열매** : 열매는 달걀 모양으로 4~10개씩 달리며 6~7월에 익는
다. 구부러진 갈고리 모양의 짧은 가시 같은 털이 있어 다른
물체에 잘 달라붙는다.

🦔 **특징** : 중국에서는 이 열매를 절의(竊衣)라고 하고, 벌사상자
(*Cnidium monnieri*)의 열매를 사상자(蛇床子)라고 한다. 사상자는
꽃싸개잎이 4~8개인데, 개사상자(큰사상자)는 꽃싸개잎이 없
거나 1개이다.

사용부위 및 채취시기 여름철과 가을철에 잘 익은 열매를 채취하
여, 이물질을 제거하고 햇볕에 말린다.

작용부위 비장, 신장에 작용한다.

성질과 맛 성질이 따뜻하고, 맛은 맵고 쓰다.

성 분 열매에는 약 1.4%의 정유가 함유되어 있는데 주성
분은 알파-카디넨(α-cadinene), 토릴렌(torilene), 토릴린(torilin)
등이고, 그 밖에 지방유로 페트로셀린(petroceline), 미리스틴
(myristine), 올레인(oleine) 등이 함유되어 있다.

약리작용 항균작용, 살충작용, 성호르몬 유사작용

용 도 식용(어린순), 약용(열매는 설사, 회충구제 등에 사용)

효 능 열매는 습을 말리고 풍사(風邪)를 제거하며, 기생충을
없애고 가려움증을 그치게 하며, 신양(腎陽)을 보하고 양기(陽氣)
를 보충해주는 효능과 항진균, 수렴성 소염 작용이 있어, 신기허
증(腎陽虛證), 풍습비통(風濕痺痛), 음부의 습진과 가려움증, 자궁
이 한랭(寒冷)하여 온 불임, 음부 가려움증, 옴, 부스럼 등을 치
료한다.

약용법 말린 열매 4~12g을 물 1L에 넣고 끓기 시작하면 불을 약하게 줄여 1/3로 줄 때까지 달여서 하루 2~3회로 나누어 마신다. 가루나 환으로 만들어 복용하기도 한다. 복분자, 구기자, 오미자, 토사자(菟絲子) 등과 같은 양을 배합한 것을 '오자(五子)'라 하며 신장의 정기를 북돋우는 최고의 처방으로 사용했다.

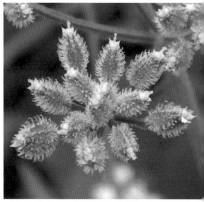
❀ 사상자 열매

주의사항 양기를 보하고 습사를 말리는 작용을 하므로, 하초(下焦: 배꼽 아래의 부위로 콩팥, 방광, 대장, 소장 등의 장기를 포함)에 습열(濕熱)이 있거나 신음(腎陰)이 부족한 경우 또는 정이 단단하지 못하여 유정, 몽정 등으로 잘 흘러나가는 경우에는 사용하지 않는다.

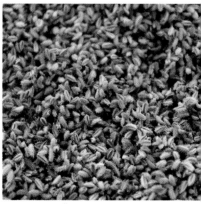
❀ 사상자 열매(약재)

사상자 현대 임상 응용

- 회충병 치료에는 사상자 열매 6~9g을 달여서 복용한다.
- 복통 치료에는 신선한 사상자 전초 30g을 달여서 찌꺼기를 제거하고 동밀(冬蜜: 겨울에 수확한 꿀) 30g을 배합하여 복용한다.
- 만성설사 치료에는 사상자 열매 6~9g을 달여서 복용한다.
- 피부 가려움증 치료에는 신선한 사상자 잎을 찧어서 즙을 내어 환부에 바른다.

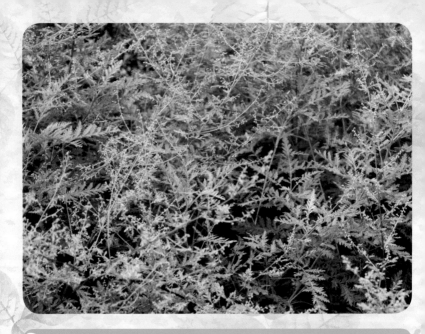

이담·간보호·해열·항염·항종양 작용

사철쑥

Artemisia capillaris Thunb.

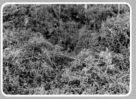

이 명 애땅쑥, 인진쑥

한약명 인진호(茵蔯蒿), 인진호(茵陳蒿, 因陳蒿), 인진(茵蔯), 마선(馬先)

과 명 국화과(Compositae)

식물명 유래 겨울에도 죽지 않고 사철(사계절) 살아있는 쑥이라는 뜻

식품원료 사용 가능 여부 **가능**(지상부)

(생육형태) 사철쑥은 국화목 국화과 쑥속에 속하는 여러해살이풀로, 전국 각지에 분포하고 생육환경에 따라 형태변이가 심하며, 언덕이나 들판의 풀숲, 강가나 바닷가의 모래땅에 자생한다. 높

이는 30~100cm이다.

✿ **꽃** : 꽃은 8~9월에 노란색으로
피는데, 지름 0.2cm 정도의 머
리모양꽃이 원줄기 끝에 큰 원
추꽃차례를 형성하고 꽃이 피
기 전에는 밑으로 처진다.

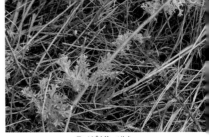

⊙ 사철쑥 새순

🍃 **잎** : 뿌리잎은 꽃이 피기 전에
마르며, 난형으로 2~3회 깃
모양으로 갈라진다. 잎은 꽃이
달리지 않는 가지 끝에 뭉쳐나
고 긴 잎자루가 원줄기를 감싸
며, 갈래조각은 실처럼 가늘고
보통 견모로 덮여 있다. 꽃이
피는 가지 중앙부의 잎은 어긋
나고 2회 깃꼴로 갈라지며, 밑
부분이 원줄기를 감싸고 위로
올라갈수록 작아진다.

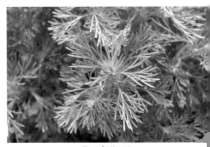

⊙ 사철쑥 잎

🌿 **줄기** : 밑부분은 목질이 발달하
여 나무처럼 되고 가지가 많이
갈라지며, 처음에는 부드러운
털로 덮여 있다.

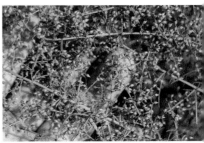

⊙ 사철쑥 열매

🍑 **열매** : 열매는 수과를 맺는다.

🐝 **특징** : 머리모양꽃차례(두상화
서) 가운데의 양성꽃은 열매를
맺지 못한다.

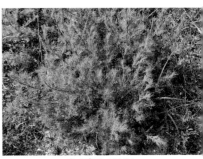

⊙ 사철쑥 지상부

사용부위 및 채취시기 지상부는 봄철에 싹이 6~10cm 높이일 때 채취하거나, 가을철에 꽃봉오리가 발달하여 꽃이 피기 시작할 때 채취하여, 이물질과 오래된 줄기를 제거하고 햇볕에 말린다. 전자를 흔히 '면인진(綿茵蔯)'이라고 부르며, 후자를 흔히 '인진호(茵蔯蒿)' 또는 '화인진(花茵蔯)'이라고 부른다.

작용부위 간, 담낭, 비장, 위에 작용한다.

성질과 맛 성질이 약간 차고(서늘하다고도 함), 맛은 쓰고 매우며, 독성이 없다(독성이 약간 있다고도 함).

성 분 이담작용(利膽作用)의 유효성분인 스코파론(scoparone) 즉 6,7-디메톡시쿠마린(6,7-dimethoxycoumarin)을 함유하며, 함유율은 계절에 따라 다르며, 개화기가 가장 높다. 또 베타-피넨(β-pinene), 카필라린(capillarin), 카필린(capillin), 카필론(capillon), 카필렌(capillen) 등의 배당체를 함유한다.

약리작용 이담작용, 간보호작용, 해열·진통·항염작용, 항미생물작용, 항종양작용

용 도 식용(어린순), 약용(어린싹은 해열, 이뇨, 항균작용)

효 능 지상부는 습열(습과 열)을 내보내며, 담즙 분비를 촉진시켜 황달을 없애는 효능이 있어, 열을 내리고 염증을 없애며 소변이 잘 나가게 하여, 급성열병, 두통, 황달, 소변불리, 요독증 등을 치료하고 간염의 해독, 담즙 분비 촉진 등에도 효과가 있다.

약 용 법 말린 지상부 8~16g을 물 1L에 넣고 반으로 줄 때까지 중불에서 달여 하루 2~3회로 마신다. 이렇게 한 달 동안 복용하면 효과를 볼 수 있다. 민간에서는 쑥을 넣어 떡을 해 먹거나 즙

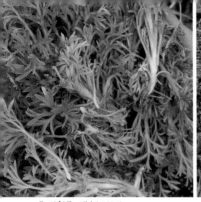
❀ **사철쑥** 새순(채취품)

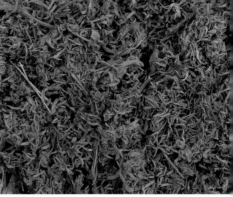
❀ **사철쑥** 지상부(약재)

을 내어 먹기도 한다. 입안이 허는 증세에는 달인 물로 자주 양치질한다.

(**주의사항**) 몸 안의 습사(濕邪)를 제거하므로 열사가 속으로 들어가 어혈이 몰려서 생긴 황달에는 적당하지 않다. 허증의 황달, 용혈성황달이나 임산부는 복용에 주의한다.

사철쑥 현대 임상 응용

- 전염성 간염 치료에는 인진호(茵蔯蒿) 45g, 패장초(敗醬草) 21g을 같이 넣고 달여서 1일 3회로 나누어 복용한다. 아동은 복용량을 절반으로 줄인다. 급성황달 전염성 간염 환자를 관찰한 결과, 완치율이 높은 것으로 나타났다. 부작용은 없었고, 일부 환자에서 치료 후 백혈구가 감소하였다.
- 고지혈증 치료에는 ① 매일 인진호 15g을 달여서 차대용으로 마신다. 1개월을 1회 치료과정으로 한다. 관찰 결과, 통계에 의하면, 혈청 콜레스테롤이 높은 사람일수록 감소폭이 더 큰 것으로 보고하였다. ② 인진편(茵蔯片)을 1일 3회, 1회 7정, 1일 21정(생약 25g에 해당)을 복용하고, 1∼3개월을 1회 치료과정으로 한다. 관찰 결과, 높은 치료율을 보였다. 부작용이 뚜렷하지 않았고, 개인적으로 약물복용 후 위불편감을 느낀 사례가 일부 있었다.
- 구강염 치료에는 인진호를 매일 30g을 달여서 복용하거나 입안을 헹군다. 관찰 결과, 3∼4일 지나서 모두 완치되었으며, 이 중 단순성 구강 점막궤양에 대한 치료 효과가 대체로 높게 나타났다.

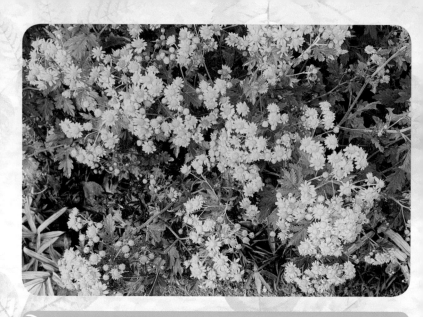

항균·항종양·혈압강하·해열 작용

산국

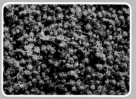

Dendranthema boreale (Makino) Ling ex Kitam.
[= *Chrysanthemum boreale* (Makino) Makino]

이　명 감국, 개국화, 나는개국화, 들국, 황국, 들국화
한약명 야국(野菊), 산국(山菊), 야국화(野菊花)
과　명 국화과(Compositae)
식물명 유래 한자 이름 '산국(山菊)'에서 유래한 것으로, 산에서 자라는 국화라는 뜻
식품원료 사용 가능 여부 가능(순, 꽃)

(생육형태) 산국은 국화목 국화과 산국속에 속하는 숙근성 여러
해살이풀로, 전국 각지에 분포하고 산지의 부엽질이 많고 햇
빛이 들어오는 반그늘에서 자란다. 토양은 가리지 않는 편이

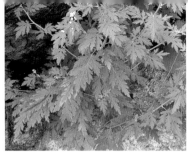
❀ 산국 잎

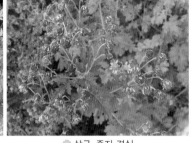
❀ 산국 종자 결실

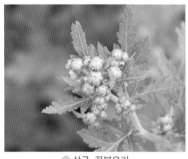
❀ 산국 꽃봉오리

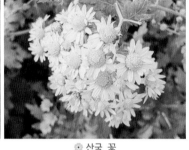
❀ 산국 꽃

며, 비옥한 곳에서 잘 자란다. 배수가 잘 되는 양지바른 곳이 적
당하고, 습한 곳보다 건조한 곳을 좋아하는 식물이다. 높이는
1~1.5m이다.

❀ **꽃** : 꽃은 9~10월에 노란색으로 피는데 향기가 좋으며, 원줄
기와 가지 끝에 지름 1.5cm 정도의 머리모양꽃이 산형 비슷하
게 달린다.

❀ **잎** : 뿌리잎은 넓은 난형으로 꽃이 필 때 마르며, 줄기잎은 어
긋나고 깃꼴로 깊게 갈라지며 길이 5~7cm, 너비 4~6cm에 타
원상 달걀 모양이다. 갈래조각은 크기가 거의 비슷하며 가장
자리에 날카로운 톱니가 있다.

❀ **줄기** : 줄기가 모여나 곧게 서며 가지가 많이 갈라지고 전체에
짧은 흰색 털이 많다.

🐚 **열매** : 열매는 거꿀달걀 모양의 수과이며, 10~11월에 익는다.

✻ **뿌리** : 사방으로 많은 뿌리가 뻗어 있다.

🦋 **특징** : 들국화란 이름은 가을에 피는 국화과의 야생화들을 통칭하여 부르는 이름이다. 가을이 되면 찬바람이 이는 쓸쓸한 산기슭이나 들에 노랗게 피어 국화 향기를 짙게 내뿜는 꽃이 바로 산국이다. 산국은 꽃의 지름이 1.5cm 정도로 감국에 비해 작고 꽃싸개잎의 길이가 조금 짧아 구분된다. 관상용으로 심으며, 꽃을 식용 또는 약용한다.

(**사용부위 및 채취시기**) 전초를 여름에서 가을 사이에 채취한다.

(**작용부위**) 간, 폐, 위에 작용한다.

(**성질과 맛**) 성질이 시원하고, 맛은 쓰고 맵다.

(**성 분**) 아피게닌(apigenin), 린나린(linarin), 세스키테르펜 락톤(sesquiterpene lactone), 캄퍼(camphor), 시스-크리산테놀(cis-chrysanthenol), 알파-투존(α-thujone), 1,8-시네올(1,8-cineole), 알파-피넨(α-pinene) 등이 함유되어 있다.

(**약리작용**) 항균작용, 항종양작용, 혈압강하작용, 해열작용

(**용 도**) 원예 및 조경용, 약용(꽃봉오리는 혈압강하, 항균효과), 식용(어린순)

(**효 능**) 뿌리 또는 전초는 열을 내리고 열독을 해독하며, 진정시키고 종기를 가라앉히는 효능이 있어, 두

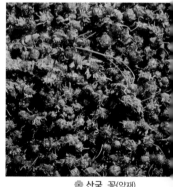
🌸 **산국 꽃**(약재)

통, 감기로 인한 발열, 구내염, 기관지염, 폐렴, 위염, 장염, 림프샘염, 고혈압, 눈에 핏발이 서는 증상, 옹종, 정창, 두훈 등을 낫게 한다. 꽃은 해독, 진정, 소종 등의 효능이 있어 두통과 어지럼증에 사용한다.

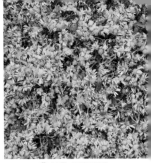
❀ 산국 꽃(채취품)

약 용 법 말린 전초 6~12g(생것은 30~60g)을 물 1L에 넣고 1/3로 줄 때까지 달여서 하루 동안 차처럼 마신다. 꽃으로 술을 담그거나 차로 우려 마시기도 하고, 말려서 베갯속으로 사용하기도 한다.

주의사항 위나 장이 냉한 사람은 지나치게 많이 복용하지 않도록 주의한다.

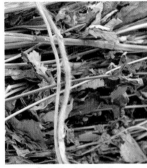
❀ 산국 지상부(약재)

산국 현대 임상 응용

- 유행성 이하선염 치료에는 산국 15g을 달여서 1일 1회, 1주 연속 차대용으로 마신다. 관찰 결과, 높은 치료율을 보였다.
- 만성 골반염·골반내염 치료에는 산국 의료용 주사액 1일 4ml(생약 4g 함유)씩 근육주사한다. 매일 취침 전 산국 좌약을 항문에 1개(생약 4g 함유) 넣는다. 일부 환자는 2개 넣는다. 산국 과립을 1회 2g, 1일 3회 복용한다. 자궁경부암, 경부림프결핵, 만성 장염, 급성 이질을 치료한 결과, 높은 치료율을 보였으며, 치료 중 부작용은 나타나지 않았다.
- 전립선염 치료에는 산국 좌약(한 알에 산국침고 1g 함유)을 1일 2알씩, 15일을 1회 치료과정으로 한다. 2~3회 연속으로 치료한 결과, 높은 치료율을 보였다.
- 유행성 감기 예방에는 박하, 산국을 각각 2kg씩 취해 20L의 물을 붓고 8L가 되도록 진하게 달인다. 약을 짜고 난 후의 찌꺼기에 10L의 물을 붓고 다시 4L가 되도록 진하게 달인다. 두 번 달인 탕약을 합쳐 1.2L 정도가 되도록 끓인다. 1회 40ml, 1일 2회 계속해서 3일 복용한 결과, 예방 후의 발병률이 예방 전보다 현저하게 낮게 나타났다.

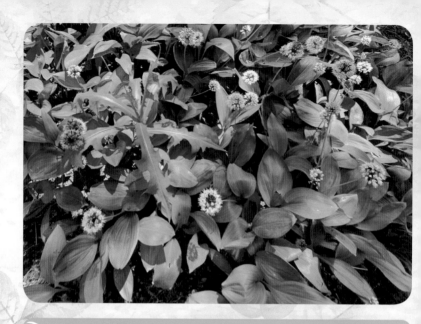

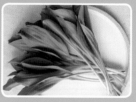

혈중지질저하·간과 신장 보호 작용

산마늘

Allium microdictyon Prokh.

이 명 명이나물, 멩이, 명이, 신선초, 맹이, 쪽집게풀

한약명 각총(茖葱), 산총(山葱), 격총(格葱), 산산(山蒜)

과 명 백합과(Liliaceae)

식물명 유래 산에서 자라는 마늘향이 나는 나물이라는 뜻. 다른 이름인 '명이나물'은 이
식물을 먹으면 명을 이어준다(命荑)는 뜻 또는 이 식물을 먹으면 귀가 밝아
진다(明耳)는 뜻

식품원료 사용 가능 여부 **가능**(뿌리, 잎)

(생육형태) 산마늘은 백합목 백합과 부추속에 속하는 여러해살이
풀로, 지리산, 설악산, 울릉도의 숲속이나 북부 지방에 분포하고

372

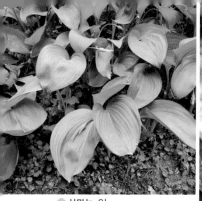

❀ 산마늘 잎

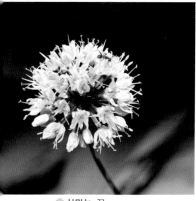

❀ 산마늘 꽃

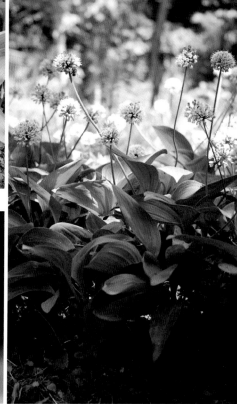

❀ 산마늘 지상부

깊은 산 숲속의 토양에 부엽질이 풍부하고 습기가 약간 있는 반 그늘에서 자란다. 높이는 40~70cm이다.

🌸 **꽃** : 꽃은 5~7월에 흰색으로 피며, 꽃대 끝에 산형꽃차례로 뭉 쳐 달린다.

🌿 **잎** : 잎은 길이 20~30cm, 너비 3~10cm에 흰빛을 띤 녹색으 로 넓고 크며 2~3개씩 밑동에 달린다. 잎몸은 타원형 또는 달 걀 모양이고 가장자리는 밋밋하며 밑부분이 잎집으로 되어 서 로 감싼다.

♨ **열매 :** 열매는 심장 모양의 삭과이고, 8~9월에 익어 검은색 종자가 달린다.

🌿 **뿌리 :** 비늘줄기는 길이 4~7cm이고 바늘형이며 약간 굽고 겉껍질은 그물 같은 섬유로 덮여 있으며 갈색이 돈다.

🐝 **특징 :** 산마늘은 마늘과 달리 잎을 주로 식용하며, 전체에서 마늘 냄새가 나고, 비늘줄기가 하나로 이루어져 있다. 조선 고종 때 울릉도 개척령으로 본토에서 100여 명이 이주하였는데, 겨울이 되어 식량이 떨어지고 풍랑이 거세 양식을 구할 길이 없자 굶주림에 시달리다 눈 속에서 싹이 나오는 이 산마늘을 발견하고 삶아 먹으며 긴 겨울 동안 목숨을 이어갔다고 하여, '명이나물'이라는 이명을 얻게 되었다고 한다. 고산성 식물로서 자생지에 따라 내륙형 및 울릉도형으로 현저한 외관상의 차이를 보인다. 내륙형은 잎이 좁고 잎의 섬유질이 연하여 어릴 때 식용으로 하기에 적합하다. 울릉도형은 잎이 넓고 둥근형이며 섬유질이 내륙형에 비해 강하므로 뻣뻣한 느낌을 준다. 속 명의 Allium은 고대 라틴명으로 '맵다', '냄새가 난다'의 의미를 지닌다. 강원도 높은 산지에 자라나, 산나물로 남획되어 개체 수가 매우 적다. 전체에서 마늘 냄새가 강하게 난다.

(**사용부위 및 채취시기**) 비늘줄기를 8~9월에 채취한다.

(**작용부위**) 심장, 위에 작용한다.

(**성질과 맛**) 성질이 따뜻하고, 맛은 맵다.

(**성   분**) 메틸알릴 이황화물(methylallyl disulfide), 디알릴 이황화물(dially disulfide), 사포닌(saponin), 케스토스(kestose), 네오케스토스(neokestose) 등이 함유되어 있다.

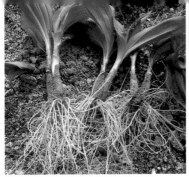
◉ 산마늘 전초(채취품)

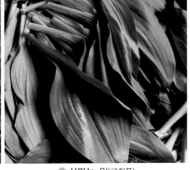
◉ 산마늘 잎(채취품)

약리작용 항산화작용, 항염증작용, 혈중지질저하작용, 간과 신장 보호작용

용 도 식용(전초), 약용(전초를 소화불량, 복통 등에 사용)

효 능 비늘줄기는 어혈을 제거하고 출혈을 멎게 하며, 독소를 해독하는 효능이 있어, 심복통(心腹痛), 소화불량, 피부나 근육에 국부적으로 생긴 종기, 독충에 물린 상처 등을 치료한다.

약 용 법 말린 비늘줄기 6~12g을 물 1L에 넣고 1/3로 줄 때까지 달여서 하루 2~3회로 나누어 마신다. 외용할 경우에는 신선한 것을 짓찧어 환부에 바른다. 생것 15~30g으로 즙을 내어 생채소 즙과 함께 먹으면 그 효능이 배가 된다. 어린잎은 섬유질이 연하여 식용하는데, 흔히 장아찌를 담가 먹는다.

주의사항 진액이 말라 허화(虛火)가 심한 사람은 복용에 주의한다.

산마늘 현대 임상 응용

• 외상, 타박상으로 붓고 아플 때에는 각총(茖葱) 15g을 달여서 복용하거나, 찧어서 환부에 바른다.

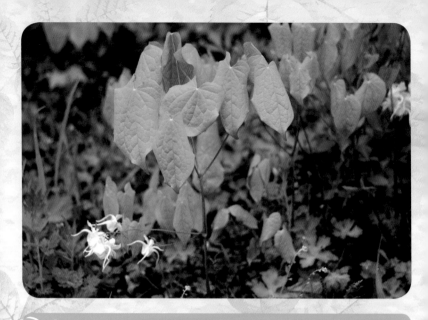

삼지구엽초

Epimedium koreanum Nakai

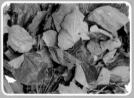

이 명 음양각, 가승마, 조선음양곽, 음양곽

한약명 음양곽(淫羊藿), 삼지구엽초(三枝九葉草), 선령비(仙靈脾), 천냥금(千兩金)

과 명 매자나무과(Berberidaceae)

식물명 유래 한자 이름 '삼지구엽초(三枝九葉草)'에서 유래한 것으로, 가지가 3개로 갈라지고 가지마다 잎이 3개씩 모두 9개가 달리는 풀이라는 뜻

식품원료 사용 가능 여부 제한적 사용(지상부)

생육형태 삼지구엽초는 미나리아재비목 매자나무과 삼지구엽초속에 속하는 여러해살이풀로, 강원도와 경기도 이북에 분포하고 산속이나 숲에서 자생한다. 약간 서늘한 온도 조건이 좋고 특히

여름철의 고온 조건은 피한다. 높이는 20~30cm이다.

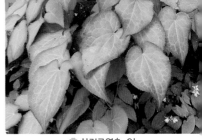

❀ 삼지구엽초 잎

❀ **꽃** : 꽃은 4~5월에 황백색으로 피는데, 원줄기 끝에 겹총상꽃차례를 이루며 아래를 향하여 달린다. 꽃잎은 4개이고 긴 꿀주머니가 있다.

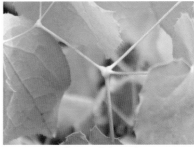

❀ 삼지구엽초 줄기

❀ **잎** : 뿌리잎은 뭉쳐나고 잎자루가 길며, 줄기잎은 1~2개의 잎이 어긋나고 잎자루가 조금 짧으며 3개씩 2회 갈라진다. 작은잎은 길이 5~13cm, 너비 2~7cm에 달걀 모양으로 끝이 뾰족하고 밑부분이 심장 모양이며 가장자리에 털 같은 잔 톱니가 있다.

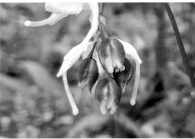

❀ 삼지구엽초 꽃봉오리

❀ **줄기** : 줄기는 보통 뭉쳐나서 곧게 자라며 밑부분이 비늘 같은 잎으로 둘러싸인다. 줄기 윗부분에서 3개의 가지가 갈라지고 가지 끝마다 3개의 잎이 달려 이 이름이 붙여졌다.

❀ **열매** : 열매는 양 끝이 뾰족한 원기둥 모양의 골돌과이고, 2개로 갈라지며 8월에 결실한다.

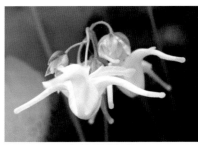

❀ 삼지구엽초 꽃

❋ **뿌리** : 뿌리줄기는 단단하고 옆으로 뻗으며 잔뿌리가 많이 달리고 꾸불꾸불하다.

❀ **특징** : 잎이 3개씩 2회 갈라져 대개 9개의 달걀 모양 작은잎으로 구성된다. 줄기 윗부분의 가지가 셋으로 갈라지고, 가지 끝마다 잎이 3개씩 달려 '삼지구엽초'라고 한다. 환경부에서 멸종 위기종으로 지정하여 보호하고 있다.

(**사용부위 및 채취시기**) 지상부를 여름부터 가을에 줄기와 잎이 무성할 때 채취하여, 햇볕에 말리거나 그늘에 말린다.

(**작용부위**) 간, 신장에 작용한다.

(**성질과 맛**) 성질이 따뜻하고, 맛은 맵고 달며, 독성이 없다.

(**성   분**) 지상부(잎과 줄기)에는 주로 플라보노이드(flavone)류 화합물을 함유하고 이카린(icariin), 이카리시드(icariside) Ⅰ·Ⅱ, 에피메도시드(epimedoside) A, 에피메딘(epimedin) A·B·C, 케릴알코올(cerylalcohol), 헤니트리아콘탄(henitriacontane), 파이토스테롤(phytosterol), 팔미트산(palmitic acid), 올레산(oleic acid), 리놀레산(linoleic acid), 뿌리에는 데스-O-메틸이카린(des-O-methylicariin) 등이 함유되어 있다.

(**약리작용**) 남성호르몬 유사작용, 혈당강하작용, 혈중지질저하작용, 면역증강작용, 진정작용, 항균작용, 항염작용

(**용   도**) 약용(잎과 뿌리는 진해, 거담, 소염, 항균 작용), 차용(줄기와 잎)

(**효   능**) 지상부는 신양(腎陽)을 보하고 근육과 뼈를 강하게 하며 풍습(風濕)을 제거하는 효능이 있어, 발기불능, 소변임력(小便

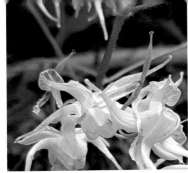
◉ 삼지구엽초 종자 결실

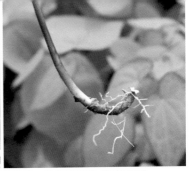
◉ 삼지구엽초 뿌리(채취품)

淋瀝), 반신불수, 허리와 무릎의 무력증, 풍사와 습사로 인하여 결리고 아픈 증상, 기타 반신불수나 사지불인(四肢不仁), 갱년기 고혈압 등을 치료한다. 그 밖에 강장, 강정, 최음 효과가 있으며, 건망증, 신경쇠약, 히스테리 등에도 쓴다. 술을 담가 마셔도 같은 효과를 얻을 수 있

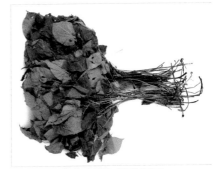
◉ 삼지구엽초 전초(채취품)

다. 중국에서는 음양곽(*E. brevicornu*), 전엽음양곽(箭葉淫羊藿, *E. sagittatum*), 유모음양곽(柔毛淫羊藿, *E. pubescens*) 등을 사용한다.

(약용법) 말린 지상부 4~12g을 물 1L에 넣고 끓기 시작하면 불을 약하게 줄여 1/3로 줄 때까지 달여서 하루 2회로 나누어 마신다. 풍습을 제거하는 데에는 말린 것을 생용(生用)하고, 신(腎)의 양기를 보하거나 몸을 따뜻하게 하여 한사를 흩어지게 하고자 할 때에는 양지유로 가공하여 사용한다. 민간에서는 남성불임에 지상부 15g을 차처럼 달여서 하루 동안에 나누어 마셨다. 또한 빈혈과 냉병 등의 치료에도 사용하였다.

성미가 맵고 따뜻하면서 양기를 튼튼하게 하는 작용이 있으므로, 음허로 쉽게 스트레스를 받는 경우에는 사용을 피한다. 꿩의다리 종류를 삼지구엽초로 잘못 알고 사용하는 사람이 있으나, 식물체의 기원이 다르므로 주의해야 한다. 삼지구엽초의 성분 중 이카린(자양강장 효과 있음)은 최음제로도 사용되는 성분으로 구토, 어지럼증과 같은 부작용 뿐 아니라 생식독성도 유발할 수 있어 복용에 주의가 필요하다.

삼지구엽초 현대 임상 응용

- 신경쇠약 치료에는 ① 3% 음양곽 전탕액 이온삼투요법으로 1일 1회, 10~20일을 1회 치료과정으로 한다. 일부 소수 환자는 다른 진정제를 복용한다. 관찰 결과, 높은 치료율을 보였다. 대부분의 경우, 치료 기간이 길수록 치료 효과가 좋게 나타났다. 일부 소수 환자는 치료 초기에 경미한 반응이 나타나거나 증상이 일시적으로 심해지기도 하였으나, 치료를 계속한 결과 증상이 빠르게 호전된 것으로 보고하였다. ② 음양곽 농축액 제제는 1회 4정(1정 생약 2.8g 함유), 1일 3회 복용한다. 총 플라보노이드배당체 제제는 1회 2~3정(1정 30mg 생약 3g이 함유), 1일 3회 복용한다. 음양곽 이카린 제제는 1회 20mg(생약 10g에 해당), 1일 3회 복용한다. 관찰 결과, 3종 제제 모두 불면증에 대한 치료 효과가 높았다. 총플라보노이드배당체 제제는 복용 중단 후 추적 조사한 결과, 여전히 높은 치료율을 보였다.

- 만성기관지염 치료에는 삼지구엽초 줄기, 잎(건조품) 적당량을 취해 80%는 진하게 달이고, 20%는 가루로 내어 탕액과 가루를 섞어 환으로 만든다. 하루 분량은 생약 30g에 해당되며, 2회로 나누어 복용한다. 1개월을 1회 치료과정으로 한다. 관찰 결과, 높은 치료율을 보였다. 진해(鎭咳), 거담(祛痰)작용이 비교적 좋았고, 평천(平喘)작용은 진해(鎭咳), 거담(祛痰)작용에 비해 약한 것으로 나타났다. 약물복용 후 일부 환자는 입이 마르고 메스꺼운 증상, 복부 팽만, 어지럼증의 증상이 나타났으나, 일시적 증상인 것으로 보고하였다.

- 고혈압 치료에는 삼지구엽초로 만든 추출물 당의정(1일 용량 생약 30g에 해당)을 3회로 나누어 복용하고, 1개월을 1회 치료과정으로 한다. 관찰 결과, 고혈압 I기 치료율이 높게 나타났으며, 치료 후 두통, 어지러움, 두근거림 등의 증상이 있었으나 대부분 호전되었다. 복용 중 구강 건조, 위불편감, 메스꺼움 등의 부작용이 일부 있었다.

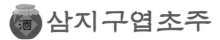 삼지구엽초주

재료 준비

- 시중 약재상에서 취급하며, 강원도 오대산 주위에서 자생하는 것을 직접 채취할 수 있다.

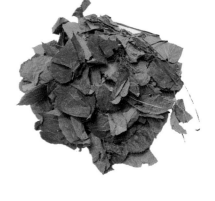

제조 방법

- 약효는 잎과 줄기에 있다. 여름이나 잎이 마르기 전 가을에 잎과 줄기를 함께 채취하여 씻은 다음 약간 말려 썰어서 사용한다.
- 말린 잎과 줄기 150g을 소주 3.6L에 넣고 밀봉한다.
- 3~4개월간 숙성시켜 음용하며, 15개월 정도 숙성시킨 후에는 찌꺼기를 걸러내고 보관한다.

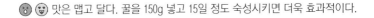 맛은 맵고 달다. 꿀을 150g 넣고 15일 정도 숙성시키면 더욱 효과적이다.

적용 병증

- **건망증(健忘症)** : 기억력에 장애가 생겨 어느 시기 동안 경험한 일을 전혀 떠올리지 못하는 증상이다. 소주잔 1잔을 1회분으로 1일 1~2회씩, 20~25일 동안 음용한다.
- **양신(養腎)** : 남성의 양기를 북돋우고 생식기능을 강화하기 위한 처방이다. 소주잔 1잔을 1회분으로 1일 1~2회씩, 20~30일 동안 음용한다.
- **기타 적응증 :** 관절냉기, 사지동통, 노망, 마비증세, 불임증

※ 음기 허약자는 본 약술의 음용을 금한다. 장복해도 무방하다.

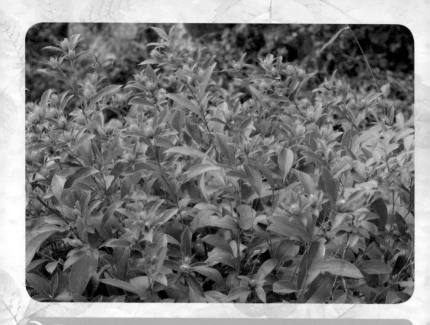

간보호·이담·이뇨·면역증강 작용

삽주

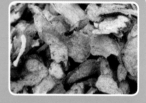

Atractylodes ovata (Thunb.) DC.
(= *Atractylodes japonica* Koidz.)

이 명 백출, 상출

한약명 백출(白朮), 출(朮), 산계(山薊), 천계(天薊), 산강(山薑)

과 명 국화과(Compositae)

식물명 유래 '삽(털)'과 '주(나물)'의 합성어로, 땅속의 뿌리줄기는 길게 늘어져 털처럼 보
      이고 이 식물을 나물로 사용한다는 뜻

식품원료 사용 가능 여부 제한적 사용(뿌리줄기, 잎, 순)

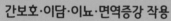

(생육형태) 삽주는 국화목 국화과 삽주속에 속하는 여러해살
이풀로, 전국 각지에 분포하고 산지의 건조한 곳에서 자란

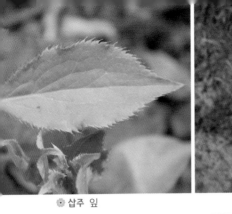
❀ 삽주 잎

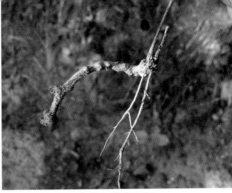
❀ 삽주 뿌리(채취품)

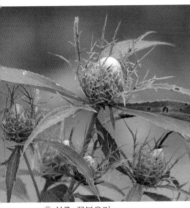
❀ 삽주 꽃봉오리

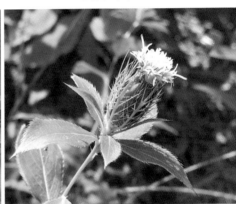
❀ 삽주 꽃

다. 여름에는 다소 서늘한 반 그늘진 수목 밑에 많다. 높이는 30~100cm이다.

✿ 꽃 : 꽃은 암수딴그루이며 7~10월에 흰색 또는 붉은색으로 피는데, 원줄기와 가지 끝에 지름 1.5~2cm의 머리모양꽃이 1개씩 달린다. 암꽃은 모두 흰색이고, 대롱꽃의 꽃부리는 끝이 5개로 갈라진다.

🌿 잎 : 뿌리잎은 꽃이 필 때 말라 없어지고, 줄기잎은 어긋나며 밑부분의 것은 깃꼴로 깊게 갈라진다. 갈래조각은 3~5개이고

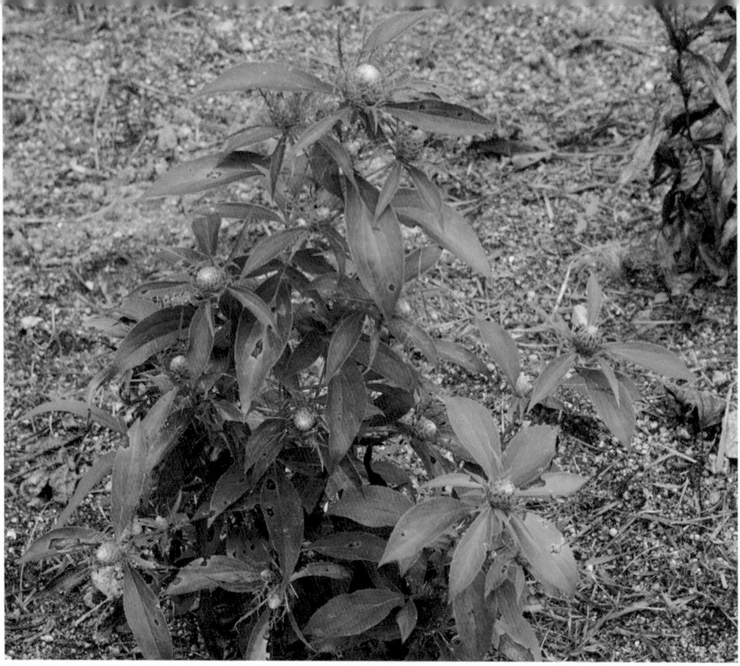

삽주 지상부

길이 8~11cm에 타원형 또는 거꿀달걀상 긴 타원형으로 가장자리에 바늘 모양의 가시 같은 톱니가 있다. 윗부분의 잎은 갈라지지 않고 잎자루가 거의 없다.

줄기 : 줄기는 곧게 서며 경질(硬質)이고 윗부분에서 가지가 갈라진다.

열매 : 열매는 타원형의 수과로 은백색 털이 빽빽이 나 있으며, 갈색 갓털이 있고 9~10월에 익는다.

뿌리 : 뿌리줄기는 굵고 긴 육질이며 마디가 있고 단면에서 황갈색 선점을 보이며 특유의 향기가 난다.

특징 : 어린잎을 식용하고 뿌리는 약용한다.

사용부위 및 채취시기 뿌리줄기를 상강(霜降)부터 입동(立冬) 사이에 채취한다. 아래쪽 잎이 노랗게 마르고 위쪽 잎이 시들어갈 때 뿌리줄기를 채취하여, 흙모래를 제거하고 불에 쪼여 말리거나 햇볕에 말린 다음 수염뿌리를 제거한다.

작용부위 비장, 위에 작용한다.

성질과 맛 성질이 따뜻하고, 맛은 쓰고 달며, 독성이 없다.

성　　분 뿌리줄기에는 정유, 아트락티롤(atractylol), 아트락틸론(atractylon), 후물렌(humulene), 베타-엘레몰(β-elemol), 알파-쿠르쿠멘(α-curcumene), 푸르푸랄(furfural), 3β-아세톡시아트락틸론(3β-acetoxyatractylon), 아트락틸레놀라이드(atractylenolide) Ⅰ~Ⅲ, 비타민 A 등이 함유되어 있다.

약리작용 간보호작용, 이담작용, 이뇨작용, 면역증강작용, 항산화작용, 항종양작용, 혈당강하작용, 항응혈작용, 항균작용

용　　도 식용(어린순), 약용(뿌리줄기는 진정, 항균, 항암, 이뇨작용)

효　　능 뿌리줄기는 비장을 튼튼하게 하고 원기를 더하여 주며, 습을 말리고 소변이 잘 나오게 하며, 땀을 그치게 하고 태아를 편안하게 하는 효능이 있어, 식욕부진, 소화불량, 위장염, 구토, 설사, 이질, 말라리아, 감기, 야맹증, 풍한으로 인한 습비(濕痺) 등을 치료한다.

약용법 말린 뿌리줄기 4~16g을 물 1L에 넣고 끓기 시작하면 불을 약하게 줄여 1/3로 줄 때까지 달여서 하루 2회로 나누어 마신다. 습사를 말리고 수도를 편하게 하기 위해서는 말린 것을 그대로 사용하고, 기를 보하고 비를 튼튼하게 하려면 쌀뜨물에 담갔다가 건져서 약한 불에 볶아 사용하면 좋다. 또한 건비지사(健

脾止瀉)에는 갈색으로 볶아 사용한다. 민간에서는 체한 데나 소화불량에 가루 내어 5g 정도를 사용하였고, 만성위염에는 가루 낸 것을 하루 3회 4~6g씩 복용하였다.

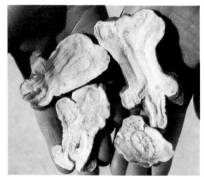
● 삽주 뿌리줄기(단면)

주의사항 성질이 따뜻하고 건조하며 맛이 매워 음액(陰液)을 손상시킬 우려가 있으므로 음허내열(陰虛內熱: 음기가 허하고 내적으로 열이 있는 상태)이나 진액소모로 인한 갈증의 경우에는 사용을 피한다.

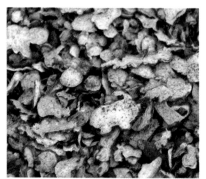
● 삽주 뿌리줄기(약재)

삽주 현대 임상 응용

- 변비 치료에는 백출(생) 60g, 생지황 30g, 승마 3g, 하루 1첩을 달여서 복용한다. 보통 1~4첩을 복용한다. 산부인과 수술 후 변비 환자, 성인 변비 환자를 치료한 결과, 높은 치료율을 보였다.
- 만성 요퇴통(腰腿痛) 치료에는 백출 30g, 자천산갑(炙穿山甲) 6g을 같이 용기에 넣고 20~30도의 백주(白酒) 100ml를 부어(적시는 정도) 뚜껑을 덮고 가열하다가 끓으면 약한 불로 줄여 30분간 달인다. 약액을 따라내고 위의 방법으로 다시 달인다. 두 번 달인 약액을 섞어 아침저녁으로 2회 나누어 복용한다. 1일 1첩, 연속 2~3일 복용한다. 관찰 결과, 모두 양호한 치료 효과를 보였다. 2첩 복용한 후 허리근육의 움직임이 자유롭고 통증이 완화되거나 없어졌다.

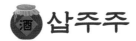 삽주주

- 약재상에서 많이 취급한다. 산지에서 직접 채취할 수도 있다.

제조 방법

- 약효는 방향성(芳香性)이 있는 뿌리에 있다. 11월에 채취하여 깨끗이 씻고 잘게 썰어 햇볕에 말린 다음 사용한다.
- 말린 뿌리 175g을 소주 3.6L에 넣고 밀봉한다.
- 6~8개월간 숙성시켜 음용하며, 2년 정도 숙성시킨 후에는 찌꺼기를 걸러내고 보관한다.

😣 😖 맛은 쓰고 약간 맵다. 황설탕 100g을 가미할 수 있다.

적용 병증

- **냉병(冷病) :** 냉감을 느끼지 않을 만한 온도에서 신체의 특정 부위만 차가움을 느끼는 증상으로, 주로 여성에게 많이 발생한다. 소주잔 1잔을 1회분으로 1일 1~2회씩, 10~20일 동안 음용한다.
- **당뇨(糖尿) :** 소변에 당분이 많이 섞여 나오는 병증으로, 소변량과 소변보는 횟수가 늘어나고, 갈증이 나서 물을 많이 마시게 된다. 소주잔 1잔을 1회분으로 1일 1~2회씩, 20~30일 동안 음용한다.
- **발한(發汗) :** 취한(取汗)이라고도 한다. 감기나 기타의 질병을 낫게 하려고 인위적으로 땀을 내고자 할 때의 처방이다. 소주잔 1잔을 1회분으로 1일 1~3회 정도 음용한다.
- **기타 적응증 :** 건비위, 복통, 소화불량, 신장병, 위내정수(胃內停水), 위팽만증, 음위증

※ 본 약술을 음용하는 중에는 고등어, 복숭아, 오얏, 참새고기의 섭취를 금한다. 땀을 많이 흘리는 사람은 음용을 금한다. 장복해도 무방하지만, 3일에 하루 정도는 쉬어가며 복용한다.

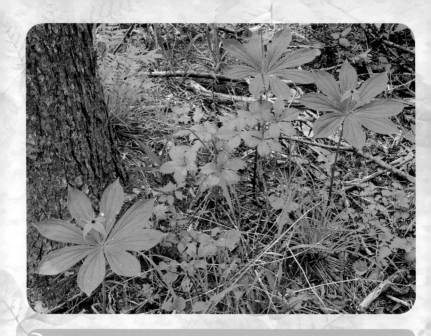

진정·진통·지해·평천·항균 작용

삿갓나물

Paris verticillata M.Bieb.

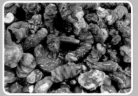

이 명 삿갓풀, 자주삿갓나물, 자루삿갓풀, 삿갓대가리, 삿갓쟁이

한약명 조휴(蚤休), 상천제(上天梯)

과 명 백합과(Liliaceae)

식물명 유래 돌려나기하며 펼쳐진 잎의 모양이 삿갓을 닮은 나물이라는 뜻

식품원료 사용 가능 여부 식품원료 목록에 없음

(생육형태) 삿갓나물은 백합목 백합과 삿갓나물속에 속하는 숙근성 여러해살이풀로, 전국 각지에 분포하고 습기가 많은 반그늘에서 잘 자란다. 산지의 숲속에서 자란다. 높이는

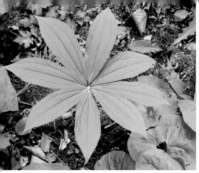

❀ 삿갓나물 잎

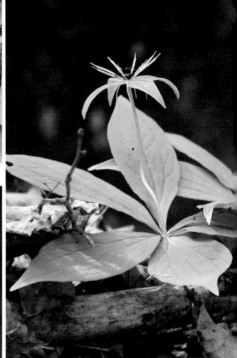

❀ 삿갓나물 지상부

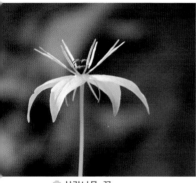

❀ 삿갓나물 꽃

　20~40cm이다.

❀ **꽃** : 꽃은 녹색이지만 한가운데는 노란색으로 6~7월에 피는
데, 돌려난 잎 가운데에서 꽃대가 나와 그 끝에 1송이가 위를
향하여 핀다. 꽃잎은 길이 1.5~2cm에 실 모양이고 나중에 아
래로 처진다.

🌿 **잎** : 잎은 6~8장이 돌려나며 길이 3~10cm, 너비 1.5~4cm에
피침형, 좁고 긴 타원형으로 끝이 갑자기 뾰족해지고 가장자
리가 밋밋하며 잎자루가 없다.

🌱 **줄기** : 뿌리줄기 끝에서 원줄기가 나와 외대로 자라며 줄기 끝
부분에 6~8개의 잎이 돌려난다.

☝ **열매** : 열매는 둥근 장과이며, 9~10월에 자줏빛을 띠는 검은색으로 익는다.

🌿 **뿌리** : 땅속 뿌리줄기가 옆으로 길게 뻗으며, 마디마다 잔뿌리가 몇 개씩 뻗는다.

🌱 **특징** : 뿌리에는 독성이 있다. 비슷하게 생긴 우산나물은 먹을 수 있지만 삿갓나물은 독성이 있어 식용해서는 안 된다. 우산나물의 잎끝은 'V'자 모양으로 갈라지지만, 삿갓나물은 잎이 길게 나온 것으로 구별할 수 있다.

(**사용부위 및 채취시기**) 뿌리줄기를 가을에 채취한다.

(**작용부위**) 간에 작용한다.

(**성질과 맛**) 성질이 차고, 맛은 쓰고, 독성이 약간 있다.

(**성   분**) 파이토스테릴-베타-디-글루코피라노사이드 (phytosteryl-β-D-glucopyranoside), 파라덴(pariden), 파리스티닌 (paristyhnin), 디오스게닌(diosgenin), 알칼로이드(alkaloid), 아미노산(amino acid) 등이 함유되어 있다.

(**약리작용**) 진정·진통작용, 지해·평천작용, 정자활성 억제작용, 항균작용

(**용   도**) 원예 및 조경용, 식용(어린순을 삶아 나물로 먹으나 주의요함), 약용(뿌리줄기는 기관지염, 환부에 사용)

(**효   능**) 뿌리줄기는 열을 내리고 열독을 해독하며, 부은 종기나 상처를 없애고 통증을 멈추게 하며, 내풍(內風)을 치료하여 경기(驚氣)를 진정시키는 효능이 있어, 기침, 천식, 후두염, 편도염, 만성기관지염, 림프샘염, 피부나 근육에 국부적으로 생기는

종기, 부스럼, 연주창, 뱀에 물린 상처 등을 치료한다. 그 밖에 외상출혈과 어혈성 통증에도 사용한다.

(약용법) 말린 뿌리줄기 4~12g을 물 1L에 넣고 1/3로 줄 때까지 달여 하루 2~3회로 나누어 마신다. 외용할 경우에는 짓찧어서 환부에 바른다. 또는 가루 내어 환부에 뿌리거나 물에 개어 바르기도 한다.

(주의사항) 성미가 차고 독성이 있으므로, 비위가 허하고 찬 사람은 신중하게 사용하여야 한다. 임산부는 복용에 주의한다.

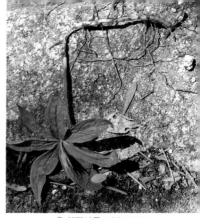

⊙ 삿갓나물 전초(채취품)

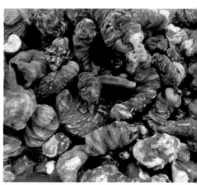

⊙ 삿갓나물 뿌리줄기(약재)

삿갓나물 현대 임상 응용

- 소아의 경기 경련 치료에는 삿갓나물 뿌리줄기를 햇빛에 말려서 가루로 내어 1회 0.6~0.9g, 조구등(釣鉤藤) 9g, 박하(薄荷) 1.5g을 같이 넣고 달여서 탕으로 복용한다.
- 옹창종독(癰瘡腫毒) 치료에는 삿갓나물 뿌리줄기 15g, 포공영 50g을 같이 넣고 달여서 복용한다.
- 결핵성 임파선염 치료에는 삿갓나물 뿌리줄기 15g, 하고초 15g, 천규자(天葵子) 15g을 같이 넣고 달여서 복용한다.
- 독사에 물렸을 때에는 삿갓나물 뿌리줄기 6g을 가루로 내어 1일 2회 끓인 물로 복용한다. 또 신선한 뿌리를 잘게 찧거나 술을 첨가하여 으깨어 환부에 바른다. 또는 삿갓나물 뿌리줄기 30g, 청목향(靑木香) 60g을 가루로 내어 1회 3.6g을 따뜻한 물로 복용한다.

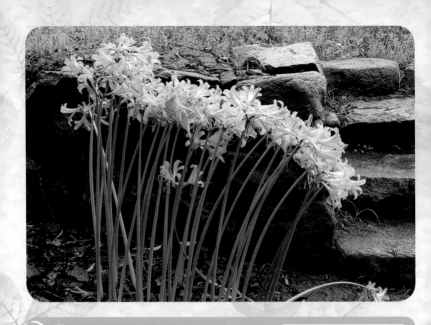

항염·항산화 작용

상사화

Lycoris squamigera Maxim.

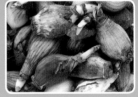

이 명 개가재무릇, 개난초, 이별초, 꽃무릇

한약명 녹총(鹿葱)

과 명 수선화과(Amaryllidaceae)

식물명 유래 한자 이름 '상사화(相思花)'에서 유래한 것으로, 봄에 잎이 나고 진 후 여름
        에 꽃이 피는 모습에서 꽃과 잎이 만나지 못하여 서로 그리워한다는 뜻

식품원료 사용 가능 여부 식품원료 목록에 없음

생육형태 상사화는 백합목 수선화과 상사화속에 속하는 여러해
살이풀로, 제주도를 포함하여 중부 지방 이남에 분포하고 산야
에 자생하거나 민가 주변에 관상용으로 재배하기도 한다. 중국

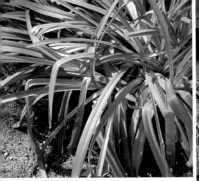

❀ 상사화 잎

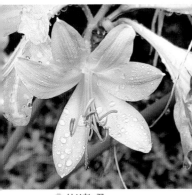

❀ 상사화 꽃

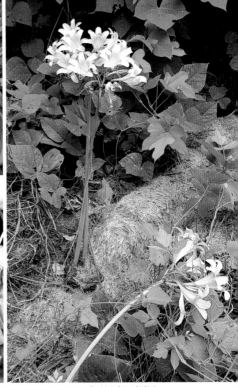

❀ 상사화 지상부

원산이며 원예식물로 들여와 식재하거나 야생화하여 자란다. 토질은 골짜기나 냇가를 따라 그늘지고 축축한 사질양토에서 잘 자란다. 높이는 50~60cm이다.

✿ 꽃 : 꽃은 8월에 연한 홍자색으로 피는데, 꽃줄기 끝에 4~8송이가 산형꽃차례를 이루며 옆을 향해 달린다. 꽃덮이는 밑부분이 통 모양이고 6개로 갈라져서 비스듬히 퍼진다. 꽃밥은 연한 붉은색이다.

🌿 잎 : 잎은 길이 20~30cm, 너비 16~25cm에 넓은 줄 모양으로, 봄에 비늘줄기 끝에서 뭉쳐나고 6~7월에 말라 없어진다.

✤ **줄기** : 꽃줄기는 곧게 서고 약간 굵다.

👍 **열매** : 씨방은 하위(下位)이고 3실이며 열매를 맺지 못한다.

❄ **뿌리** : 비늘줄기는 지름 4~5cm에 넓은 달걀 모양이며 겉껍질
은 검은빛을 띤 짙은 갈색이다.

🌿 **특징** : '상사화(相思花)'라는 이름은 잎이 있을 때에는 꽃이 없
고, 꽃이 필 때에는 잎이 없으므로, 잎과 꽃이 서로 그리워한
다는 뜻에서 붙여졌다. 상사화는 꽃이 홍자색이고, 백양꽃은
꽃이 주황색이라 구분된다.

(사용부위 및 채취시기) 비늘줄기를 이른 봄에서 6월 사이에 채취하
여 물에 씻고 물기를 말린 다음 그대로 보관하거나 1cm 안팎의
두께로 잘라 그대로 또는 약하게 쪄서 햇볕에 말린다.

(작용부위) 간, 폐, 방광에 작용한다.

(성질과 맛) 성질이 평(平)하고(따뜻하다고도 함), 맛은 매우며, 독성
이 약간 있다.

(성 분) 비늘줄기에는 전분, 알칼로이드(alkaloid), 라이
코린(lycorine), 슈도라이코린(pseudolycorine), 호모라이코린
(homolycorine), 라이코레닌(lycorenine), 라이코라민(lycoramine), 타
제틴(tazettine), 스쿠아미게린(squamigerine) 등이 함유되어 있다.

(약리작용) 항염작용, 항산화작용

(용 도) 약용(비늘줄기는 소아마비의 통증을 완화)

(효 능) 비늘줄기는 독소를 해독하고 가래를 제거하며, 소변
이 잘 나오게 하고 구토를 유발시켜 사기(邪氣)를 제거하는 효능
이 있어, 부종, 옹종, 옴, 경증의 마비풍 등의 치료에 쓴다.

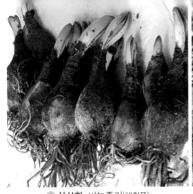
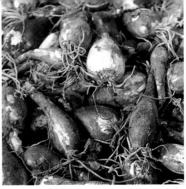

❀ **상사화** 비늘줄기(채취품)　　　　❀ **상사화** 비늘줄기(약재)

(**약용법**) 말린 비늘줄기 1~3g을 물 1L에 넣고 끓기 시작하면 불을 약하게 줄여 1/3로 줄 때까지 달여서 하루 2회로 나누어 마신다. 외용할 경우에는 생것을 짓찧어 환부에 바르는데, 자기 전에 붙이고 다음 날 아침에 떼어낸다.

(**주의사항**) 따뜻하고 매운맛으로 인하여 기혈을 손상시킬 우려가 있으므로 지나치게 많이 사용하지 않도록 주의한다. 몸이 허약한 사람, 임산부, 피부가 손상된 사람은 사용에 주의한다. 석산(石蒜)을 상사화로 잘못 사용하는 경우가 있으나, 석산에는 독성이 있으므로 구별해서 사용해야 한다.

상사화 의 기능성 및 효능에 관한 특허자료

상사화 추출물을 함유하는 항바이러스 조성물

본 발명은 상사화 추출물을 함유하는 항바이러스 조성물에 관한 것으로서, 더욱 상세하게는 인간, 돼지, 말, 조류 등을 감염시키는 인플루엔자 바이러스(influenza virus) 질환의 예방 또는 치료용 조성물에 관한 것이다. 본 발명의 상사화 추출물은 정상세포에 대한 독성이 낮으면서도 항바이러스 효과가 탁월하므로 이를 포함하는 조성물은 인플루엔자 바이러스 질환의 예방 및 병증 개선을 위한 식품 또는 약학 조성물 등에 유용하다.

– 등록번호 : 10-0740563-0000, 출원인 : (주)알앤엘바이오

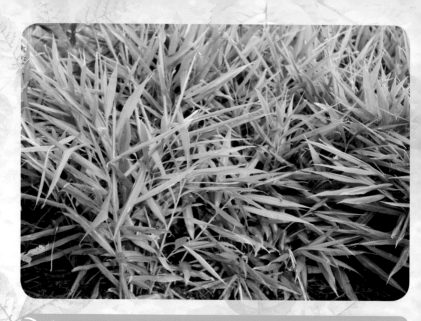

항구토·항멀미·위점막보호·간보호 작용

생강

Zingiber officinale Roscoe

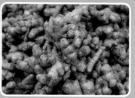

이 명 새양

한약명 생강(生薑), 건강(乾薑), 자강(子薑), 자강(紫薑), 건강(干薑), 건강(干姜)

과 명 생강과(Zingiberaceae)

식물명 유래 한자 이름 '생강(生薑)'에서 유래한 것으로, 날것으로 사악한 기운을 막아내는 '강(薑)'이라는 뜻

식품원료 사용 가능 여부 가능(뿌리줄기, 뿌리, 줄기, 잎)

(생육형태) 생강은 생강목 생강과 생강속에 속하는 동남아시아 원산의 숙근성 여러해살이풀로, 전국 각지에서 재배하고 있고 특히 남부 지방에서 많이 재배한다. 원래 열대 지방 원산이므로

따뜻하고 습기가 적당한 곳이 좋다. 높이는 30~60cm이다.

❀ **꽃 :** 우리나라에서는 꽃이 피지 않으나, 원산지인 열대 지방에 서는 8~9월에 잎집으로 싸인 길이 20cm 정도의 꽃줄기가 나 오고 그 끝에 꽃이삭이 달려 황록색의 꽃이 핀다. 꽃은 포 사 이에서 나오고 꽃받침은 짧은 통 모양이며, 꽃부리의 끝부분은 3개로 갈라지고 갈라진 조각은 끝이 뾰족하다.

❀ **잎 :** 잎은 어긋나고, 양 끝이 좁은 선상 피침 또는 긴 타원형 모 양이며 밑부분이 긴 잎집으로 된다.

❀ **줄기 :** 각 마디에서 잎집으로 만들어진 가짜 줄기가 곧게 자라 며 윗부분에서 잎이 2줄로 배열된다.

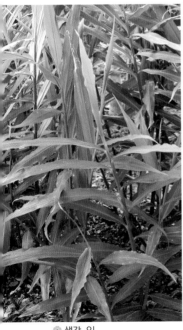

❀ 생강 잎

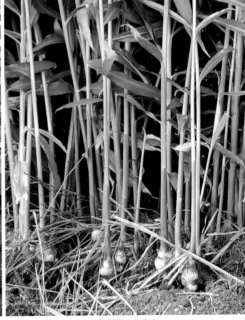
❀ 생강 재배밭

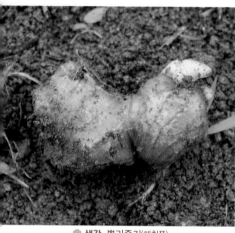

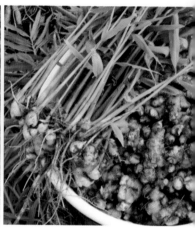

❀ 생강 뿌리줄기(채취품)　　　　　❀ 생강 전초(채취품)

🌿 **뿌리** : 뿌리줄기는 굵고 옆으로 뻗으며, 굵은 덩어리 모양의 연한 노란색 다육질로 매운맛과 향기가 있다.

🌿 **특징** : 생강이란 한자명 생강(生薑)에서 온 이름이다.

〔**사용부위 및 채취시기**〕 뿌리줄기를 가을철과 겨울철에 채취하여, 수염뿌리와 흙모래를 제거한다.

〔**작용부위**〕 폐, 위, 비장에 작용한다.

〔**성질과 맛**〕 성질이 약간 따뜻하고, 맛은 맵고, 독성은 없다.

〔**성　분**〕 뿌리에는 주성분인 정유성분으로 진지베린(zingiberene)을 함유하고 그 외 캄펜(camphene), 시네올(cineol), 비사볼렌(bisabolene), 알파-피넨(α-pinene), 미르센(myrcene), 트리시클렌(tricyclene), 알파-큐버빈(α-cubebene), 베타-엘레멘(β-elemene), 테르피놀렌(terpinolene), 2-헵타놀(2-heptanol), 리날롤(linalool), 네랄(neral) 등, 신미성분으로는 진저롤(gingerol), 진저론(zingerone),

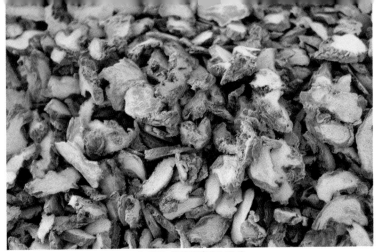

● **생강** 뿌리줄기(건강, 약재)

쇼가올(shogaol) 등이며 그 밖에 갈라노락톤(galanolactone), 아미노산, 전분 등이 함유되어 있다.

약리작용 진정작용, 항경련작용, 진통작용, 항염작용, 항균작용, 항구토·항멀미작용, 위점막보호작용, 간보호작용, 이담작용, 항혈소판응집작용, 항산화작용, 항미생물작용

용　　도 약용(뿌리줄기는 구토, 지사, 항염증, 진통, 억균작용)

효　　능 신선한 뿌리줄기는 땀을 내어 표증(表證)을 풀어주고 차가운 기운을 없애며, 중초(中焦)를 따뜻하게 하여 구토를 멈추게 하며, 가래를 삭이고 기침을 멈추게 하며, 물고기와 게를 많이 먹고 생긴 독을 해독하는 효능이 있어, 감기, 발열, 두통, 해수, 몸살, 체내의 수액 정체, 복통, 설사, 소화불량, 복부팽만 등을 치료하고, 반하, 천남성, 육류와 어패류의 독을 풀어준다. 또한 진저롤(gingerol)이 입안 점막을 자극하여 소화액 분비를 촉진시키고 장내의 이상 발효를 억제한다.

(**약 용 법**) 뿌리줄기 4~12g을 물 1L에 넣고 반으로 줄 때까지 중불로 서서히 달인 후 아침저녁 식간 또는 식후에 복용하면 소화에 좋고 감기도 예방한다. 관절염에는 뿌리줄기 30g을 갈아 면포에 싸서 물 1L에 넣고 반으로 달여 환부를 찜질한다. 환부가 빨갛게 될 때까지 찜질하면 효과가 있다. 뿌리줄기를 물과 믹서에 갈아서 꿀에 재워 냉장고에 보관해두고, 우유 한 잔에 한두 숟가락 넣어 마시면 성인병을 예방하는 효과가 있다. 잎을 잘게 썰어 헝겊 주머니에 넣고 욕조에 담아 목욕을 하면, 피로를 풀어주고 근육통에 좋으며 보습 효과도 있다.

(**주의사항**) 속에 열이 많은 사람은 과용하지 않도록 주의한다.

생강 현대 임상 응용

- 풍습통(風濕痛), 요퇴통(腰腿痛) 치료에는 생강 의료용 주사액을 통증점이나 반응점 결절에 주사한다. 먼 쪽이나 가까운 혈자리에도 주입할 수 있으며, 관절부위의 경우 관절낭 주위에 주사한다. 1회 0.5~2ml, 1일 또는 격일로 1회 주입하며, 3~5회를 1회 치료과정으로 한다. 보통 연속 20~30회 주사할 수 있다. 관찰 결과, 높은 치료율을 보였다. 투약 후 통증이 경감되거나 사라졌고, 관절의 부기가 가라앉거나 호전되어 기능이 회복되거나 개선되었다. 국소적으로 팽만감, 저림 및 열감이 있었고 때로는 통증이 심해지기도 하였으나, 약 1~2일 후 증상이 완화되거나 사라졌다.
- 임신 입덧 치료에는 생강(껍질째 얇게 썬다) 60g, 복룡간(伏龍肝) 60g(달여서 맑은 액을 따라내어 준비한다), 영계(암수 모두 괜찮다) 한 마리, 생강을 닭 배 속에 넣고 사기그릇에 넣은 뒤 복룡간 맑은 액을 적당량 붓고 소금을 약간 첨가하여 뚜껑을 닫고 푹 끓여서 복용한다. 닭고기를 먹어도 좋다. 매일 혹은 격일로 1첩 복용한다. 관찰 결과, 높은 치료율을 보였다.
- 급성 부고환염(epididymitis) 치료에는 해묵은 굵은 생강을 깨끗이 씻어 0.2cm 두께로 얇게 저며 1회 6~10조각씩 고환의 환부에 붙여 거즈를 덮고 음낭을 포개어 하루 1~2회씩 완치될 때까지 교체한다. 관찰 결과, 모두 완치되었으며, 평균 완치 기간은 3.7일로 보고하였다.

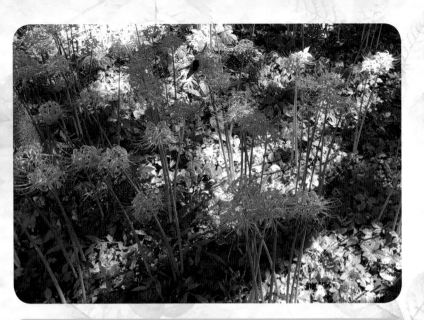

 해열·진통·혈압강하·최토 작용

석산

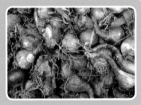

Lycoris radiata (L'Hér.) Herb.

이　　명	가을가재무릇, 꽃무릇, 절간풀, 상사화, 노아산, 가을가제무릇
한약명	석산(石蒜), 오산(烏蒜), 독산(獨蒜)
과　　명	수선화과(Amaryllidaceae)
식물명 유래	한자 이름 '석산(石蒜)'에서 유래한 것으로, 산기슭이나 습한 땅의 돌 틈 사이에서 자라고 땅속 비늘줄기의 모양이 마늘과 비슷하다는 뜻. 석산의 다른 이름 '꽃무릇'은 꽃이 무리 지어 핀다는 뜻
식품원료 사용 가능 여부	식품원료 목록에 없음

생육형태 석산은 백합목 수선화과 상사화속에 속하는 여러해살이풀로, 남부 지방에 주로 분포하고 꽃무릇이라고도 한다. 중국

에서 관상용으로 들여온 원예식물로 습윤한 산기슭이나 풀밭에서 무리지어 자라고 전북 고창 선운사와 전남 영광 불갑사 등의 군락지가 유명하다. 우리나라 남부의 습한 야지에서 자란다. 높이는 30~50cm이다.

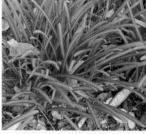
❀ 석산 잎

❀ **꽃** : 꽃은 9~10월에 붉은색으로 피는데, 잎이 없어진 비늘줄기에서 꽃대가 나오고 그 끝에 큰 꽃이 산형꽃차례로 달린다. 꽃덮이조각은 6개이고 거꿀피침 모양이며, 뒤로 말리고 가장자리에 주름이 있다. 수술은 6개이며 꽃 밖으로 길게 나온다.

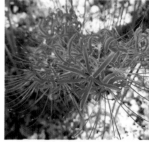
❀ 석산 꽃

🌿 **잎** : 잎은 선형으로 2~6장이 포개져 모여나고, 길이 30~40cm, 너비 15cm 정도에 줄 모양이다. 가을에 나와 봄이면 사라진다.

❀ **줄기** : 꽃줄기는 비늘줄기에서 나와 녹색으로 길이 30~50cm이다.

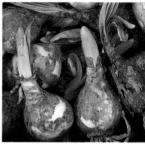
❀ 석산 비늘줄기(채취품)

🍎 **열매** : 구형의 장과이나 꽃이 떨어진 다음 열매를 맺지 못하고, 짙은 녹색의 잎이 나와 이듬해 봄에 시든다.

🌿 **뿌리** : 비늘줄기는 지름 3~4cm에 넓은 타원형이며 겉껍질이 흑갈색이다.

🌿 **특징** : 비늘줄기를 물에 담가 알칼로

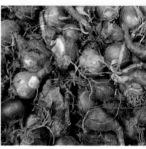
❀ 석산 비늘줄기(약재)

이드를 제거하면 좋은 녹말을 얻을 수 있다. 석산(꽃무릇)은 가을에 꽃이 피고 붉은색인 반면, 상사화는 여름에 꽃이 피고 홍자색 또는 분홍색이다. 맹독성 알카로이드인 라이코린(lycorine)이 들어 있어 함부로 먹어서는 안 된다.

사용부위 및 채취시기 비늘줄기를 가을에 채취한다.

작용부위 간, 폐, 위에 작용한다.

성질과 맛 성질이 따뜻하고, 맛은 맵고 달며, 독성이 있다.

성 분 비늘줄기에는 과당(frutose), 포도당(glucose), 서당(sucrose), 슈도라이코린(pseudolycorine), 노르플루비인(norpluviine), 라이코린(lycorine), 호모라이코린(homolycorine), 라이코레닌(lycorenine), 타제틴(tazettine), 라이코라민(lycoramine), 갈란타민(galanthamine) 등과 같은 여러 종류의 알칼로이드가 함유되어 있다. 그 밖에 20%의 전분과 식물의 생장 억제 및 항암작용이 있는 라이코리시디놀(lycoricidinol), 라이코리시딘(lycoricidine)이 함유되어 있다. 잎과 꽃에는 당류와 글리코사이드(glycoside)가 함유되어 있다.

약리작용 진정작용, 해열·진통작용, 혈압강하작용, 항염작용, 최토작용, 요산배설촉진작용, 항종양작용, 항바이러스작용, 면역증강작용

용   도 원예 및 조경용, 약용(비늘줄기는 인후염, 편도선염과 항암제로 사용)

효   능 비늘줄기는 가래를 없애고 구토를 유발시켜 사기(邪氣)를 제거하며, 독소를 해독하고 뭉친 것을 풀어주는 효능이 있

어, 인후와 편도가 부은 데, 림프샘염, 해수, 수종(水腫), 종기, 악창 등의 치료에 쓴다. 또한 복막염과 흉막염에 구토제로 사용하며, 치루와 자궁탈수에는 물에 달인 액으로 환부를 닦아낸다.

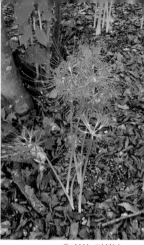
● 석산 지상부

(약용법) 말린 비늘줄기 1.5~3g을 물 1L에 넣고 끓기 시작하면 불을 약하게 줄여 1/3로 줄 때까지 달여서 하루 2회로 나누어 마신다. 외용할 경우에는 생것을 짓찧어 환부에 붙이거나, 달인 액으로 환부를 씻어낸다.

(주의사항) 상사화와 혼동하는 사람이 더러 있으나, 다른 식물이므로 혼동하지 않도록 주의를 요한다. 석산은 독성이 있으므로 함부로 사용하면 안 된다. 특히 신체가 허약한 사람, 실사(實邪)가 없고 구역질을 하는 사람은 복용하면 안 된다. 몸이 허약한 사람, 임산부, 피부가 손상된 사람은 사용에 주의한다.

석산 현대 임상 응용

- 편도선염 치료에는 석산 비늘줄기로 즙을 내어 생백주(生白酒)에 타서 복용한다. 토하고 나면 치유된다.
- 담화(痰火)로 숨이 가쁠 때에는 석산 비늘줄기를 깨끗이 씻어 말려서 가루로 낸 다음 3.75g을 취해 설탕을 첨가하여 술로 복용한다.
- 음식물 중독, 담연옹색(痰涎壅塞) 치료에는 신선한 석산 비늘줄기 1.5~3g을 달여서 복용하고 최토(催 吐)한다.
- 수종(水腫) 치료에는 신선한 석산 비늘줄기 8개, 피마자(蓖麻子: 껍질을 제거) 80알을 함께 찧어 용천혈에 하룻밤 펴 바르고, 낫지 않으면 다시 바른다.
- 황달 치료에는 신선한 석산 비늘줄기 1개, 피마자(껍질 제거) 7개를 함께 찧어 1일 1회 발바닥에 바른다.

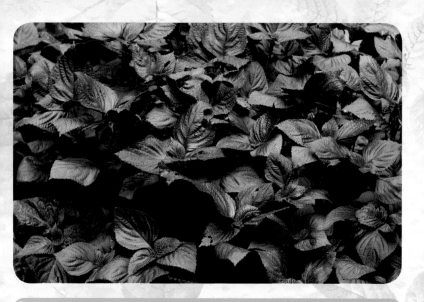

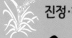 진정·해열·지해·거담·평천 작용

소엽

Perilla frutescens (L.) Britton var. *crispa* (Benth.)
W.Deane

이 명 차즈기, 차조기, 자소, 적차조기, 좌소, 들깨, 소엽

한약명 자소엽(紫蘇葉), 자소자(紫蘇子), 소엽(蘇葉), 자소(紫蘇), 소경(蘇梗), 향소(香蘇)

과 명 꿀풀과(Labiatae)

식물명 유래 한자 이름 '소엽(蘇葉)'에서 유래한 것으로, 약성이 기운을 깨우거나 상쾌하
게 하고 잎을 약용한다는 뜻. 소엽의 다른 이름 '차즈기'는 '자소(紫蘇)'에서
유래한 것으로, 식물 전체가 자색이고 약성이 상쾌하다는 뜻

식품원료 사용 가능 여부 가능(잎 및 끝가지, 씨앗)

생육형태 소엽은 꿀풀목 꿀풀과 들깨속에 속하는 중국 원산의
한해살이풀로, 산야에 자생하거나 마을 인근 경작지 주변이나

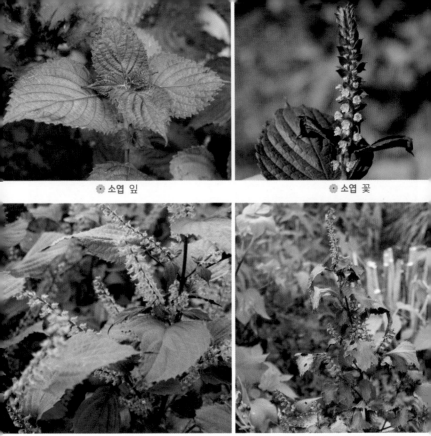

◈ 소엽 잎

◈ 소엽 꽃

◈ 소엽 열매

◈ 소엽 지상부

밭에서 재배한다. 높이는 20~80cm이다.

✿ 꽃 : 꽃은 8~9월에 연한 자주색으로 피며, 원줄기와 가지 끝에
총상꽃차례로 달린다. 꽃부리는 짧은 통 모양이고 끝이 입술
모양이며, 아랫입술이 윗입술보다 약간 길다.

🌿 잎 : 잎은 마주나고 잎자루가 길며, 넓은 달걀 모양으로 끝이
뾰족하고 가장자리에 톱니가 있다. 잎의 양면에 털이 있고, 뒷
면 맥 위에 특히 긴 털이 있다.

406

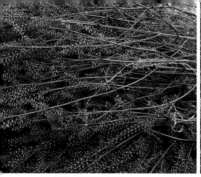

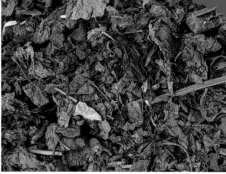

❁ **소엽** 지상부(채취품)　　　　　❁ **소엽** 잎과 줄기(약재)

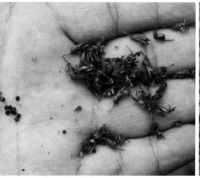

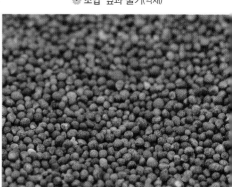

❁ **소엽** 열매(채취품)　　　　　❁ **소엽** 열매(약재)

🌿 **줄기** : 붉은색의 줄기가 곧게 서고 네모지며 가지가 갈라진다.

🫒 **열매** : 열매는 둥근 분과이고 꽃받침 안에 들어 있다. 전체적으로 자색을 띤다.

🌾 **특징** : 식물체 전체에 자줏빛이 돌고 특유의 향기가 있다. 소엽의 잎은 자주색인 반면, 들깨의 잎은 녹색이라 구분된다.

（**사용부위 및 채취시기**）잎은 6~9월에 채취하여, 이물질을 제거하고 햇볕에 말린다. 가을철에 열매가 잘 익었을 때 채취하여, 이물질을 제거하고 햇볕에 말린다.

（**작용부위**）폐, 비장에 작용한다.

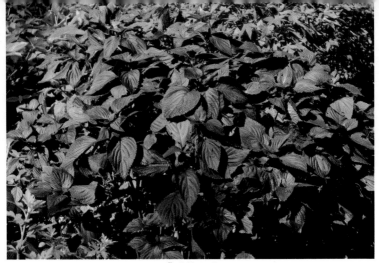

● 소엽 무리

(성질과 맛) 성질이 따뜻하고, 맛은 맵다.

(성   분) 정유가 들어 있고, 그 중에 페릴알데히드(perill-aldehyde), 페릴라케톤(perillaketone), 페릴알콜(perill alcohol), 엘-리모넨(l-limonene), 멘톨(menthol), 알파-피넨(α-pinene), 베타-피넨(β-pinene), 엘-리날룰(l-linalool), 캄펜(camphene) 등이 함유되어 있다.

(약리작용) 진정작용, 해열작용, 지해·거담·평천작용, 지혈작용, 항응혈작용, 혈당상승작용, 면역증강작용, 항미생물작용, 방부작용, 항균작용

(용   도) 약용(잎은 감기, 구토, 설사의 치료 등에 사용, 종자는 천식, 변비 등에 사용, 줄기는 소화불량, 복통 등에 사용)

(효   능) 잎은 방향성 건위제(健胃劑)로 표증(表證)을 풀어주고 차가운 기운을 없애며, 기(氣)를 소통시키고 위기(胃氣)를 조화시

키는 효능과 진해, 진정, 거담 작용이 있으며, 잎을 따서 그늘에 말려 만든 분말은 혈액순환을 돕는 효과가 있다. 열매는 기운을 가라앉히고 가래를 삭이며, 기침을 멈추게 하고 천식을 완화시키며, 장(腸)을 적셔주고 대변을 잘 통하게 하는 효능과 발한, 진정, 진통, 진해, 흥분 작용이 있고, 혈액순환을 촉진하며 변비, 천식 등에 사용한다.

(약 용 법) 말린 잎 4~12g을 물 300mL에 넣고 달여 마시거나, 피부병에는 목욕물로 사용하면 좋다. 특히 건뇌(健腦)에는 그늘에 말린 잎을 가루 내어 매 식후에 20g 정도 복용하면 아주 좋다. 생선이나 게를 먹고 식중독에 걸렸을 때 잎의 생즙을 마시거나 잎을 삶아 먹는다.

(주의사항) 장시간 달이면 안 된다. 맛이 매워 기운을 소모할 수 있어 열병이 있거나 몸이 허약한 사람은 복용에 주의한다.

소엽 현대 임상 응용

- 만성기관지염 치료에는 자소엽과 건강(乾薑)을 10:1의 비율로 25% 소엽탕액을 만들어 매일 아침저녁으로 1회 100ml씩 복용하고, 10일을 1회 치료과정으로 한다. 3일 간격으로 2회 치료과정으로 들어간다. 관찰 결과, 기침, 천식, 담(痰)에 대해 어느 정도 치료 효과가 있었다. 약을 복용한 후 대부분의 환자가 식욕이 증가하였으며, 일부 환자는 수면상태가 비교적 안정적이었고, 심장박동이 줄었으며, 일부 환자는 이뇨작용으로 부종이 없어졌다. 일부 환자는 입이 마르고 타액이 감소하는 등의 부작용이 나타나기도 하였으나, 경미하고 일시적인 증상이었다.
- 자궁경부 출혈 치료에는 자소엽 추출액(1ml당 생약 2g 함유)을 만들어 5ml씩 나누어 앰플에 넣고 밀봉 소독하여 준비한다. 이것으로 지혈지(止血紙) 또는 지혈솜(혹은 거즈)을 만든다. 렌즈 닦는 종이를 지혈지로 사용하고 1g의 종이를 5ml 자소엽 추출액에 한 번 적신 후, 다시 60℃ 오븐에서 24~30시간 건조시킨다. 무균 솜(또는 거즈)을 자소엽 추출액에 충분히 적신다. 사용 시 지혈제를 직접 출혈 부위에 붙이되 거즈를 속에 넣고 막지 않아도 된다. 관찰 결과, 다소 높은 치료율을 보였다.

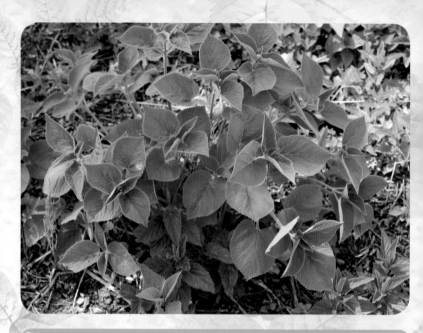

항염·항알레르기 작용

속단

Phlomis umbrosa Turcz.

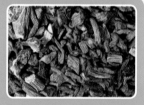

이 명 한속단, 단삼

한약명 한속단(韓續斷), 조소(糙蘇)

과 명 꿀풀과(Labiatae)

식물명 유래 한자 이름 '속단(續斷)'에서 유래한 것으로, 부러진 뼈를 이어준다는 뜻

식품원료 사용 가능 여부 **가능**(잎, 뿌리)

(생육형태) 속단은 꿀풀목 꿀풀과 속단속에 속하는 여러해살이풀로, 전국 각지에 분포하고 산지의 습기가 많고 반그늘의 비옥한 토양에서 자란다. 높이는 0.8~1m이다.

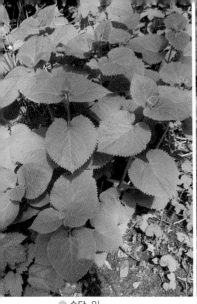
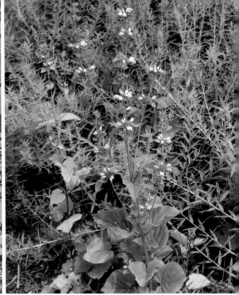

❀ 속단 잎   ❀ 속단 지상부

꽃 : 꽃은 7월에 붉은빛으로 피는데, 원줄기 윗부분에 윤산꽃
차례로 층층이 돌려나서 전체가 큰 원추꽃차례로 된다. 꽃부
리는 입술 모양이고 꽃받침은 통 모양이며 갈래조각은 털 같
은 돌기로 된다.

잎 : 잎은 마주나고 잎자루가 길며, 길이 13cm, 너비 10cm 정
도에 심장상 달걀 모양으로 가장자리에 둔하고 규칙적인 톱니
가 있다. 잎 앞면에 긴 털이 나고, 뒷면에는 별 모양 털(성모)이
난다.

줄기 : 네모진 줄기가 곧게 서며 전체에 잔털이 있다.

열매 : 열매는 넓은 달걀 모양의 수과이며 꽃받침으로 싸여 익
는다.

뿌리 : 뿌리는 굵고 옆으로 뻗으며, 굵은 덩이뿌리가 4~5개 정
도 달린다.

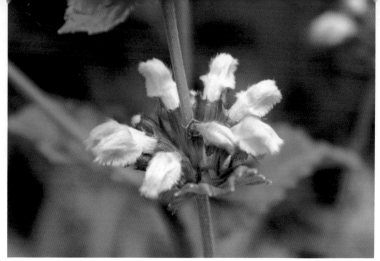

● 속단 꽃

🌿 **특징** : 어린잎과 씨는 식용하고, 뿌리는 약용한다.

(사용부위 및 채취시기) 뿌리를 봄·가을에 채취하여 물에 씻고 줄기
와 수염뿌리를 제거한 다음 햇볕에 말린다.

(작용부위) 간, 신장에 작용한다.

(성질과 맛) 성질이 평(平)하고, 맛은 맵다.

(성 분) 어린순에는 정유, 플라보노이드 배당체, 아미노산, 숙
신산(succinic acid), 베토니신(betonicine), 스테로이드(steroid), 타닌
(tannin), 뿌리에는 알칼로이드(alkaloid), 종자에는 유분, 이리도
이드 움브로시드(iridoid umbroside)가 함유되어 있다.

(약리작용) 항염작용, 항알레르기작용

(용 도) 식용(어린순), 약용(뿌리와 지상부는 발열, 두통 등에 사용)

(효 능) 뿌리 및 전초는 풍사(風邪)를 제거하고 가래를 삭이

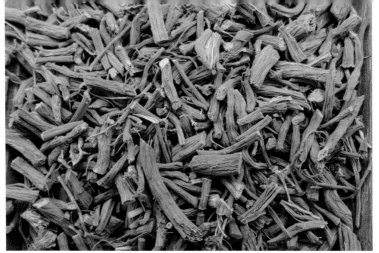

● 속단 뿌리(약재)

며, 하초(下焦)의 습을 제거하고 저리고 쑤신 것을 없애며, 독소를 해독하고 부은 종기나 상처를 없애는 효능이 있어, 감기, 해수, 관절통, 타박손상, 옹종 등을 치료한다. 간과 신장을 보하고 골절상을 치료하는 한약으로 쓰이는 속단(續斷)은 중국에서는 산토끼꽃과의 천속단(川續斷, *Dipsacus asperoides*)의 뿌리를 사용하며, 꿀풀과의 속단(韓續斷, *Phlomis umbrosa*)과는 다른 식물이다.

(약용법) 말린 뿌리 4~12g을 물 1L에 넣고 1/3로 줄 때까지 달여서 하루 2~3회로 나누어 마신다. 가루 또는 환으로 만들어 복용하기도 한다. 외용할 경우에는 짓찧어 환부에 붙인다.

속단 현대 임상 응용

- 감기 치료에는 속단 전초로 만든 알코올 농축액을 1회 1.2~2.4g 복용하고 아동은 용량을 줄인다. 충제(沖劑)로 만들어 1일 2회, 1회 7.5g 복용한다. 관찰 결과, 48시간 내 주요 증상(발열, 두통, 전신이 쑤시고 아픔, 코 막힘, 인후종통)이 사라지거나 개선되었다.

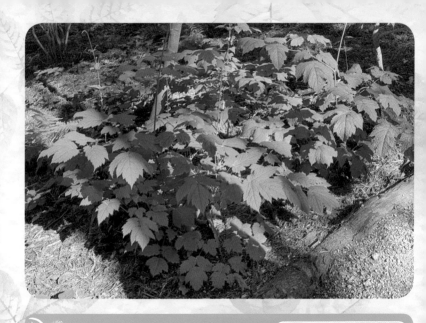

해열·소염·진통·항경련·해독 작용

승마

Actaea heracleifolia (Kom.) J.Compton

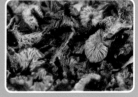

이 명 왜승마, 끼멸까리, 끼멸가리, 대삼엽승마, 서채
한약명 승마(升麻), 주승마(周升麻), 주마(周麻)
과 명 미나리아재비과(Ranunculaceae)
식물명 유래 한자 이름 '승마(升麻)'에서 유래한 것으로, 약성이 기운을 상승시키고 잎이
        마(麻)와 비슷하다는 뜻
식품원료 사용 가능 여부 식품원료 목록에 없음

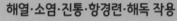

생육형태 승마는 미나리아재비목 미나리아재비과 승마속에 속
하는 여러해살이풀로, 깊은 산기슭이나 숲속에 분포한다. 높이
는 1~2m이다.

414

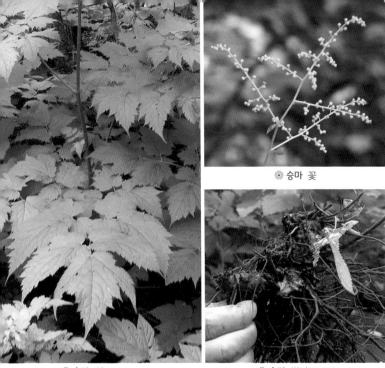

◉ 승마 꽃

◉ 승마 잎

◉ 승마 뿌리(채취품)

🌸 **꽃** : 꽃은 8~9월에 흰색으로 피며, 원줄기 윗부분에 커다란 원추꽃차례로 달리고 향기가 있다. 꽃잎은 2~3개이며 끝이 대개 2개로 갈라지고, 꽃받침조각은 4~5개이며 일찍 떨어진다.

🌿 **잎** : 잎은 어긋나고 1~2회 3출 겹잎이며 잎자루가 길다. 작은잎은 넓고 크며 약간 광택이 있고 길이 8~11cm, 너비 9~20cm에 달걀 모양으로 가장자리가 흔히 2~3개로 갈라지며 불규칙한 톱니가 있다.

🌾 **줄기** : 줄기가 곧게 서며 대개 녹색으로 털이 없다.

🍒 **열매** : 열매는 거꿀달걀상 타원형의 골돌과이고, 끝에 갈고리처럼 휘어진 암술대가 남아 있으며, 10월에 익는다.

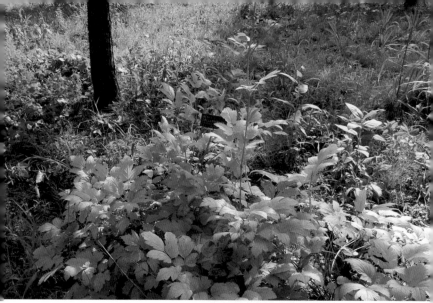

❀ 승마 지상부

🌿 **뿌리** : 뿌리는 다소 굵으며 자줏빛을 띤 검은색이다.

(사용부위 및 채취시기) 뿌리줄기를 가을에서 이듬해 봄 사이에 채취하여, 흙모래를 제거하고 수염뿌리가 마를 때까지 햇볕에 말린 뒤, 불에 그슬리거나 수염뿌리를 제거하고 햇볕에 말린다.

(작용부위) 폐, 비장, 위, 대장에 작용한다.

(성질과 맛) 성질이 약간 차고, 맛은 맵고 약간 달다.

(성　　분) 뿌리줄기에는 시미시후진(cimicifugine), 살리실산(salicylic acid), 타닌(tannin), 카페산(caffeic acid), 페룰산(ferulic acid) 수지 등이 함유되어 있다.

(약리작용) 해열작용, 진통작용, 진정작용, 항경련작용, 항염작용, 면역증강작용, 간보호작용, 진경작용(경련억제), 항균작용

(용 도) 약용(뿌리줄기는
해열, 항염, 진통, 항경련, 해
독작용)

(효 능) 뿌리줄기는 땀을
내어 표사(表邪)를 발산시키
고 발진이 잘 돋게 하며, 열
을 내리고 열독을 해독하며
양기(陽氣)를 끌어올리는 효
능이 있어, 감기, 발열, 두

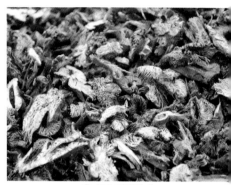
◉ 승마 뿌리(약재)

통, 인후종통, 급성전염병, 고혈압, 오래된 설사, 두드러기, 피
부염, 탈항(脫肛), 자궁하수 등을 치료한다. 해열제와 해독제로
사용하며, 대표적인 처방으로는 승마갈근탕과 청진탕이 있다.

(약 용 법) 뿌리줄기 2~15g에 물 1L에 넣고 달인 액을 반으로 나
누어 아침저녁으로 마신다. 외용할 경우에는 가루 내어 붙이거
나 달인 액으로 양치질을 한다.

(주의사항) 과량 복용하면 어지러움, 사지 떨림 등을 유발할 수
있다.

승마 현대 임상 응용

• 자궁탈출증 치료에는 승마 6g, 모려 12g으로 구성된 승마모려산편(升麻牡蠣散片)을
1일 용량으로 2~3회 나누어 공복에 복용한다. 1도 자궁탈출은 1개월, 2도는 2개월,
3도는 3개월 복용하는 것을 1회 치료과정으로 한다. 복용기간 중에는 무리한 노동
을 해서는 안되며, 1회 치료과정으로 회복되지 않으면 2회, 3회 치료과정을 진행
하여 계속 복용할 수 있다. 약을 복용한 기간과 상태의 경중에 따라 환자를 관찰한
결과, 높은 치료율을 보였으며, 3차 치료를 끝낸 환자의 완치율은 2차 치료를 끝낸
환자의 완치율보다 현저히 높았다.

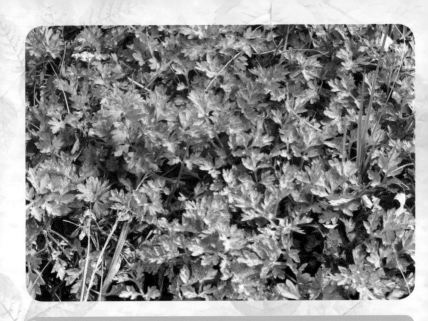

항균·진해·거담·자궁흥분·지혈 작용

쑥

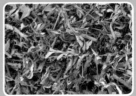

Artemisia indica Willd.

이 명 바로쑥, 사재발쑥, 약쑥, 타래쑥, 속

한약명 애엽(艾葉), 애구초(艾灸草), 애(艾)

과 명 국화과(Compositae)

식물명 유래 쑥은 옛말 쓰다의 의미로, 그 맛이 좋지 못하고 쓰다는 뜻 또는 새싹이 돋
          는다는 뜻

식품원료 사용 가능 여부 **가능**(잎), **제한적 사용**(줄기)

(**생육형태**) 쑥은 국화목 국화과 쑥속에 속하는 여러해살이풀로,
전국 각지에 분포하고 양지바른 풀밭에서 잘 자란다. 높이는
60~120cm이다.

418

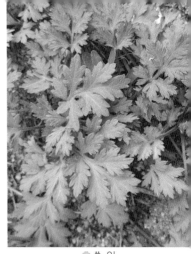

◉ 쑥 잎

꽃 : 꽃은 7~9월에 연한 붉은색 또는 자주색으로 피는데, 꽃자루가 거의 없는 머리모양꽃이 한쪽으로 치우쳐서 달려 전체가 원추꽃차례로 된다.

잎 : 뿌리잎과 밑부분의 잎은 나중에 쓰러지며, 헛턱잎이 있는 줄기잎은 어긋나고 길이 6~12cm, 너비 4~8cm에 타원형이며 깃꼴로 깊게 갈라진다. 갈래조각은 2~4쌍으로 뒷면에 흰색 털이 밀생하고 위로 올라갈수록 작아지며 갈래조각의 수도 줄어든다. 꽃이삭에 달린 잎은 줄 모양이다.

줄기 : 줄기가 곧게 서며 능선이 있고 전체에 거미줄 같은 털이 빽빽이 난다.

열매 : 열매는 수과이며 10월에 익는다.

뿌리 : 뿌리줄기가 옆으로 길게 뻗으며 군데군데에서 새싹이 나와 번식한다.

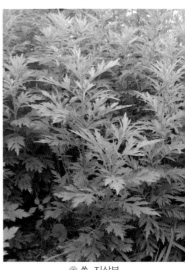

◉ 쑥 지상부

특징 : 동속식물 중 쑥과 겉모습이 비슷한 것은 모두 쑥이라고 하는데, 그중에서 강화도와 인천 앞바다의 자월도에서 자생하는 쑥이 약용으로 많이 소비되고 품질도 우수하다. 그리고 음력 단오 전후에 채취하는 것은 이 시기에 약효가 가장 좋다고

알려져 있기 때문이다.

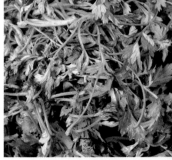

※ 쑥 어린잎(채취품)

를 음력 단오 전후에 채취한다. 꽃이 피기 전에 잎과 어린줄기를 채취하여, 이물질을 제거하고 햇볕에 말린다.

작용부위 간, 비장, 신장에 작용한다.

성질과 맛 성질이 따뜻하고, 맛은 맵고 쓰다.

성 분 정유 중에 시네올(cineol)이 많이 함유되어고, 이 밖에 베타-카리오필렌(β-caryophyllene), 리

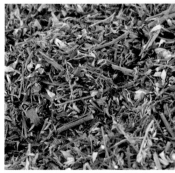

※ 쑥 어린줄기(약재)

날룰(linalool), 아르테미시아알콜(artemisia alchool), 캄퍼(camphor), 보르네올(borneol), 테트라코사놀(tetracosanol), 베타-시토스테롤(β-sitosterol), 엘-이노시톨(l-inositol) 등이 함유되어 있다.

약리작용 항균작용, 평천작용, 진해작용, 거담작용, 이담작용, 자궁흥분작용, 지혈작용

용 도 식용(지상부), 약용(잎은 지혈, 항균, 진통, 진정, 조혈작용)

효 능 잎 및 어린줄기는 경맥(經脈)을 따뜻하게 하고 출혈을 멎게 하며, 차가운 기운을 없애고 통증을 멈추게 하며, 습사(濕邪)를 제거하고 가려움증을 그치게 하는 효능이 있어, 주로 복통, 토사 또는 지혈제로 자궁출혈, 비혈(鼻血) 등에 응용하면 효

과가 좋다고 하였다. 또 신경통, 신장염, 통경제, 감기, 인후염, 일반정장제로도 유효하므로 일반 가정의 상비약으로 쑥을 채취해두고 사용하였다. 《본초서(本草書)》에는 쑥이 기혈(氣血)을 다스리고 한습(寒濕)을 쫓으며 자궁을 따뜻하게 하고 모든 출혈을 멎게 해준다고 되어 있다. 그리고 복부를 온(溫)하고 경락(經絡)을 고르게 하며 태아를 편하게 한다. 또 복통, 생리, 곽란으로 사지가 뒤틀리는 것을 다스린다고 기록되어 있다. 또 신경통, 관절염으로 고생하고 있는 사람들에게 뜸을 뜨면 좋다.

약용법 말린 약재 3~9g을 물 1컵 정도의 물과 함께 달여 하루에 2회 나눠 마신다. 민간에서는 배가 아플 때 즙을 내어 아침 공복에 마시게 하였다. 또한 생잎을 즙을 내어 칼에 베인 데나 타박상에 바르며, 씨를 달인 물로 자궁을 보온하고 눈을 씻어 시력을 강하게 하는 데 사용하였다. 임산부가 하혈이 계속될 경우에도 생잎을 술에 담가 마시면 즉효가 있다고 하였다. 쑥으로 담근 술은 산기(疝氣), 대하증 치유에 효과가 좋기 때문에 여자들이 많이 만들어 먹는다.

쑥 현대 임상 응용

- 간염, 간경화 치료에는 애엽 의료용 주사액(㎖당 생약 0.5g에 해당)을 1일 1회, 1회 4㎖ 근육 주사하고, 1~2개월을 1회 치료과정으로 한다. 투약 기간 동안 여전히 일반 간 보호 양약 및 대증(對症) 치료를 하였다. 관찰 결과 높은 치료율을 보였으며, 환자의 입과 코에서 쑥 냄새가 나는 것 외에는 다른 부작용은 나타나지 않았다.
- 만성기관지염 치료에는 애엽 정유 또는 오일로 만든 환(한 알 당 애엽유 0.075㎖ 함유)을 1회 2정, 1일 3회, 10일을 1회 치료과정으로 한다. 치료과정의 횟수에 따라 환자를 관찰 결과, 4차 치료를 끝낸 환자의 치료율이 1~3차 치료를 끝낸 환자의 치료율보다 높게 나타났다. 상용량(常用量)을 복용하면 일반적으로 부작용이 없으나, 일부 소수의 환자에 한해 복용 초기에 인후 건조, 트림, 메스꺼움 등의 소화기 반응과 어지럼증이 나타났다.

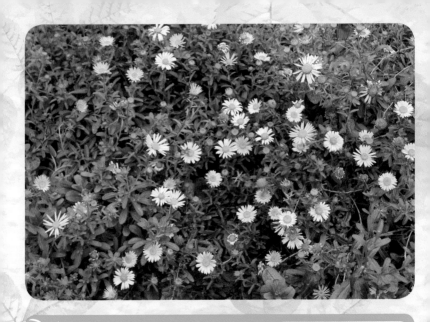

쑥부쟁이

Aster yomena (Kitam.) Honda

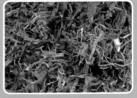

이 명 권영초, 쑥부장이, 들국화, 마란, 자채, 권연초, 드릇국화

한약명 산백국(山白菊), 야백국(野白菊), 소설화(小雪花)

과 명 국화과(Compositae)

식물명 유래 '쑥'과 '부쟁이'의 합성어로, 이 식물이 쑥을 닮았고 부지깽이처럼 기다란 막대기 모양으로 자란다는 뜻

식품원료 사용 가능 여부 **가능**(잎)

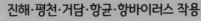

생육형태 쑥부쟁이는 국화목 국화과 참취속에 속하는 여러해 살이풀로, 전국 각지에 분포하고 햇볕이 비교적 잘 들고, 습기 가 약간 있는 산과 들의 반그늘이나 양지에서 자란다. 높이는

30~100cm이다.

✿ **꽃** : 꽃은 7~10월에 피는데, 원줄기와 가지 끝에 머리모양꽃이 1송이씩 산방상으로 달리고, 혀꽃은 자주색, 대롱꽃은 노란색이다.

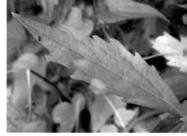

❋ 쑥부쟁이 잎

❀ **잎** : 처음 올라 온 뿌리잎은 꽃이 필 때 말라 죽는다. 줄기잎은 어긋나고, 길이 8~10cm, 너비 2.5~3.5cm에 피침 모양으로 끝이 뾰족하며 밑부분은 좁아져 잎자루처럼 된다. 잎의 표면은 녹색으로 윤이 나고 가장자리에 굵은 톱니가 있으며, 위로 갈수록 크기가 작아진다.

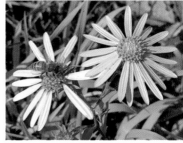

❋ 쑥부쟁이 꽃

✾ **줄기** : 줄기가 곧게 서며 윗부분에서 가지를 친다. 원줄기가 처음 나올 때는 붉은빛이 돌지만 점차 녹색 바탕에 자줏빛을 띤다.

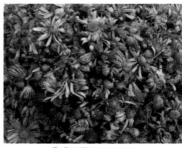

❋ 쑥부쟁이 꽃(채취품)

⚲ **열매** : 열매는 달걀 모양의 수과이고, 종자 끝에 붉은색 갓털이 있으며, 10~11월에 익는다.

❋ **뿌리** : 뿌리줄기가 옆으로 길게 뻗는다.

❦ **특징** : 가새쑥부쟁이와 남원쑥부쟁이 사이에서 생긴 잡종이라고

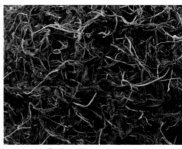

❋ 쑥부쟁이 지상부(약재)

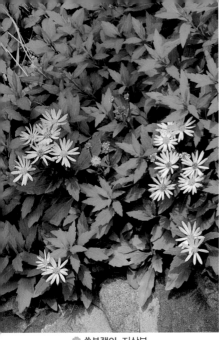

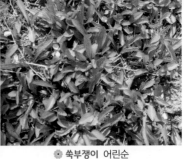
❀ 쑥부쟁이 어린순

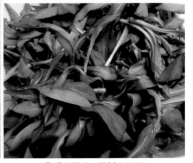
❀ 쑥부쟁이 어린순(채취품)

❀ 쑥부쟁이 지상부

한다. 잎과 어린 개체는 나물로 먹는다. 일반적으로 들에서 자라는 쑥부쟁이류, 산국, 감국, 구절초 등을 통틀어서 들국화라고 부른다.

(사용부위 및 채취시기) 뿌리가 달린 전초를 여름부터 가을에 채취한다.

(작용부위) 간, 폐에 작용한다.

(성질과 맛) 성질이 시원하고, 맛은 쓰고 맵다.

(성   분) 캠페롤(kaempferol), 퀘르세틴(quercetin), 퀘르세틴람노사이드(quercetin rhamnoside), 퀘르세틴글루코람노사이드(quercetin glucorhamnoside), 캠페롤-3-글루코람노사이드

424

(kaempferol-3-glucorhamnoside), 퀘르세틴글루코시드(quercetin glucoside), 사포닌(saponin), 탄수화물, 타닌, 단백질, 아미노산 등이 함유되어 있다.

(약리작용) 진해작용, 평천작용, 거담작용, 항균작용, 항바이러스작용

(용 도) 식용(어린잎), 원예 및 조경용, 약용(지상부는 진해, 거담, 천식에 사용)

(효 능) 전초 또는 뿌리는 열을 내리고 열독을 해독하며, 가래를 없애고 기침을 진정시키며, 혈분(血分)의 열을 내리고 출혈을 멎게 하는 효능이 있어, 감기, 기침, 발열, 편도염, 기관지염, 유선염, 종기나 부스럼 등, 뱀이나 벌레에 물린 상처 등을 치료한다.

(약용법) 말린 전초 15~30g을 물 1L에 넣고 1/3로 줄 때까지 달여서 하루 2~3회로 나누어 마신다. 외용할 경우에는 짓찧어 환부에 붙인다.

쑥부쟁이 현대 임상 응용

- 감기발열 치료에는 쑥부쟁이 뿌리 9g, 일지황화(一枝黃花) 9g을 같이 넣고 달여서 복용한다.
- 기관지염, 편도선염 치료에는 쑥부쟁이 전초 30g을 달여서 복용한다.
- 열림(熱淋), 황달, 무황달간염(anicteric hepatitis) 치료에는 쑥부쟁이 90g을 달여서 복용한다.
- 소아 장염, 열리(熱痢) 치료에는 쑥부쟁이 90g, 마치현(馬齒莧) 15g, 차전초(車前草) 15g을 같이 넣고 달여서 복용한다.
- 토혈(吐血), 비뉵(鼻衄), 대변하혈(大便下血), 출혈성자반병(出血性紫斑病) 치료에는 신선한 쑥부쟁이 뿌리 60~90g(건조품 30g)을 달여서 복용한다.

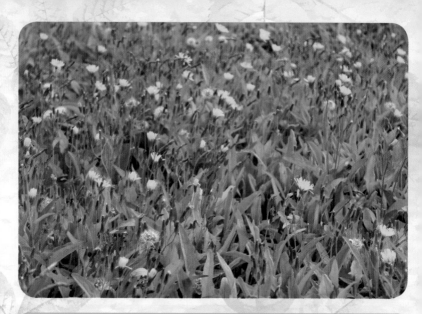

 항산화·항염·혈중지질저하 작용

씀바귀

Ixeridium dentatum (Thunb.) Tzvelev

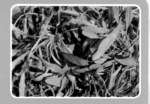

이 명 씸배나물, 씀바구나물, 쓴귀물, 싸랑부리, 꽃씀바귀, 흰씀바귀

한약명 고채(苦菜), 고거(苦苣), 산고매(山苦蕒)

과 명 국화과(Compositae)

식물명 유래 '씀(쓰다)'과 '바귀(박혀 있다)'의 합성어로, 이 식물은 쓴맛이 강하고 땅에 박
        혀 있다는 뜻

식품원료 사용 가능 여부 **가능**(뿌리, 잎)

(생육형태) 씀바귀는 국화목 국화과 씀바귀속에 속하는 여러해살
이풀로, 전국 각지에 분포하고 해발고도가 낮고 햇볕이 잘 드는
산이나 들에서 흔히 자란다. 높이는 25~50cm이다.

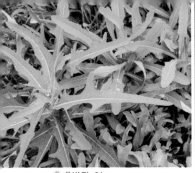
❀ 씀바귀 잎

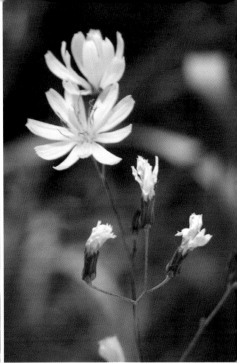

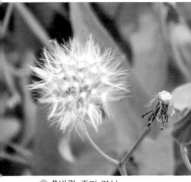
❀ 씀바귀 종자 결실

❀ 씀바귀 꽃봉오리와 꽃

✿ **꽃** : 꽃은 5~7월에 노란색으로 피는데, 원줄기 끝에서 머리모
양꽃이 산방꽃차례로 달린다.

🍃 **잎** : 뿌리잎은 뭉쳐나고, 거꿀피침 모양으로 끝이 뾰족하며 밑
부분이 좁아져 잎자루로 이어진다. 잎 가장자리에 치아 모양
의 톱니가 있거나 깊이 팬 흔적이 있으며, 꽃이 필 때까지 남
아 있다. 줄기잎은 2~3장으로 길이 4~9cm에 피침 모양 또는
긴 타원형이며, 밑부분이 원줄기를 감싼다.

🌿 **줄기** : 가는 줄기가 곧게 서며 윗부분에서 가지가 갈라진다. 줄
기와 잎을 자르면 쓴맛이 나는 흰색 즙이 나온다.

⚲ **열매** : 열매는 수과로 10개의 능선이 있으며 9~10월에 맺힌

다. 종자는 길이가 0.5~0.7cm이고 연한 갈색의 갓털이 있어서 바람에 날려 번식한다.

🌿 **뿌리** : 뿌리가 손가락 굵기만 하게 굵고 길며, 뿌리에 영양가가 많다.

🌿 **특징** : 밭이나 들에 나며 겨울에도 죽지 않아, 일명 유동(遊冬)이라고도 한다. 씀바귀는 맛이 쓰다 하여 쓴나물, 쓴귀물, 씸배나물, 고채(苦菜) 등 많은 이름으로 불리는 봄나물이다.

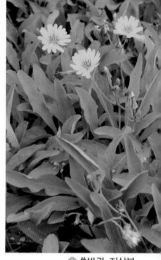
❀ 씀바귀 지상부

(사용부위 및 채취시기) 전초를 초봄에 채취한다.

(작용부위) 심장, 간, 폐에 작용한다.

(성질과 맛) 성질이 차고, 맛은 쓰고, 독성이 없다(독성이 약간 있다고도 함).

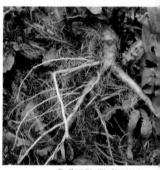
❀ 씀바귀 뿌리(채취품)

(성 분) 지방족화합물(aliphatics), 트리페르페노이드(triperpenoids), 세스퀴테르펜(sesquiterpene), 락톤(lactones), 단백질, 당질, 비타민 A 등이 함유되어 있다.

(약리작용) 항산화작용, 항염작용, 혈중지질저하작용

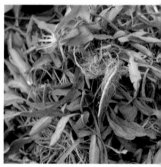
❀ 씀바귀 전초(채취품)

(용 도) 사료용, 식용(전초), 약용(심신을 편안하게 하고 악창과 이질에 사용)

(효 능) 전초 또는 뿌리는 열을 내리고 열독을 해독하며, 부은 종기나 상처를 없애고 고름을 배출시키며, 혈분(血分)의 열을 내리고 출혈을 멎게 하는 효능이 있어, 골절, 타박상, 폐렴, 간염, 소화불량, 음낭습진, 종독 등을 치료한다. 5장(五藏)의 열기를 없애고 마음과 정신을 안정시키며 잠을 덜 자게 하고 악창을 낫게 한다.

(약 용 법) 말린 전초 10~15g을 물 1L에 넣고 끓기 시작하면 불을 약하게 줄여 1/3로 줄 때까지 달여서 하루 2회로 나누어 마신다. 음낭습진, 타박상 등 외용할 경우에는 신선한 것을 짓찧어 환부에 붙이거나, 물에 달여 환부를 씻어낸다.

(주의사항) 성미가 차고 쓰기 때문에 비위가 냉한 경우에는 복용에 주의한다.

씀바귀 현대 임상 응용

- 장옹(腸癰: 맹장염) 치료에는 의이미(薏苡米: 율무) 21g, 산고매(山苦蕒) 9g, 목단피(牧丹皮) 9g, 동과인(冬瓜仁) 12g, 도인(桃仁) 9g, 금은화(金銀花) 9g을 같이 넣고 달여서 복용한다.
- 담낭염 치료에는 씀바귀 15g을 달여서 복용한다.
- 원인불명 종독(腫毒), 각종 창종(瘡腫) 치료에는 씀바귀, 지황의 어린 싹, 포공영(蒲公英)을 같은 비율로 취해 곱게 찧어 환부에 바르거나, 위 약재를 말려서 가루로 내어 1회 6g, 1일 3회, 끓인 물에 타서 복용한다. 외용(外用)할 때는 꿀을 섞어 환부에 바른다.
- 인후종통(咽喉腫痛) 치료에는 씀바귀 30g을 달여서 1일 2회 복용한다.

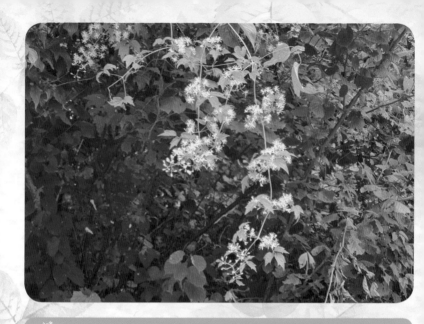

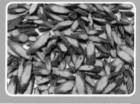

이질·토사곽란·관절통·부종 치료

사위질빵

Clematis apiifolia DC.

이 명 질빵풀, 사위질방, 위령선, 질빵풀, 넌출, 분지쿨, 쇠

한약명 여위(女萎), 만초(蔓楚), 모단만(牡丹蔓), 산목통(山木通)

과 명 미나리아재비과(Ranunculaceae)

식물명 유래 '사위'와 '질빵'의 합성어로, 덩굴이 연약하기 때문에 사위의 지게 무게가 가볍도록 한 마음에서 유래한 이름이다. 사위가 메는 질빵(짐을 지는 멜빵 또는 줄)이라는 뜻

식품원료 사용 가능 여부 식품원료 목록에 없음

생육형태 사위질빵은 미나리아재비목 미나리아재비과 으아리속에 속하는 낙엽 활엽 덩굴 식물로, 전국에 분포하고 산과 들에서

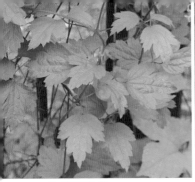

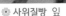
❀ 사위질빵 잎

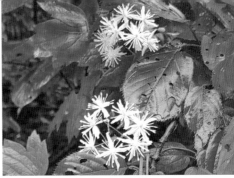
❀ 사위질빵 꽃

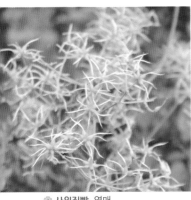
❀ 사위질빵 열매

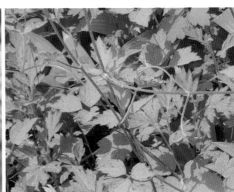
❀ 사위질빵 덩굴줄기

흔히 자란다. 길이는 3~8m이다.

✿ **꽃** : 꽃은 7~9월에 흰색으로 피는데, 꽃잎은 없으며 수술과 암
술은 많고, 잎겨드랑이의 취산상 원추꽃차례에 4개의 꽃받침
조각이 십자 모양으로 달린다.

✿ **잎** : 잎은 마주나고 1회 또는 2회 3출 겹잎이며, 작은잎은 길이
4~7cm, 너비 2.5~4cm에 달걀상 피침 모양으로 끝이 뾰족하
고 가장자리에는 결각상의 톱니가 드문드문 있다. 잎의 표면
에는 털이 있다가 점차 없어지며 뒷면 맥 위에 잔털이 있다.

✿ **줄기** : 덩굴줄기의 길이는 3~4m이고, 줄기에 세로 능선이 있

으며 가지가 갈라져 옆의 나무나 다른 물체를 타고 올라간다. 일년생 가지에는 잔털이 있다.

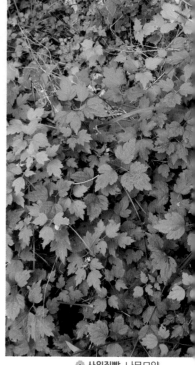

🍒 **열매** : 열매는 좁은 달걀 모양 수과로 5~10개씩 모여 달리고, 흰색 또는 연한 갈색 털이 난 긴 암술대가 달려 있으며, 9~10월에 익는다.

🌿 **특징** : 돌이나 나무를 기어오르는 습성이 있고 맹아력이 강하다. 사위질빵은 꽃차례에 꽃이 5~10개씩 달리는 반면, 할미밀망은 꽃차례에 꽃이 3개씩 달려 구분된다.

❀ **사위질빵** 나무모양

(**사용부위 및 채취시기**) 덩굴줄기를 가을에 채취한다.

(**작용부위**) 간, 대장, 방광에 작용한다.

(**성질과 맛**) 성질이 따뜻하고, 맛은 맵고, 독성이 약간 있다.

(**성   분**) 덩굴줄기와 잎 등 전체에는 쿼르세틴(quercetin), 스테롤(sterol), 유기산, 소량의 알칼로이드(alkaloid)가 함유되어 있다.

(**용   도**) 약용(줄기는 이질, 탈항, 부종, 신경통 등에 사용)

(**효   능**) 덩굴줄기와 잎 및 뿌리는 풍사(風邪)와 습사(濕邪)를 제

거하며, 중초(中焦)를 따뜻
하게 하여 기(氣)를 소통시
키며, 소변이 잘 나오게 하
고 음식물을 소화시키는 효
능이 있어, 근골동통, 관절
통, 설사, 탈항, 간질, 곽란,
임산부 부종 등을 치료한다.

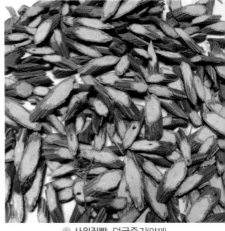

🌸 사위질빵 덩굴줄기(약재)

(약 용 법) 말린 덩굴줄기
15~30g을 물 1L에 넣고 반
으로 줄 때까지 달여서 하루
2~3회로 나누어 마신다.

(주의사항) 과량 복용하면 소화불량, 구토, 설사, 두통 등을 유발
할 수 있다.

사위질빵 현대 임상 응용

- 풍습병(風濕病) 치료에는 여위(女萎) 15g을 달여서 복용한다.
- 근골통증 치료에는 여위 15g, 만성천근발(蔓性千斤拔) 15g, 노변형(路邊荊) 9g, 노구
  등(老鉤藤) 6g을 같이 넣고 달여서 복용한다.
- 적백대하(赤白帶下), 만성 염증성 대장 질환으로 하루에 수십 번 설사를 할 때에는
  여위, 반하(半夏) 각 60g, 부자(附子), 여로(藜蘆) 각 37.5g을 빻아서 체로 거른다. 십
  년 묵은 고주(苦酒)를 붓고 오동자 크기의 환으로 만든다. 설사가 나면 3환을 복용
  하고, 3일을 먹어도 증상이 완화되지 않으면 복용량을 조금씩 늘린다.
- 젖이 잘 나오지 않을 때에는 여위 30g, 통초(通草) 6g, 사삼(沙蔘) 9g, 돼지족을 같
  이 넣고 끓여서 복용한다.

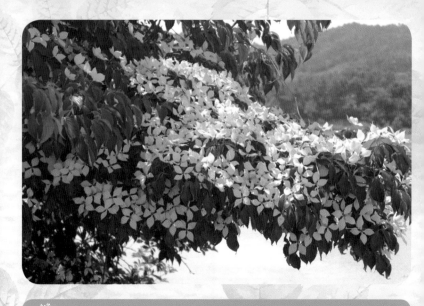

항산화·항염·항바이러스·면역조절 작용

산딸나무

Cornus kousa Bürger ex Hance

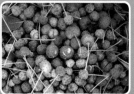

이 명 들메나무, 애기산딸나무, 준딸나무, 미영꽃나무, 박달나무, 쇠박달나무, 소리딸
나무, 굳은산딸나무, 산달나무, 딸나무, 틀낭

한약명 사조화(四照花), 야여지(野茹枝), 야여지(野荔枝), 사조화과(四照花果), 사조화피(四
照花皮)

과 명 층층나무과(Cornaceae)

식물명 유래 가을에 붉게 열리는 열매의 모양이 딸기를 닮았고 산에서 자라는 나무라
는 뜻

식품원료 사용 가능 여부 가능(열매)

생육형태 산딸나무는 층층나무목 층층나무과 층층나무속에 속
하는 낙엽 활엽 교목으로, 황해도, 경기도 및 충청도 이남에 분

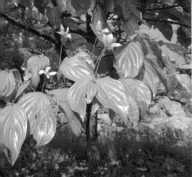

❀ 산딸나무 잎

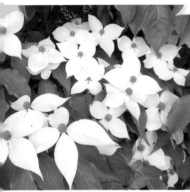

❀ 산딸나무 꽃

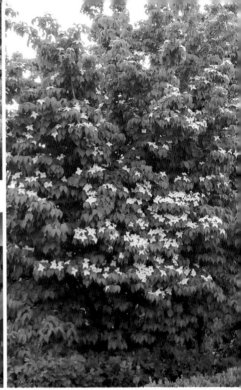

❀ 산딸나무 나무모양

포하고 산지의 숲에서 자란다. 건조에 약하며 반음수이지만 양지에서도 잘 자란다. 높이는 7~12m이다.

🌸 꽃 : 꽃은 6~7월에 흰색으로 피는데, 짧은 가지 끝에 20~30개가 모여 달리며, 꽃잎 같은 4개의 하얀 포(苞)로 싸인다. 꽃잎과 수술은 각각 4개이다.

🌿 잎 : 잎은 마주나며, 길이 5~12cm, 너비 3.5~7cm에 달걀 모양으로 끝이 뾰족하고 밑부분은 넓은 쐐기 모양이며 가장자리가 물결 모양이다. 잎의 표면은 녹색, 뒷면은 회녹색을 띠며, 잎맥의 겨드랑이에 갈색 털이 빽빽이 나 있다.

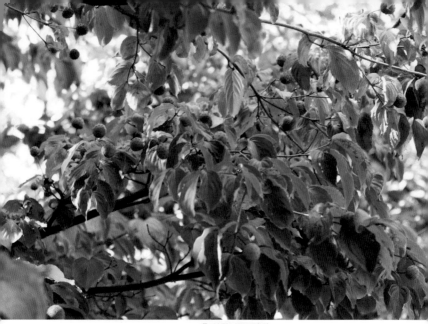

● 산딸나무 열매

🌱 **줄기 :** 가지가 층을 이루어 수평으로 퍼지며, 줄기는 갈색으로 털이 있다가 점차 없어진다.

🍒 **열매 :** 열매는 둥근 취과로 딸기처럼 모여 달리고, 9~10월에 붉은색으로 익는다. 종자를 둘러싸고 있는 꽃턱은 육질이며 달고 먹을 수 있다.

🌿 **뿌리 :** 원뿌리와 곁뿌리가 있다.

🌸 **특징 :** 백색의 꽃은 십(十)자 모양을 이루고 예수님이 이 나무에서 운명하였다 하여 성스러운 나무로 취급되고 기독교인들의 사랑을 받는다. 공원수, 정원수로 심으며, 열매는 식용 또는 약용한다. 총포가 넓은 달걀 모양인 것을 준딸나무, 총포가 꽃이 필 때 녹색이고 피침형인 것을 소리딸나무라고 구분하기도 한다.

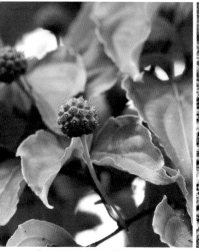
❀ 산딸나무 종자 결실

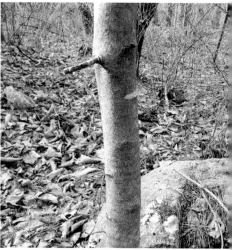
❀ 산딸나무 나무줄기

사용부위 및 채취시기 열매는 가을에, 꽃은 여름과 가을에, 나무껍
질과 뿌리껍질은 연중 수시로 채취한다.

작용부위 간, 비장, 신장에 작용한다.

성질과 맛 열매는 성질이 평(平)하고, 맛은 달고 쓰다. 꽃은 성질
이 시원하고, 맛은 쓰고 떫다. 나무껍질과 뿌리껍질은 성질이 평
(平)하고, 맛은 쓰고 떫으며, 독성이 없다.

성   분 열매에는 갈산(gallic acid), 말산(malic acid), 주석
산(tartaric acid), 구연산, 과당, 타닌(tannin), 이소퀘르세틴
(isoquercitrin), 스테로이드 화합물(steroid) 등이 함유되어 있다. 잎
에는 펜틸아세틸 퀘르세틴(pentaacetyl quercetin), 이소퀘르세틴
(isoquercitrin), 갈산(gallic acid), 타닌(tannin) 등이 함유되어 있다.

약리작용 항산화작용, 항염작용, 항바이러스작용, 면역조절작용

용 도 원예 및 조경용, 목재용, 약용(꽃과 열매는 지혈작용과 골절상에 사용)

효 능 열매는 회충을 내보내고 가슴과 배의 적취(積聚)를 제거하는

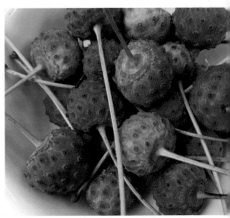

❀ **산딸나무 열매**(채취품)

효능이 있다. 꽃은 열을 내리고 열독을 해독하며, 수렴하여 출혈을 멎게 하는 효능이 있다. 나무껍질 및 뿌리껍질은 열을 내리고 열독을 해독하는 효능이 있다. 열을 내리고 출혈을 멎게 하며 강장, 피로해소. 수렴 등의 효능이 있어, 타박상, 골절통, 이질복통(痢疾腹痛), 팽만복통, 외상출혈, 습진, 단독 등을 치료한다.

약용법 말린 열매 6~15g(말린 꽃, 나무껍질, 뿌리껍질은 9~15g)을 물 1L에 넣고 반으로 줄 때까지 달여서 하루 2~3회로 나누어 마신다. 외용할 경우에는 짓찧어서 환부에 바른다.

산딸나무 현대 임상 응용

- 태반체류(胎盤滯留) 치료에는 산딸나무 열매 9g을 달여서 복용한다.
- 이질 치료에는 산딸나무 꽃 9g을 달여서 복용한다.
- 화상 치료에는 산딸나무 잎 적당량을 갈아서 계란 흰자로 반죽하여 환부에 바른다.

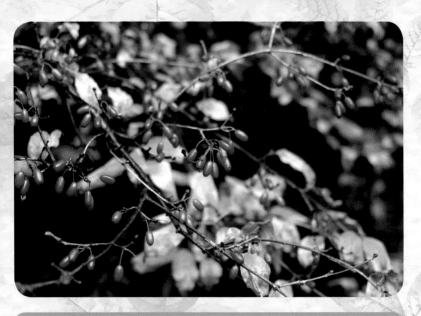

산수유

Cornus officinalis Siebold & Zucc.

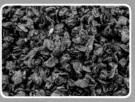

이　명	산수유나무, 산시유나무, 약조, 석조, 수유
한약명	산수유(山茱萸), 촉조(蜀棗), 육조(肉棗), 약조(藥棗), 계족(鷄足)
과　명	층층나무과(Cornaceae)
식물명 유래	한자 이름 '산수유(山茱萸)'에서 유래한 것으로, 산에서 자라는 수유나무라는 뜻
식품원료 사용 가능 여부	**가능**(열매)

생육형태 　산수유는 층층나무목 층층나무과 층층나무속에 속하는 낙엽 활엽 소교목으로, 중부 이남에 분포하고 산비탈이나 인가 근처에서 자생하거나 약용이나 관상용으로 재배한다. 대체로

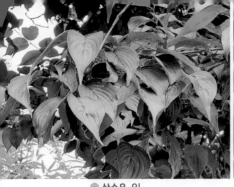
❀ 산수유 잎

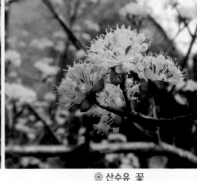
❀ 산수유 꽃

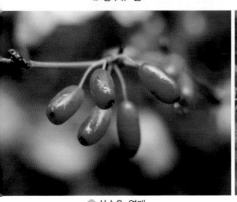
❀ 산수유 열매

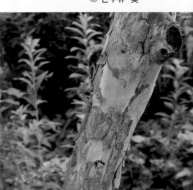
❀ 산수유 나무줄기

비옥한 산간 계곡, 산록부, 논둑, 밭둑의 공한지 등에서 생장이
양호하다. 높이는 5~7m이다.

❀ **꽃** : 꽃은 3~4월에 잎보다 먼저 피는데, 지름 0.4~0.5cm의 작
고 노란 꽃이 산형꽃차례에 20~30송이씩 달린다. 꽃자루는
가늘고, 길이 1cm 정도이다.

🌿 **잎** : 잎은 마주나고 길이 4~12cm, 너비 2.5~6cm에 달걀상 피
침 모양이며, 끝이 뾰족하고 가장자리가 밋밋하다. 잎의 표면
은 녹색이고 누운 털이 약간 있으며, 뒷면은 연한 녹색 또는
흰빛이 돌며 갈색 털이 빽빽이 난다.

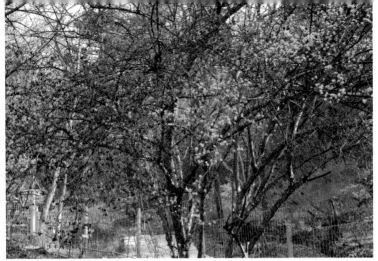

❀ 산수유 나무모양

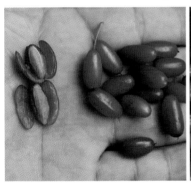

❀ 산수유 열매와 씨앗(채취품)

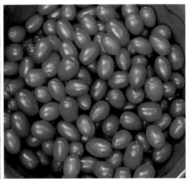

❀ 산수유 열매(채취품)

🌿 **줄기** : 가지가 많이 갈라지고, 줄기가 오래되면 껍질 조각이 떨어진다. 나무껍질은 연한 갈색이고 불규칙하게 벗겨지며, 일년생 가지는 연한 녹색이 돌고 처음에 짧은 털이 있으나 떨어진다.

👆 **열매** : 열매는 긴 타원형의 핵과이며 8~10월에 붉은색으로 익는다.

🐝 **특징** : 1970년에 광릉지역에서 자생지가 발견되어 우리나라 자생종임이 밝혀진 약용수이다. 3월 중순경이면 화사한 황금색 꽃이 피어 약 보름간 계속되며 가을에 진홍색으로 익는 열매가 겨울 내내 붙어 있는 아름다운 관상수이다. 전남 구례군 산동면이 산수유의 최대 집산지이다.

(**사용부위 및 채취시기**) 열매살을 늦가을에서 초겨울에 채취한다. 열매가 붉은색으로 변할 때 채취하여, 약한 불에 쪼이거나 끓는 물에 살짝 데친 뒤 씨를 제거하고 말린다.

(**작용부위**) 간, 신장에 작용한다.

(**성질과 맛**) 성질이 약간 따뜻하고, 맛은 시고 떫으며, 독성이 없다.

(**성 분**) 과육에는 코르누스타닌(cornustannin), 트라파인(trapain), 코르닌(cornin) 즉 벨베나린사포닌(verbenalin saponin), 타닌(tannin), 우르솔산(ursolic acid), 몰식자산(galic acid), 사과산(malic acid), 주석산(tartaric acid), 비타민 A가 함유되어 있으며, 종자의 지방유에는 팔미틴산(palmitic acid), 올레산(oleic acid), 리놀산(linolic acid) 등이 함유되어 있다.

(**약리작용**) 이뇨·강압작용, 항균작용, 항염작용, 항출혈쇼크작용

(**용 도**) 원예 및 조경용, 약용(과육은 이뇨작용과 혈압 강하 작용)

(**효 능**) 열매살은 한약명이 산수유(山茱萸)이며, 간과 신장을 보익(補益)하고, 수렴하여 탈진된 상태를 회복시키며, 자양강장, 강정, 보간, 보신, 수렴 등의 효능이 있고 항균, 혈압강하, 이뇨작용이 있어, 현기증, 두통, 이명, 해수, 월경과다, 자궁출혈, 요슬둔통(腰膝鈍痛), 발기불능, 유정, 빈뇨 등을 낫게 한다. 산수유

추출물은 항산화 작용이 있어 노화 방지 등에 효과가 있다는 것이 밝혀졌다. 민간요법으로 식은땀, 야뇨증 등을 치료하는 데 쓰며, 차나 술로도 장복할 수 있다.

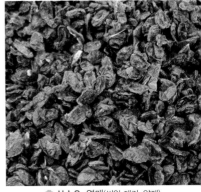

● 산수유 열매(씨앗 제거, 약재)

(약용법) 말린 열매살 8~16g을 물 1L에 넣고 반으로 줄 때까지 달여서 하루 2~3회로 나누어 마신다.

(주의사항) 습열(濕熱)로 인해 소변이 잘 안 나오거나 소변이 찔끔찔끔하고 껄끄러운 사람은 복용에 주의한다.

산수유 현대 임상 응용

- 뇌골통(腦骨痛) 치료에는 산수유 187.5g, 사원질려(沙苑蒺藜), 숙지황 각 150g, 인삼, 맥문동(심을 제거), 우슬, 감국화 각 112.5g, 숙지황, 맥문동은 젖과 술을 넣고 끓인 다음 찧어서 고약으로 만들고, 나머지 약은 술을 넣고 볶은 다음 갈아서 가루로 낸다. 숙지황맥문동고(熟地黃麥門冬膏)는 다시 연밀(煉蜜)을 넣고 오동자 크기의 환으로 만든다. 매일 아침저녁으로 11.25g씩 맑은탕으로 복용한다.
- 오종요통(五種腰痛), 하초풍냉(下焦風冷), 요각무력(腰脚無力) 치료에는 우슬 37.5g, 산수유 37.5g, 계심(桂心) 1.125g을 빻아서 가루로 낸다. 1회 7.5g을 식전, 따뜻한 술에 타서 복용한다.
- 익원양(益元陽), 보원기(補元氣), 고원정(固元精), 장원신(壯元神)에는 산수유 600g, 파고지(破故紙) 300g, 당귀 150g, 사향(麝香) 3.75g을 가루로 내어 연밀(煉蜜)을 첨가하여 오동자 크기의 환으로 만든다. 1회 81환, 잠자기 전 술에 소금을 탄 주염탕(酒鹽湯)으로 복용한다.
- 심허정충(心虛怔忡) 치료에는 용안육 37.5g, 산조인 18.75g, 산수유 18.75g, 백자인(柏子仁) 15g, 생용골(生龍骨) 15g, 생모려(生牡蠣) 15g, 생유향(生乳香) 3.75g, 생몰약(生沒藥) 3.75g을 같이 넣고 달여서 복용한다.

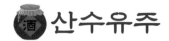 산수유주

재료 준비

- 약재상에서 구입한다. 재배지에서도 구입할 수 있다.

제조 방법

- 약효는 잘 익은 열매에 있다. 10~11월에 채취하여 종자를 제거하고 열매살을 건조시킨다.
- 말린 열매살 175g을 소주 3.6L에 넣고 밀봉한다.
- 3~4개월간 숙성시켜 음용하며, 15개월 정도 숙성시킨 후에는 찌꺼기를 걸러내고 보관한다.

    😵 😮 맛은 시고 약간 떫다. 황설탕 100g을 가미하면 더욱 효과적이다.

적용 병증

- **신경쇠약(神經衰弱) :** 신경이 계속 자극을 받아서 피로가 쌓여 여러 가지 증상을 일으키는 병증이다. 두통, 불면증, 어지럼증, 귀울림, 지각 과민, 주의 산만, 기억력 감퇴 등의 증상이 나타난다. 소주잔 1잔을 1회분으로 1일 1~2회씩, 10일 동안 음용한다.
- **간염(肝炎) :** 간에 생기는 염증을 통틀어 이른다. 바이러스 감염이 주원인이며 그 밖에 약물, 알코올, 알레르기 등이 원인인 것도 있다. 소주잔 1잔을 1회분으로 1일 1~2회씩, 15~20일 동안 음용한다.
- **음위(陰痿) :** 남성의 음경이 발기하지 않아 성교가 불가능한 경우의 처방이다. 노화 현상의 하나이며, 젊은 사람에게는 과음, 과로, 영양부족 등으로 오는 경우가 있다. 소주잔 1잔을 1회분으로 1일 1~2회씩, 15~25일 동안 음용한다.
- **기타 적응증 :** 건위, 보간, 두통, 현기증, 심계항진, 늑막염, 요슬산통, 유정

    ※ 본 약술을 음용하는 중에 도라지와 방기 등의 섭취를 금하며, 소변 부실자는 음용을 금한다. 장복해도 해롭지는 않으나 종자까지 담근 술은 3일에 1일 정도 쉬어가며 음용하는 것이 좋다. 신맛이 강하므로 꿀을 150~200g 정도 타거나 2배의 물로 희석하여 음용하는 것이 좋다.

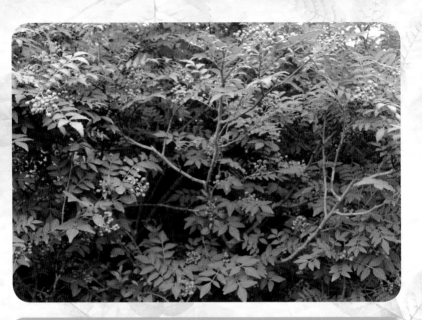

국소마취 및 진통·항염·구충·항균 작용

산초나무

Zanthoxylum schinifolium Siebold & Zucc.

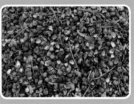

이 명 분지나무, 산추나무, 상초나무, 상초, 산초, 제피나무, 잰피, 개제피, 개제피낭

한약명 산초(山椒), 촉초(蜀椒), 화초(花椒), 초목(椒目), 화초경(花椒莖), 화초근(花椒根), 화초엽(花椒葉)

과 명 운향과(Rutaceae)

식물명 유래 한자 이름 '산초(山椒)'에서 유래한 것으로, 산에서 자라는 독특한 산초향이 나는 나무라는 뜻

식품원료 사용 가능 여부 **가능**(잎, 열매, 씨앗)

(생육형태) 산초나무는 무환자나무목 운향과 초피나무속에 속하는 낙엽 활엽 관목으로, 전국 각지에 분포하고 산기슭 또는 등산

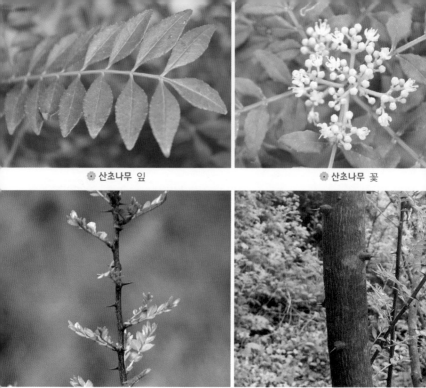

산초나무 잎　　　　　　　산초나무 꽃

산초나무 가시　　　　　　산초나무 나무줄기

로 주변에 자생하거나 밭둑이나 마을 주위에 심어 가꾸기도 한
다. 산야에서 흔히 자라며 내한성은 강하나 양수로서 내음성이
약하다. 높이는 2~3m이다.

🌸 꽃 : 꽃은 암수딴그루로 8~9월에 피며, 연한 녹색 꽃이 가지
　　끝에 산방꽃차례를 이루며 달린다. 꽃잎은 5장이다.

🌿 잎 : 잎은 어긋나고 13~21개의 작은잎으로 된 1회 깃꼴겹잎이
　　며, 작은잎은 길이 1.5~5cm에 넓은 피침 모양으로 양 끝이 좁
　　고 가장자리에 물결 모양의 잔톱니가 있다. 잎은 냄새가 강하
　　고, 잎축에 좁은 날개가 있다.

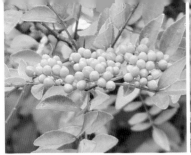

🌸 산초나무 덜 익은 열매

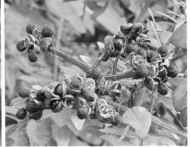

🌸 산초나무 익은 열매

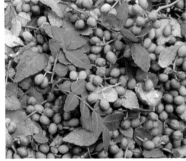

🌸 산초나무 열매(채취품)

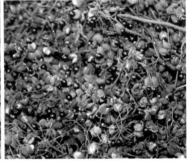

🌸 산초나무 열매(약재)

🌱 **줄기 :** 줄기에 0.3~0.5cm의 가시가 어긋나고(엇갈려나고, 호생) 일년생 가지는 붉은빛을 띤 갈색으로 1개씩 떨어져 나는 가시가 있다.

🍎 **열매 :** 열매는 둥근 삭과이며 10~11월에 녹갈색에서 홍색으로 익으면 3개로 갈라져서 검은색 종자가 나온다.

🐝 **특징 :** 맹아력은 보통이고, 초피나무보다 그 이용 가치가 작다. 잎과 열매를 향신료로 쓰며, 열매껍질 또는 열매를 약용하고, 종자에서 기름을 얻는다.

(사용부위 및 채취시기) 열매껍질은 가을, 뿌리는 연중 수시, 잎은 봄·여름에 채취한다. 잘 익은 열매를 채취하여, 햇볕에 말리고 씨와 이물질을 제거한다.

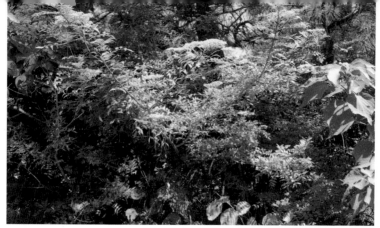

(작용부위) 위, 신장, 비장에 작용한다.

(성질과 맛) 열매껍질은 성질이 따뜻하고, 맛은 매우며, 독성이 약간 있다. 뿌리는 성질이 따뜻하고, 맛은 매우며, 독성이 약간 있다. 잎은 성질이 덥고, 맛은 매우며, 독성이 없다.

(성 분) 열매에는 정유가 함유되어 있고, 산쇼아마이드(sanshoamide), α,β,γ-산쇼올(α,β,γ-sanshool), 알파-테르피네올(α-terpineol), 게라니올(geraniol), 리모넨(limonene), 쿠믹알코올(cumic alcohol), 불포화유기산 등이 함유되어 있고, 열매껍질에는 버갑텐(bergapten), 타닌(tannin), 안식향산(benzoic acid), 뿌리에는 알칼로이드가 함유되어 있으며 주성분은 스킴미아닌(skimmianine), 베르베린(berberine), 애스쿨레틴(aesculetin), 디메틸에테르(dimethylether), 잎에는 알부틴(arbutin), 마그노플로린(magnoflorine) 정유, 수지, 페놀성 성분이 함유되어 있으며 정유에는 메틸-n-노닐-케톤(methyl-n-nonyl-ketone)이 함유되어 있고, 생잎에는 베타-시토스테롤(β-sitosterol)이 함유되어 있다.

448

국소마취 및 진통작용, 항염작용, 구충작용, 항균작용

용 도 향신료(열매껍질), 식용(어린순), 약용(열매껍질은 벌과 뱀 해독제나 치질에 사용)

효 능 잘 익은 열매껍질은 한약명이 산초(山椒)이며, 중초(中焦)를 따뜻하게 하고 통증을 멈추게 하며, 기생충을 없애고 가려움증을 그치게 하는 효능이 있어, 심복냉통(心腹冷痛), 치통, 구토, 설사, 소화불량, 해수, 감기몸살, 습진, 피부 가려움증, 피부염 등을 치료한다. 항균시험에서 대장균, 적리균, 황색포도구균, 녹농균, 디프테리아균, 폐렴구균 및 피부사상균에 대한 억제작용이 밝혀졌다. 종자는 한약명이 초목(椒目)이며, 소변이 잘 나오게 하여 부종을 없애며, 가래를 없애고 천식을 완화시키는 효능이 있다. 줄기는 한약명이 산초경(山椒莖)이며, 풍사(風邪)를 제거하고 차가운 기운을 없애는 효능이 있다. 잎은 한약명이 산초엽(山椒葉)이며, 중초(中焦)를 따뜻하게 하여 차가운 기운을 없애고, 습을 말리고 비장을 튼튼하게 하는 효능이 있어, 한적(寒積), 곽란, 각기, 피부염, 피부 가려움증 등을 치료한다. 뿌리는 한약명이 산초근(山椒根)이며, 차가운 기운을 없애고 습사(濕邪)를 제거하며, 통증을 멈추게 하고 기생충을 없애는 효능이 있으며, 방광염으로 인한 혈림(血淋)을 낮게 한다. 산초나무의 추출물은 항균, 항바이러스, 항진균 작용이 있다.

약 용 법 말린 열매껍질 3~6g을 물 1L에 넣고 반으로 줄 때까지 달여서 하루 2~3회로 나누어 마신다. 또는 가루나 환으로 만들어 복용한다. 외용할 경우에는 가루 내어 환부에 뿌린다. 말린 뿌리 9~15g을 물 1L에 넣고 반으로 줄 때까지 달여서 하루

2~3회로 나누어 마신다. 말린 잎 3~9g을 물 1L에 넣고 반으로 줄 때까지 달여서 하루 2~3회로 나누어 마신다. 외용할 경우에는 생잎을 짓찧어서 환부에 도포한다.

(주의사항) 임산부는 복용에 주의한다.

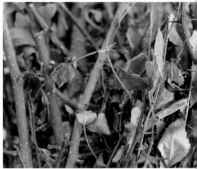
◉ **산초나무** 잎과 가지(채취품)

산초나무 현대 임상 응용

- 담도회충(膽道蛔蟲) 치료에는 산초 씨 20알, 식초 100g, 물 50ml, 자당을 약간 첨가하여 달인 후 화초를 덜어내고, 따뜻해지면 1회 복용한다. 구토를 하는 사람은 소량으로 여러 번 단시간에 복용하고 소아는 복용량을 줄인다. 약물복용 후 증상이 완전히 사라지지 않은 사람은 4시간 후 다시 1첩을 복용한다. 담도감염이 심하거나 구토로 식사를 할 수 없는 사람은 항생제, 수액의 치법을 처방한다. 관찰 결과, 높은 치료율을 보였다.

- 티눈 치료에는 마늘 한 뿌리, 파 10cm, 산초 씨 3~5알을 넣고 으깨어 진흙처럼 곱게 찧은 다음, 티눈 크기에 따라 약을 덜어 티눈에 바른다. 약이 환부에 잘 붙도록 화장지로 가는 줄을 꼬아 약을 감싼다. 테이프로 싸매서 밀봉하고 24시간 후 테이프와 약을 제거한다. 3일 후에는 티눈이 검게 변하면서 점차 떨어져나가고, 최대 15일이 지나면 완전히 빠진다. 이 방법은 최대 2회까지 사용한다. 관찰 결과, 모두 완치되었으며, 부작용과 후유증은 나타나지 않았다.

- 완선(頑癬: 고질적인 피부병) 치료에는 산초 25g, 보라색 껍질의 마늘 100g, 먼저 산초를 가루로 내어 마늘과 섞어 약 가루를 반죽하여 병에 담아 준비한다. 약 바르는 방법은 환부를 미지근한 물로 깨끗이 씻어 닦은 다음, 면봉으로 얇게 약을 펴 바르고 피부에 약이 스며들도록 소독용 솜으로 반복해서 문지른다. 1일 1~2회, 10일을 1회 치료과정으로 한다. 피부손상이 거의 완치되면, 양제근(羊蹄根: 소리쟁이) 탕액으로 환부를 씻어준다. 1주 2~3회, 2~3개월 꾸준히 지속하여 치료 효과를 공고히 한다. 관찰 결과, 1~3회 치료과정을 거쳐 모두 완치되었으며, 일부 환자를 대상으로 1년 동안 추적 관찰 결과 재발한 사례는 없었다.

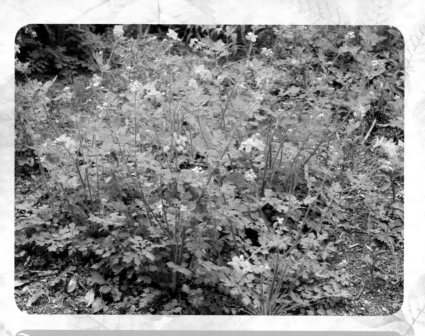

진통·진해·거담·항바이러스·항종양 작용

애기똥풀

Chelidonium majus L. subsp. *asiaticum* H.Hara

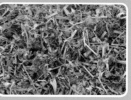

이　　명 까치다리, 젖풀, 씨아똥, 고개초
한약명 백굴채(白屈菜), 백굴채근(白屈菜根)
과　　명 양귀비과(Papaveraceae)
식물명 유래 줄기나 잎을 자르면 아기의 곱똥 같은 노란색의 유액이 나오는 풀이라는 뜻
식품원료 사용 가능 여부 식품원료 목록에 없음

생육형태 애기똥풀은 양귀비목 양귀비과 애기똥풀속에 속하는 두해살이풀로, 전국 각지에 분포하고 마을 근처의 양지바른 길가나 풀밭에서 자란다. 양지 또는 반그늘에서 재배하고 가급적

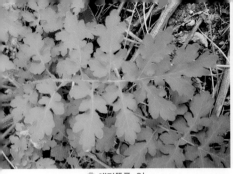

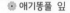

◉ 애기똥풀 잎

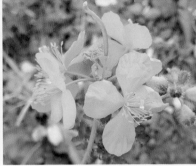

◉ 애기똥풀 꽃

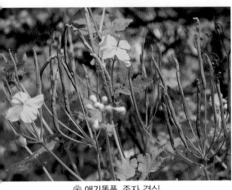

◉ 애기똥풀 종자 결실

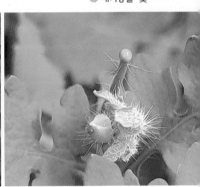

◉ 애기똥풀 줄기에서 나온 유액

으로 배수가 잘 되도록 한다. 높이는 30~80cm이다.

🌸 **꽃** : 꽃은 5~8월에 노란색으로 피는데, 꽃잎은 4장으로 원줄기와 가지 끝에 산형꽃차례를 이루며 몇 개가 달리고, 꽃봉오리 상태에서는 잔털이 많이 나 있다.

🌿 **잎** : 잎은 어긋나고 1~2회 깃꼴로 갈라지며, 길이 7~14cm, 너비 5~10cm에 끝이 둥글고 가장자리에 둔한 톱니와 결각이 있다.

🌱 **줄기** : 줄기는 가지가 많이 갈라지고 속이 비어 있으며, 분을 칠한 듯한 흰빛이 돌고 상처를 내면 주황색의 유액이 나온다.

🍃 **열매** : 열매는 좁은 원기둥 모양의 삭과이며, 9월경에 맺힌다.

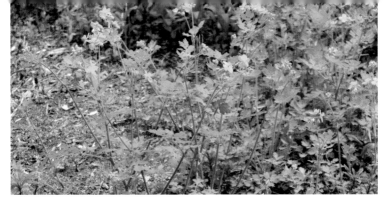

🌿 **뿌리** : 뿌리는 곧고 땅속 깊이 들어가며 등황색이다.

🌱 **특징** : 애기똥풀은 줄기를 잘랐을 때 노란 액체가 뭉쳐 있는 모습이 마치 애기(아기)의 똥과 같다고 하여 붙여진 이름이다. 전체가 분백색을 띠며 흰 깃털이 있다.

사용부위 및 채취시기 전초를 여름철과 가을철에 꽃이 필 때 채취하여, 흙모래를 제거하고 그늘이나 햇볕에 말린다. 뿌리는 여름에 채취한다.

작용부위 간, 폐, 신장에 작용한다.

성질과 맛 전초는 성질이 시원하고, 맛은 쓰고, 독성이 있다. 뿌리는 성질이 따뜻하고, 맛은 쓰고 떫다.

성 분 켈리도닌(chelidonine), 켈러리드린(chelerythrine), 프로토핀(protopine), 스틸로핀(stylopine), 베르베린(berberine), 콥티신(coptisine), 호모켈리도닌(homochelidonine), 켈리도닉산(chelidonic acid), 켈리도니올(chelidoniol), 상귀나린(sanguinarine), 알칼로이드(alkaloid), 사포닌(saponin), 플라보노이드(flavonoid), 강심배당체 등이 함유되어 있다.

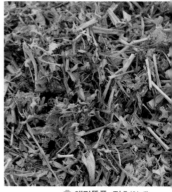
● 애기똥풀 전초(약재)

(약리작용) 진통작용, 진해작용, 거담작용, 평천작용, 항염작용, 항균작용, 항바이러스작용, 항종양작용

(용 도) 원예 및 조경용, 약용(지상부는 경련을 풀어 주고 항종양 효과)

(효 능) 전초는 통증과 기침을 멈추게 하고 독소를 해독하며, 소변이 잘 나오게 하고 종기를 가라앉히는 등의 효능이 있어, 위장동통, 해수, 백일해, 기관지염, 간염, 황달, 간경화, 옴, 염증이나 종양으로 인한 부기 등을 치료한다. 뿌리는 어혈을 제거하고 출혈을 멎게 하며, 통증을 멈추게 하고 뱀독을 풀어주는 효능이 있어, 벌레나 뱀에 물린 상처를 치료하는 데에도 사용한다.

(약용법) 말린 전초 3~6g을 물 1L에 넣고 1/3로 줄 때까지 달여서 하루 2~3회로 나누어 마신다. 외용할 경우에는 짓찧어 즙액을 환부에 바른다.

(주의사항) 독성이 있으므로 신중하게 사용하여야 한다.

애기똥풀 현대 임상 응용

• 백일해(百日咳) 치료에는 애기똥풀 전초를 달여서 여과하여 1g/ml로 농축하고 65%의 설탕을 넣고 농축하여 시럽을 만든다. 6개월 미만 소아는 1회 5~8ml, 6개월~1세는 8~10ml, 1~3세는 10~15ml, 3~6세는 15~20ml, 6세 이상은 20~30ml, 1일 3회 식전에 복용한다. 단순형은 연속 8일 복용하고, 혼합형(합병증이 있음)은 12일간 복용한다. 관찰 결과, 높은 치료율을 보였으며, 단순형이 치료 효과가 더 좋았다.

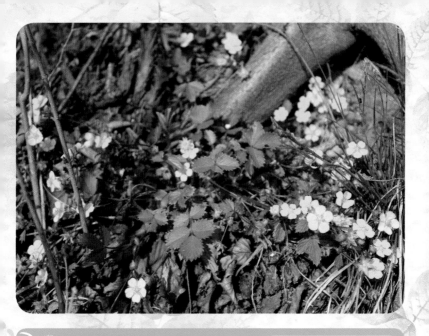

항산화·지혈 작용

양지꽃

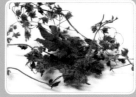

Potentilla fragarioides L. var. *major* Maxim.

이   명 소시랑개비, 큰소시랑개비, 좀양지꽃, 애기양지꽃, 왕양지꽃

한약명 치자연(雉子筵), 치자연근(雉子筵根), 표자(瓢子), 만산홍(滿山紅)

과   명 장미과(Rosaceae)

식물명 유래 따뜻한 양지바른 곳에서 피어나는 꽃이라는 뜻

식품원료 사용 가능 여부 식품원료 목록에 없음

생육형태 양지꽃은 장미목 장미과 양지꽃속에 속하는 여러해살
이풀로, 전국 각지에 분포하고 고도가 낮은 산기슭이나 풀밭의
양지바른 곳에서 자란다. 높이는 30~50cm이다.

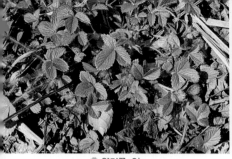
❀ 양지꽃 잎

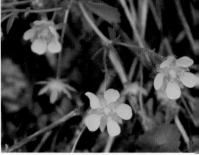
❀ 양지꽃 꽃

❀ **꽃** : 꽃은 4~6월에 노란색으로 피는데, 꽃줄기가 길게 자라고 그 끝에 취산꽃차례를 이루며 달린다. 꽃잎은 5장이며, 끝이 약간 오목하게 들어간다.

❀ **잎** : 뿌리잎은 뭉쳐나 여러 장이 사방으로 비스듬히 퍼지며 잎자루가 길고, 3~9개의 작은잎으로 된 깃꼴겹잎이다. 작은잎은 길이 1.5~5cm, 너비가 1~3cm에 넓은 타원형으로 맥 위에 털이 많으며 가장자리에 톱니가 있다. 끝에 있는 3개의 작은잎은 크기가 비슷하고, 밑부분에 달린 것은 아래로 내려갈수록 점점 작아진다. 턱잎은 타원형이고 가장자리가 밋밋하다.

❀ **줄기** : 줄기가 옆으로 비스듬히 서며 전체에 긴 털이 있다.

❀ **열매** : 열매는 달걀 모양의 수과이며, 길이는 0.2cm 정도이고 세로로 잔주름이 있고, 6~8월에 익는다.

❀ **뿌리** : 굵은 뿌리와 잔뿌리가 사방으로 뻗는다.

❀ **특징** : 양지꽃은 국내의 다른 양지꽃속 식물들에 비해 기는줄기가 없고 꽃잎이 꽃받침잎보다 2배쯤 훨씬 길어 구분된다.

(**사용부위 및 채취시기**) 전초를 여름에 채취한다.

(**작용부위**) 간에 작용한다.

(**성질과 맛**) 성질이 따뜻하고, 맛은 달고 약간 맵다.

456

성　분 d-카테콜(d-catechol), d-카테킨(d-catechin) 등이 함유되어 있다.

약리작용 항산화작용

용　도 식용(어린순), 약용(지상부는 소화촉진작용, 뿌리는 지혈작용)

효　능 전초는 혈액순환을 원활하게 하여 어혈을 제거하며, 음액을 보충하고 열을 내리는 효능이 있고, 뿌리는 지혈 효능이 있어, 신체허약, 토혈, 코피, 기능성 자궁출혈, 자궁근종 출혈, 월경과다 등을 치료한다.

약용법 말린 전초 9~15g을 물 1L에 넣고 1/3로 줄 때까지 달여서 하루 2~3회로 나누어 마신다.

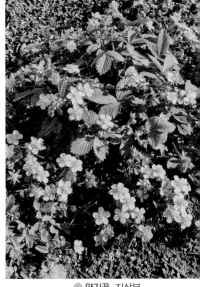

❀ 양지꽃 지상부

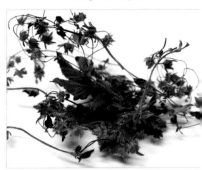

❀ 양지꽃 전초(약재)

양지꽃 현대 임상 응용

• 각종 출혈 치료에는 치자연근(雉子筵根)의 알코올 추출물로 치자연지혈편(雉子筵止血片)을 만들어(한 알당 생약 1g 함유) 1일 3회, 1회 2~4정 복용한다. 산부인과 출혈(기능성 자궁출혈, 자궁근종 출혈, 단순 생리과다, 만성골반염으로 인한 월경과다 등 15종 출혈) 환자를 관찰 결과, 높은 치료율을 보였다. 임상에서 뚜렷한 부작용은 발견되지 않았고, 개별적으로 식사량이 적고 복부가 더부룩하며 어지러운 증상이 나타나기도 하였으나, 약을 멈추면 증상이 바로 호전되었다.

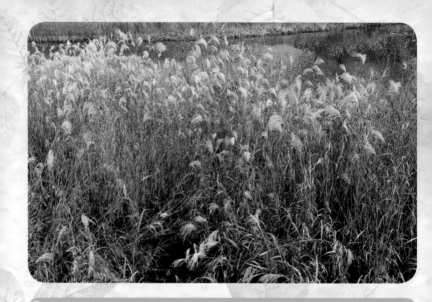

이뇨·해열·해독·지갈 작용

억새

Miscanthus sinensis Andersson var. *purpurascens*
(Andersson) Matsum.

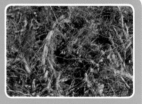

이　명 자주억새, 왕쎄, 미꾸젱이, 어욱, 어워기, 어웍

한약명 망근(芒根), 망경(芒莖), 파망(笆芒), 파모(笆茅)

과　명 벼과(Gramineae)

식물명 유래 옛 이름 '어웍새'에서 유래한 것으로, 왕(어웍)을 물리칠 정도로 왕성하게 자
라는 뿌리를 가진 풀(새)이라는 뜻 또는 잎이 날카로워 상처를 내는 억센
풀이라는 뜻

식품원료 사용 가능 여부 **가능**(순)

（생육형태） 억새는 사초목 벼과 억새속에 속하는 여러해살이풀
로, 전국 각지에 분포하고 산 정상이나 들판의 양지에서 자란다.

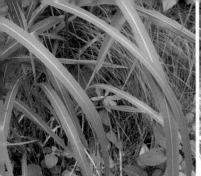

◉ 억새 잎

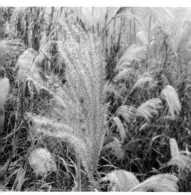

◉ 억새 꽃

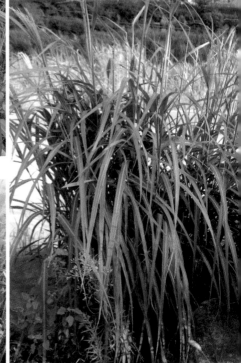

◉ 억새 지상부

높이는 1~2m이다.

✿ 꽃 : 꽃은 9월에 희거나 누런 갈색으로 피는데, 줄기 끝에 작은
꽃이삭이 부채꼴이나 산방꽃차례로 촘촘히 달린다.

🌿 잎 : 잎은 아래쪽에서 줄기를 완전히 둘러싸며, 길이 40~70cm,
너비 1~2cm에 줄 모양이고, 끝이 갈수록 뾰족해지며 가장자
리에 잔톱니가 있어 까끌거린다. 가장자리가 날카롭다. 밑동은
긴 잎집으로 되어 있으며 털이 없고, 잎혀는 흰색 막질이며 위
쪽 가장자리에 짧은 털이 있다. 잎맥은 여러 개인데, 가운데 맥
이 희고 굵다.

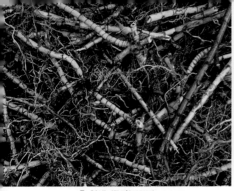

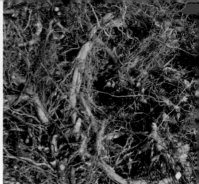

❂ 억새 뿌리(채취품)　　　　　　　　　　❂ 억새 전초(약재)

🌱 **줄기** : 줄기가 모여나서 큰 포기를 이룬다.

♗ **열매** : 열매는 과피가 종피에 들러붙어 있는 영과(穎果)이다.

❋ **뿌리** : 굵고 짧은 뿌리줄기가 옆으로 뻗는다.

🐛 **특징** : 뿌리줄기는 약용하고 줄기와 잎은 가축 사료나 지붕을
잇는 데 쓴다. 꽃의 이삭 기부에 자주색의 긴 털이 무리 지어
나면 억새, 흰색의 긴 털이 무리 지어 나면 참억새로 구분하기
도 한다.

(**사용부위 및 채취시기**) 뿌리와 줄기를 가을부터 겨울에 채취한다.

(**작용부위**) 간, 폐, 방광에 작용한다.

(**성질과 맛**) 성질이 평(平)하고, 맛은 달다.

(**성　　분**) 줄기에는 펜토스(pentose)와 헥소스(hexose) 등의 다당
분과 트리글리세리드(triglyceride), 페놀산(phenolic acid), 스테롤에
스터(sterol ester), 스테롤(sterols) 등을 함유하고, 화수에는 푸루닌
(prunin), 미스칸토사이드(miscanthoside) 등이 함유되어 있다.

(**용　　도**) 도구용(줄기와 잎을 지붕에 사용), 원예 및 조경용, 약용
(뿌리줄기는 이뇨, 해열, 해독작용)

460

효 능) 뿌리와 줄기를 분리하여 사용한다. 뿌리는 지상경을 제거하고 햇볕에 말려 사용하는데, 기침을 멈추게 하고 소변이 잘 나오게 하며, 혈액순환을 원활하게 하고 갈증을 없애는 효능이 있어, 기침병, 백대하, 소변 불리, 임병을 치료하는 데 쓴다. 줄기는 열을 내리고 소변이 잘 나오게 하며, 독소를 해독하고 혈을 흩뜨려서 뭉친 어혈을 푸는 효능이

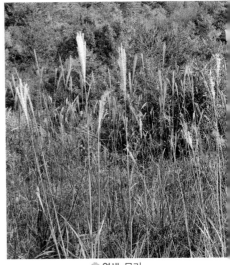

❀ 억새 무리

있고, 맹수에게 물린 상처를 치료하는 데 사용한다. 줄기나 뿌리에 갈근(葛根)을 배합하여 진하게 달여 마시면 해열, 해독, 이뇨 등의 효능이 있고 어혈을 없애며 풍사(風邪)를 치료한다.

약 용 법) 말린 약재 10~20g을 물 1L에 넣고 1/3로 줄 때까지 달여서 하루 2~3회로 나누어 마신다.

주의사항) 임산부는 복용에 주의한다.

억새 현대 임상 응용

• 신허양위(腎虛陽痿) 치료에는 연한 억새 줄기 5~7개를 달여서 복용하거나 소회존성(燒灰存性)으로 포제하여 끓인 물에 타서 복용한다.
• 임신구토 치료에는 연한 억새 줄기 5~7개, 돼지고기 적당량을 같이 넣고 끓여서 고기와 탕을 복용한다.

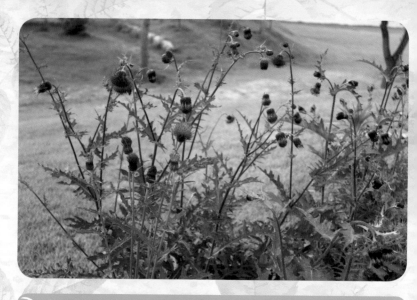

지혈·혈압강하·항균 작용

엉겅퀴

Cirsium japonicum Fisch. ex DC. var. *maackii* (Maxim.) Matsum.

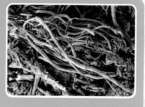

이　명 가시엉겅퀴, 가시나물, 항가새, 항가시나물, 야옹화, 소왕이, 소왱이
한약명 대계(大薊), 마계(馬薊), 호계(虎薊), 자계(刺薊)
과　명 국화과(Compositae)
식물명 유래 옛 이름 '한(크다)'과 '거싀(가시)'의 합성어에서 유래한 것으로, 큰 가시가 있는 식물이라는 뜻 또는 '엉귀'와 '것귀'의 합성어로 엉기는 귀신풀이라는 뜻. 피를 엉기게 하는 성질이 있어 붙은 이름
식품원료 사용 가능 여부 가능(순, 잎, 전초)

생육형태　엉겅퀴는 국화목 국화과 엉겅퀴속에 속하는 여러해살이풀로, 전국 각지에 분포하고 산과 들의 물 빠짐이 좋은 양지

462

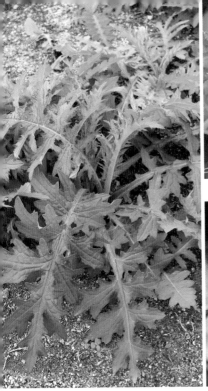

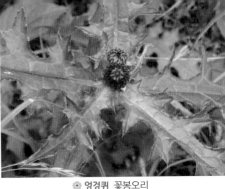

❀ 엉겅퀴 꽃봉오리

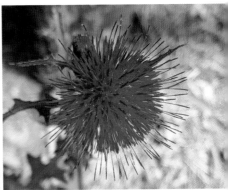

❀ 엉겅퀴 잎

❀ 엉겅퀴 꽃

에서 자란다. 해가 잘 들면서도 아침저녁으로 서늘하며 공중 습
도가 높은 곳이 좋으며 건조가 계속되는 곳은 좋지 않다. 높이는
50~100cm이다.

✿ 꽃 : 꽃은 6~8월에 원줄기와 가지 끝에서 1송이씩 피는데, 꽃
부리는 자주색 또는 적색이다. 꽃은 모두 통 모양으로 생긴 관
모양꽃(관상화)이며, 수백 개의 관모양꽃이 모여 머리모양꽃차
례를 이룬다.

✿ 잎 : 뿌리잎은 모여나며, 꽃이 필 때까지 남아 있고 줄기잎보
다 크며, 길이 15~30cm, 너비 6~15cm에 피침상 타원형으

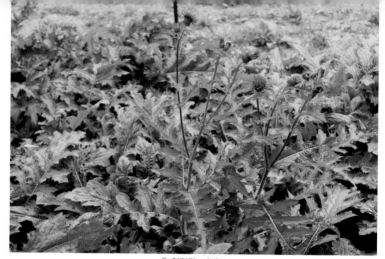

⊛ 엉겅퀴 지상부

로 밑부분이 좁고 6~7쌍의 깃꼴로 얕게 갈라진다. 줄기잎은 피침상 타원형에 깃꼴로 깊게 갈라져 밑부분이 원줄기를 감싸고, 갈라진 가장자리가 다시 갈라지며 결각상의 톱니와 가시가 있다.

🌿 **줄기** : 줄기가 곧게 서며 가지가 갈라지고, 전체에 흰 털과 거미줄 같은 털이 있다.

☝ **열매** : 열매는 수과이며 9~10월에 맺히고, 갓털은 흰색에 길이가 1.6~1.9cm이다.

🐝 **특징** : '가시나물'이라 하여 결각진 잎의 톱니가 모두 가시로 되어 있어서 다치면 따끔거린다. 옛날에 스코틀랜드에 침입한 바이킹의 척후병이 성 밑에 난 엉겅퀴 가시에 찔려 비명을 지르는 바람에 성내의 병사들이 깨어나 바이킹을 물리쳤다 하여 구국의 공로로 스코틀랜드의 국화가 된 것으로 유명한 식물이다.

(**사용부위 및 채취시기**) 전초 또는 뿌리를 여름부터 가을에 꽃이 피

었을 때 채취하여, 이물질을 제거하
고 햇볕에 말린다.

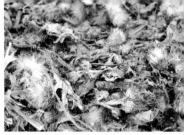

◎ 엉겅퀴 꽃(채취품)

(작용부위) 간, 심장에 작용한다.

(성질과 맛) 성질이 시원하고, 맛은
달고 쓰다.

(성 분) 펙토리나린(pectolinarin),
타락사스테릴 아세테이트(taraxasteryl
acetate), 베타-아미린 아세테이
트(β-amyrin acetate), 스티그마스
테롤(stigmasterol), 알파-아미린(α
-amyrin), 베타-아미린(β-amyrin), 베
타-시토스테롤(β-sitosterol), 아플로
탁센(aplotaxene), 사이페린(cyperene),
이눌린(inulin) 등이 함유되어 있다.

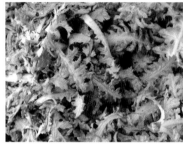

◎ 엉겅퀴 잎(채취품)

(약리작용) 지혈작용, 혈압강하작용,
항균작용

(용 도) 식용(어린잎), 원예 및 조
경용, 약용(전초 또는 뿌리는 지혈, 종
기, 고혈압, 신경통에 사용)

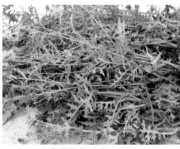

◎ 엉겅퀴 전초(채취품)

(효 능) 전초 또는 뿌리는 혈분(血
分)의 열을 내리고 출혈을 멎게 하
며, 어혈을 제거하고 독소를 해독하
며 피부에 생긴 옹저를 없애는 효능

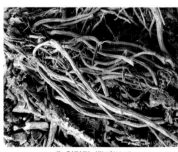

◎ 엉겅퀴 뿌리(약재)

이 있어, 감기, 백일해, 토혈, 비출혈, 혈뇨, 혈변, 자궁출혈, 고혈압, 장염, 신장염, 대하, 종기를 치료하는 데 쓴다.

약용법 말린 약재 9~15g을 물 1L에 넣고 1/3로 줄 때까지 달여서 하루 2~3회로 나누어 마신다. 또는 가루나 즙을 내어 복용한다. 외용할 경우에는 짓찧어서 환부에 붙인다.

주의사항 비위가 차고 허하면서 어혈과 적체가 없는 경우에는 사용을 피한다.

엉겅퀴 현대 임상 응용

- 유선염(乳腺炎) 치료에는 신선한 엉겅퀴 뿌리를 채취하여 진흙을 제거하고 찧어서 즙을 낸다. 여기에 20% 바셀린을 넣고 저은 후 30분간 두면 연고가 된다. 유방에 염증이 생기면 소독용 거즈에 연고를 발라 환부에 4~6시간 붙인 후 1회 약을 갈아준다. 유방 화농기에는 먼저 국소를 절개하여 고름을 빼내고, 다시 연고를 발라 4시간에 약을 1회, 3일 후에는 6시간에 1회 교환한다. 관찰 결과, 초기 염증 환자는 약을 복용한 지 2~3일에 완치되었고, 화농기 염증 환자는 1주일에 완치되었다.
- 폐결핵 치료에는 엉겅퀴 뿌리 100g을 달여서 1일 1첩 2회로 나누어 복용하고(살코기 30~60g 또는 돼지폐 30g을 같이 넣고 달이면 더욱 좋다), 연속 3개월을 1회 치료과정으로 한다. 어느 정도 치료 효과가 있으나 완치되지 않은 사람은 2회의 치료과정으로 계속해서 복용할 수 있다. 관찰 결과, 대부분의 환자가 증상이 호전되었고 일부 환자는 완치되었다.
- 고혈압 치료에는 신선한 엉겅퀴 뿌리를 약 30분간 물에 담가 3회 달이고, 매회 30분간 끓인다. 여과액을 병합하여 100ml 탕제(생약 15g에 해당)로 농축하여 아침 저녁으로 1회씩, 1회 100ml 복용한다. 신선한 엉겅퀴 뿌리나 잎으로 침고편(浸膏片)을 만들어도 된다. 뿌리로 만든 것은 1일 3회, 1회 4정 복용하며, 1일 복용하는 용량은 건조품 30g에 해당된다. 잎으로 만든 것은 1일 3회, 1회 3정 복용하며, 1일 복용하는 용량은 건조품 15g에 해당된다. 어지럼증, 두근거림, 불면증 등의 증상이 심한 일부 환자에게는 진정제를 적절히 배합하고, 그 외엔 모두 대계 단미(單味)로 치료한다. 먼저 탕제를 사용하여 치료하고 이어서 뿌리로 만든 것으로 바꿔 치료한 결과, 잎으로 만든 것보다 더 높은 치료율을 보였다.

466

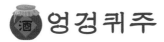 엉겅퀴주

재료 준비

• 약재상에서 구입한다. 산이나 들에서 직접 채취할 수도 있다.

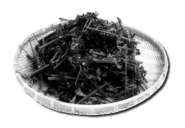

제조 방법

• 약효는 전초와 뿌리에 있다. 전초 또는 뿌리를 여름부터 가을에 꽃이 피었을 때 채취하여 물로 씻은 다음 물기를 말려 사용하거나 햇볕에 말려 썰어서 사용한다.
• 생뿌리는 180g, 말린 뿌리는 130g을 소주 3.6L에 넣고 밀봉한다.
• 5~6개월 이상 숙성시켜 음용하며, 2년 정도 숙성시킨 후에는 찌꺼기를 걸러내고 보관한다.

😖😛 맛은 쓰고 약간 달다. 당류를 가미하지 않는다.

적용 병증

• **보양(補陽)** : 남성의 양기(陽氣: 정기, 정신력과 기력, 생명의 원천이 되는 원기)를 돋우는 처방이다. 소주잔 1잔을 1회분으로 1일 1~2회씩, 20~25일 동안 음용한다.
• **보혈(補血)** : 혈액을 보하여 기를 더하기 위한 처방이다. 소주잔 1잔을 1회분으로 1일 1~2회씩, 10~20일 동안 음용한다.
• **위염(胃炎)** : 위의 점막에 생기는 염증성 질환으로, 위가 쓰리고 아프며 소화기능에 장애가 온다. 소주잔 1잔을 1회분으로 1일 1~2회씩, 8~12일 동안 음용한다.
• **기타 적응증** : 혈액순환 개선, 관절염, 대하, 부종, 사혈, 신경통, 심근경색

※ 본 약술을 음용하는 중에 가려야 하는 음식은 없다. 장복해도 해롭지는 않으나 치유되는 대로 음용을 중단한다.

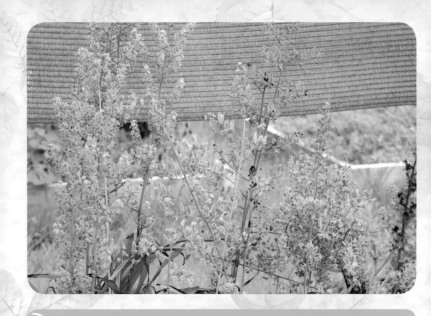

최토·혈압강하·항미생물·살충 작용

여로

Veratrum maackii Regel var. *japonicum* (Baker)
Shimizu

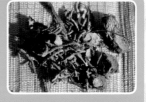

한약명 여로(藜蘆), 여로두(藜蘆頭), 녹총(鹿蔥)
과 명 백합과(Liliaceae)
식물명 유래 한자 이름 '여로(藜蘆)'에서 유래한 것으로, 검은색(藜) 껍질이 갈대(蘆)같이
       생긴 줄기를 싸고 있다는 뜻
식품원료 사용 가능 여부 식품원료 목록에 없음

(생육형태) 여로는 백합목 백합과 여로속에 속하는 여러해살이풀
로, 전국 각지에서 자생하고 산지의 숲속에 습기가 많은 반그늘
이나 양지바른 풀밭에서 흔히 자란다. 풀밭 및 산지의 나무 밑에

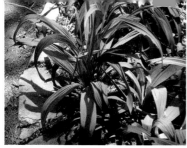

◉ 여로 잎

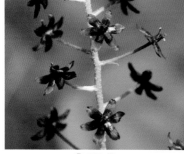

◉ 여로 꽃

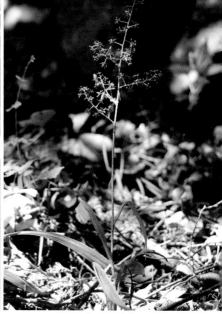

◉ 여로 지상부

서 잘 자란다. 높이는 40~60cm이다.

❀ **꽃** : 꽃은 어린 봉오리 때는 연녹색이었다가 7~8월에 자줏빛을 띠는 갈색으로 피는데, 원추꽃차례의 밑부분에는 수꽃, 윗부분에는 수꽃과 암꽃이 모두 달린다.

🌿 **잎** : 잎은 줄기 아랫부분에서 어긋나고, 잎집이 원줄기를 완전히 둘러싼다. 밑부분의 잎은 길이 20~35cm, 너비 3~5cm에 좁은 피침 모양이며, 밑부분이 점차 좁아져서 위로 올라갈수록 줄 모양으로 된다.

🌱 **줄기** : 잎집이 서로 감싸 원줄기처럼 되며, 밑부분이 흑갈색 섬유로 싸여서 종려나무의 밑동처럼 보인다.

👆 **열매** : 열매는 타원형의 삭과이며, 9~10월경에 달리고 끝에 암술머리가 남아 있다.

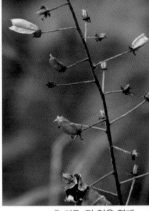

❀ **여로** 덜 익은 열매

🌺 **뿌리** : 뿌리줄기는 짧고 잔뿌리가 많이 나며 땅속으로 비스듬히 들어간다. 수염뿌리는 굵다.

🌿 **특징** : 사슴이 병에 걸렸을 때 먹는 파 맛이 나는 풀이라 하여 '녹총(鹿葱)'이라 부르기도 한다. 뿌리와 뿌리줄기를 약용하고 유독 식물이라 주의해야 한다.

(**사용부위 및 채취시기**) 뿌리를 이른 봄과 가을에 채취하여 줄기와 털 모양의 잎자루를 제거하고 물에 씻어 햇볕에 말린다.

(**작용부위**) 간, 폐, 위에 작용한다.

(**성질과 맛**) 성질이 차고, 맛은 맵고 쓰며, 독성이 있다.

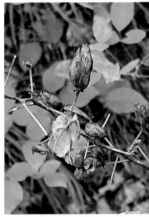

❀ **여로** 익은 열매

(**성   분**) 알칼로이드계 베라트라민(veratramine), 베라틴(veratine), 제르빈(jervine), 슈도제르빈(pseudojervine), 루비제르빈(rubijervine), 콜히친(colchicine), 게르메린(germerine), 베라트로일-지가데닌(veratroylzygadenine), 베타-시토스테롤(β-sitosterol) 등이 함유되어 있다.

(**약리작용**) 최토작용, 혈압강하작용, 항미생물작용, 살충작용

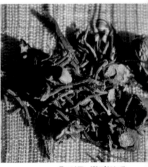

❀ **여로** 뿌리(약재)

470

용　도 약용(뿌리는 살균작용)

효　능 뿌리 및 뿌리줄기는 구토를 촉진시키고 살충작용이 있어, 풍담(風痰: 풍증을 일으키는 담병)을 토하게 하고 벌레의 독을 제거한다. 두통, 목구멍이 붓고 아픈 증세, 비식(鼻瘜: 콧속에 군살이 생겨서 콧구멍을 가로막는 증상), 설사, 오래된 말라리아, 중풍으로 인하여 담이 쌓인 증상과 간의 내풍(內風)으로 인한 간질, 황달, 옴, 악성 화농성 종기 등을 치료한다. 늑막염에 걸렸을 때 달여 마시면 모든 농즙(膿汁)을 토해 내고 치유되므로 늑막풀이라고도 부른다.

약 용 법 말린 뿌리 0.3~0.9g을 물 1L에 넣고 1/3로 줄 때까지 달여서 하루 2~3회로 나누어 마신다. 환이나 가루로 만들어 복용하기도 한다. 외용할 경우에는 가루를 물에 개어 환부에 바르거나 코 안에 넣는다.

주의사항 독성이 있으므로 반드시 전문가의 처방에 따라 써야 한다. 허약한 환자나 임산부는 복용에 주의한다. 일반적으로 세신, 작약, 인삼, 사삼, 단삼, 현삼, 고삼과는 함께 사용하지 않는다.

여로 현대 임상 응용

- 제풍담음(諸風痰飮) 치료에는 여로(藜蘆) 3.75g, 울금 0.375g을 가루로 내어 1회 0.375g씩 따뜻한 장수(漿水) 한 잔으로 복용하고 토하도록 한다.
- 말라리아 치료에는 여로(藜蘆), 조협(皂莢: 炙) 각 37.5g, 파두(巴豆) 25개(황적색이 되도록 볶는다)를 찧어서 팥알만 한 크기로 밀환(蜜丸)을 만들어 공복에 1환, 발병하기 전 1환, 발병 시에 또 1환을 복용하고 음식은 먹지 않는다.
- 오래된 말라리아로 음식을 먹지 못하고 가슴 속이 울렁거리며 토하고 싶어도 토할 수 없을 때에는 여로(藜蘆)가루 1.875g을 따뜻한 물에 타서 토할 때까지 복용한다.

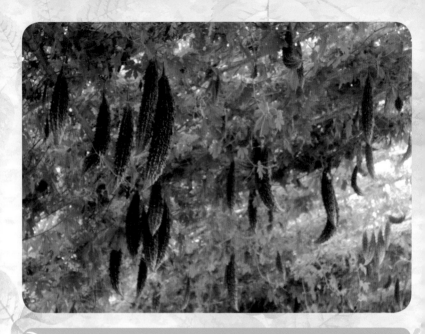

혈당강하·항암·항바이러스·면역증강 작용

여주

Momordica charantia L.

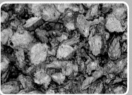

이 명 긴여주, 여지, 여자, 유자, 쓴오이
한약명 고과(苦瓜), 홍고낭(紅姑娘), 양과(凉瓜), 고과근(苦瓜根), 고과엽(苦瓜葉)
과 명 박과(Cucurbitaceae)
식물명 유래 한자 이름 '여지(荔枝)'에서 유래한 것으로, 여지에서 '여주'로 발음이 변한 것
식품원료 사용 가능 여부 **가능**(순, 잎, 열매—씨앗 제외)

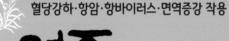

생육형태 여주는 제비꽃목 박과 여주속에 속하는 열대 아시아 원산의 덩굴성 한해살이풀로, 전국에서 재배하는 귀화식물이다. 뜰이나 마당의 햇볕이 잘 드는 곳에서 관상용 또는 식용, 약용으

472

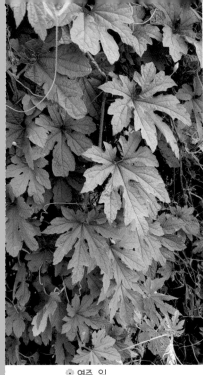

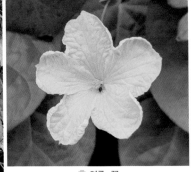

여주 꽃

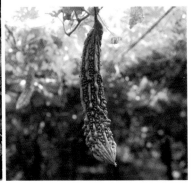

여주 잎　　　　　　　　　　　　여주 열매

로 심는다. 높이는 1~5m이다.

🌸 **꽃** : 꽃은 6~8월에 노란색으로 피는데, 잎겨드랑이에 1송이씩 달리고 꽃부리는 5개로 깊게 갈라진다.

🍃 **잎** : 잎은 어긋나고 잎자루가 길며, 가장자리가 5~7갈래 손바닥 모양으로 갈라지고 갈래조각은 다시 갈라지며 대개 톱니가 있다.

🌿 **줄기** : 덩굴줄기는 가늘고 길이 1~3m까지 자라며, 잎과 마주나는 덩굴손으로 다른 물건을 감아 올라간다.

🍈 **열매** : 열매는 긴 타원형이며 혹 같은 돌기로 덮여 있고, 8~9월에 황적색으로 익으면 불규칙하게 갈라져 홍색 육질로 싸인 종

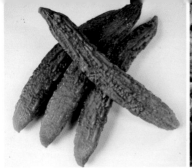

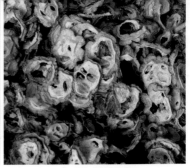

● **여주 열매(채취품)**   ● **여주 열매(약재)**

자가 나온다. 성숙한 종자를 싸고 있는 육질은 달지만 열매껍질은 쓴맛이 있다.

🌿 **특징** : 열매의 표면에 혹 같은 돌기가 많고 황적색으로 익어 수세미오이와는 구분된다.

(**사용부위 및 채취시기**) 열매는 가을 이후, 뿌리와 잎은 여름부터 가을에 채취한다.

(**작용부위**) 심장, 비장, 폐에 작용한다.

(**성질과 맛**) 성질이 차고, 맛은 쓰다.

(**성   분**) 카란틴(charantin), 세로토닌(serotonin), 글루탐산(glutamic acid), 알라닌(alanine), 페닐알라닌(phenylalanine), 프롤린(proline), 시트룰린(citrulline), 펙틴(pectin), 팔미트산(palmitic acid), 스테아르산(stearic acid), 올레산(oleic acid), 리놀레산(linoleic acid), 베타-시토스테롤-베타-디-글루코시드(β-sitosterol-β-d-glucoside), 5,25-스티그마스타디엔-3β-올-베타-디-글루코시드(5,25-stigmastadien-3β-ol-β-d-glucoside) 등이 함유되어 있다.

(**약리작용**) 혈당강하작용, 항암작용, 항바이러스작용, 면역증강작용

(용　도) 약용(열매는 일사
병, 이질 등에 사용)

(효　능) 열매는 서병(暑病)
을 낫게 하고 일정한 시간에
열이 나는 것을 치료하며, 눈
을 밝게 하고 독소를 해독하
는 효능이 있어, 더위를 식
히고 열병으로 답답하고 갈
증이 나는 증상, 열사병, 이
질, 눈이 붉게 충혈되고 아픈
증상, 옹종, 단독, 악창 등을
치료한다. 뿌리는 습열(濕熱)
을 내보내고 독소를 해독하

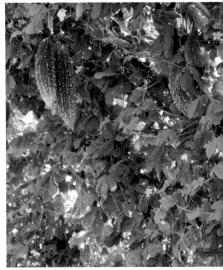

◉ 여주 무리

는 효능이 있어, 이질, 변혈, 정창종독, 풍화통(風火痛)을 치료한
다. 또 심한 치통에 쓰인다. 잎은 위병, 이질, 종독(腫毒)을 치료
한다. 잎은 열을 내리고 열독을 해독하는 효능이 있다.

(약 용 법) 말린 열매 6~15g(생것은 30~60g)에 물 1L를 넣고 달여
서 반으로 나누어 아침저녁으로 마신다.

(주의사항) 비위가 허약하고 속이 찬 사람은 복용에 주의한다.

여주 현대 임상 응용

• 당뇨병 치료에는 여주 열매로 만든 알약(한 알당 생약 0.5g 함유) 1회 15~25정, 1일
  3회, 식사 1시간 전에 복용하며, 2개월을 1회 치료과정으로 한다. 관찰 결과, 대체
  로 치료율이 높았으며, 복통, 장염, 설사 등 소화기계 부작용이 일부 있었다.

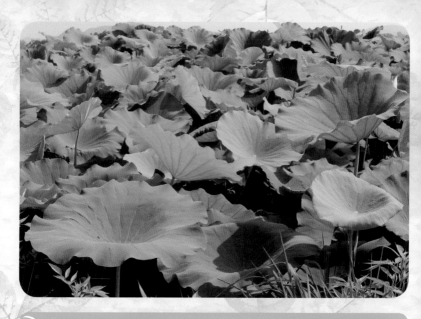

혈압강하·진정·최면·지혈 작용

연꽃

Nelumbo nucifera Gaertn.

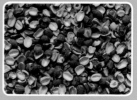

이 명 연, 불좌수, 연의, 연화, 연예

한약명 연자육(蓮子肉), 연육(蓮肉), 연자(蓮子), 연자심(蓮子心), 우절(藕節), 하엽(荷葉)

과 명 수련과(Nymphaeaceae)

식물명 유래 '연'과 '꽃'의 합성어로, 옛 이름 '녓곶' 또는 '련곳'에서 유래한 것. '연(蓮)'은
꽃과 열매가 서로 이어져 있다는 뜻

식품원료 사용 가능 여부 **가능**(뿌리, 잎, 꽃, 씨앗-심 제외), **제한적 사용**(씨 중의 심)

생육형태 연꽃은 수련목 연과 연속에 속하는 아시아 남부와 오
스트레일리아 원산의 여러해살이 수생 식물로, 우리나라에서는
주로 중부 이남의 습지나 마을 근처의 연못, 수심이 낮은 호수

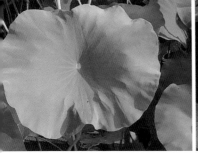

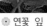
⚘ 연꽃 잎

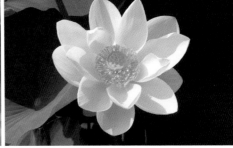
⚘ 연꽃 꽃

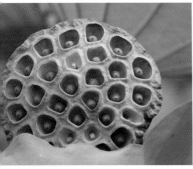

⚘ 연꽃 연방

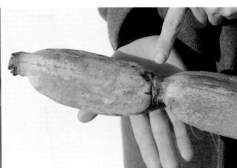
⚘ 연꽃 뿌리줄기(채취품)

등에서 자라며 재배하기도 한다. 못 또는 늪지에 난다. 높이는 1~2m이다.

✿ **꽃** : 꽃은 7~8월에 연한 홍색 또는 흰색으로 피는데, 뿌리에서 나온 꽃줄기 끝에 지름 15~20cm의 꽃이 1송이 달린다. 꽃은 3~5일 동안 계속 피어 있고, 꽃대와 잎자루에는 짧은 가시 같은 돌기가 나 있다.

🌿 **잎** : 잎은 뿌리줄기에서 나와 수면보다 높이 올라오며, 잎자루가 길고 물에 잘 젖지 않는다. 지름 40cm 정도의 둥근 방패 모양으로, 잎맥이 사방으로 퍼지며 가장자리가 밋밋하다. 잎자루는 겉에 가시가 있고 속에 있는 구멍은 뿌리줄기의 구멍과 통한다. 잎자루는 위로 솟은 꽃대 끝에 한 개씩 달린다.

🕐 **열매** : 종자는 타원형의 수과이며, 길이가 2cm 정도로 꽃받침의 구멍에 들어 있고 검게 익으면 먹을 수 있다.

✳️ **뿌리** : 속에 구멍이 많고 굵은 원주형 뿌리줄기가 땅속에서 옆으로 길게 뻗으며 마디가 많고 가을철에는 특히 끝부분이 굵어진다. 뿌리줄기의 마디에서 수염뿌리와 잎이 나온다.

🌿 **특징** : 연꽃은 꽃이 수면 위로 피고 밤낮으로 계속 피어 있는 반면, 수련은 꽃이 수면(물)에 붙어 피고 낮에만 피어 있어 구분된다. 어린싹이나 뿌리를 식용하고, 꽃잎과 잎을 차로 만들어 이용하며, 잎으로 싸서 찜 요리용으로 사용하기도 한다. 연이라고 말하기도 한다.

사용부위 및 채취시기 종자와 배아(익은 종자에서 빼낸 녹색의 심)는 늦가을, 뿌리줄기와 뿌리줄기 마디는 연중 수시, 잎은 6~9월에 채취한다. 잘 익은 열매를 채취하여 열매껍질과 배아를 제거한 후 종자를 말린다. 잘 익은 종자에 있는 배아를 채취하여 햇볕에 말린다. 뿌리줄기를 채취하여 마디 부분만 잘라 씻어서 햇볕에 말리고 수염뿌리를 제거한다. 잎을 채취하여 햇볕에 70~80% 정도 말린 후 잎자루를 제거하고 반원형으로 자르거나 부채꼴로 잘라 다시 말린다.

작용부위 종자는 심장, 비장, 신장에 작용한다. 뿌리줄기는 간, 폐, 위에 작용한다. 잎은 간, 비장, 위에 작용한다.

성질과 맛 부위에 따라 조금씩 차이가 있다. 종자는 성질이 평(平)하고, 맛은 달고 떫다. 배아는 성질이 차고, 맛은 쓰다. 뿌리줄기는 성질이 평(平)하고, 맛은 달고 떫다. 잎은 성질이 평(平)하고, 맛은 쓰다.

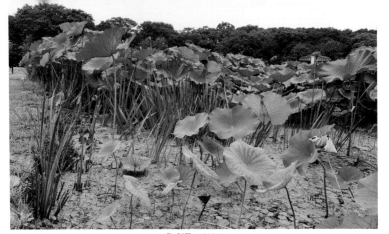

● **연꽃** 지상부

(**성　　분**) 종자에는 알탈로이드(alkaloid)로서 리엔지닌(liensinine), 누시페린(nuciferine), 로투신(lotusine), 네페린(neferine), 아이솔리엔시닌(isoliensinine), 프로누시페린(pronuciferine) 등 이외에 하이퍼린(hyperine), 루틴(rutin) 등과 또한 다량의 전분, 라피노즈(raffinose), 단백질, 칼슘, 인, 철 등을 함유한다. 잎에는 로메린(roemerine), 누시페린(nuciferine), 아르메파빈(armepavine), 프로누시페린(pronuciferine), 리리오데닌(liriodenine), 아노나인(anonaine), 퀘르세틴(quercetin), 이소퀘르시트린(isoquercitrin), 넬룸보사이드(nelumboside) 등이 함유되어 있다.

(**약리작용**) 혈압강하작용, 진정·최면작용, 지혈작용

(**용　　도**) 식용(어린싹), 술용(연잎주), 차용(연꽃차), 약용(열매와 종자는 암에 사용, 잎은 버섯해독에 사용, 생연근은 감에 체하거나 코피날 때 사용)

(**효　　능**) 연자육(蓮子肉, 종자)은 비장을 보하고 설사와 대하(帶

연꽃・479

下)를 멎게 하며, 신장의 기능을 돕고 정(精)을 보충·저장하는 효능이 있다. 또한 심음(心陰) 또는 심혈(心血)을 자양하고 정신을 안정시키는 효능이 있어, 꿈이 많아 숙면을 취하지 못하는 증상을 낫게 하고, 임질, 대하를 치료하는 데에도 쓴다. 연자심(蓮子心, 배아)은 심열(心熱)을 식혀주고 정신을 안정시키며, 심(心)과 신(腎)을 정상적인 협조 관계로 소통시키며, 정(精)을 보충·저장하고 출혈을 멎게 하는 효능이 있어, 신장 기능을 강화하여 유정을 낫게 하고 비트는 것처럼 몹시 아픈 증상을 치료한다. 뿌리줄기의 마디인 우절(藕節, 뿌리줄기)은 수렴하여 출혈을 멎게 하고, 어혈을 제거하는 효능이 있어, 가슴이 답답하고 열이 나며 목이 마르는 증상, 주독, 토혈, 열이 하초에 몰려 생기는 임질을 치료한다. 하엽(荷葉, 잎)은 서열(暑熱)을 내리고 상초(上焦)에 있는 습을 제거하며, 맑고 깨끗한 양기(陽氣)를 몸 전체로 올려 펴지게 하며, 혈분(血分)의 열을 내리고 출혈을 멎게 하는 효능이 있어, 수렴제 및 지혈제로 사용

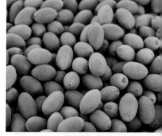
❀ 연꽃 종자(채취품)

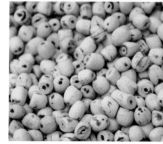
❀ 연꽃 껍질을 벗긴 종자(채취품)

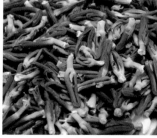
❀ 연꽃 배아(약재)

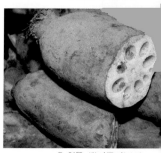
❀ 연꽃 뿌리줄기(약재)

480

하거나, 민간요법으로 야뇨증 치료에 쓴다.

(약용법) 말린 종자 15~25g을 물 1L에 넣고 1/3로 줄 때까지 달여서 하루에 나누어 마신다. 또는 환이나 가루로 만들어 복용한다. 말린 잎 10~15g을 물 1L에 넣고 1/3로 줄 때까지 달여서 하루에 나누어 마신다. 또는 환이나 가루로 만들어 복용한다.

(주의사항) 배가 더부룩하고 변비가 심한 사람은 과용하지 않도록 한다.

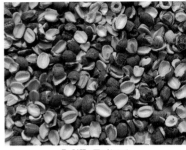
◉ 연꽃 종자(약재)

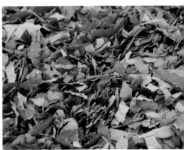
◉ 연꽃 잎(약재)

연꽃 현대 임상 응용

- 비위허한(脾胃虛寒)으로 음식을 먹지 못하고, 졸리고 힘이 없으며, 속이 더부룩하고 가슴이 두근거리고 숨이 차며, 설사가 나고 풍한(風寒)으로 인한 기침을 다스릴 때에는 연자육, 의이인(薏苡仁), 축사인(縮砂仁), 길경(桔梗) 각 600g, 백편두(白扁豆) 900g, 백복령(白茯笭), 인삼, 감초, 백출, 산약 각 1.2kg을 가루로 내어 1회 7.5g씩 대추탕에 타서 복용한다. 소아는 연령에 따라 용량을 줄여서 복용한다.
- 구리(久痢) 치료에는 연자육 75g을 가루로 내어 매일 3.75g씩 미음에 타서 복용한다.
- 치병(治病) 후 위약(胃弱)으로 음식을 먹을 수 없을 때에는 연자육, 멥쌀 각 150g, 복령 75g을 가루로 낸 다음 설탕을 첨가하여 고루 섞는다. 1회 5~6숟갈씩 끓인 물로 복용한다.
- 소변백탁(小便白濁), 몽유설정(夢遺泄精) 치료에는 연자육, 익지인, 용골을 같은 비율로 취해 가루로 낸다. 1회 7.5g씩 미음에 타서 공복에 복용한다.

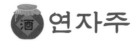# 연자주

- 채소가게에서 말리지 않은 것을 구입할 수 있다. 산지(産地)에서 늦가을에 채취한 것을 구입하여 사용한다.

제조 방법

- 약효는 종자에 있다. 종자를 구입하여 물로 깨끗이 씻은 다음 말려두고 사용한다.
- 종자(연자육) 200g을 소주 3.6L에 넣고 밀봉한다.
- 12개월 이상 숙성시켜 음용하며, 그대로 보관, 사용해도 된다.

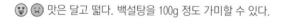 맛은 달고 떫다. 백설탕을 100g 정도 가미할 수 있다.

적용 병증

- **흉통(胸痛) :** 심장과 비장 사이에 밤알만 하게 혈액이 뭉쳐 다니며 통증이 오는 경우의 처방이다. 소주잔 1잔을 1회분으로 1일 3~4회씩, 7~12일 동안 음용한다.
- **다몽(多夢) :** 꿈을 지나치게 많이 꾸어, 수면 부족이나 피로감 등이 생기는 경우의 처방이다. 소주잔 1잔을 1회분으로 1일 2~3회씩, 7~10일 동안 음용한다.
- **노화방지(老化防止) :** 특히 피부가 늘어지는 것을 방지하는 처방이다. 소주잔 1잔을 1회분으로 1일 2~3회씩, 20~30일 동안 음용한다.
- **기타 적응증 :** 건망증, 불면증, 신경쇠약, 비염, 부종, 근골위약, 대하

※ 본 약술을 음용하는 중에 지황(생지황, 건지황, 숙지황)의 섭취와 쇠붙이의 접촉을 금한다. 여러 날(20일 이상) 장복하여도 무방하다.

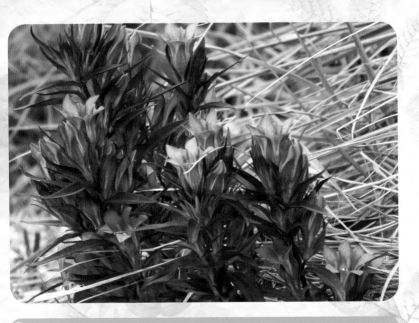

간보호·이담·건위·항염·항알레르기 작용

용담

Gentiana scabra Bunge

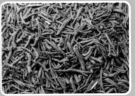

이 명	초룡담, 초용담, 룡담, 용담초, 섬용담, 과남풀, 선용담, 거친과남풀, 초룡단, 초동단
한약명	용담(龍膽), 초용담(草龍膽), 용담초(龍膽草), 지담초(地膽草)
과 명	용담과(Gentianaceae)
식물명 유래	한자 이름 '용담(龍膽)'에서 유래한 것으로, 잎은 까마중의 한자 이름인 용규(龍葵)와 비슷하고 뿌리와 뿌리줄기의 맛이 용의 쓸개처럼 쓰다는 뜻
식품원료 사용 가능 여부	식품원료 목록에 없음

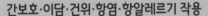

생육형태 용담은 용담목 용담과 용담속에 속하는 숙근성 여러해살이풀로, 전국 각지에 분포하고 산과 들의 햇볕이 잘 드는 풀

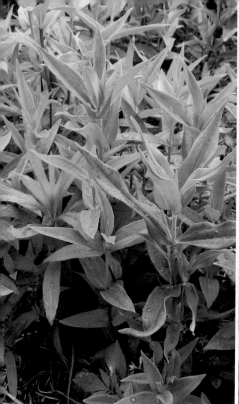

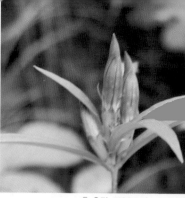

❀ 용담 꽃봉오리

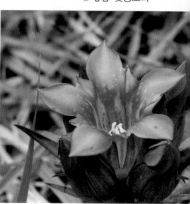

❀ 용담 꽃

❀ 용담 잎

밭에서 자란다. 높이는 20~60cm이다.

❀ 꽃 : 꽃은 8~10월에 자주색으로 피며, 윗부분의 잎겨드랑이와
끝에 1개 또는 몇 개가 달리는데, 꽃이 많이 달리면 줄기가 옆
으로 처지고 바람에도 쓰러진다. 쓰러진 잎과 잎 사이에서 꽃
이 많이 피기 때문에 줄기가 상했다고 해서 끊어내서는 안 된
다. 꽃받침은 종 모양, 5갈래로 갈라진다.

❀ 잎 : 잎은 마주나고 잎자루가 없으며, 길이 4~8cm, 너비
1~3cm에 피침 모양으로 가장자리가 밋밋하고 3개의 큰 맥

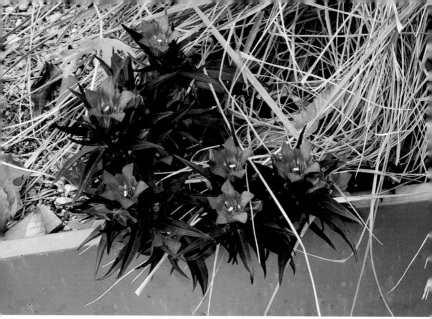

● 용담 지상부

이 있다. 잎의 표면은 녹색이고 뒷면은 회백색을 띤 연한 녹색이다.

🌿 **줄기 :** 줄기는 자줏빛이며 4개의 가는 줄이 있고 곧게 서나 꽃이 필 무렵에는 옆으로 눕는다.

🍎 **열매 :** 열매는 삭과로 10~11월에 맺히고 시든 꽃부리와 꽃받침이 달려 있으며, 씨방에 작은 종자들이 많이 들어 있다.

❄️ **뿌리 :** 뿌리줄기는 짧으며 굵은 수염뿌리가 사방으로 뻗는다.

(**사용부위 및 채취시기**) 뿌리를 봄철과 가을철에 채취하여, 씻어서 말린다.

(**작용부위**) 간, 담낭에 작용한다.

(**성질과 맛**) 성질이 차고, 맛은 쓰다.

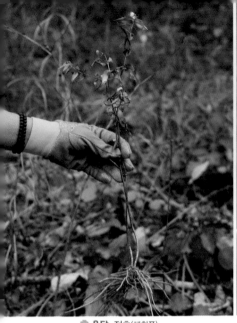

● 용담 전초(채취품)

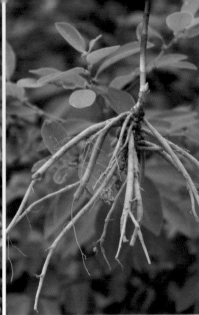

● 용담 뿌리(채취품)

성　분 고미배당체인 겐티오피크린(gentiopicrin), 겐티
아닌(gentianine), 겐티아노스(gentianose), 스웨르티아마린
(swertiamarin), 스웨로시드(sweroside), 트리플로로시드(trifloroside),
잔틴(xanthine) 유도체인 겐티신(gentisin), 당류인 겐티오비오스
(gentiobiose), 수크로오즈(sucrose), 색소 등이 함유되어 있다.

약리작용 간보호작용, 이담작용, 건위작용, 항염작용, 항알레르
기작용

용　도 원예 및 조경용, 약용(뿌리는 소화작용, 간기능항진, 항염
증작용)

효　능 뿌리 및 뿌리줄기는 열을 내리고 습을 말리며, 간과
담의 화(火)를 제거하며, 위를 튼튼하게 하고 염증을 없애는 등

486

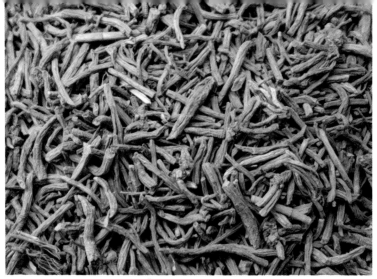

● **용담** 뿌리줄기(약재)

의 효능이 있어, 두통, 눈에 핏발이 서는 증상, 인후통, 황달, 간질, 간열증(肝熱症), 소화불량, 담낭염, 뇌염, 방광염, 요도염 등을 치료한다.

（약용법） 말린 뿌리 4~8g을 물 1L에 넣고 1/3로 줄 때까지 달여서 하루 2~3회로 나누어 마신다.

（주의사항） 쓰고 찬 성질이 강하므로 과다하게 복용하면 비위를 손상시킬 수 있어 장기간 복용은 주의하고, 전문가의 처방에 따라 신중하게 사용해야 한다.

용담 현대 임상 응용

• 급성 안결막염(急性眼結膜炎) 치료에는 용담 뿌리 15g에 물 250ml를 붓고 150ml가 되도록 달인 다음 약간의 소금을 넣고 식힌 후 눈을 씻는다. 1일 3~4회, 1회 5~10분간 씻는다. 관찰 결과, 높은 치료율을 보였다.

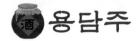

용담주

재료 준비

- 약령시장에서 구입하거나 산지(産地)에서 채취하여 사용한다. 전국에 분포하며 산과 들에서 자생한다.

제조 방법

- 약효는 뿌리에 있다. 뿌리를 구입하여 물에 씻어 말린 다음 사용한다.
- 말린 뿌리 130g을 소주 3.6L에 넣고 밀봉한다.
- 6개월 이상 숙성시켜 음용하며, 2년 정도 숙성시킨 후에는 찌꺼기를 걸러내고 보관한다.

  😣 맛은 몹시 쓰다. 황설탕 150g을 가미할 수 있다.

적용 병증

- **위산과다(胃酸過多)** : 위액의 산도가 비정상적으로 높거나 위에서 분비되는 염산의 양이 많아 염증을 일으키는 상태로, 가슴이 쓰리고 위통이 있거나 구역질이 나기도 한다. 소주잔 1잔을 1회분으로 1일 1~2회씩, 7~10일 동안 음용한다.
- **식욕부진(食慾不振)** : 식욕이 줄어들거나 없는 상태를 말한다. 소주잔 1잔을 1회분으로 1일 1~2회씩, 3~4일 동안 음용한다.
- **요도염(尿道炎)** : 임균, 포도상 구균, 대장균 등의 감염으로 인하여 요도에 염증이 생기는 병증이다. 요도에 가려움증과 통증이 느껴지고 심하면 요도에서 고름이나 점액이 나온다. 소주잔 1잔을 1회분으로 1일 2~3회씩, 10~12일 동안 음용한다.
- **기타 적응증** : 보간, 간염, 황달, 담낭염, 방광염, 오한, 하초습열

  ※ 본 약술을 음용하는 중에 지황, 쇠붙이를 멀리하고, 더운 음식을 금한다. 치유되는 대로 음용을 중단한다.

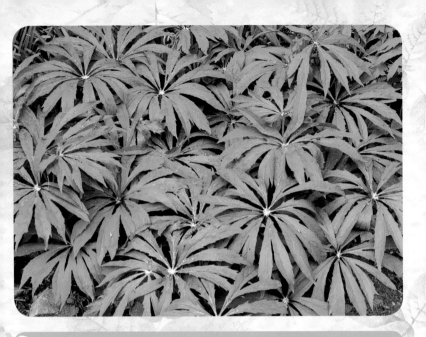

 항산화·항암·항혈전 작용

우산나물

Syneilesis palmata (Thunb.) Maxim.

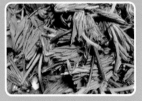

이 명 섬우산나물, 대청우산나물, 삿갓나물

한약명 토아산(兔兒傘), 일파산(一把傘), 칠리마(七里麻)

과 명 국화과(Compositae)

식물명 유래 새순이 올라와 잎이 벌어지기 전 처진 모양이 우산을 닮은 나물이라는 뜻

식품원료 사용 가능 여부 **가능**(잎)

(생육형태) 우산나물은 국화목 국화과 우산나물속에 속하는 여러
해살이풀로, 전국 각지에 분포하고 산지의 나무 밑 그늘에서 군
락을 이루며 자생한다. 낙엽수림 밑이나 북향의 경사지가 이상

우산나물·489

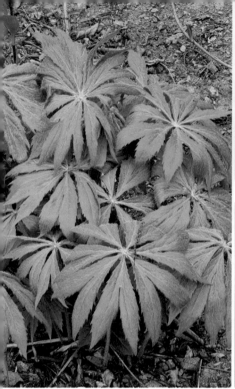

❀ 우산나물 잎

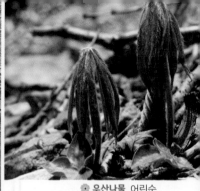

❀ 우산나물 어린순

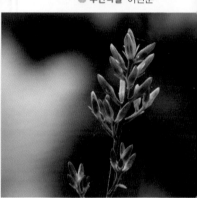

❀ 우산나물 꽃봉오리

적이다. 습기 있는 땅을 좋아하지만 물이 고이는 곳에서는 썩기 쉽고 겨울에는 얼기 쉬우므로 피한다. 높이는 70~120cm이다.

❀ 꽃 : 꽃은 6~9월에 연한 붉은색으로 피며, 지름 0.8~1cm의 머리모양꽃이 원추꽃차례에 달린다. 총포는 원통 모양이며 7~13개의 작은 꽃이 들어 있다.

❀ 잎 : 첫째 잎은 꽃이 피기 전에 윗부분에 달려 있는데, 지름 35~40cm로 둥글고 손바닥 모양으로 7~9갈래 깊게 갈라지며, 갈래조각은 흔히 2개씩 2회 갈라지고 가장자리에 날카로운 톱니가 있다. 잎끝이 뾰족하고 털이 있다가 없어지며, 잎자루가

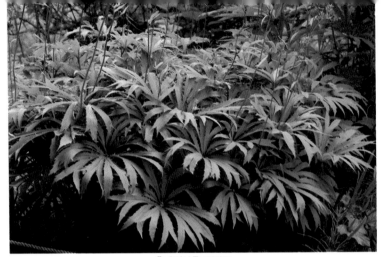

길고 밑부분이 원줄기를 둘러싼다. 둘째 잎은 작고 잎자루가
짧으며 갈래조각이 5개 정도이다.

🌱 **줄기 :** 줄기에 털이 있다가 없어지며 가지가 없고 2~3개의 잎
이 달린다.

🌰 **열매 :** 열매는 원통형의 수과로 양 끝이 좁고 10월에 익는다.
종자에는 갈색 갓털이 있어 바람에 잘 날아간다.

❋ **뿌리 :** 지하부에 굵고 짧은 뿌리줄기가 옆으로 뻗는다.

🌿 **특징 :** 잎이 새로 나올 때 우산이 펼쳐지듯이 나오므로 이 이름
이 붙여졌다. 우산나물은 옛날부터 즐겨 이용된 향기로운 산나
물의 하나이다. 새순이 올라와서 잎이 채 벌어지기 전의 모양
이 우산 같기도 하고 삿갓모양 같기도 해서 붙여진 이름이다.
참나물처럼 향긋하면서 독특한 향기가 있는 것이 특색이다.

(**사용부위 및 채취시기**) 뿌리 혹은 전초를 봄과 여름에 채취한다.

(**작용부위**) 간, 심장에 작용한다.

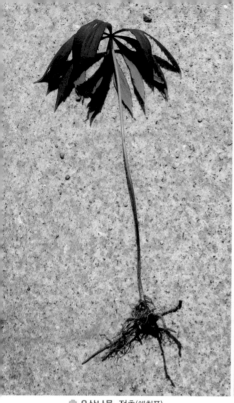

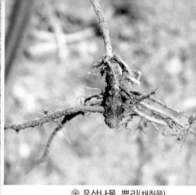

❀ 우산나물 뿌리(채취품)

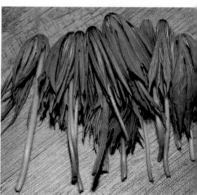

❀ 우산나물 어린순(채취품)

❀ 우산나물 전초(채취품)

(성질과 맛) 성질이 약간 따뜻하고, 맛은 맵고 쓰다. 《중화본초》에
는 독성이 약간 있다고 되어 있다.

(성　분) 세코피롤리지딘(secopyrrolizidine), 아세틸시네일레신
(acetylsyneilesine), 시네일레신(syneilesine), 세네시오닌(senecionine),
겔마크렌(germacrene), 글루탐산(glutamic acid), 라이신(lysine), 아
르기닌(arginine), 알라닌(alanine), 폴리페놀(polyphenols), 세스
퀴테르펜(sesquiterpenes), 플라보노이드(flavonoid), 알칼로이드
(alkaloids) 등이 함유되어 있다.

492

(약리작용) 항산화작용, 항암작용, 혈액응고 저해작용

(용 도) 원예 및 조경용, 식용(어린순), 약용(뿌리와 지상부는 사지마비, 관절염, 요통, 타박상에 사용)

(효 능) 뿌리 또는 전초는 풍사(風邪)와 습사(濕邪)를 제거하며, 근육을 이완시키고 혈액순환을 원활하게 하며, 독소를 해독하고 부은 종기나 상처를 없애며 통증을 멈추게 하는 등의 효능이 있어, 풍사와 습사로 인한 마비 증상, 관절동통, 부스럼과 종기, 타박상 등을 치료한다.

(약용법) 말린 전초 10~15g을 물 1L에 넣고 1/3로 줄 때까지 달여서 하루 2~3회로 나누어 마신다. 외용할 경우에는 짓찧어서 환부에 붙인다.

(주의사항) 임산부는 복용에 주의한다. 우산나물은 독성이 없어 식용가능한 나물로 널리 알려져 있으나, 성분 중 피롤리지딘 알칼로이드(pyrrolizidine alkaloid)인 시네일레신(syneilesine)은 강한 세포독성이 있어 향후 연구와 주의가 필요하다.

우산나물 현대 임상 응용

- 풍습마목(風濕麻木), 전신골통(全身骨痛) 치료에는 우산나물 12g, 가시오갈피 뿌리 12g, 백룡수(白龍須) 9g, 소혈등(小血藤) 9g, 모과근(木瓜根) 9g을 취해 1kg의 술에 담근다. 1일 2회, 1회 30~45g 복용한다.
- 신허요통(腎虛腰痛)에는 우산나물 뿌리를 술에 담가 복용한다.
- 타박상 치료에는 우산나물, 단삼(丹蔘) 각 15g, 괴화(槐花), 지별충(地鱉蟲) 각 9g을 같이 넣고 달여서 복용할 때 술을 약간 첨가하여 복용한다. 신선한 우산나물을 찧어서 환부에 붙인다.
- 치질 치료에는 우산나물 적당량을 취해 물을 붓고 달여서 환부를 씻는다. 뿌리로 즙을 내거나 찧어서 환부에 바른다.

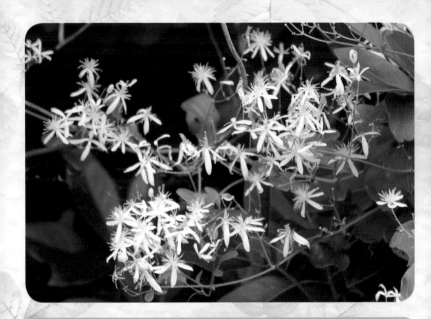

진통·이담·분만촉진·항미생물 작용

으아리

Clematis mandshurica Rupr.

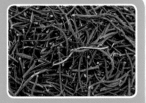

이 명 큰위령선, 좀으아리, 긴잎으아리, 들으아리, 북참으아리, 위령선, 응아리, 큰으
      아리, 저슬사리

한약명 위령선(威靈仙), 영선(靈仙), 능소(能消), 철각위령선(鐵脚威靈仙), 철선련(鐵線連)

과 명 미나리아재비과(Ranunculaceae)

식물명 유래 '아리다'는 의미로 아린 맛이 난다는 뜻 또는 '응어리'라는 의미로 응어리진
            것을 제거하는 효과가 있다는 뜻

식품원료 사용 가능 여부 가능(잎)

(생육형태) 으아리는 미나리아재비목 미나리아재비과 으아리속에
속하는 낙엽 활엽 덩굴 식물로, 함경북도부터 백두대간에 분포

494

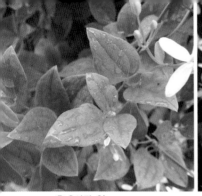
❀ 으아리 잎

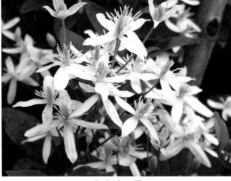
❀ 으아리 꽃

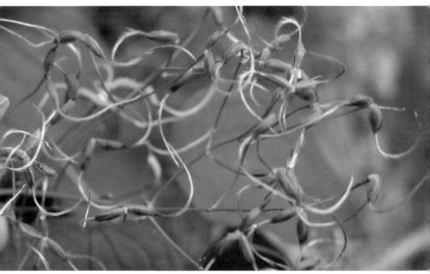
❀ 으아리 열매

하고 들이나 산기슭에서 자란다. 길이는 2~3m이다.

✿ **꽃** : 꽃은 6~8월에 흰색으로 피는데, 줄기 끝이나 잎겨드랑이의 취산꽃차례에 10~30개가 달린다.

✿ **잎** : 잎은 마주나고 5~7개의 작은잎으로 된 깃꼴겹잎이며, 작은잎은 달걀 모양 또는 타원형으로 양면에 털이 없고 가장자

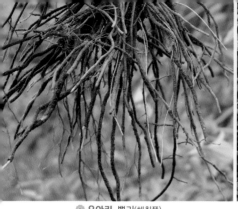
● 으아리 뿌리(채취품)

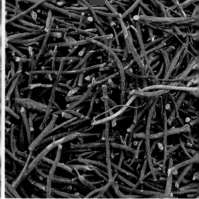
● 으아리 뿌리(약재)

리가 밋밋하며, 잎자루가 구부러져서 덩굴손과 같은 구실을
한다.

🌱 **줄기** : 덩굴줄기는 길게 뻗으며, 덩굴손처럼 구부러진 잎자루
로 다른 물체를 감아 올라간다. 줄기는 목질화되지 못하고 겨
울에 말라 죽는다.

🍒 **열매** : 열매는 달걀 모양의 수과로 9~10월에 익으며, 흰색 털
이 난 암술대가 꼬리처럼 달린다.

🌿 **뿌리** : 짧고 굵은 뿌리줄기에서 흑갈색의 가늘고 긴 뿌리들이
뭉쳐난다.

🐚 **특징** : 으아리속의 속명 *Clematis*는 덩굴손을 의미하고, 잎자루
가 덩굴손같이 물체에 얽히는 것이 으아리속의 특징이다. 어
린잎은 식용하며, 뿌리 및 뿌리줄기는 약용한다.

(**사용부위 및 채취시기**) 뿌리와 뿌리줄기를 가을철에 채취하여, 흙
모래를 제거하고 햇볕에 말린다.

(**작용부위**) 간, 방광에 작용한다.

(**성질과 맛**) 성질이 따뜻하고, 맛은 맵고 짜며, 독성이 없다.

496

성 분 뿌리에는 아네모닌(anemonin), 아네모놀(anemonol), 스테롤(sterol), 락톤(lactone), 프로토아네모닌(protoanemonin), 사포닌(saponin), 페놀류(phenol), 아미노산(amino acid), 당류 등이 함유되어 있다.

약리작용 진통작용, 이담작용, 분만촉진작용, 항미생물작용

용 도 원예 및 조경용, 약용(진통과 항균작용이 있어 타박상과 통증 등에 사용)

효 능 뿌리 및 뿌리줄기는 풍습(風濕)을 제거하고 경락을 소통시키는 효능이 있어, 각종 신경통, 근육통, 통풍, 관절염, 수족마비, 각기병, 편도염, 볼거리, 간염, 황달 등에 사용한다.

약 용 법 말린 뿌리 및 뿌리줄기 4~12g을 물 1L에 넣고 끓기 시작하면 불을 약하게 줄여 1/3로 줄 때까지 달여서 하루 2회로 나누어 마신다. 환이나 가루로 만들어 복용하기도 한다. 외용할 경우에는 짓찧어 환부에 붙인다. 민간에서는 구안와사, 류머티즘성 관절염, 편도염의 치료에 사용하기도 한다.

주의사항 약성이 매우 강하여 기혈을 소모시킬 우려가 있으므로 기혈이 약한 사람이나 임산부는 신중하게 사용해야 한다.

으아리 현대 임상 응용

- 척추비대증 치료에는 위령선 의료용 주사액으로 척추체 좌우 양쪽의 화타협척혈(華佗夾脊穴)에 주사한다. 2~4개의 혈을 취하여 침감이 느껴질 때 약을 주입한다. 매 혈자리에 1~2㎖씩 주입하고, 1일 또는 격일로 1회, 10회를 1회 치료과정으로 한다. 관찰 결과, 높은 치료율을 보였다.
- 담석증 치료에는 위령선 60g을 달여서 1일 2회 나누어 복용한다. 관찰 결과, 높은 치료율을 보였다.

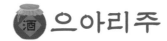 으아리주

재료 준비

- 전국의 산기슭에 자생하는 것을 채취한다.

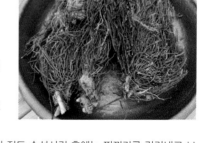

제조 방법

- 약효는 뿌리에 있다. 가을에 채취하여 햇볕에 말린다.
- 말린 뿌리 150g을 소주 3.6L에 넣고 밀봉한다.
- 6~8개월간 숙성시켜 음용하며, 18개월 정도 숙성시킨 후에는 찌꺼기를 걸러내고 보관한다.

　😖 맛은 약간 쓰다. 황설탕 100g을 가미하여 사용할 수 있다.

적용 병증

- **발한(發汗) :** 감기나 기타의 질병을 낫게 하려고 인위적으로 땀을 내고자 할 때의 처방이다. 소주잔 1잔을 1회분으로 1일 2~3회 정도 음용한다.
- **근육통(筋肉痛) :** 근육이 쑤시고 아픈 증상에 처방한다. 소주잔 1잔을 1회분으로 1일 1~2회씩, 10~15일 동안 음용한다.
- **마비증세(痲痺症勢) :** 신경이나 근육이 형태의 변화 없이 기능을 잃어, 감각이 없어지고 힘을 제대로 쓰지 못하게 된 경우의 처방이다. 소주잔 1잔을 1회분으로 1일 1~2회씩, 7~15일 동안 음용한다.
- **기타 적응증 :** 안면마비, 언어장애, 각기, 관절통, 신경통, 통풍, 풍습, 한열왕래

　※ 본 약술을 음용하는 중에 가려야 하는 음식은 없다. 치유되는 대로 음용을 중단한다.

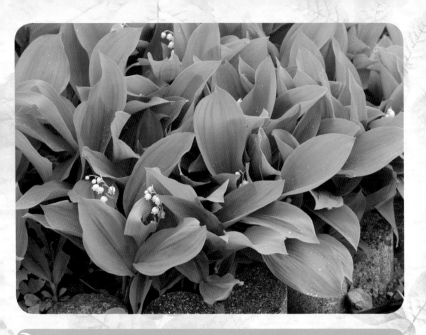

 강심·진정·이뇨 작용

은방울꽃

Convallaria keiskei Miq.

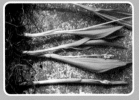

이 명 비비추, 초롱꽃, 영란, 오월화, 향수화, 초옥란

한약명 영란(鈴蘭), 향수화(香水花)

과 명 백합과(Liliaceae)

식물명 유래 은색 방울을 닮은 흰 꽃이 꽃차례로 달린다는 뜻

식품원료 사용 가능 여부 식품원료 목록에 없음

생육형태 은방울꽃은 백합목 백합과 은방울꽃속에 속하는 숙근성 여러해살이풀로, 전국 각지에 분포하고 산지 또는 양지바른 산비탈에서 자생한다. 높이는 20~35cm이다.

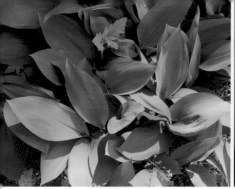

❀ 은방울꽃 잎

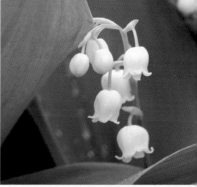

❀ 은방울꽃 꽃

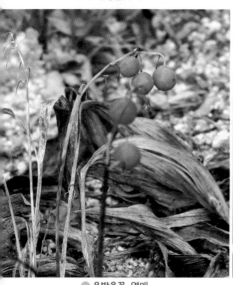

❀ 은방울꽃 열매

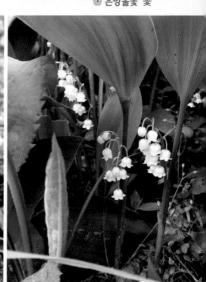

❀ 은방울꽃 지상부

🌸 **꽃** : 꽃은 4~5월에 흰색으로 피며, 작은 종 모양의 꽃 10송이 정도가 총상꽃차례에 한쪽으로 치우쳐 아래를 향하여 달린다. 꽃자루는 약간 구부러진다.

🌿 **잎** : 잎이 나기 전 밑부분에서 막질의 칼집 모양 잎이 나와 자라고, 그 속에서 2개의 잎이 나와 밑부분을 서로 감싸며 원줄

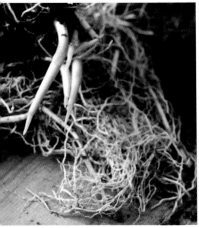

● 은방울꽃 뿌리(채취품)

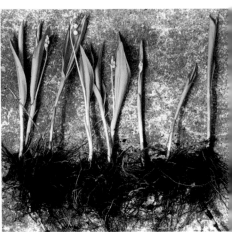

● 은방울꽃 전초(채취품)

기처럼 된다. 잎몸은 길이 12~18cm, 너비 3~7cm에 긴 타원형 또는 달걀상 타원형으로 끝이 뾰족하고 가장자리가 밋밋하다. 잎의 앞면은 짙은 녹색이고 뒷면은 연한 흰빛이 돈다.

❀ **줄기** : 줄기는 털이 없이 매끄럽다.

⏱ **열매** : 열매는 둥근 장과이며, 7월에 붉게 익는다.

❊ **뿌리** : 뿌리줄기가 옆으로 길게 뻗어 군데군데에서 새순이 나오고 밑에서 수염뿌리가 난다.

❀ **특징** : 꽃이 아름다워서 분재로 만들거나 정원에 관상용으로 많이 심는다. 식물 전체가 유독하다. 아름다운 꽃도 유독하며, 먹음직스러워 보이는 어린싹도 위험하다. 잘못 먹으면 심부전증을 일으켜 죽음에까지 이를 수 있는 극독식물이다.

 사용부위 및 채취시기 전초는 꽃이 피는 시기, 뿌리는 8월경에 채취한다.

작용부위 심장, 방광에 작용한다.

성질과 맛 성질이 따뜻하고, 맛은 달고 쓰며, 독성이 있다.

성 분 잎과 뿌리에는 콘발라톡신(convallatoxin), 콘발라톡솔(convallatoxol), 콘발로사이드(convalloside), 디글리코케리오톡신(deglycocheriotoxin), 카르데노라이드(cardenolides), 마자로시드(majaloside), 카로테노이드(carotenoid), 클로로필(chlorophyll) 등이 함유되어 있으며, 독성물질은 잎보다 뿌리 부분에 많다.

약리작용 강심작용, 진정작용, 이뇨작용

용 도 원예용(관상용), 약용(지상부는 강심, 이뇨 등에 사용)

효 능 전초 또는 뿌리는 양기(陽氣)를 보태어 소변이 잘 나오게 하며, 혈액순환을 원활하게 하고 풍사(風邪)를 제거하는 효능이 있어, 심장쇠약, 소변불리, 부종, 타박상 등에 쓴다.

약 용 법 말린 전초 3~6g을 물 1L에 넣고 끓기 시작하면 불을 약하게 줄여 1/3로 줄 때까지 달여서 하루 2~3회로 나누어 마신다. 가루 내어 매회 0.3~0.6g을 복용하기도 한다.

주의사항 독성이 있으므로 전문가의 도움 없이 규정량 이상 사용하면 안 된다. 또한 급성 심근염, 심장내막염 등에는 사용을 금한다.

은방울꽃 현대 임상 응용

- 충혈성 심부전 치료에는 10% 은방울꽃 뿌리로 만든 알약 1회 1ml, 1일 4회 복용하고, 3일 연속 복용한 후 1일 1ml를 복용한다. 관찰 결과, 증상과 징후가 현저하게 개선되어 높은 치료율을 보였다.

502

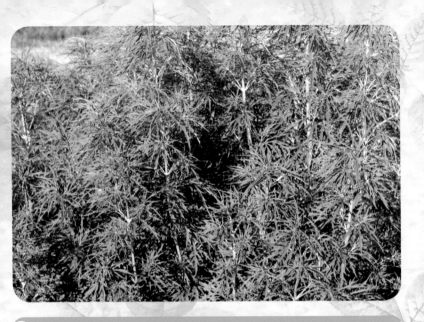

자궁흥분·이뇨·항혈전·항균 작용

익모초

Leonurus japonicus Houtt.

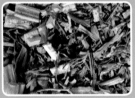

이 명 임모초, 개방아, 육모초, 눈벨레기낭, 눈비애기쿨, 충자, 충위자

한약명 익모초(益母草), 충위자(茺蔚子), 익모초자(益母草子), 익명(益明)

과 명 꿀풀과(Labiatae)

식물명 유래 한자 이름 '익모초(益母草)'에서 유래한 것으로, 여성(어머니)에게 유익한 풀
이라는 뜻

식품원료 사용 가능 여부 제한적 사용(지상부)

생육형태 익모초는 꿀풀목 꿀풀과 익모초속에 속하는 두해살이
풀로, 전국 각지에 분포하고 들에서 자생하며 농가에서 약용작
물로 재배하거나 관상용으로 재배하기도 한다. 높이는 0.5~1m

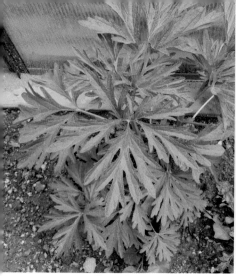

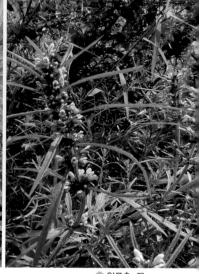

◉ 익모초 잎   ◉ 익모초 꽃

이다.

❀ **꽃** : 꽃은 7~8월에 홍자색으로 피며, 윗부분의 잎겨드랑이에 층층으로 달려 윤산꽃차례를 이룬다. 꽃받침은 종 모양이고 5개로 갈라지며, 꽃부리는 입술 모양이고 2갈래로 갈라지며 윗입술은 투구 모양, 아랫입술은 다시 3개로 갈라진다.

🌿 **잎** : 잎은 마주나는데, 뿌리잎은 달걀상 원형이며 가장자리에 둔하게 팬 흔적이 있고 꽃이 필 때 없어진다. 줄기잎은 마주나며 3개로 갈라지고 갈래조각은 깃꼴로 다시 2~3개로 갈라지며 톱니가 있다.

🌱 **줄기** : 줄기가 곧게 서며 둔하게 사각이 지고 가지가 갈라진다. 흰색 털이 있어 전체가 흰빛을 띤 녹색으로 보인다.

🍈 **열매** : 열매는 넓은 달걀 모양의 분과로, 꽃받침 속에 들어 있으며 9~10월에 익는다. 종자는 약간 편평하며 3개의 능각이 있어 단면이 삼각형처럼 보인다.

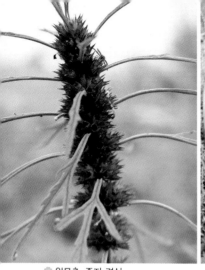

❀ 익모초 종자 결실

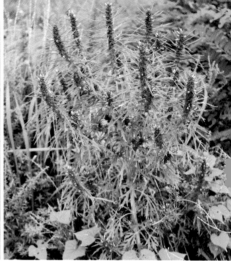

❀ 익모초 지상부

🐝 **특징** : 부인병을 치료하는 데 효과가 있어 익모초(益母草)라는 이름이 붙여졌다.

(사용부위 및 채취시기) 지상부는 여름, 종자는 가을에 채취한다. 신선한 지상부를 쓸 때는 봄철에 싹이 났을 때부터 초여름에 꽃피기 전까지 채취한다. 지상부를 말려서 쓸 때는 여름철에 줄기와 잎이 무성하고 꽃이 아직 피지 않았거나 피기 시작했을 때 채취하여, 햇볕에 말리거나 길게 썰어 햇볕에 말린다. 종자는 열매가 잘 익었을 때 지상부를 베어, 햇볕에 말려 열매를 채취하고 이물질을 제거한다.

(작용부위) 간, 심포, 방광에 작용한다.

(성질과 맛) 성질이 약간 차고, 맛은 쓰고 매우며, 독성이 없다.

(성 분) 리누린(leonurine), 스타키드린(stachydrine), 리누리딘(leonuridine), 리누리닌(leonurinine), 루틴(rutin), 안식향산(benzoic

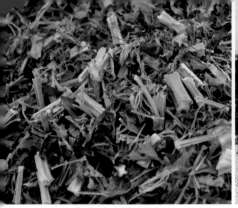
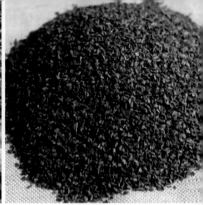

● 익모초 지상부(약재)　　　　　　　● 익모초 종자(약재)

acid), 라우릭산(lauric acid), 리놀렌산(linolenic acid), 푸마르산 (fumaric acid), 올레산(oleic acid), 스테롤, 비타민 A, 아르기닌 (arginine), 스타키오스(stachyose) 등이 함유되어 있다.

약리작용 자궁흥분작용, 중추흥분작용, 이뇨작용, 항균작용, 혈 소판응집저해작용, 항혈전작용, 면역증강작용

용　도 약용(지상부는 생리나 생리통과 산후 자궁수축 등 부인과 질환에 상용)

효　능 지상부 또는 전초는 혈액순환을 원활하게 하고 월경 을 순조롭게 하며, 소변이 잘 나오게 해서 부은 종기나 상처를 없애며, 열을 내리고 열독을 해독하는 효능이 있어, 월경통, 월 경불순, 산후출혈, 어혈복통(瘀血腹痛), 붕루, 타박상, 소화불량, 급성 신염, 소변불리, 혈뇨, 식욕부진 등을 치료한다. 또한 혈압 강하, 이뇨, 진정, 진통 작용이 있다. 종자(씨)는 혈액순환을 원 활하게 하고 월경을 순조롭게 하며, 간열(肝熱)을 식혀주고 눈을 밝게 하는 효능이 있어, 월경불순, 대하, 산후 어혈복통, 간열두 통(肝熱頭痛), 눈이 충혈되고 아픈 증상 등을 치료한다.

(**약 용 법**) 지상부 말린 약재를 가루 내어 12~20g(말린 종자는 6~20g) 정도를 물 500mL에 넣고 끓기 시작하면 불을 약하게 줄여 반으로 줄 때까지 달여서 하루 2회로 나누어 마신다. 민간에서는 손발이 차고 월경이 고르지 못한 여성의 부인병을 치료하거나 대하증을 치료하는 데 이 방법을 썼다. 산후 배앓이에는 꽃이 필 무렵 채취한 지상부를 짓찧어서 즙을 내어 마시는데, 한 번에 익모초즙 한 숟가락에 술을 약간 섞어 하루 3회 마신다. 또한 여름에 더위를 먹고 토하면서 설사를 할 때에는 즙을 내어 한 번에 1~2숟가락씩 자주 마신다.

(**주의사항**) 빈혈이 있거나 어혈이 없을 때, 월경량이 과다할 때, 동공이 확장된 사람에게는 사용을 금한다.

익모초 현대 임상 응용

- 급성 사구체신염 치료에는 말린 익모초 90~120g, 또는 신선한 익모초 180~240g(소아는 용량을 줄인다), 물 700ml를 붓고 약한 불로 300ml가 되도록 달인다. 관찰대상 중 염증이 동반되어 항생제를 병행하여 치료하는 경우와 신장변성증후군이 동반되어 복합요법을 병행하는 경우를 제외하고는 모두 익모초 단미(單味)를 사용하여 치료하였다. 관찰 결과, 모두 완치되었으며, 완치기간은 5~36일인 것으로 보고하였다.
- 관상동맥 질환 치료에는 익모초 의료용 주사액 8개를 5% 포도당 용액 500ml에 넣고 정맥 주사하여, 1일 1회, 2주를 1회 치료과정으로 한다. 치료 효과가 유효한 사람은 2회 치료과정으로 들어가고, 효과가 없는 사람은 다른 약으로 바꾼다. 관찰 결과, 높은 치료율을 보였다.
- 어혈 및 과다점성증후군 치료에는 익모초 의료용 주사액 12~15ml를 5% 포도당농축액 250ml에 넣고 천천히 정맥 주사한다. 1일 1회, 연속 15일간 주사하는 것을 1회 치료과정으로 한다. 관찰 결과, 높은 치료율을 보였다.
- 부인과 출혈성 질환 치료에는 익모초, 마치현(馬齒莧) 각 30g을 같이 넣고 달여서 1일 1첩, 총 9첩을 복용한다. 관찰 결과, 높은 완치율을 보였다.

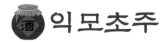 익모초주

재료 준비

- 일반 약재상이나 약령시장에서 쉽게 구할
  수 있다. 또는 농가에서 채취가 가능하다.

제조 방법

- 약효는 지상부나 종자에 있다. 지상부나
  종자를 구입하여 물로 깨끗이 씻어 물기
  를 없앤 다음 지상부는 말려서 사용한다.
- 종자는 180g, 말린 지상부는 200g을 소주 3.6L에 넣고 밀봉한다.
- 종자는 10개월, 말린 지상부는 6개월 이상 숙성시켜 음용하며, 종자는 2년, 지상부는
  1년 정도 숙성시킨 후에는 찌꺼기를 걸러내고 보관한다.

  😨😖 맛은 맵고 쓰다. 백설탕 100g을 가미하여 사용할 수 있다.

적용 병증

- **방광허랭(膀胱虛冷)** : 방광이 튼튼하지 못하고 약하며 냉한 것을 말한다. 소주잔 1잔
  을 1회분으로 1일 2~3회씩, 15~20일 동안 음용한다.
- **두훈(頭暈)** : 머리가 아찔아찔하여 어지럽고 눈앞이 캄캄한 증상이다. 소주잔 1잔을
  1회분으로 1일 2~3회씩, 4~7일 동안 음용한다.
- **추위 탈 때** : 그리 춥지 않은 날씨에 남들보다 몸이 몹시 떨리는 경우의 처방이다. 소
  주잔 1잔을 1회분으로 1일 2~3회씩, 4~6일 동안 음용한다.
- **기타 적응증** : 갑상선염, 구토, 맹장염, 생리통, 대하, 산후복통, 급성 신장병

  ※ 취급 중에 구리나 쇠붙이(철)의 접촉을 금한다. 본 약술을 음용하는 중에 고삼, 복
  령을 멀리하고, 폐가 약하거나 폐에 열이 있을 경우는 음용을 금한다. 장복해도
  해롭지는 않으나 치유되는 대로 음용을 중단한다.

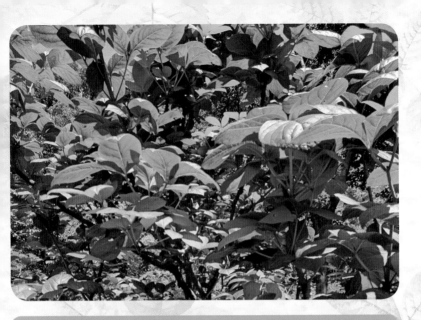

소염·진정·진통·항피로·항스트레스 작용

오갈피나무

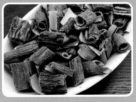

Eleutherococcus sessiliflorus (Rupr. & Maxim.) S.Y.Hu

이 명	오갈피, 서울오갈피나무, 서울오갈피, 아관목
한약명	오가피(五加皮), 남오가피(南五加皮), 오가엽(五加葉), 오가과(五加果)
과 명	두릅나무과(Araliaceae)
식물명 유래	한자 이름 '오가피(五加皮)'에서 유래한 것으로, 잎이 5갈래로 갈라지고 수피(나무껍질)를 약용하는 나무라는 뜻
식품원료 사용 가능 여부	**가능**(잎, 열매, 뿌리껍질 및 나무껍질, 순)

생육형태 오갈피나무는 미나리목 두릅나무과 오갈피나무속에 속하는 낙엽 활엽 관목으로, 전국 각지에 분포하고 산지의 그늘진 곳에서 자란다. 높이는 3~4m이다.

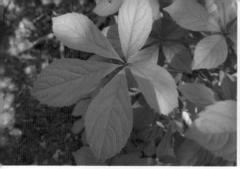

● 오갈피나무 잎

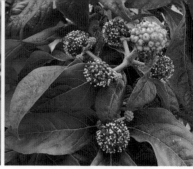
● 오갈피나무 꽃

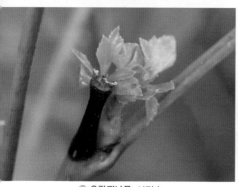
● 오갈피나무 어린순

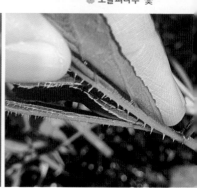
● 오갈피나무 가시

🌸 **꽃** : 꽃은 8~9월에 자주색으로 피며, 가지 끝에 취산상으로 배열된 산형꽃차례에 달린다.

🌿 **잎** : 잎은 어긋나고 작은잎 3~5개로 된 손바닥 모양의 겹잎이며, 작은잎은 거꿀달걀 모양 또는 타원형으로 가장자리에 겹톱니가 있다. 잎의 표면은 짙은 녹색, 뒷면은 옅은 녹색에 털이 없으며, 잎맥 위에 잔털이 나 있다.

🌱 **줄기** : 줄기는 회갈색이고 털이 없이 가시가 드물게 있다.

🍒 **열매** : 열매는 편평한 타원형의 장과이며 10월에 검게 익는다.

🌿 **뿌리** : 뿌리 근처에서 가지가 많이 나와 사방으로 퍼진다.

🐝 **특징** : 어린순은 나물로 먹고, 나무껍질과 뿌리껍질은 약재로

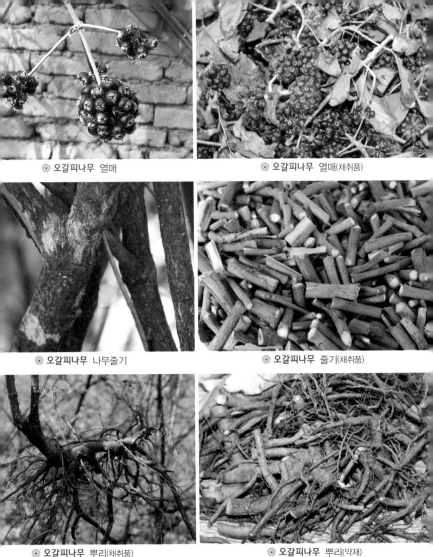

◉ 오갈피나무 열매

◉ 오갈피나무 열매(채취품)

◉ 오갈피나무 나무줄기

◉ 오갈피나무 줄기(채취품)

◉ 오갈피나무 뿌리(채취품)

◉ 오갈피나무 뿌리(약재)

쓴다. 예부터 불로장생의 영약으로 《신농본초경》에도 올라 있
는 자양강장의 약초다. 잎이 5개로 손가락 모양으로 갈라졌기

때문에 오갈피나무라 부른다. 맹아력이 좋다.

사용부위 및 채취시기 뿌리껍질은 이른 봄부터 초여름, 나무껍질은 가을 이후, 잎은 봄·여름에 채취한다. 나무껍질 또는 뿌리껍질을 채취하여 겉껍질을 제거하고 햇볕에 말린다.

작용부위 간, 신장에 작용한다.

성질과 맛 뿌리껍질 및 나무껍질은 성질이 따뜻하고, 맛은 맵고 쓰다. 잎은 성질이 평(平)하고, 맛은 맵다. 열매는 성질이 따뜻하고, 맛은 달고 약간 쓰며, 독성이 없다.

성 분 나무껍질 및 뿌리껍질에는 아칸토시드(acanthoside) A·B·C·D, 시링가레시놀(syringaresinol), 타닌(tannin), 팔미틴산(palmitic acid), 강심배당체, 세사민(sesamin), 사비닌(savinin), 사포닌(saponin), 안토사이드(antoside), 캠페리트린(kaempferitrin), 다우코스테롤(daucosterol), 글루칸(glucan), 쿠마린(coumarin), 비타민 A·B 등이 함유되어 있다. 정유성분으로 4-메틸살리실알데하이드(4-methylsailcyl aldehyde)도 함유되어 있다. 잎에는 강심 배당체, 정유, 사포닌 및 여러 종류의 엘레우테로사이드(eleutheroside), 쿠마린(coumarin) X, 베타-시토스테린(β-sitosterin), 카페인산(caffeic acid), 올레아놀릭산(oleanolic acid), 콘페릴알데히드(conferylaldehyde), 에틸에스테르(ethylester), 세사민(sesamin) 등이 함유되어 있다.

약리작용 항염작용, 진통작용, 항스트레스작용, 면역증강작용, 성호르몬 유사작용

용 도 약용(나무껍질과 뿌리껍질은 이수, 해독작용)

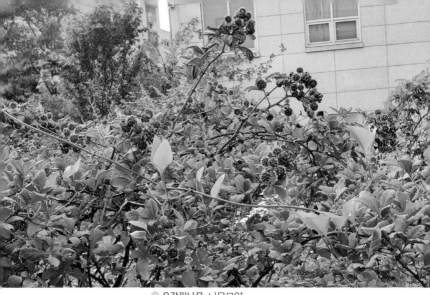

❀ 오갈피나무 나무모양

효 능 뿌리껍질과 나무껍질은 한약명이 오가피(五加皮)이며, 풍사(風邪)와 습사(濕邪)를 제거하고, 간과 신장을 보익(補益)하며, 근육과 뼈를 강하고 튼튼하게 하며, 소변이 잘 나오게 하여 부종을 없애는 효능이 있어, 자양강장, 강정, 강심, 면역증강에 특

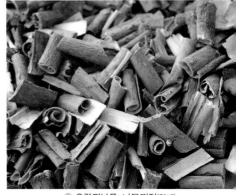

❀ 오갈피나무 나무껍질(약재)

효가 있다. 또한 보간, 보신, 진통, 진정, 항종양, 항염증 작용이 있어 타박상, 관절염, 신경통, 요통, 마비통증, 각기, 불면증 등을 치료하며, 간세포 보호 작용과 항지간(抗脂肝) 작용도 있다.

잎은 한약명이 오가엽(五加葉)이며, 풍사(風邪)와 습사(濕邪)를 제거하고, 혈액순환을 원활하게 하고 통증을 멈추게 하며, 열을 내리고 열독을 해독하는 효능이 있어, 심장병 치료에 효과적이고 피부 풍습(風濕)이나 가려움증, 타박상, 어혈 등을 치료한다. 열매는 한약명이 오가과(五加果)이며, 간과 신장을 보하며 근육과 뼈를 강하게 하는 효능이 있다. 또한 오갈피 추출물은 골다공증, 위염, 위궤양, 치매, C형 간염 등의 치료에 효과가 있다.

약 용 법 말린 뿌리껍질과 나무껍질 8~16g을 물 1L에 넣고 반으로 줄 때까지 달여서 하루 2~3회로 나누어 마신다. 타박상이나 염좌 등에 외용할 경우에는 짓찧어 환부에 바른다. 말린 잎 6~15g을 물 1L에 넣고 반으로 줄 때까지 달여서 하루 2~3회로 나누어 마신다. 피부 풍습이나 가려움증에는 생잎을 식용하고, 타박상이나 어혈에 외용할 경우에는 짓찧어서 환부에 바른다.

오갈피나무 현대 임상 응용

- 풍비불인(風痺不仁), 사지구련(四肢拘攣) 통증 치료에는 오가피 1kg을 청주 10L에 10일 동안 담가둔다. 따뜻하게 데워 중간 잔으로 한 잔, 1일 3회 복용한다.
- 풍습(風濕) 근육관절통 치료에는 오가피 30kg, 벽려등(薜荔藤) 30kg, 돼지족발 1개를 같이 넣고 끓인 다음 찌꺼기를 걷어내고 첨주(甛酒, 식혜)를 타서 복용한다.
- 풍습마목(風濕麻木), 지체위연(肢體痿軟) 치료에는 오가피, 모과, 음양곽, 토사자, 상기생을 같이 넣고 달여서 복용한다.
- 요통 치료에는 오가피, 두충을 같은 비율로 취해 가루로 낸 다음, 술에 개어 오동자 크기의 환으로 만들어 1회 30환씩 따뜻한 술로 복용한다.
- 학슬풍(鶴膝風: 결핵성 관절염) 치료에는 오가피 300g, 당귀 187.5g, 우슬 150g을 같이 넣고 무탄주(無炭酒) 10L를 붓고 90분 동안 달여서 1일 2회 복용하여 취기가 약간 올라오는 정도로 한다.

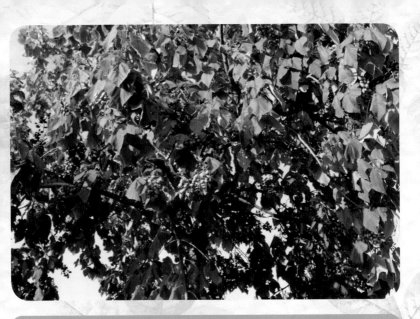

항균·항바이러스·진해·거담·평천 작용

오동나무

Paulownia coreana Uyeki

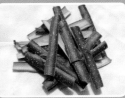

이 명 오동, 머귀나무, 백동나무, 조선오동나무

한약명 동피(桐皮), 포동수피(泡桐樹皮), 백동피(白桐皮), 동목피(桐木皮), 동엽(桐葉), 포동
과(泡桐果)

과 명 현삼과(Scrophulariaceae)

식물명 유래 한자 이름 '오동(梧桐)'에서 유래한 것

식품원료 사용 가능 여부 식품원료 목록에 없음

(생육형태) 오동나무는 현삼목 현삼과 오동나무속에 속하는 낙엽
활엽 교목으로, 평안남도와 경기도 이남에 분포하고 우리나라
특산종이며 마을 부근 버려진 묵은땅에서 심어 가꾸기도 한다.

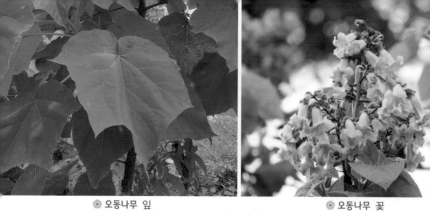

❀ 오동나무 잎　　　　　❀ 오동나무 꽃

❀ 오동나무 열매

계곡 주변, 낮은 지대에서 자라며, 흔히 민가 근처에 식재한다.
높이는 15~20m이다.

✿ 꽃 : 꽃은 5~6월에 자주색으로 피며 가지 끝의 원추꽃차례에
　　　달리는데, 끝이 다섯 갈래로 갈라진 대롱 모양이다.

- 🌿 **잎 :** 잎은 마주나고, 길이 15~23cm, 너비 12~29cm에 달걀상 원형으로 오각형에 가깝고 끝이 뾰족하며 가장자리에 톱니가 없다. 표면에는 털이 없으나 뒷면에 다갈색의 성모가 있다. 어린잎에는 톱니가 있고 잎자루에 잔털이 있다.
- 🌱 **줄기 :** 줄기가 원통형으로 굵고 지름 80cm까지 자란다. 나무껍질은 담갈색이고 세로로 암갈색의 거친 줄이 있다.
- 🍑 **열매 :** 열매는 달걀 모양의 삭과이며, 길이 3cm 정도에 끝이 뾰족하고 10~11월경에 익는다.
- ❄️ **뿌리 :** 원뿌리가 있고 곁뿌리가 사방으로 길게 뻗는다.
- 🐚 **특징 :** 오동나무는 참오동나무와 같이 자라며 겉모양이 비슷하지만 잎 뒷면에 다갈색 털이 있고 꽃부리에 자줏빛이 도는 점선이 없다. 참오동나무는 울릉도 원산으로 전국에 많이 식재되고 있으며 꽃잎에 자주색 줄이 세로로 있는 것이 특징이다.

사용부위 및 채취시기 나무껍질은 연중 수시, 잎은 봄·여름, 열매는 10~11월에 채취한다.

작용부위 잎은 심장, 간, 신장에 작용한다. 열매는 위, 신장에 작용한다.

성질과 맛 나무껍질은 성질이 차고, 맛은 쓰다. 잎은 성질이 차고, 맛은 쓰고, 독성이 없다. 열매는 성질이 약간 차고, 맛은 쓰다.

성　분 나무껍질에는 시린진(syringin), 잎에는 우루소릭산(ursolic acid), 글루코시드(glucoside), 폴리페놀(polyphenol), 열매에는 에레오스테아릭산(eleostearic acid), 지방산, 플라보노이드(flavonoid), 알칼로이드(alkaloid) 등이 함유되어 있다.

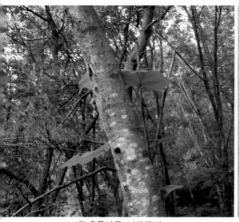

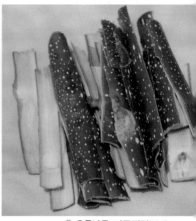

● **오동나무** 나무줄기　　　　　　　● **오동나무** 나무껍질(약재)

(약리작용) 항균작용, 항바이
러스작용, 진해·거담·평천작
용, 항암작용, 살충작용, 중
추신경계에 대한 작용

(용　도) 악기용(목재), 가구
용(목재), 약용(나무껍질은 치질
에 내복하고 타박상에 붙여서 사
용, 잎은 종기와 악창에 찧어 붙
여 구더기를 구제하는 데 사용)

(효　능) 나무껍질은 한약명
이 동피(桐皮)이며, 풍사(風邪)
와 습사(濕邪)를 제거하고, 부
은 종기나 상처를 없애고 독

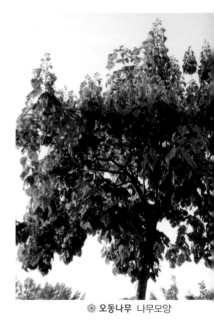

● **오동나무** 나무모양

518

소를 해독하는 효능이 있어, 타박상, 어혈, 종기, 습진, 피부염, 단독, 치질, 위염, 장염 등을 치료한다. 꽃은 한약명이 동화(桐花)이며, 폐의 기운을 맑게 식히고 인후를 잘 통하게 하며, 독소를 해독하고 부은 종기나 상처를 없애는 효능이 있다. 열매는 한약명이 동과(桐果)이며, 가래를 삭이고 기침을 멈추게 하며 천식을 완화시키는 효능이 있어, 기침, 가래, 천식, 기관지염을 치료하고 황색포도구균, 티푸스균, 대장균에 대한 항균작용이 있다. 잎은 한약명이 동엽(桐葉)이며, 열을 내리고 열독을 해독하며, 출혈을 멎게 하고 부은 종기나 상처를 없애는 효능이 있어, 옹종, 창상출혈, 정창 등을 치료한다. 뿌리는 한약명이 동근(桐根)이며, 풍사(風邪)를 제거하고 통증을 멈추게 하며, 독소를 해독하고 혈액순환을 원활하게 하는 효능이 있다.

약용법 말린 나무껍질 15~30g을 물 1L에 넣고 반으로 줄 때까지 달여서 하루 2~3회로 나누어 마신다. 외용할 경우에는 짓찧거나 달인 액을 환부에 바른다. 말린 잎 15~30g을 물 1L에 넣고 반으로 줄 때까지 달여서 하루 2회로 나누어 마신다. 말린 열매 15~30g을 물 1L에 넣고 반으로 줄 때까지 달여서 하루 2~3회로 나누어 마신다.

오동나무 현대 임상 응용

- 신경성 어깨통증 치료에는 동피(桐皮) 500g을 달여서 찌꺼기를 제거하고, 따뜻할 때 밀기울 500g을 섞어 환부를 온습포하고 식으면 다시 교환한다.
- 옹창(癰瘡), 저(疽), 치루(痔瘻), 악창(惡瘡) 치료에는 동피(桐皮)를 달여서 환부에 바른다.
- 타박상 치료에는 동피(桐皮)를 식초로 초(炒)한 다음 찧어서 환부에 바른다.

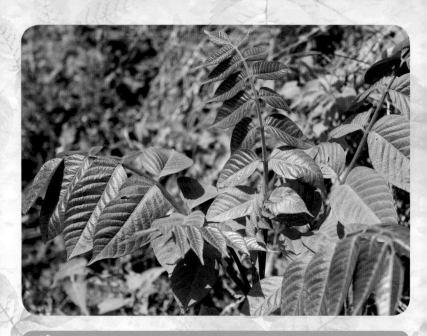

소염·진경·항암·혈액응고 저해 작용

옻나무

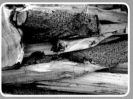

Toxicodendron vernicifluum (Stokes) F.A.Barkley

이 명 옻나무, 참옻나무, 옻칠낭, 칠낭, 옻칠

한약명 건칠(乾漆), 건칠(干漆), 칠(漆), 생칠(生漆), 칠수피(漆樹皮), 칠수목심(漆樹木心)

과 명 옻나무과(Anacardiaceae)

식물명 유래 도료 및 약재로 사용하는 옻이 나오는 나무라는 뜻

식품원료 사용 가능 여부 제한적 사용(줄기, 가지)

(생육형태) 옻나무는 무환자나무목 옻나무과 옻나무속에 속하는 낙엽 활엽 교목으로, 전국 각지에 분포하고 산지에서 자생하거나 재배하기도 한다. 높이는 10~20m이다.

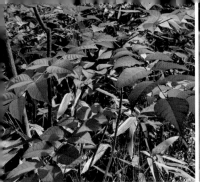
❁ 옻나무 잎

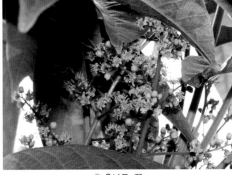
❁ 옻나무 꽃

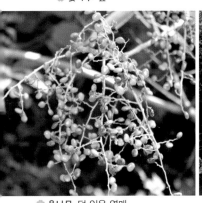
❁ 옻나무 덜 익은 열매

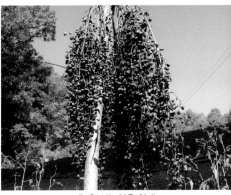
❁ 옻나무 익은 열매

✿ 꽃 : 꽃은 5~6월에 황록색으로 피는데, 단성이나 양성 또는 잡
성으로 주로 잎겨드랑이에 원추꽃차례를 이루며 달린다. 꽃받
침조각과 꽃잎이 각각 5개 있으며, 수꽃은 5개의 수술이 있고
암꽃은 5개의 작은 수술과 암술대가 3개로 갈라진 1개의 암술
이 있다.

❁ 잎 : 잎은 어긋나고 1회 홀수깃꼴겹잎이며, 작은잎은 9~11장
이고 길이 7~20cm, 너비 3~6cm에 달걀 모양 또는 타원상 달
걀 모양으로 잎끝이 점차적으로 날카로워지며 가장자리는 밋
밋하다.

🌿 **줄기** : 줄기가 굵고 황색이며 어릴 때는 털이 있으나 차츰 없어진다. 어린가지는 굵고 회황색이다.

🍂 **열매** : 열매는 편구형의 핵과로 털이 없고 윤이 나는 빛깔이 있으며, 9~10월경에 연한 노란색으로 익는다.

🌿 **특징** : 환공재로 나무갖은 거칠고 광택이 강하며 연하다. 도장과 마무리가 잘 되고 습기와 수분에 견디는 힘이 좋다. 수액을 약용 및 공업용으로 쓴다.

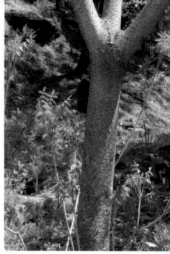

● **옻나무** 나무줄기

(**사용부위 및 채취시기**) 수지는 4~5월, 나무껍질과 뿌리껍질은 봄·가을, 목질부는 연중 수시로 채취한다.

(**작용부위**) 간, 비장에 작용한다.

(**성질과 맛**) 생칠은 성질이 따뜻하고, 맛은 매우며, 독성이 강하다. 건칠은 성질이 따뜻하고, 맛이 매우며, 독성이 있다. 나무껍질과 목질부는 성질이 따뜻하고, 맛은 매우며, 독성이 조금 있다.

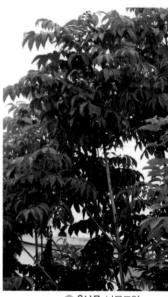

● **옻나무** 나무모양

(**성   분**) 생품 수지의 한약명을 생칠(生漆)이라고 하는데, 이 생칠을 가공한 건조품을 건칠(乾漆)이라고 한다. 건칠의 성분은 생

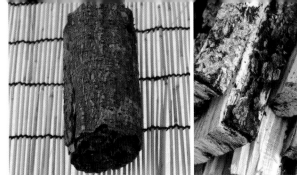

❀ **옻나무** 나무껍질(약재) ❀ **옻나무** 목질부(약재)

칠 중의 우르시올(urushiol)이 라카아제(laccase)라는 효소의 작용으로 공기 중에서 산화되어 생성된 검은색의 수지상 물질을 가공한 건조품이다. 생칠은 나무껍질을 긁어 상처를 내어 나오는 지방액을 모아서 저장하였다가 사용한다. 수지는 스텔라시아닌(stellacyanin), 라카아제(laccase), 페놀라아제(phenolase), 타닌(tannin)과 콜로이드질도 함유되어 있다. 콜로이드(colloid)질의 주요 성분은 다당류로 글루크론산(glucuronic acid), 갈락토스(galactose), 자일로스(xylose)도 함유되어 있다.

약리작용 진경작용(경련억제), 혈액응고 저해작용

용 도 칠용(옻칠), 식용(어린순-주의), 원예 및 조경용, 약용(수지는 강장제, 위장병, 오랜 어혈, 부인병, 통경약으로 사용)

효 능 수지는 한약명이 생칠(生漆)이고, 이 생칠을 가공한 건조품은 건칠(乾漆)이라고 한다. 건칠은 어혈을 강하게 깨뜨리고 월경 또는 경락을 잘 통하게 하며, 적체된 것을 제거하고 기생충을 없애는 효능이 있어, 해열, 진해, 소염, 건위, 통경, 살충, 소적(消積) 작용으로 어혈, 말라리아, 월경폐지, 관절염 등을 치료한다. 나무껍질과 뿌리껍질은 한약명이 칠수피(漆樹皮)이며, 부

옻나무・**523**

러지거나 어그러진 뼈를 이어 맞추는 효능이 있어, 골절, 타박상을 치료하는 데 쓰고, 특히 흉부 손상에 효과적이다. 목질부는 한약명이 칠수목심(漆樹木心)이며, 기(氣)를 소통시키고 혈액순환을 원활하게 하며 통증을 멈추게 하는 효능이 있어, 진통, 행기(行氣) 작용으로 심위기통(心胃氣痛)을 치료한다.

약용법 건칠 2~4g을 가루나 환으로 만들어 하루 2~3회로 나누어 복용한다. 건칠은 탕제에 넣는 것이 적합하지 않다. 말린 나무껍질 10~15g을 물 1L에 넣고 반으로 줄 때까지 달여서 하루 2~3회로 나누어 마신다. 또는 닭 한 마리에 말린 나무껍질 3~15g을 넣고 고아서 먹는다. 외용할 경우에는 짓찧어서 술에 볶아 환부에 붙인다. 말린 목질부 3~6g을 물 1L에 넣고 반으로 줄 때까지 달여서 하루 2~3회로 나누어 마신다. 옻나무의 추출물은 간 질환의 예방 및 치료에 효과적이라는 연구결과가 발표되었다.

주의사항 옻이 체질에 맞지 않거나 알레르기를 일으키는 사람은 복용을 금한다. 임신부나 신체허약자는 주의하여 복용한다.

옻나무 현대 임상 응용

- 산후오로(産後惡露)가 깨끗하게 배출되지 않고 복강 부위에 통증이 있을 때에는 건칠(乾漆) 37.5g, 몰약(沒藥) 37.5g을 잘게 빻아 체로 쳐서 가루로 만든다. 매일 식전에 3.75g씩 뜨거운 술에 타서 복용한다.
- 산후 혈훈(血暈) 치료에는 부자(附子) 1개, 단피(丹皮) 37.5g, 건칠(乾漆) 37.5g, 대황(大黃) 37.5g을 같이 넣고 가루로 내어 쌀 식초 1L에 넣고 고약이 되도록 졸여 환으로 만든다. 환 당 무게는 2.5g, 1회 3환을 복용한다. 위급할 때는 5환을 따뜻한 술로 삼킨다.

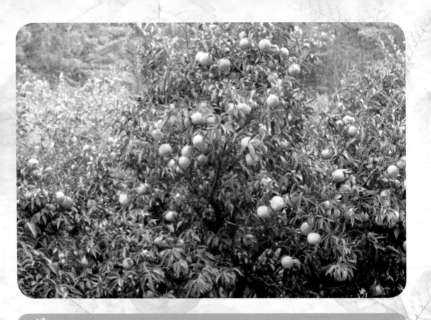

항산화·항피로 작용

유자나무

Citrus junos Siebold ex Tanaka

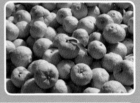

이 명 산유자나무, 유자, 소유지, 유지낭

한약명 등자(橙子), 등자피(橙子皮), 등자핵(橙子核)

과 명 운향과(Rutaceae)

식물명 유래 한자 이름 '유자(柚子)'에서 유래한 것으로, 색이 윤기가 나고 모양이 술통
(柚) 같은 열매(子)가 열리는 나무라는 뜻

식품원료 사용 가능 여부 **가능**(열매, 씨앗)

(생육형태) 유자나무는 무환자나무목 운향과 귤나무속에 속하는
중국 원산의 상록 활엽 관목으로, 제주도와 남부 지방 일부에서
심어 가꾼다. 과수로 재배하거나 관상용, 울타리용으로 식재한

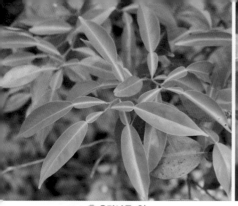
❁ 유자나무 잎

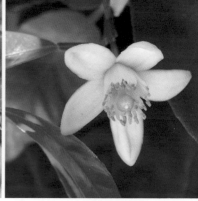
❁ 유자나무 꽃

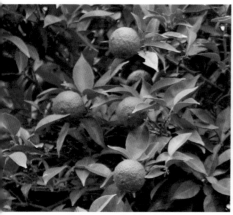
❁ 유자나무 덜 익은 열매

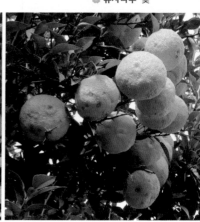
❁ 유자나무 익은 열매

다. 높이는 4~6m이다.

❀ **꽃** : 꽃은 5~6월에 흰색으로 피는데, 잎겨드랑이에 1개 또는
2개씩 달리고, 꽃잎과 꽃받침조각은 각각 5개이다.

🌿 **잎** : 잎은 어긋나며, 타원형 또는 긴 달걀 모양으로 끝이 조금
오목하게 들어가고 가장자리가 밋밋하거나 얕은 물결 모양의
톱니가 있다. 잎자루에 넓은 날개가 있다.

🌱 **줄기** : 가지에 길고 뾰족한 가시가 나 있다.

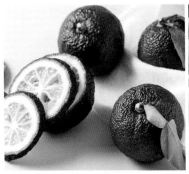

❀ **유자나무** 덜 익은 열매(채취품)

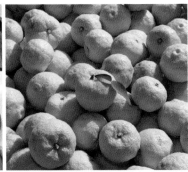

❀ **유자나무** 익은 열매(채취품)

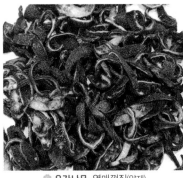

❀ **유자나무** 열매껍질(약재)

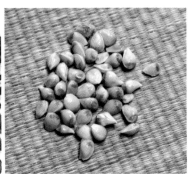

❀ **유자나무** 종자(약재)

🖐 **열매** : 열매는 지름 4~7cm의 편구형 장과이며, 10~11월에 밝은 노란색으로 익는다. 열매껍질은 겉이 울퉁불퉁하고 방향성 향기가 있으며 신맛이 강하다. 내부에는 9~11조각의 과육이 들어 있으며 향기롭다.

🐝 **특징** : 열매를 식용 또는 약용한다. 귤속(*Citrus*) 중에서 추위에 가장 강하다.

[**사용부위 및 채취시기**] 열매와 열매껍질을 10~11월에 채취한다.

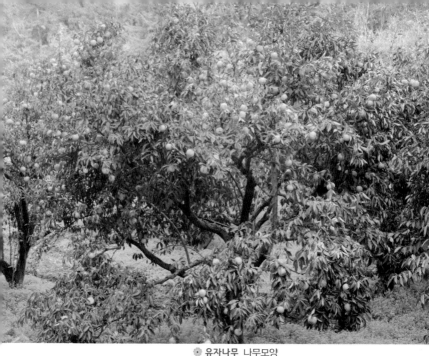

● 유자나무 나무모양

작용부위 열매와 열매껍질은 폐, 위에 작용한다. 종자는 위, 신장, 방광에 작용한다.

성질과 맛 열매는 성질이 시원하고, 맛은 시다. 열매껍질은 성질이 따뜻하고, 맛은 쓰고 맵다. 종자는 성질이 약간 따뜻하고, 맛은 쓰다.

성 분 열매에는 정유성분으로 제라니알(geranial), 리모넨(limonene), 리모닌(limonin), 노밀린(nomilin) 등이 함유되어 있고, 그 외 테르펜(terpenes), 알데하이드(aldehyde), 케톤(keton), 페놀(phenol), 알코올, 에스테르(ester), 쿠마린(coumarin)류, 헤스페리딘(hesperidin), 구연산(citric acid), 말산(malic acid), 사과산, 호박산

528

(succinic acid), 지방유, 단백질, 당류, 펙틴(pectin), 비타민 C 등이 함유되어 있다. 열매껍질에는 헤스페리딘(hesperidin), 정유, 펙틴, 카로틴(carotene) 등이 함유되어 있고, 정유의 주성분은 제라니알(geranial), 리모넨 등이며, 또 겔마크렌(germacrene) B·D, 오바쿨락톤(obaculactone), 노밀린(nomilin), 비사이클로겔마크렌(bicyclogermacrene)이 분리되기도 했다.

약리작용 항산화작용, 항피로작용

용 도 약용(열매는 소화, 알코올분해 작용)

효 능 열매는 한약명이 등자(橙子)이며, 기가 치밀어오르는 것을 내리고 위기(胃氣)를 조화시키며, 기(氣)를 소통시키고 가슴을 편안하게 하며, 물고기와 게를 많이 먹고 생긴 독을 해독하는 효능이 있어, 주독과 생선독을 풀어주고 구토, 구역질 등을 치료한다. 열매껍질은 한약명이 등자피(橙子皮)이며, 가래를 삭이고 기가 치밀어오르는 것을 내리며, 음식물을 소화시키고 위기(胃氣)를 조화시키는 효능이 있어, 구토, 만성 위장병 등을 치료한다. 열매와 열매껍질 추출물은 뇌질환, 심장질환, 당뇨 등의 예방 및 치료에 효과적이다.

약용법 말린 열매 10~30g을 물 1L에 넣고 반으로 줄 때까지 달여서 하루 2~3회로 나누어 마신다. 말린 열매껍질 3~9g을 물 1L에 넣고 반으로 줄 때까지 달여서 하루 2~3회로 나누어 마신다.

유자나무 현대 임상 응용

• 치질 종통(腫痛) 치료에는 한 해전 바람에 말린 등자를 통 안에 넣고 훈연한다.

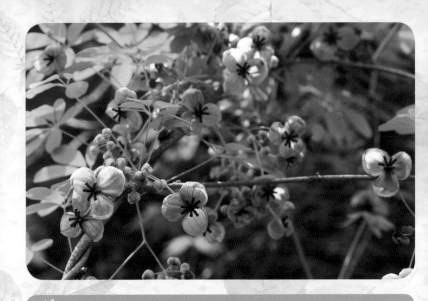

이뇨·강심·항균 작용

으름덩굴

Akebia quinata (Houtt.) Decne.

이 명 으름, 목통, 으름나무, 우룸쭐, 우름, 우르름줄, 조령, 으름덤불, 먹통

한약명 목통(木通), 목통근(木通根), 팔월찰(八月札)

과 명 으름덩굴과(Lardizabalaceae)

식물명 유래 옛 이름 '이흐름'에서 유래한 것으로, 줄기에 구멍이 있어 공기나 물이 잘
        소통하여 소변을 잘 나오게 하는 덩굴이라는 뜻 또는 열매의 과육이 얼음
        처럼 보이고 식감이 얼음 같다는 뜻

식품원료 사용 가능 여부 **가능**(잎, 열매)

생육형태 으름덩굴은 미나리아재비목 으름덩굴과 으름덩굴속에
속하는 낙엽 활엽 덩굴나무로, 전국 각지에 분포하고 산기슭이
나 계곡에서 자란다. 여러 나무를 군집으로 식재하거나 반그늘

530

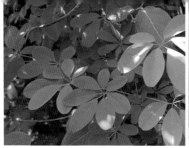

◉ 으름덩굴 잎

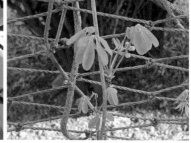

◉ 으름덩굴 덩굴줄기

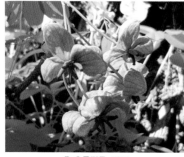

◉ 으름덩굴 암꽃

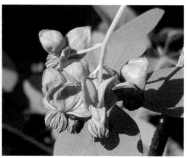

◉ 으름덩굴 수꽃

에 심는 것이 열매가 잘 맺힌다. 길이는 5~10m이다.

✿ 꽃 : 꽃은 암수한그루로 4~5월에 노란빛이 도는 흰색 또는 자
  줏빛을 띤 갈색으로 피며, 잎과 더불어 짧은 가지의 잎 사이에
  서 나오는 짧은 총상꽃차례에 달린다. 꽃잎은 없고 꽃잎처럼
  보이는 3개의 꽃받침잎이 있다. 암꽃은 수꽃보다 크고 적게 달
  린다.

❀ 잎 : 잎은 오래된 가지에서는 모여나고 새 가지에서는 어긋나
  며, 3~5장의 작은잎으로 된 손바닥 모양의 겹잎이다. 잎자루
  는 가늘고 길다. 작은잎은 거꿀달걀 모양 또는 타원형에 잎끝
  이 약간 오목하고 양면에 털이 없으며 가장자리가 밋밋하다.

✿ 줄기 : 덩굴줄기는 길이 5m 내외로 뻗어 나가고, 가지는 갈색
  에 털이 없으며 껍질눈이 돌출한다.

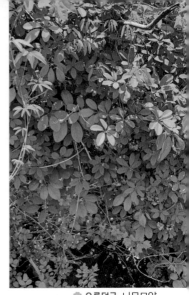
● 으름덩굴 나무모양

🍎 **열매** : 열매는 긴 타원형의 장과
　　이며, 10월에 자줏빛을 띤 갈색
　　으로 익고, 익으면 복봉선(열매
　　가 터지는 선)을 따라 벌어져 종
　　자가 나온다. 열매껍질은 두껍
　　고 과육은 먹을 수 있다.

❋ **뿌리** : 뿌리는 길고 비대해 있으
　　며, 지표면 가까이에 퍼져 있다.

🌿 **특징** : 열매를 식용, 줄기와 뿌
　　리를 약용, 줄기를 섬유용으로
　　사용한다.

(**사용부위 및 채취시기**) 덩굴줄기는 가을철에 채취하여, 잔가지를
제거하고 그늘에서 말린다. 뿌리와 열매는 9~10월에 채취한다.

(**작용부위**) 심장, 소장, 방광에 작용한다.

(**성질과 맛**) 덩굴줄기는 성질이 차고, 맛은 쓰다. 뿌리는 성질이 평
(苹)하고, 맛은 쓰다. 열매는 성질이 평(苹)하고, 맛은 약간 쓰다.

(**성　분**) 열매에는 당류가 함유되어 있고, 덩굴줄기에는 아케
보시드(akeboside), 아케빈(akebin), 베툴린(betulin), 미오이노시톨
(myoinositol), 자당 등을 함유하고 있으며 아케빈(akebin)이 가수
분해되면 헤드라게닌(hederagenin), 올레아놀릭산(oleanolic acid),
포도당과 람노스(rhamnose)가 생성된다. 또 칼슘이 함유되어 있
다. 뿌리에는 스티그마스테롤(stigmasterol), 베타-시토스테롤(β
-sitosterol), 베타-시토스테롤-베타-디-글루코시드(β-sitosterol-β
-d-glucoside) 등이 함유되어 있다.

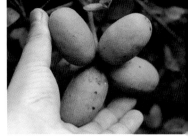
● 으름덩굴 열매

약리작용 이뇨작용, 강심작용, 항균작용

용　도 식용(어린잎), 차용(어린잎), 원예 및 조경용, 섬유용(노끈), 약용(줄기와 뿌리는 부종에 사용, 나무껍질은 눈병에 사용, 잎은 젖이 부족할 때 사용, 열매는 울화증에 사용)

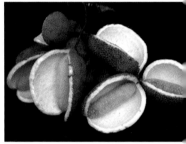
● 으름덩굴 열매(채취품)

효　능 덩굴줄기는 한약명이 목통(木桶)이며, 이뇨시키고 소변이 잘 통하게 하며, 심열(心熱)을 식혀주고 번조한 것을 제거하며, 경락을 잘 통하게 하여 젖이 잘 나오게 하는 효능이 있고, 이뇨 작용과 항균·항염 작용, 병원성 진균에 대한 억제 작용이 있으며, 진통, 진정, 사화(瀉火), 혈맥통리(血脈通利) 등의 효능으로 소변불리, 소변혼탁, 수종, 부종, 전신의 경직통, 유즙불통 등을 치료한다. 뿌리는 한약명이 목통근(木桶根)이며, 풍사(風邪)와 습사(濕邪)를 제거하고, 혈액순환을 원활하게 하고 기의 운행을 촉진하며, 소변이 잘 나오게 하고 독소를 해독하는 효능이 있어, 타박상, 관절통, 배뇨 곤란, 헤르니아 등을 치료

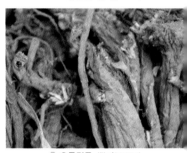
● 으름덩굴 뿌리(채취품)

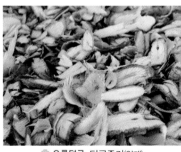
● 으름덩굴 덩굴줄기(약재)

한다. 열매는 한약명이 팔월찰(八月札)이며, 간기(肝氣)가 울결된 것을 풀어주고 위기(胃氣)를 조화시키며, 혈액순환을 원활하게 하고 통증을 멈추게 하며, 딱딱하게 굳은 것을 유연하게 하고 뭉친 것을 풀어주며 소변이 잘 나오게 하는 효능이 있어, 번갈, 요통, 혈뇨, 탁뇨, 요로결석, 월경통, 헤르니아, 이질 등을 치료한다. 으름덩굴의 종자 추출물은 암 예방과 치료에 효과적이다.

약용법 말린 덩굴줄기 4~12g을 물 1L에 넣고 반으로 줄 때까지 달여서 하루 2~3회로 나누어 마신다. 말린 뿌리 9~15g을 물 1L에 넣고 반으로 줄 때까지 달여서 하루 2~3회로 나누어 마신다. 또는 즙을 내어 마시거나 술을 담가 마셔도 된다. 외용할 경우에는 뿌리를 짓찧어서 환부에 붙인다. 말린 열매 9~15g(대량으로 사용할 경우 30~60g)을 물 1L에 넣고 반으로 줄 때까지 달여서 하루 2~3회로 나누어 마신다. 또는 술을 담가 아침저녁으로 마셔도 된다.

주의사항 진액이 손상되고 기운이 약한 사람이 소변을 자주 보거나 저절로 나오는 경우 및 임산부는 복용에 주의한다.

으름덩굴 현대 임상 응용

- 심경유열(心經有熱), 순초면적(脣焦面赤), 소변불통(小便不通) 치료에는 목통, 연교 각 11.25g을 취해 물 한 그릇을 붓고 반 그릇이 되도록 달인다. 여기에 다시 등심줄기 10개를 넣고 8푼이 되도록 달여서 복용한다.
- 임신 소변불통, 포전(胞轉)으로 인한 제하창통(臍下脹痛) 치료에는 목통, 황금, 동규자, 건지황 각 75g을 가루로 낸 다음, 밀가루를 넣고 개어 오동자 크기의 환으로 만든다. 1일 20환, 등심탕(燈心湯)으로 식전에 복용한다.
- 산후 젖이 잘 나오지 않을 때에는 목통, 종유(鐘乳), 괄루근(括樓根), 감초 각 37.5g, 누로(漏蘆) 75g을 같이 넣고 잘게 빻아서 1회 11.25g씩 복용한다. 물 한 컵 반, 기장쌀 한줌을 넣고 끓여서 수시로 마신다.

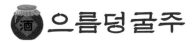으름덩굴주

재료 준비

- 특별히 취급하는 곳은 없다. 산지(産地)에서 채취하여 사용한다. 황해도 이남에 분포하며 산기슭, 들, 숲속에서 자생한다.

제조 방법

- 약효는 줄기나 익은 열매에 있다. 줄기나 열매를 채취하여 물로 깨끗이 씻고 줄기는 말린 다음, 열매는 생으로 사용한다.
- 말린 줄기는 200g, 익은 열매는 250g을 소주 3.6L에 넣고 밀봉한다.
- 줄기는 8개월, 익은 열매는 4개월 이상 숙성시켜 음용하며, 줄기는 18개월, 열매는 12개월 정도 숙성시킨 후에는 찌꺼기를 걸러내고 보관한다.

  😣 😋 줄기는 쓰고 열매는 달다. 열매에 황설탕 100g을 가미하여 사용할 수 있다.

적용 병증

- **당뇨(糖尿) :** 소변에 당분이 많이 섞여 나오는 병증으로, 소변량과 소변보는 횟수가 늘어나고, 갈증이 나서 물을 많이 마시게 된다. 소주잔 1잔을 1회분으로 1일 2~3회씩, 90~180일 동안 음용한다.
- **번열(煩熱) :** 몸에 열이 몹시 나고 가슴이 답답하며 괴로운 증세로, 팔다리가 병적으로 달아오른다. 소주잔 1잔을 1회분으로 1일 3~4회씩, 3~4일 동안 음용한다.
- **이명증(耳鳴症) :** 귓속에서 잡음이 들리는 병적인 상태로, 귓병, 알코올 의존증, 고혈압 등이 그 원인이다. 소주잔 1잔을 1회분으로 1일 2~3회씩, 15~20일 동안 음용한다.
- **기타 적응증 :** 혈액순환 개선, 인후통증, 신경통, 관절염, 방광염, 부종, 통풍

  ※ 본 약술을 음용하는 중에 가려야 하는 음식은 없다. 임산부는 음용을 금한다. 기준량 이상을 음용하면 유산할 수도 있다. 장복해도 해롭지는 않으나 치유되는 대로 음용을 중단한다.

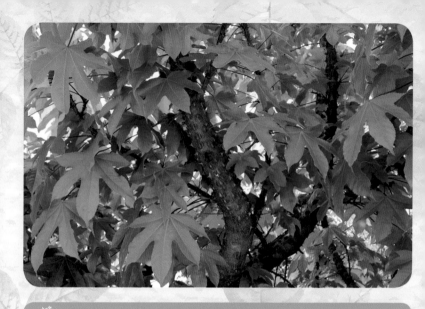

음나무

Kalopanax septemlobus (Thunb.) Koidz.

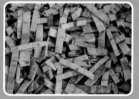

이 명 엄나무, 개두릅나무, 당엄나무, 당음나무, 멍구나무, 엉개나무, 가시엄낭

한약명 해동피(海桐皮), 해동수근(海桐樹根), 자추수피(刺楸樹皮), 정동피(釘桐皮), 자동피(刺桐皮)

과 명 두릅나무과(Araliaceae)

식물명 유래 옛 이름 '엄나모'에서 유래한 것으로, 엄(새싹)이 돋는 나무라는 뜻 또는 음나무를 '아목(牙木)'이라 하여 엄니(날카로운 이)처럼 날카로운 가시가 있는 나무라는 뜻

식품원료 사용 가능 여부 **가능**(나무껍질, 줄기, 잎, 순)

생육형태 음나무는 미나리목 두릅나무과 음나무속에 속하는 낙엽 활엽 교목으로, 전국 각지에 분포하고 산기슭 양지쪽 길가에

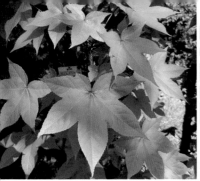
● 음나무 잎

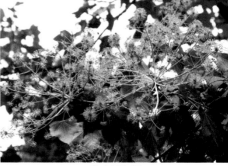
● 음나무 꽃

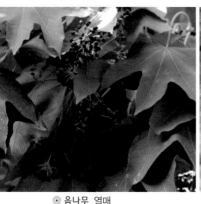
● 음나무 열매

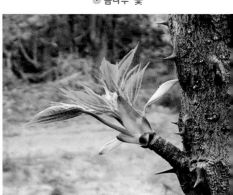
● 음나무 어린순

서 자란다. 높이는 20~25m이다.

❀ **꽃** : 꽃은 7~8월에 새 가지 끝에 황록색으로 피는데, 겹산형꽃
차례를 이루며 달린다.

🍃 **잎** : 잎은 어긋나고 손바닥 모양으로 가장자리가 5~9개로 깊
게 갈라지며, 잎끝이 길게 뾰족하고 가장자리에 톱니가 있다.
갈래조각은 달걀 모양이고 잎자루는 잎보다 길다.

🌿 **줄기** : 줄기와 가지가 굵고 가시가 많이 나 있다. 어려서 달린
가지는 오래되면 떨어지고, 나무껍질은 회갈색이며 불규칙하
게 세로로 갈라진다.

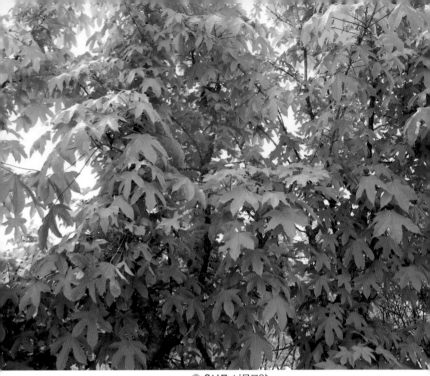

🍎 **열매 :** 열매는 공 모양에 가까운 핵과이며, 9~10월 검게 익
는다.

🌸 **특징 :** 어린잎을 식용하고, 목재는 건축재, 가구재로 이용하며,
뿌리와 나무껍질은 약용한다. 농촌에서는 잡귀의 침입을 막기
위하여 음나무의 가지를 대문 위에 꽂아두었다고 한다.

(**사용부위 및 채취시기**) 나무껍질은 연중 수시, 뿌리는 늦여름부터
가을에 채취한다. 나무껍질을 채취하여 겉껍질을 제거하고 햇볕
에 말린다.

(**작용부위**) 간, 신장에 작용한다.

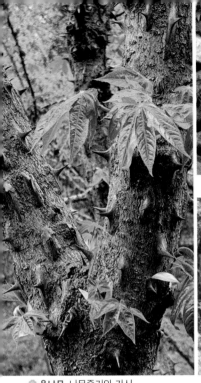

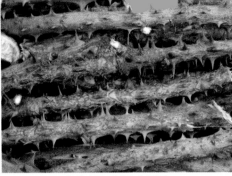

음나무 나무줄기(채취품)

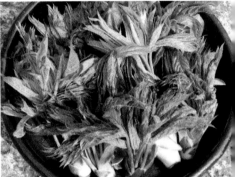

음나무 나무줄기와 가시 **음나무** 어린순(채취품)

성질과 맛 나무껍질은 성질이 평(平)하고, 맛은 쓰고 맵다. 뿌리
는 성질이 평(平)하고, 맛은 쓰고 약간 매우며, 독성이 없다.

성 분 나무껍질에는 에리트랄린(erythraline), 에리트로이딘
(erythroidine), 히파포린(hypaphorine), 베타인(betaine), 트리테르펜
사포닌(triterpene saponin)으로 카로파낙스사포닌(kalopanaxsaponin)
A·B·G·K, 페리칼프사포닌(pericarpsaponin) P13, 헤데라사포닌
(hederasaponin) B, 픽토시드(pictoside) A가 함유되어 있고 리그
난(lignan)으로 리리오덴드린(liriodendrin)이 함유되어 있으며 페
놀 화합물(phenolic compound)로 코니페린(coniferin), 카로파낙신

음나무 · 539

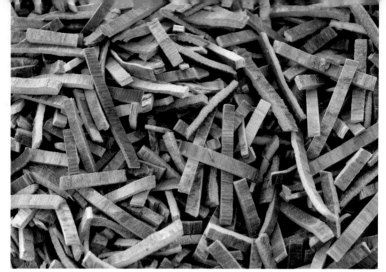

🌸 음나무 나무껍질(약재)

(kalopanaxin) A·B·C, 기타 포리아세치렌(polyacetylen) 화합물, 타닌(tannin), 플라보노이드(flavonoid), 쿠마린(coumarin), 글루코시드(glucoside), 알칼로이드(alkaloid)류, 정유, 유기산, 레신(resin), 전분 등이 함유되어 있다. 뿌리에는 다당류가 함유되어 있고 가수분해 후에 갈락투론산(galacturonic acid), 글루코스(glucose), 아라비노스(arabinose), 갈락토스(galactose), 글루칸(glucan), 펙틴(pectin)질이 함유되어 있다.

(약리작용) 항균작용, 항염작용

(용 도) 건축 및 가구재, 식용(어린순), 차용(잎), 약용(사지마비와 환부 치료약으로 사용)

(효 능) 나무껍질은 한약명이 해동피(海桐皮)이며, 풍습(風濕)을 제거하고 경락을 소통시키며, 기생충을 없애고 가려움증을 그치게 하는 효능이 있어, 류머티즘에 의한 근육마비, 근육통,

관절염, 허리와 다리의 통증, 가려움증, 구내염 등을 치료한다. 또 항산화 작용과 항염, 항진균, 항종양, 혈당강하, 지질저하 작용 등이 있으며, 수렴, 진통약으로 쓴다. 뿌리 또는 뿌리껍질은 한약명이 해동수근(海桐樹根)이며, 혈분(血分)의 열을 내리고 어혈을 제거하며, 풍사(風邪)와 습사(濕邪)를 제거하고 독소를 해독하는 효능이 있어, 장풍치혈(腸風痔血), 타박상, 류머티즘에 의한 골통 등을 치료한다. 음나무 추출물은 HIV 증식 억제 활성으로 AIDS(후천성 면역 결핍증), 퇴행성 중추신경계 질환 등에 치료 효과가 있다.

(약 용 법) 말린 나무껍질 4~14g을 물 1L에 넣고 반으로 줄 때까지 달여서 하루 2~3회로 나누어 마신다. 외용할 경우에는 짓찧거나 가루 낸 것을 기름에 개어 환부에 붙이거나 달인 액으로 환부를 씻는다. 말린 뿌리 9~15g을 물 1L에 넣고 반으로 줄 때까지 달여서 하루 2~3회로 나누어 마신다. 외용할 경우에는 짓찧어 환부에 붙인다.

(주의사항) 비위가 허약하고 찬 사람이나 임산부는 복용에 주의한다.

음나무 현대 임상 응용

- 풍습요퇴근골통(風濕腰腿筋骨痛) 치료에는 신선한 음나무 나무껍질 9g, 상기생(桑寄生) 30g, 계혈등(鷄血藤) 12g을 같이 넣고 달여서 복용한다.
- 요슬동통(腰膝疼痛) 치료에는 음나무 나무껍질 30g, 오가피(五加皮) 15g을 백주(白酒) 적당량에 10일간 담가서 복용한다. 1회 작은 술잔으로 한 잔, 1일 3회 복용한다.
- 기혈응체(氣血凝滯), 수비동통(手臂疼痛) 치료에는 음나무 나무껍질, 당귀, 적작약, 백출 각 9g, 계지 6g을 같이 넣고 달여서 복용한다.
- 타박상 치료에는 음나무 나무껍질 30g을 술에 담가서 복용한다.

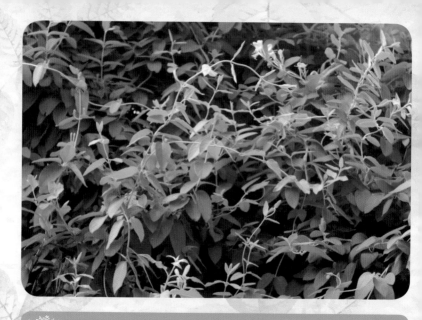

항균·항염·해열·항미생물·혈중지질저하 작용

인동덩굴

Lonicera japonica Thunb.

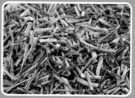

이　명　인동, 금은화, 능박나무, 털인동덩굴, 우단인동, 섬인동, 연동줄, 인동넝쿨

한약명　인동등(忍冬藤), 금은화(金銀花), 인동(忍冬), 인동화(忍冬花)

과　명　인동과(Caprifoliaceae)

식물명 유래　한자 이름 '인동(忍冬)'에서 유래한 것으로, 잎과 줄기가 겨울에도 시들지 않고 푸르게 견디는 덩굴이라는 뜻

식품원료 사용 가능 여부　제한적 사용(꽃봉오리, 잎 및 줄기)

생육형태　인동덩굴은 산토끼꽃목 인동과 인동속에 속하는 덩굴 성 낙엽 관목으로, 산과 들의 양지바른 곳에서 자생한다. 자생지 에 따라 겨울에도 잎이 떨어지지 않기 때문에 인동이라고 한다.

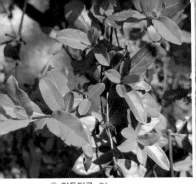

❀ 인동덩굴 잎

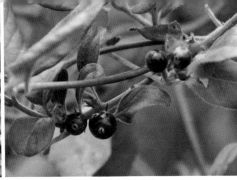

❀ 인동덩굴 열매

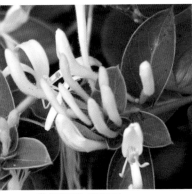

❀ 인동덩굴 꽃봉오리

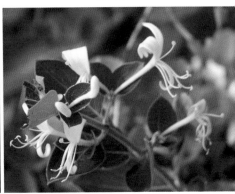

❀ 인동덩굴 꽃

길이는 3~5m이다.

✿ 꽃 : 꽃은 6~7월에 피는데 1~2개씩 잎겨드랑이에 달리며, 처음에는 흰색이었다가 3~4일이 지나면 노란색으로 변하므로 '금은화(金銀花)'라는 이름이 붙여졌다. 꽃부리는 입술 모양이고 끝이 5갈래로 갈라지는데, 그중 1개가 깊게 갈라져서 뒤로 젖혀지며 겉에 털이 빽빽이 나 있다.

❁ 잎 : 잎은 마주나고, 길이 3~8cm, 너비 1~3cm에 넓은 피침 모양 또는 긴 달걀 모양으로 잎끝이 뾰족하고 가장자리는 밋밋하다. 어린가지에 달린 잎은 깃처럼 갈라진다.

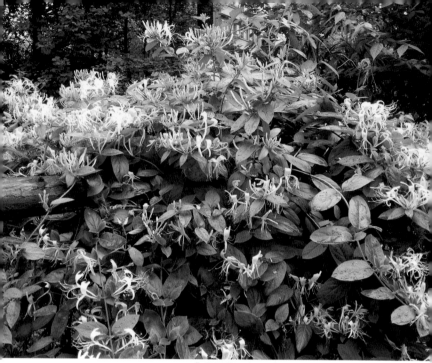

❀ 인동덩굴 나무모양

🌿 **줄기 :** 덩굴줄기는 3m 내외로 뻗으며, 속이 비고 오른쪽으로 다른 물체를 감아 올라간다. 일년생 가지는 적갈색에 털이 빽빽이 나 있고 속은 비어 있다.

⏱ **열매 :** 열매는 둥근 장과이며 9~10월에 검은색으로 익는다.

(**사용부위 및 채취시기**) 덩굴줄기와 잎은 가을과 겨울에 채취하여, 햇볕에 말린다. 꽃봉오리는 꽃이 완전히 피기 전인 5~6월에 채취하여 바람이 잘 통하는 그늘에서 말린다.

(**작용부위**) 심장, 폐, 위에 작용한다.

(**성질과 맛**) 잎과 덩굴줄기, 꽃봉오리는 성질이 차고, 맛은 달다.

544

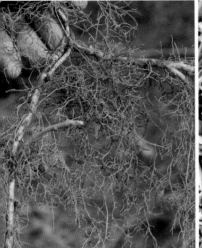

◉ **인동덩굴** 뿌리(채취품)

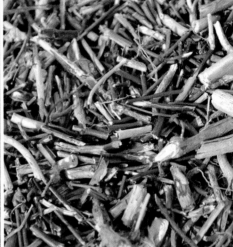

◉ **인동덩굴** 덩굴줄기(약재)

성 분 잎과 덩굴줄기에는 로니세린(lonicerin), 루테올린(luteolin) 등의 플라보노이드류가 함유되어 있으며, 줄기에는 타닌(tannin), 알칼로이드(alkaloid)가 함유되어 있다. 그 외 클로로겐산(chlorogenic acid), 카페산(caffeic acid), 베노테르핀(venoterpine), 바닐산(vanillic acid), 로가닌(loganin), 세코실로가닌(secoxyloganin), 보겔로시드(vogeloside), 스코폴레틴(scopoletin), 베타-시토스테롤(β-sitosterol) 등도 함유되어 있다. 꽃봉오리에는 정유, 리날룰(linalool), 피넨(pinene), 시트로넬롤(citronellol), 알파-테르피네올(α-terpineol), 카바크롤(carvacrol), 유게놀(eugenol), 루테올린(luteolin), 이노시톨(inositol), 로니세린, 사포닌 중에 헤데라게닌(hederagenin), 클로로게닌산(chlorogenic acid), 긴놀(ginnol), 아우로잔틴(auroxanthin) 등이 함유되어 있다.

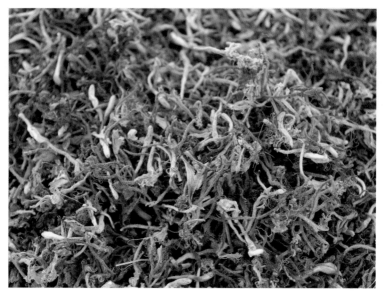

◉ 인동덩굴 꽃봉오리(약재)

(약리작용) 항미생물작용, 항독작용, 항염·해열작용, 혈중지질저하작용, 중추흥분작용, 항균작용

(용 도) 디자인용, 차용(줄기, 잎), 원예 및 조경용, 가구용, 약용(꽃은 맹장염, 간염, 장염에 사용, 잎은 종기, 화상, 류마티스 등에 사용, 인동물에 목욕하면 습창, 관절통, 타박상에 효과)

(효 능) 덩굴줄기와 잎은 한약명이 인동등(忍冬藤)이며, 열을 내리고 열독을 해독하며, 풍사(風邪)를 몰아내고 경락을 잘 통하게 하는 효능이 있어, 항균·항진균 및 항바이러스 작용과 수렴, 이뇨 작용이 있어 감기몸살의 발열, 세균성 적리, 전염성 간염, 근골동통(筋骨疼痛), 종기, 부스럼 등을 치료한다. 꽃봉오리 또는

막 피기 시작한 꽃은 한약명이 금은화(金銀花)이며, 열을 내리고 열독을 해독하며, 몸속에 쌓인 풍열(風熱)의 독을 발산하여 제거하며, 혈액을 맑게 하고 설사를 멎게 하는 효능이 있어, 감기 발열, 혈리, 외상 감염, 종독(腫毒), 치루, 귀밑샘염, 패혈증, 장염, 종기, 두드러기 등을 치료한다. 민간에서는 해독 작용이 강하고 이뇨와 미용 작용이 있다고 하여 차나 술을 만들기도 한다.

약용법 말린 덩굴줄기와 잎 10~40g을 물 1L에 넣어 반으로 줄 때까지 달여서 하루 2~3회로 나누어 마신다. 외용할 경우에는 달인 액으로 환부를 씻거나 달인 액을 졸여서 고(膏)로 만들어 환부에 붙이거나 가루 내어 기름에 섞어서 환부에 바른다. 말린 꽃봉오리 8~20g을 물 1L에 넣고 반으로 줄 때까지 달여서 하루 2~3회로 나누어 마신다.

주의사항 비위가 허약하고 찬 사람은 복용에 주의한다.

인동덩굴 현대 임상 응용

- 소아 상기도감염 예방에는 금은화, 관중(貫衆) 각 60g, 감초 20g을 같이 넣고 달여서 120ml로 농축한 다음, 매일 오전 분무기로 인후에 분사하거나 떨어뜨린다. 1일 1회, 1회 1.2ml, 3개월을 1회 치료과정으로 하고 일요일에는 약을 끊는다. 관찰 결과, 약을 투여한 치료군이 다른 군에 비해 발병률이 훨씬 낮게 나타났다.
- 외과 화농성 질병 치료에는 금은화, 야국화로 제조한 의료용 주사액을 근육 주사한다. 1~3세 3ml, 3~12세 5ml, 12세 이상 10ml, 1일 3~4회 주사한다. 담낭염, 맹장농양, 심부(深部)농양, 종기, 봉와직염, 외상감염, 수술후감염, 화상감염, 골수염 및 패혈증 등의 환자를 치료 관찰 결과, 높은 치료율을 보였다.
- 피부병 치료에는 몰약(沒藥) 50g, 금은화 50g에 1L의 물을 붓고 500~700ml가 되도록 달여서 식혀 준비한다. 부드러운 천이나 6~8겹의 거즈를 사용하여 약액을 묻혀 1회 30분, 1일 3회 환부에 평평하게 고루 펴서 발라 준다. 관찰 결과, 모두 완치되었으며, 부작용은 나타나지 않았다.

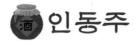 인동주

- 약재상에서 구입할 수 있다.

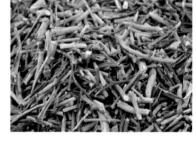

제조 방법

- 약효는 잎과 줄기에 있다. 잎과 줄기를 깨끗이 씻어 그늘에서 말린다.
- 말린 잎과 줄기 200g을 소주 3.6L에 넣고 밀봉한다.
- 4~6개월간 숙성시켜 음용하며, 18개월 정도 숙성시킨 후에는 찌꺼기를 걸러내고 보관한다.

😖 😊 맛은 쓰고 떫다. 흑설탕을 100g 정도 첨가할 수 있다.

적용 병증

- **충수염(蟲垂炎)** : 맹장염과 같은 말이다. 막창자(맹장)의 아래 끝에 붙어 있는 가느다란 관 모양의 돌기에 염증이 생겨, 오른쪽 아랫배에 심한 통증이 있고, 발열, 메스꺼움, 구토 등의 증상이 나타난다. 만성의 경우에는 소주잔 1잔을 1회분으로 1일 1~2회씩, 7~10일 동안 음용한다.
- **방광염(膀胱炎)** : 방광 점막에 염증이 생기는 병증으로, 소변이 자주 마렵고 요도에 통증이 느껴진다. 소주잔 1잔을 1회분으로 1일 1~2회씩, 5~10일 동안 음용한다.
- **혈변(血便)** : 대변에 혈액이 묻어 나오는 병증으로, 소장과 대장 또는 항문 질환 등으로 발전한다. 소주잔 1잔을 1회분으로 1일 1~2회씩, 5~7일 동안 음용한다.
- **기타 적응증** : 타박상, 관절통, 근골통, 더위로 인한 발진, 귀밑샘염, 매독, 통풍

※ 본 약술을 음용하는 중에 가려야 하는 음식은 없다. 치유되는 대로 음용을 중단한다.

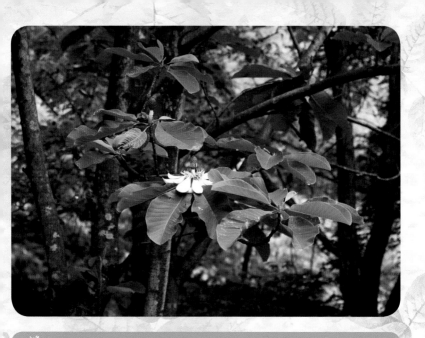

근육이완·평활근이완·항궤양·항균 작용

일본목련

Magnolia obovata Thunb.

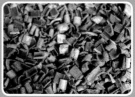

이 명	떡갈후박, 왕후박, 황목련, 후박나무
한약명	후박(厚朴), 적박(赤朴), 천박(川朴), 후피(厚皮), 중피(重皮)
과 명	목련과(Magnoliaceae)
식물명 유래	일본 원산의 목련이라는 뜻
식품원료 사용 가능 여부	식품원료 목록에 없음

(생육형태) 일본목련은 목련목 목련과 목련속에 속하는 일본 원
산의 낙엽 활엽 교목으로, '향목련'이라고도 한다. 원산지에서는
높이 20m, 지름 1m 정도 자라고, 관상 가치가 있어 정원이나 공

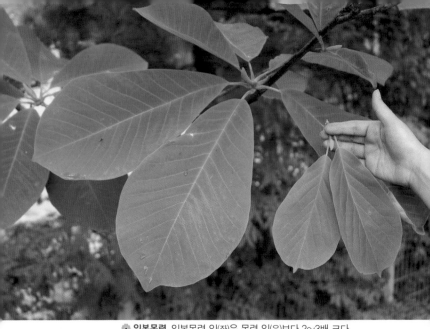

● **일본목련** 일본목련 잎(좌)은 목련 잎(우)보다 2~3배 크다.

원, 유원지 등에 조경수로 심는다. 해가 잘 들고 표토가 깊고 배수가 잘 되는 비옥한 땅을 좋아한다. 높이는 20~30m이다.

❀ **꽃** : 꽃은 5~6월에 연한 노란빛이 도는 유백색으로 피는데, 가지 끝에 1개씩 위를 향하여 달리고 지름이 15cm 정도이며 향기가 강하다. 꽃잎은 6~9개이고 거꿀달걀 모양이며 약간 육질이다. 꽃받침잎은 3장으로 꽃잎보다 약간 작고, 색깔은 붉은빛을 띤 연한 녹색이다.

🍃 **잎** : 잎은 어긋나지만 가지 위쪽 끝에서 모여나기 하며, 길이 20~40cm, 너비 13~25cm에 거꿀달걀상 긴 타원형으로 끝이 뾰족하고 가장자리는 밋밋하다. 잎의 표면에는 털이 없고 뒷면에는 흰색 잔털이 있다.

🌿 **줄기** : 가지가 굵고 엉성하며 나무껍질은 연한 회색이다.

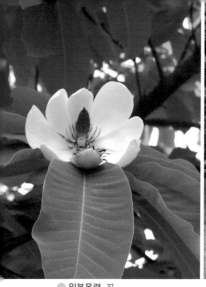
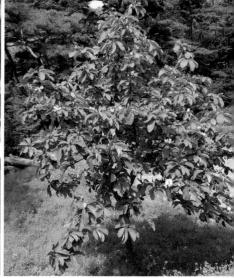

일본목련 꽃 일본목련 나무모양

🌸 **열매** : 열매는 길이 15cm 내외의 타원형으로 구과처럼 생겼고, 10월에 홍자색으로 익는다. 종자는 골돌 속에 2개씩 들어 있고 익으면 벌어져서 흰색 실에 매달린다. 열매 말린 것을 후박과 또는 후박실이라 하며 독특한 향기가 있다.

🌿 **특징** : 우리나라에 자생하는 목련속 식물 중 잎이 가장 크다. 일본목련의 나무껍질을 후박이라 하여 한약재로 사용하는데, 남부 지방에 자생하는 후박나무(*Machilus thunbergii*)는 한약재 후박으로 사용할 수 없다.

(**사용부위 및 채취시기**) 나무껍질을 4~6월에 채취하여, 끓는 물에 살짝 삶은 뒤 그늘지고 습윤한 곳에 쌓아두어 내표면이 자갈색이나 갈색으로 변할 때까지 말린 다음 습기를 먹어 부드러워지면 꺼내어 통 모양으로 말아서 말린다.

(**작용부위**) 비장, 위, 폐, 대장에 작용한다.

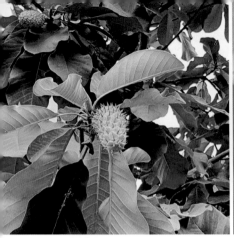

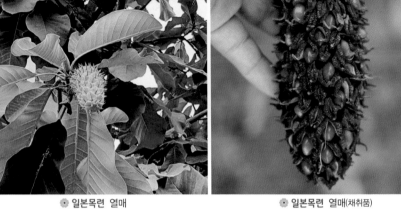

ⓦ 일본목련 열매   ⓦ 일본목련 열매(채취품)

(성질과 맛) 성질이 따뜻하고, 맛은 쓰고 맵다.

(성 분) 정유의 주성분은 유데스몰(eudesmol), 그 외 알파-피넨(α-pinene), 베타-피넨(β-pinene), p-시멘(p-cymene), 캄펜(camphene), 리모넨(limonene), 리날롤(linalool), 보르닐아세테이트(bornyl aceyate), 알파-코파엔(α-copaene), 엘레몰(elemol), 구아이올(guaiol), 베타-구아이엔(β-guaiene) 등과 디페닐(diphenyl) 화합물로서는 마그놀롤(magnolol), 이소마그놀롤(isomagnolol), 호노키올(honokiol), 테트라하이드로마그놀롤(tetrahydromagnolol) 등, 알카로이드(alkaloid)로서 마그노큐라린(magnocurarine), 마그노플로린(magnoflorin) 등, 그 외 시나픽알데하이드(sinapic aldehyde), 베타-시토스테롤(β-sitosterol), 마그나트리올(magnatriol) B 등을 함유한다.

(약리작용) 혈압강하작용, 근육이완작용, 항궤양작용, 중추억제작용, 위액분비 억제작용, 십이지장경련 억제작용, 항미생물작용, 항종양작용

용　도 약용(나무껍질은 소화, 해수, 천식에 사용하고, 항균작용)

효　능 나무껍질은 습을 말리고 막혀 있는 탁한 담(痰)을 없애며, 기운을 아래로 내리고 속이 더부룩한 것을 없애는 효능이 있어, 소화불량, 복통, 설사, 구토, 해수, 천식 등을 치료한다. 또한 위염, 위경련, 기침이 나고 숨이 찬 데, 기관지염, 기관지천식 등에 쓴다.

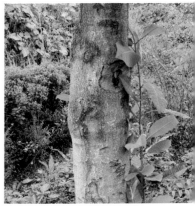

◉ **일본목련** 나무줄기

약용법 말린 나무껍질 4~12g을 물 1L에 넣고 반으로 줄 때까지 달여서 하루 2~3회로 나누어 마신다. 가루나 환으로 만들어 복용하기도 한다.

주의사항 임산부는 복용에 주의해야 하며, 택사, 초석, 한수석과는 함께 배합하지 않는다.

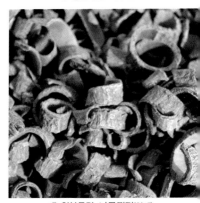

◉ **일본목련** 나무껍질(약재)

일본목련 현대 임상 응용

• 아메바성 이질(amebic dysentery) 치료에는 후박을 달여서 1회 20ml(생약 6g에 해당), 1일 2회 복용한다. 관찰 결과, 대부분의 환자가 완치되었으며, 완치한 사람은 대부분 3일 정도 지나서 증상이 모두 사라졌다. 일부 소수 환자는 경미한 이명, 변비 증상이 나타나기도 했으나 치료에는 영향을 미치지 않았다.

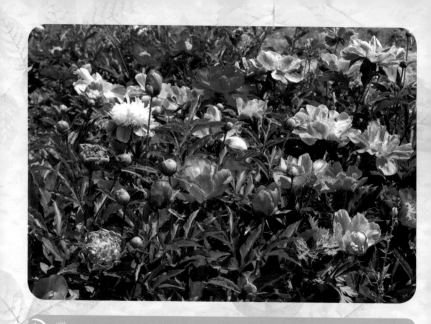

중추신경억제·진경·항염·항균·간보호 작용

작약

Paeonia lactiflora Pall.

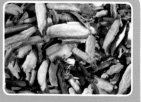

이　명　함박꽃, 함박초, 자약, 모과작약

한약명　작약(芍藥), 적작약(赤芍藥), 백작약(白芍藥), 금작약(金芍藥)

과　명　작약과(Paeoniaceae)

식물명 유래　한자 이름 '작약(芍藥)'에서 유래한 것으로, 이시진의 《본초강목》에서는 '작약(婥約)'이라고도 하는데 꽃이 아름답고 보기좋다는 뜻

식품원료 사용 가능 여부　제한적 사용(뿌리)

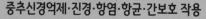

(생육형태) 작약은 범의귀목 작약과 작약속에 속하는 중국 원산의 여러해살이풀로, 꽃이 아름답기 때문에 약용 재배뿐만 아니라 관상용으로 화분 재배도 많이 하고 있다. 깊은 산속의 수림

554

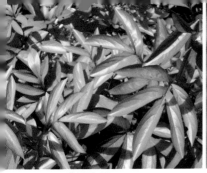

● 작약 잎

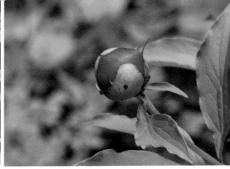

● 작약 꽃봉오리

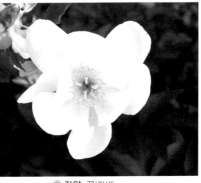

● 작약 꽃(흰색)

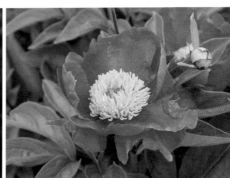

● 작약 꽃(붉은색)

밑에서 나고, 추운 지방보다 따뜻한 곳에서 잘 자란다. 높이는 50~80cm이다.

🌸 꽃 : 꽃은 5~6월에 흰색 또는 적색으로 피는데, 원줄기 끝에 지름 10cm 정도의 큰 꽃이 1송이씩 달린다. 꽃의 생김새가 모란과 비슷하나 꽃잎이 10~13장으로 더 많고 꽃 피는 시기도 모란보다 조금 늦어 모란과 쉽게 구별할 수 있다.

🌿 잎 : 잎은 어긋나고 밑부분의 것은 2회 3출겹잎이다. 작은잎은 피침 모양 또는 달걀 모양이나 때로는 2~3개로 갈라지며, 양면에 털이 없고 가장자리가 밋밋하다. 잎의 표면은 짙은 녹색이고 잎맥과 잎자루는 붉은색을 띤다. 윗부분의 것은 3출겹잎

또는 홑잎이며, 표면에 광택이 있고 가장자리가 밋밋하다.

🌱 **줄기 :** 줄기는 한 포기에서 여러 개가 나와 곧게 선다. 가지를 치고 털은 없다.

🍈 **열매 :** 열매는 달걀 모양의 골돌과로 끝이 갈고리 모양으로 굽으며, 8월 중순경에 익으면 복봉선(열매가 터지는 선)으로 갈라져서 둥근 종자가 나온다.

❄️ **뿌리 :** 뿌리는 방추형으로 여러 갈래로 갈라지며, 굵고 길다.

🌿 **특징 :** 흰색 꽃이 피는 것을 백작약(白芍藥), 적색 꽃이 피는 것을 적작약(赤芍藥)이라 하고 있으나 이는 정확하지 않다(백작약 기원의 꽃이 붉은색인 것도 있음). 또는 작약을 끓는 물에 잠깐 삶은 후 뿌리껍질을 벗기고 말린 것을 백작약(白芍藥), 뿌리껍질을 그대로 말린 것을 적작약(赤芍藥)이라 구분하기도 한다. 현재 우리나라, 중국, 일본 등 주요 작약 재배국의 농가에서는 대개 *Paeonia lactiflora* Pall.을 재배하고 있으며, *Paeonia japonica* Miyabe et Takeda를 비롯하여 백작약 기원의 작약은 그 수량성이 너무 낮아서 농가에서 재배하지 않고 있는 실정이다.

사용부위 및 채취시기 이른 봄 또는 가을에 뿌리를 채취하여 물에 씻은 다음 잔뿌리를 제거하고 햇볕에 말린다.

작용부위 간, 비장에 작용한다.

성질과 맛 성질이 약간 차고, 맛은 쓰고 시다.

성 분 뿌리에는 파에오니플로린(paeoniflorin), 파에오놀(paeonol), 파에오닌(paeonin), 알비플로린(albiflorin), 벤조일파에오니플로린(benozoylpaeonifloin), 안식향산(benzoic acid), 아스파

556

라긴, 지방유, 타닌(tannin), 갈로타닌(gallotannin), 베타-시토스테롤(β-sitosterol), 수크로즈(sucrose), 정유, 수산칼슘, 전분, 단백질, 수지 등이 함유되어 있다.

(약리작용) 중추억제작용, 진경작용(경련억제), 항염작용, 항궤양작용, 면역증강작용, 항균작용, 간보호작용, 해독작용, 항종양작용, 항암작용

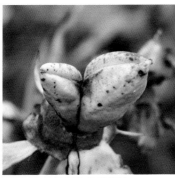
◉ 작약 종자 결실

(용　　도) 원예 및 조경용, 약용(뿌리는 위·십이지장궤양에 효과)

(효　　능) 백작약(白芍藥)은 혈(血)을 자양(滋養)하여 월경을 순조롭게 하며, 음기(陰氣)를 수렴하여 땀을 그치게 하는 효능이 있고, 적작약(赤芍藥)은 열을 내리고 혈분(血分)의 열을 식히며, 어혈을 제거하고 통증을 멈추게 하는 효능이 있다. 작약은 통증과 경련을 멎게 하고 열을 내리며, 혈액을 생성하고 땀을 그치게 하며 소변이 잘 나가게 하는 등의 효능이 있어, 두통, 치통, 복통, 위통, 설사, 식은땀을 흘리는 증상, 신체허약증, 월경불순, 월경이 멈추지 않는 증상,

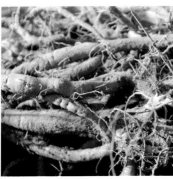
◉ 작약 뿌리(채취품)

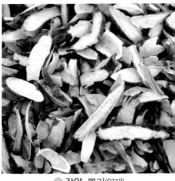
◉ 작약 뿌리(약재)

대하증 등의 치료에 사용한다.

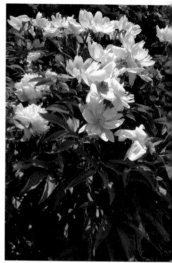
● 작약 지상부

약용법 말린 뿌리와 감초를 1회
3~5g씩, 300mL의 물에 넣고 약한
불에서 반으로 달여 아침저녁 식후
에 2주일 정도 마신다. 가루 내어 복
용하면 위경련과 신경통 치료에 좋
고 당귀를 배합하면 효과가 좋다. 작
약은 부인병에 쓰는 사물탕(四物湯)
에 천궁, 당귀, 숙지황과 함께 기본
으로 들어간다. 집 안 베란다에서 키
우면서 복통, 설사 등의 경련성 동통
에 바로 채취하여 사용할 수 있다.

주의사항 성질이 차므로 위나 장이 냉한 사람의 복통, 설사에는
주의한다. 여로(藜蘆)와 함께 사용하면 안 된다.

작약 현대 임상 응용

- 장딴지근 경련 치료에는 작약(芍藥) 9g, 감초(甘草) 9g을 하루 복용량으로 한다. 5배
  혹은 10배의 물을 붓고 약한 불로 달인다. 두 번 달여 거른 탕액을 같이 섞은 후 다
  시 달여서 하루 복용량 30ml가 되도록 농축시킨다. 매일 공복에 2회 나누어 복용
  한다. 탈수, 장딴지 과로, 종아리정맥 어혈, 영양부족으로 인한 경련, 하지동상으로
  인한 경련 환자를 치료 관찰 결과, 모두 치료 효과가 양호하였다.
- 하지불안증후군 치료에는 작약, 감초 각 15g, 물 3컵을 붓고 달여서 2회 나누어 따
  뜻할 때 해질녘에 1회, 2시간 후 다시 1회 복용한다. 관찰 결과, 높은 완치율을 보
  였으나 증상이 반복되었다.
- 습관성 변비 치료에는 작약 24~40g, 감초 10~15g을 달여서 복용한다. 보통 가감
  할 필요가 없다. 관찰 결과, 2~4첩 복용하고 바로 배변이 원활해졌으며, 특히 조
  열(燥熱), 기체(氣滯), 음혈허(陰血虛)로 인한 장조(腸燥)변비에 적합하였다.

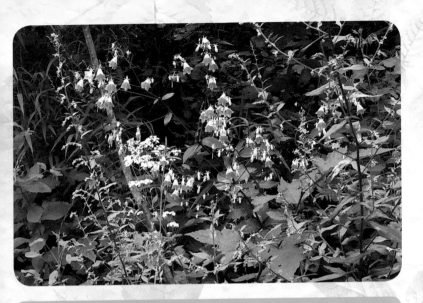

면역증강·거담·항균·강심 작용

잔대

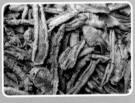

Adenophora triphylla (Thunb.) A.DC. var. *japonica*
(Regel) H.Hara

이　명 갯딱주, 가는잎딱주, 층층잔대, 딱주, 운엽사삼, 잔디, 잔다구뿌리

한약명 사삼(沙蔘), 남사삼(南沙蔘), 사엽사삼(四葉沙蔘), 지모(知母)

과　명 초롱꽃과(Campanulaceae)

식물명 유래 옛 이름 '잔다괴'에서 유래한 것으로, '잔(가늘고 작은)'과 '다(대나무 또는 작대기)'와 '괴(명사화 접미사)'의 합성어로, 가늘게 자라는 작대기 같다는 뜻 또는 자잘한 대가 촘촘히 올라온다는 뜻

식품원료 사용 가능 여부 가능(뿌리, 순)

(생육형태) 잔대는 초롱꽃목 초롱꽃과 잔대속에 속하는 여러해 살이풀로, 전국 각지에 분포하고 산과 들에서 자생한다. 높이는

40~120cm이다.

❀ **꽃** : 꽃은 7~9월에 하늘색이나 보라색으로 피는데, 길이 1.5~2cm의 종 모양 꽃이 원줄기 끝에 엉성한 원추꽃차례를 이루며 달린다.

🌿 **잎** : 뿌리잎은 잎자루가 길고 거의 원형이며 꽃이 필 무렵 말라 죽는다. 줄기잎은 3~5개가 돌려나거나 마주나기 또는 어긋나기하며, 길이 4~8cm, 너비 0.5~4cm에 긴 타원형, 달걀상 타원형, 피침 모양 또는 넓은 줄 모양의 여러 형태로 양 끝이 좁고 가장자리에 톱니가 있다.

🌿 **줄기** : 줄기가 곧게 서고 전체에 잔털이 있다.

🌱 **열매** : 열매는 삭과이며 꽃받침이 달린 채로 익어 술잔 비슷한 모양이고 10월경에 익으면 능선 사이에서 터진다. 갈색 씨방에는 먼지 같은 작은 종자들이 많이 들어 있다.

❄ **뿌리** : 뿌리는 굵고 도라지처럼 옆은 황백색을 띤다. 뿌리의 질은 가볍고 절단하기 쉬우며, 절단면은 유백색을 띠고 빈틈이 많다.

🌼 **특징** : 대표적인 산나물의 하나로 '딱주'라 부르기도 한다. 뿌리를 사

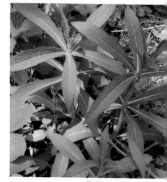

❋ 잔대 잎

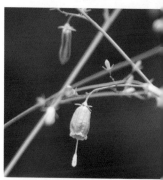

❋ 잔대 꽃봉오리와 꽃

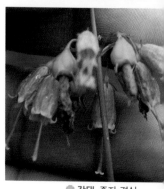

❋ 잔대 종자 결실

삼(沙蔘)이라 하여 식용 또는 약용한다.

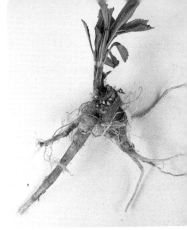

● 잔대 뿌리(채취품)

사용부위 및 채취시기 뿌리를 봄과 가을에 채취한다. 수염뿌리와 코르크를 제거한 후 씻어서 말린다.

작용부위 폐, 위에 작용한다.

성질과 맛 성질이 약간 차고, 맛은 달고, 독성이 없다.

성 분 트리테르페노이드사포닌 (triterpenoid saponin)과 전분, 시토스테롤(sitosterol), 타락세론(taraxerone), 옥타코사노익산(octacosanoic acid) 등이 함유되어 있다.

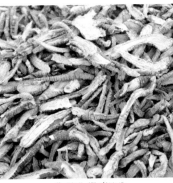

● 잔대 뿌리(약재)

약리작용 면역증강작용, 거담작용, 항균작용, 강심작용

용 도 식용(어린순, 뿌리), 약용(뿌리는 감기나 폐질환의 거담제로 사용)

효 능 뿌리는 폐음(肺陰)을 길러 폐의 열기를 식혀주며, 위(胃)를 보익(補益)하고 진액을 생기게 하며, 가래를 삭이고 원기를 더하여 주는 효능이 있어, 해수, 폐결핵성 해수, 옹종(종기) 등을 치료한다. 특히 각종 독

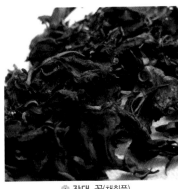

● 잔대 꽃(채취품)

성을 해독하는 효능이 뛰어나고 산후에 젖이 잘 나오게 하여 출산 후 회복기의 산모에게 매우 유용하다.

(약 용 법) 말린 뿌리 9~20g을 물 1L에 넣어 끓기 시작하면 불을 약하게 줄여 1/3로 줄 때까지 달여서 하루 2~3회로 나누어 마신다. 환이나 가루로 만들어 복용하기도 한다. 민간에서는 주로 독성을 제거하는 데 썼으며, 산후조리에는 다음의 방법으로 약용하였다. 말린 뿌리 100~150g을 대추 100g과 함께 푹 달인 다음 삼베에 거른 것에, 잘 익은 늙은 호박의 속을 작게 토막 내어 넣고 푹 삶아 다시 삼베에 거른다. 여기에 막걸리 1병을 넣고 끓여서 하루 2~3회 한 대접씩 먹으면 산후 부기를 빼주고 자궁 수축 효과가 있어 산모의 산후 회복에 도움을 준다.

(주의사항) 성미가 달고 차므로 풍사와 한사로 인하여 기침을 하는 경우나 비위가 허하고 찬 경우에는 적당하지 않다. 여로(藜蘆)는 배합 금기이다.

잔대 현대 임상 응용

- 조사(燥邪)로 폐위음(肺胃陰)이 손상되어 열 또는 기침이 날 때에는 사삼(沙蔘) 11.25g, 옥죽 7.5g, 감초 13.75g, 동상엽 5.6g, 맥문동 11.25g, 편두 5.6g, 화분 5.6g을 취해 물 5컵을 붓고 2컵이 되도록 달여서 1일 2회 복용한다. 오랜 기간 열이 나고 기침을 하는 사람은 지골피 11.25g을 첨가한다.
- 폐열(肺熱) 기침 치료에는 사삼 18.75g을 달여서 복용한다.
- 만성기관지염, 기침, 가래가 잘 뱉어지지 않고 입이 마를 때에는 사삼 9g, 맥문동 9g, 감초 6g, 옥죽 9g을 같이 넣고 달여서 복용한다.
- 허화(虛火)로 인한 치통 치료에는 살구나무 잎, 잔대 뿌리 15~60g, 달걀을 같이 넣고 삶아서 복용한다.
- 제허증(諸虛症) 치료에는 내장을 제거한 닭 배 속에 사삼 37.5g을 넣고 뭉근히 끓여서 복용한다.

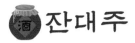 잔대주

재료 준비

- 일반 시장이나 약재상에서 소량으로 구입할
  수 있다.

제조 방법

- 약효는 뿌리나 꽃에 있다. 뿌리는 봄과 가을,
  꽃은 7~9월 개화기에 구입하거나 채취하여
  물로 깨끗이 씻고 물기를 없앤 다음 그대로 사용한다.
- 뿌리는 230g, 꽃은 200g을 소주 3.6L에 넣고 밀봉한다.
- 뿌리는 8개월, 꽃은 3개월 이상 숙성시켜 음용한다. 뿌리는 그대로 보관하고, 꽃은
  8개월 정도 숙성시킨 후에는 찌꺼기를 걸러내고 보관한다.

😋 맛은 달다. 꿀을 100g 정도 가미하여 사용할 수 있다.

적용 병증

- **경련증(痙攣症)** : 전신 또는 신체 일부의 근육이 자신의 의사와는 관계없이 급격히 수
  축하는 현상이다. 소주잔 1잔을 1회분으로 1일 3~4회씩, 8~10일 동안 음용한다.
- **한열왕래(寒熱往來)** : 병을 앓는 중에 추운 기운과 더운 기운이 번갈아 나타나는 증상
  이다. 소주잔 1잔을 1회분으로 1일 3~4회씩, 5~6일 동안 음용한다.
- **자양강장(滋養強壯)** : 몸에 영양분을 공급하여 영양불량이나 허약함을 개선하고 오
  장(五臟)의 기운을 튼튼하게 하는 일로, 특히 병후 쇠약해진 경우에 원기를 북돋우기
  위한 처방이다. 소주잔 1잔을 1회분으로 1일 2~3회씩, 20~25일 동안 음용한다.
- **기타 적응증** : 보폐기, 거담, 해수

※ 본 약술을 음용하는 중에 가려야 하는 음식은 없다. 여러 날(20일 이상) 장복하여
  도 무방하다.

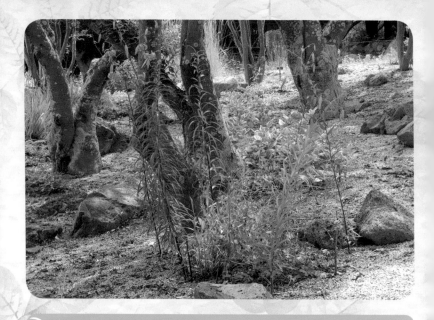

진정·거담·항염·진통 작용

중나리

Lilium leichtlinii Hook.f. subsp. *maximowiczii*
(Regel) J.Compton

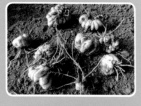

이 명 단나리
한약명 대화권단(大花卷丹), 백합(百合)
과 명 백합과(Liliaceae)
식물명 유래 참나리에 비해 작고 땅나리에 비해서는 큰 나리라는 의미로 중간 정도의
나리라는 뜻 또는 꽃이 하늘과 땅의 중간인 옆을 향해 피는 나리라는 뜻
식품원료 사용 가능 여부 **가능**(순, 비늘줄기, 잎)

생육형태 ▶ 중나리는 백합목 백합과 백합속에 속하는 여러해살이
풀로, 경기 북부와 강원도 일원, 지리산 고지대에 분포하고 해안

564

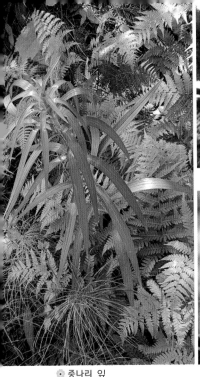

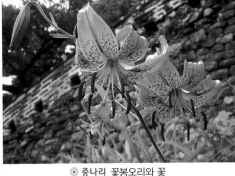

❀ 중나리 꽃봉오리와 꽃

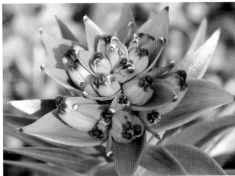

❀ 중나리 잎

❀ 중나리 열매

이나 산지의 풀밭에서 자란다. 주로 하천 변이나 경사면에서 다른 잡초들과 어울려 자생하거나 산지에서 자라고, 비교적 햇볕이 잘 들고 물 빠짐이 좋은 곳에서 잘 자란다. 높이는 1~1.5m이다.

❀ 꽃 : 꽃은 7~8월에 황적색으로 피며, 원줄기와 가지 끝에 2~10송이가 아래를 향하여 달린다. 꽃잎은 길이 6~8cm에 피침 모양이고 안쪽에 자주색 반점이 많이 있으며 뒤로 말린다.

🌿 잎 : 잎은 어긋나고 줄기를 따라 촘촘하게 올라가며, 길이 8~15cm, 너비 0.5~1.2cm에 넓은 줄 모양으로 가장자리는 밋밋하지만 원줄기와 더불어 가장자리에 작은 돌기가 있다.

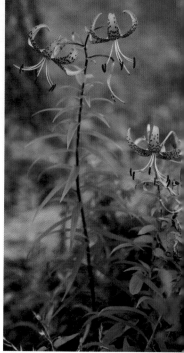
🌸 **중나리 지상부**

🌿 **줄기** : 줄기가 곧게 서며 윗부분에서 가지가 갈라진다. 어릴 때는 흰색 솜털이 있고 밑부분에 젖꼭지 모양의 돌기가 있다.

🍎 **열매** : 열매는 원주형의 삭과이고 9~10월에 갈색으로 익으며, 안에는 둥글고 편평한 종자가 들어 있다.

🌿 **뿌리** : 비늘줄기는 지름 3~4cm로 둥글고 뿌리가 내리며, 땅속에서 옆으로 뻗다가 땅 위로 나와 새 비늘줄기를 만든다.

🐛 **특징** : 참나리와 생김새가 비슷한데, 줄기를 따라 올라가며 갈색의 작은 이차 비늘줄기가 달리지 않는다는 점이 다르다. 중나리는 참나리 다음으로 키가 커지는 대형의 자생 나리이다. 중나리는 종자 결실이 잘 되지 않는 대신 구경에서 땅속줄기가 30~50cm 정도로 뻗어 나가 새싹이 돋아나오고 땅속줄기의 마디에는 자구를 왕성히 형성시켜 증식되는 특성을 지닌다. 근연종인 털중나리는 전체에 털이 많은데, 중나리는 털이 거의 없어 구분된다.

사용부위 및 채취시기 비늘줄기를 이른 봄과 가을에 채취한다.

작용부위 심장, 폐, 비장에 작용한다.

성질과 맛 성질이 차고, 맛은 달고 약간 쓰다.

566

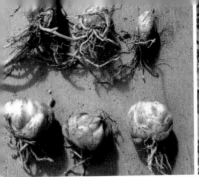

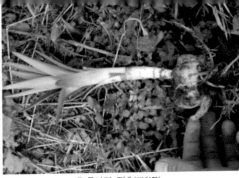

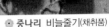
❂ **중나리 비늘줄기(채취품)**

❂ **중나리 전초(채취품)**

(**성　분**) 비늘줄기에 많은 녹말과 소량의 단백질, 지방을 함유
하고 있으며 미량의 콜히친(콜키신, colchicine)이라는 성분이 함유
되어 있다.

(**약리작용**) 진정작용, 거담작용, 항염작용, 진통작용

(**용　도**) 식용(비늘줄기의 전분), 관상용, 색소용(꽃), 차용(꽃, 비
늘줄기), 약용(비늘주기는 결핵, 기침, 가래, 불면증, 신경쇠약, 불안증
등에 사용, 잎과 줄기는 항염, 진통 효과가 있어 으깨어 환부에 사용)

(**효　능**) 비늘줄기는 몸에 영양분을 공급하여 오장을 튼튼하게
하고, 폐의 기운을 윤활하게 하여 기침을 진정시키고 가래를 제
거하며, 심열을 내려 정신을 안정시키는 효능이 있어, 폐결핵,
폐렴, 백일해, 기관지염, 후두염, 신경쇠약, 신체허약증, 종기,
역질(疫疾), 유방염 등을 치료한다.

(**약 용 법**) 말린 비늘줄기 9~30g을 물 1L에 넣고 1/3로 줄 때까지
달여서 하루 2~3회로 나누어 마신다. 죽을 쑤어 먹기도 한다.

(**주의사항**) 성미가 달고 찬 약재이므로 풍사와 한사로 인한 해수,
중초가 차고 변이 무른 증상에는 사용할 수 없다.

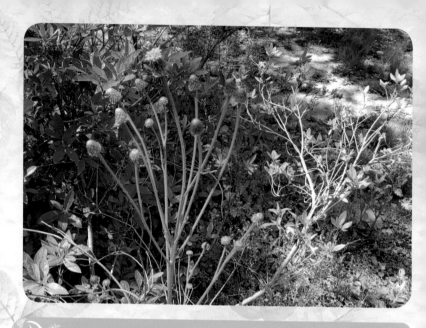

항균·항염·항산화 작용

지칭개

Hemisteptia lyrata (Bunge) Fisch. & C.A.Mey.

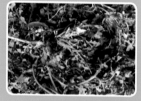

이 명 지칭개나물

한약명 이호채(泥胡菜)

과 명 국화과(Compositae)

식물명 유래 옛 이름 '즈츰개'에서 유래한 것으로, '즈츰(지치다)'과 '개(접미사)'의 합성어
로 모양과 효능이 엉겅퀴와 비슷하지만 그보다 못하다는 뜻 또는 상처 난
곳에 잎과 뿌리를 짓찧어 바르는 풀이라는 뜻

식품원료 사용 가능 여부 **가능**(순, 잎)

생육형태 지칭개는 국화목 국화과 지칭개속에 속하는 두해살이
풀로, 중부 이남에 분포하고 건조한 양지 또는 고도가 낮은 산지

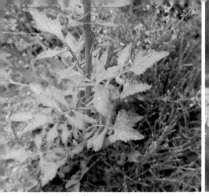

◉ 지칭개 잎

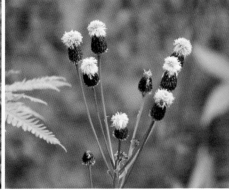

◉ 지칭개 꽃

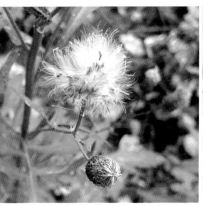

◉ 지칭개 종자 결실

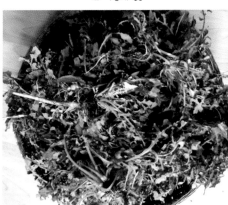

◉ 지칭개 전초(채취품)

의 풀밭, 반그늘의 밭이나 들, 길가, 공터, 밭둑에서 자란다. 높이는 60~80cm이다.

🌸 **꽃** : 꽃은 5~7월에 홍자색으로 피며, 줄기나 가지 끝에서 머리 모양꽃이 1송이씩 위를 향하여 달린다. 모인꽃싸개(총포) 뒷면 윗부분에 부속체가 있다.

🌿 **잎** : 뿌리잎은 꽃이 필 때 말라 없어지고, 줄기 밑부분에 달린 잎은 길이 7~21cm에 거꿀피침 모양 또는 피침상 타원형으로 밑부분이 좁아지며, 잎의 가장자리에 톱니가 있고 깃꼴로 갈

라진다. 중앙부의 잎은 잎자루가 없고 긴 타원형에 깃꼴로 깊게 갈라지며, 위로 올라갈수록 선상 피침 모양 또는 줄 모양으로 된다. 잎 뒷면에 흰 솜털이 **빽빽**하게 난다.

🌱 **줄기** : 줄기가 곧게 서며 속은 비어 있고 윗부분에서 많은 가지가 갈라지며 거미줄 같은 흰 털이 있다.

👆 **열매** : 열매는 긴 타원형의 수과이고, 7월에 검은빛을 띤 갈색으로 익는다. 15개의 모가 난 줄이 있으며, 갓털은 흰색에 깃 모양이고 2줄이다.

🌿 **특징** : 지칭개속(*Hemisteptia*)에는 지칭개 1종만이 속한다. 조뱅이속이나 엉겅퀴속 식물들에 비해서 지칭개는 모인꽃싸개(총포) 조각에 닭벼슬처럼 생긴 부속체가 있어 구분된다.

(**사용부위 및 채취시기**) 전초 또는 뿌리를 여름부터 가을에 채취한다.

(**작용부위**) 간, 심장, 대장에 작용한다.

(**성질과 맛**) 성질이 차고, 맛은 맵고 쓰다.

(**성 분**) 헤미스텝신(hemistepsin), 이소암베르보인(isoamberboin), 8-하이드록시잘루자닌(8-hydroxyzaluzanin) C, 헵타데카-1,7,9,13,15-펜타넨-11-와인(heptadeca-1,7,9,13,15-pentanen-11-yne) 등이 함유되어 있다.

(**약리작용**) 항균작용, 항염작용, 항산화작용

(**용 도**) 약용(지상부는 청열작용, 출혈, 골절, 치루 등에 사용)

(**효 능**) 전초 또는 뿌리는 열을 내리고 열독을 해독하며, 뭉친 것을 풀어주고 부은 종기나 상처를 없애는 효능이 있어, 종기와 부스럼, 외상출혈, 골절, 유방염, 치루 등을 치료한다.

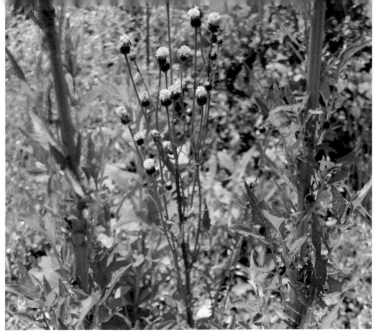

◉ **지칭개** 지상부

약 용 법 말린 전초 9~15g을 물 1L에 넣고 1/3로 줄 때까지 달여서 하루 2~3회로 나누어 마신다. 외상출혈이나 골절상에는 짓찧어 환부에 붙이거나 달인 액으로 환부를 닦아낸다.

지칭개 현대 임상 응용

- 각종 창양(瘡瘍) 치료에는 지칭개, 포공영(蒲公英) 각 30g을 같이 넣고 달여서 복용한다.
- 정창(疔瘡) 치료에는 지칭개 뿌리, 모시풀 뿌리, 약모밀 적당량을 찧어서 환부에 바른다.
- 유옹(乳癰) 치료에는 지칭개 잎, 포공영 적당량을 찧어 환부에 바른다.
- 경부 림프절염 치료에는 지칭개 전초 또는 잎에 약간의 소금을 넣고 찧어서 환부에 바른다.
- 치통, 치은염 치료에는 지칭개 9g을 달여서 매일 여러 번 입을 헹군다.

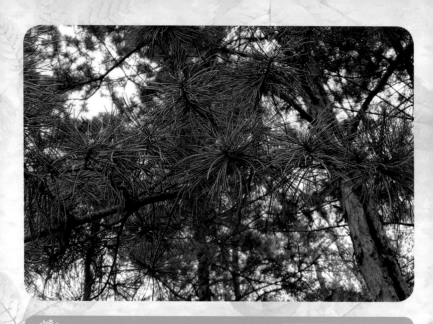

동맥경화억제·면역증강 작용

잣나무

Pinus koraiensis Siebold & Zucc.

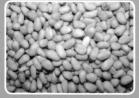

이　명 홍송, 오엽송, 오립송

한약명 해송자(海松子), 송자(松子), 송자인(松子仁)

과　명 소나무과(Pinaceae)

식물명 유래 '잣'과 '나무'의 합성어로, 뾰족하다는 뜻 또는 먹을 수 있는 자원으로 '젖'
　　　　과 같은 어원이라는 뜻

식품원료 사용 가능 여부 가능(잎, 씨앗)

(생육형태) 잣나무는 소나무목 소나무과 소나무속에 속하는 상록
침엽 교목으로, 전국 각지에 분포하고 해발고도 1,000m 이상의
고도가 높은 산지의 능선부에 자란다. 높이는 20~30m이다.

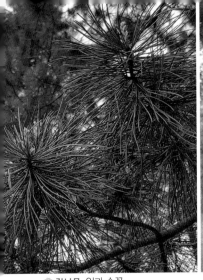
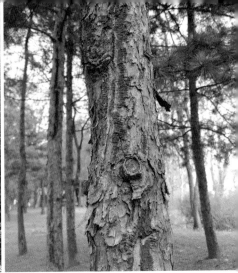

⊙ 잣나무 잎과 수꽃　　　　　⊙ 잣나무 나무줄기

✿ **꽃** : 꽃은 4~5월에 암수한그루로 피는데, 수꽃이삭은 황색으로 새 가지 밑에 달리며, 암꽃이삭은 연한 홍자색으로 새 가지 끝에 달린다.

🌿 **잎** : 잎은 바늘 모양으로 짧은 가지 끝에 5개씩 모여나고 3개의 능선이 있으며, 양면에 흰색의 기공선이 5~6줄씩 있고 가장자리에 잔톱니가 드물게 있다.

🌿 **줄기** : 줄기의 지름은 1m에 달하고, 나무껍질은 흑갈색이며 비늘 모양으로 갈라져 불규칙하게 떨어진다. 어린가지는 적갈색이고 흔히 황색 털이 난다.

🍒 **열매** : 열매는 길이 12~15cm, 지름 6~8cm에 긴 달걀 모양의 구과(毬果)이며 10~11월에 결실한다. 열매 속의 종자는 달걀상 삼각형으로 날개가 없고 양면에 얇은 막이 있으며, 다음 해 9~10월에 익으며 한 구에 약 100개의 잣이 생산된다.

🌿 **뿌리** : 원뿌리와 잔뿌리 모두 왕성하다.

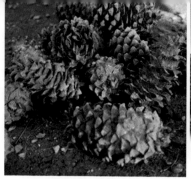
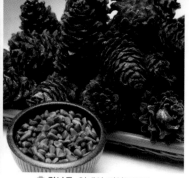

❀ **잣나무** 열매(채취품)　　　　❀ **잣나무** 열매와 씨앗(채취품)

🌿 **특징** : 소나무의 목재 색깔이 흰색을 띠는데 반하여 잣나무는 붉은 황색을 많이 띠므로 일명 '홍송'이라고도 한다. 또 소나무는 잎이 2개씩 달려 있는 2엽송인데 잣나무는 잎이 5개씩 달려 있는 5엽송이다. 목재는 건축재, 가구재, 펄프 등으로 이용하고 종자를 식용 또는 약용한다.

（**사용부위 및 채취시기**） 가을에 잣송이를 따서 약하게 두드려 종자를 채취하여 말린다.

（**작용부위**） 간, 폐, 위, 대장에 작용한다.

（**성질과 맛**） 성질이 약간 따뜻하고, 맛은 달고, 독성이 없다.

（**성　분**） 종자에는 지방유, 단백질, 아브시스산(abscisic acid), 리놀레산(linoleic acid), 옥타데카디에노산(octadecadienoic acid), 옥타데카트리에노산(octadecatrienoic acid), 에이코사트리에노산(eicosatrienoic acid) 등이 함유되어 있다.

（**약리작용**） 동맥경화 억제작용

（**용　도**） 식용, 가구용, 술용, 원예 및 조경용, 약용(열매는 관절염, 마른기침, 변비 등에 사용)

효 능) 종자(씨)는 한약명이 해송자(海松子)이며, 진액을 생성하여 마른 것을 적셔주고 혈(血)을 자양(滋養)하며 풍사(風邪)를 제거하며, 몸에 영양을 공급하여 체질을 건강하게 하고 기를 보하는 등의 효능이 있어, 풍병과 비병, 어지럼증, 마른기침, 토

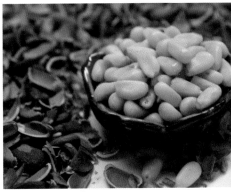
❀ 잣나무 종자(약재)

혈, 변비 등을 치료한다. 잎 추출물은 혈중 콜레스테롤을 내려주고 당뇨의 예방과 치료에 효과적이다.

약 용 법) 말린 종자 10~15g을 물 1L에 넣고 반으로 줄 때까지 달여서 하루 2~3회로 나누어 마신다.

주의사항) 변이 묽고 설사를 자주 하거나 담음체질인 사람은 복용에 주의한다.

잣나무 현대 임상 응용

- 익정보뇌(益精補腦), 연년불로(延年不老), 신경열택(身輕悅澤)에는 해송자 1.2kg을 절구로 찧고, 감국화 600g을 가루로 낸다. 꿀을 넣고 오동자 크기로 환을 만들어 식전에 1회 10환, 1일 3회 술로 복용하며, 20환까지 복용할 수 있다.
- 폐조(肺燥)기침 치료에는 해송자 37.5g, 호도 75g을 고(膏)가 되도록 갈아서 숙밀(가열한 꿀) 18.75g을 첨가하여 보관한다. 1회 7.5g씩 식후 끓인 물로 복용한다.
- 소아 한해(寒咳) 치료에는 해송자 5알, 백부(百部) 1g, 물을 조금 넣고 끓여서 설탕을 첨가하여 콩알 크기로 환을 만들어 식후에 1환 복용한다.
- 노인 변비 치료에는 백자인, 마인, 해송자를 같은 비율로 취해 갈아서 백랍을 녹여 오동자 크기의 환으로 만든다. 식전에 20~30환 복용한다.

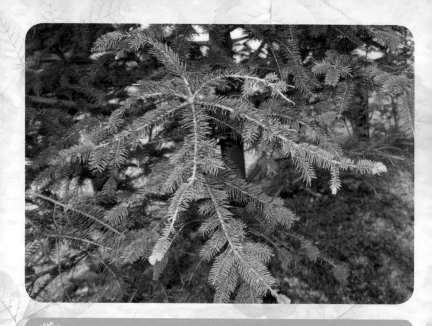

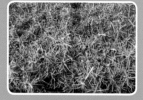

항균·항박테리아·항산화·항궤양 작용

전나무

Abies holophylla Maxim.

이 명 저수리, 젓나무

한약명 삼송(杉松), 종목(樅木), 백송(白松)

과 명 소나무과(Pinaceae)

식물명 유래 옛 이름 '젓나모'에서 유래한 것으로, 상처가 나면 흰 젓(젖)이 나오는 나무
라는 뜻 또는 가지와 잎이 퍼져 납작해 음식 전과 같이 착착 포갤 수 있는
나무라는 뜻

식품원료 사용 가능 여부 식품원료 목록에 없음

(생육형태) 전나무는 소나무목 소나무과 전나무속에 속하는 상록
침엽 교목으로, 전국 각지에 분포하고 해발 1,000m 이상의 깊은

산지의 숲속과 능선부에서 자라는 고산식물이며 흔히 멋진 경관을 위한 풍치수로 심는다. 높이는 30~40m이다.

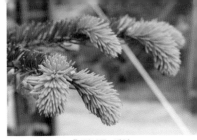
◉ 전나무 새잎

✿ 꽃 : 꽃은 양성화로 4월 하순경에 피는데, 수꽃이삭은 길이 0.15cm에 원통형으로 황록색이고, 암꽃이삭은 2~3개가 인접하여 달리며 길이 3.5cm에 긴 타원형이다.

잎 : 잎은 나선상 배열하며 길이 4cm, 너비 0.2cm에 줄 모양으로 끝이 뾰족하고 뒷면에 흰색 기공선이 있다.

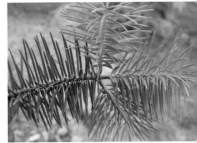
◉ 전나무 잎

줄기 : 줄기는 높이 40m, 지름 1.5m에 달하며, 나무껍질은 암갈색으로 거칠고 갈라지며, 작은 가지는 회갈색에 털이 없거나 간혹 있고, 얕은 홈이 있다.

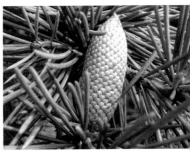
◉ 전나무 열매

열매 : 열매는 길이 10~12cm, 지름 3.5cm 정도에 원통형의 구과(毬果)이며 10월에 익는다. 종자는 달걀상 삼각형에 연한 갈색이고 날개가 있다.

뿌리 : 뿌리는 지표면 가까이에 퍼져 있다. 겨울눈은 달걀 모양

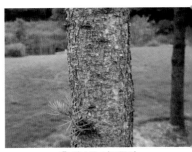
◉ 전나무 나무줄기

전나무 • 577

이고 털이 없으나 수지가 약간 있다.

🌱 **특징 :** 우리나라에 원래부터 있었던 전나무는 추운 지방을 좋아하는데, 주로 이북의 고산지대와 고원지대에서 자라고 있다. 남쪽 지방에는 일본전나무가 심어지는데 일본에서 건너온 이 나무는 따뜻한 곳을 좋아한다. 전나무는 국내 산지 1,000m 이상에서 자라며 분비나무나 구상나무와 비교하여 수피가 거칠고 잎끝이 뾰족하며, 구과의 포는 밖으로 나오지 않는다. 전국적으로 조경수 및 가로수 등으로 널리 식재되고 있다. 목재는 건축재, 가구재, 펄프 등으로 이용하고 가로수 또는 산지 조림용으로 식재한다.

(**사용부위 및 채취시기**) 잎은 봄부터 가을에, 뿌리껍질은 연중 수시로 채취한다.

(**작용부위**) 간, 신장에 작용한다.

(**성질과 맛**) 성질은 평(平)하고, 맛은 떫고 조금 맵다.

(**성   분**) 정유성분으로 모노테르펜(monoterpene)인 3-카린(3-carene), 알파-피넨(α-pinene), 보르닐 아세테이트(bornyl acetate) 등이 함유되어 있으며, 세스퀴테르펜(sesquiterpene)으로는 베타-카리오필렌(β-caryophyllene), 후물렌(humulene), 알파-비사보롤(α-bisabolol) 등이 함유되어 있다.

(**약리작용**) 항균 및 항진균작용, 항박테리아작용, 항산화작용, 항염작용, 항궤양작용

(**용   도**) 원예 및 조경용, 가구재, 건축재

(**효   능**) 잎 및 나무껍질은 풍습(風濕)을 제거하는 효능이 있다.

578

민간에서는 잎 또는 잎과 싹이 붙은 어린가지를 류머티즘, 감기에 목욕 재료로 쓰고, 괴혈병에 달여 마신다. 또한 잎과 껍질을 달인 물은 위·십이지장 궤양 치료에 사용한다. 가지를 건류한 기름으로 고약을 만들어 근염, 척수신경근염, 급성 혈류장애에 바른다. 생송진은 지혈 작용이 있어 출혈성 상처를 아물게 하므로 외용한다. 폐결핵에는 송진을 먹거나 잎을 물로 침포(浸泡)하여 훈증하기도 한다.

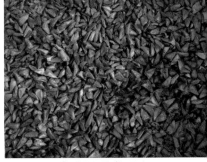

● **전나무** 종자(채취품)

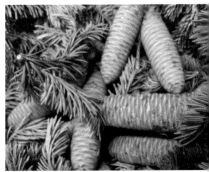

● **전나무** 잎과 열매(채취품)

(약 용 법) 자궁출혈, 몸이 찬 데, 설사, 잇몸병, 위장병에 생잎과 가지 15g을 물 1L에 넣고 달여서 마신다. 관절 아픈 데에는 달인 물로 찜질한다.

전나무 의 기능성 및 효능에 관한 특허자료

전나무 메탄올 추출물, 이의 분획물 또는 이들로부터 분리한 화합물을 포함하는 최종당화산물 관련 질환의 예방 또는 치료용 조성물

본 발명은 전나무 메탄올 추출물, 이의 분획물 또는 이들로부터 분리한 화합물을 포함하는 최종당화산물 관련 질환의 예방 또는 치료용 약학적 조성물, 건강기능식품 및 사료 조성물에 관한 것이다.
― 출원번호 : 10-2017-0005285, 출원인 : 가천대학교 산학협력단, 성균관대학교 산학협력단

전나무 잎 추출물을 포함하는 증류주의 제조방법

전나무 잎 추출물을 유효성분으로 포함하는 증류주의 제조방법이 제공된다.
― 출원번호 : 10-2022-0021747, 출원인 : (주)인산가, 신라대학교 산학협력단

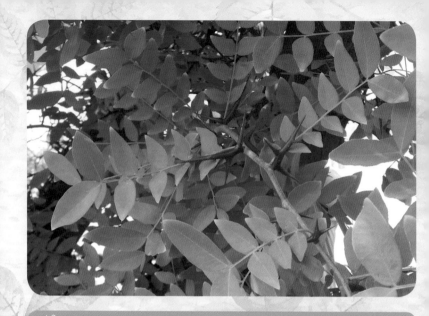

거담·항균·용혈 작용
조각자나무
Gleditsia sinensis Lam.

이 명 참조각자나무, 개주염나무, 중국주엽
한약명 조협(皂莢), 조각자(皂角刺), 조각(皂角), 조협자(皂莢刺)
과 명 콩과(Leguminosae)
식물명 유래 한자 이름 '조각자(皂角刺)'에서 유래한 것으로, 색이 검고(皂) 뿔(角)같이 큰
가시(刺)가 달려 있는 나무라는 뜻
식품원료 사용 가능 여부 식품원료 목록에 없음

생육형태 조각자나무는 콩목 콩과 주엽나무속에 속하는 중국
원산의 낙엽 활엽 교목으로, 중부 지방에서는 월동이 가능하며
마을 근처에 드물게 식재한다. 높이는 20~30m이다.

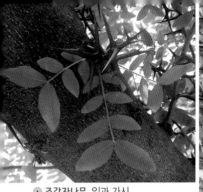

❀ 조각자나무 잎과 가시

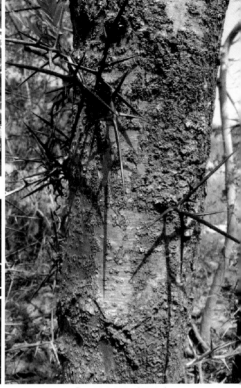

❀ 조각자나무 나무줄기

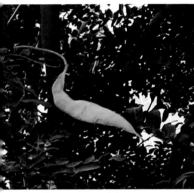

❀ 조각자나무 열매

❀ **꽃** : 꽃은 6월에 녹황색으로 피며, 짧은 가지 끝의 이삭꽃차례에 총상으로 달린다.

❀ **잎** : 잎은 어긋나고 3~6쌍의 작은잎으로 된 깃꼴겹잎이며, 작은잎은 길이 1~9cm, 너비 0.5~3.5cm에 긴 타원형 또는 피침 모양으로 양 끝이 좁고 가장자리에 물결 모양의 둔한 톱니가 있다. 잎 양면 잎맥에 갈색 털이 있다.

❀ **줄기** : 줄기는 곧게 서며, 나무껍질은 흑회색이고 작은 가지 같은 가시가 나는데, 가시는 큰 것이 길이 10cm, 지름 1cm 이상으로 방추형 비슷하며 단면이 둥글고 갈라진다.

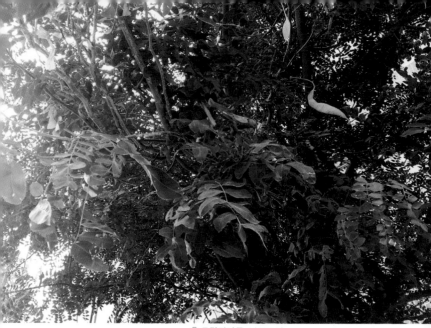
❀ **조각자나무** 나무모양

👌 **열매** : 열매는 길이 20cm, 너비 3cm의 갈색 또는 적갈색의 편평한 협과로 10월에 익으며, 비틀리지 않고 쪼개면 매운 냄새가 난다. 마른 열매를 흔들면 속에서 종자가 움직이면서 소리가 난다. 종자는 편평한 타원형이고 겉껍질은 황갈색으로 반들반들하다.

🐝 **특징** : 조각자나무는 주엽나무와 비슷하지만 가시의 횡단면이 둥글고 꼬투리가 비틀어지거나 꼬이지 않는다.

(**사용부위 및 채취시기**) 열매는 가을철에 채취하여, 이물질을 제거하고 말린다. 가시는 연중 아무 때나 채취하여, 그대로 말리거나 신선할 때 절편하여 말린다.

(**작용부위**) 간, 위, 폐, 대장에 작용한다.

582

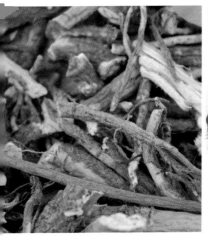

◉ 조각자나무 가지(채취품)

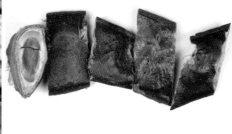

◉ 조각자나무 열매(약재)

성질과 맛 열매는 성질이 따뜻하고, 맛은 맵고 짜며, 독성이 약간 있다. 가시는 성질이 따뜻하고, 맛은 맵고, 독성이 없다.

성 분 열매에는 트리테르페노이드(triterpenoid)계 사포닌(saponin)인 글레딧시아 사포닌(gleditsia saponin) B·C·D, 타닌(tannin), 글레디닌(gledinin) 등이 함유되어 있고, 이 외에 세릴알코올(ceryl alcohol), 노나코산(nonacosane), 스티그마스테롤(stigmasterol), 시토스테롤(sitosterol) 등이 함유되어 있다. 가시에는 트리테르페노이드 사포닌(triterpenoid saponin), 타닌(tannin), 트리아칸틴(triacanthine) 등이 함유되어 있다.

약리작용 거담작용, 항균작용, 용혈작용

용 도 약용(열매는 가래를 제거하는 데 사용, 가시는 농을 없애는 데 사용)

효　　능) 열매는 가래를 없애고 구규(九竅)를 열어주며, 뭉친 것을 풀어주고 부은 종기나 상처를 없애는 효능이 있어, 중풍으로 인한 안면신경마비, 돌발적인 두통, 해수 및 가래가 끓는 증상, 개선(疥癬)과 나병을 치료한다. 가시는 부은 종기나 상처를 없애고 독소를 밖으로 배출시키며, 고름을 배출시키고 기생충을 없애는 효능이 있어, 풍증, 옹종, 창독, 나병, 선창(癬瘡), 출산 시 태반이 나오지 않는 증상을 치료한다. 또한 몸속 기생충을 없애고 가래를 제거하며, 항균, 항진균, 항트리코모나스 작용이 있다.

약 용 법) 열매는 1회에 0.6~1.5g을 가루 내어 복용한다. 가시는 가루 내어 기름에 개어서 환부에 바른다.

주의사항) 용량을 과다하게 복용하면 구토와 설사를 일으키므로 주의가 필요하고, 임산부는 복용에 주의한다.

조각자나무 현대 임상 응용

- 옹저악독(癰疽惡毒) 치료에는 조각자나무 가시 37.5g, 유향(乳香), 몰약(沒藥), 당귀(當歸), 천궁(川芎), 감초(甘草) 각 7.5g, 백지(白芷), 화분(花粉), 금은화(金銀花) 각 18.75g, 술과 물을 각 두 사발씩 부어 한 사발 반이 되도록 달인다. 옹독이 윗부분에 있으면 식후에 복용하고, 중간에 있으면 배부르게 먹었을 때 복용하고, 아래에 있으면 공복에 복용한다. 옹저가 생기는 초기이면 증상이 소멸되고, 이미 형성된 것은 바로 곪아 터진다.
- 유옹(乳癰) 치료에는 조각자나무 가시 18.75g, 조개껍질 가루 11.25g을 가루로 내어 1회 3.75g씩 술에 타서 복용한다.
- 분만 후 젖이 잘 나오지 않을 때에는 조각자나무 가시, 만형자(蔓荊子)를 초탄(炒炭)하여 같은 비율로 취해 가루로 낸다. 1회 7.5g씩 따뜻한 술로 복용한다.

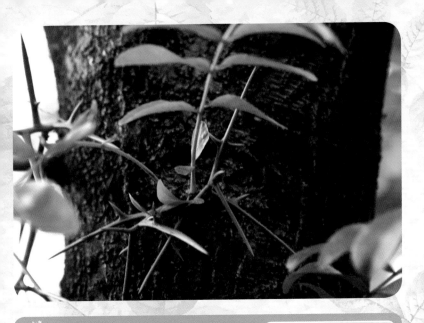

거담·항균·용혈 작용

주엽나무

Gleditsia japonica Miq.

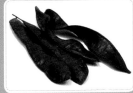

이 명 주염나무, 조각자나무, 조각자

한약명 조협(皂莢), 조각자(皂角刺), 조각(皂角), 조협자(皂莢刺)

과 명 콩과(Leguminosae)

식물명 유래 한자 이름 '조협(皂莢)'에서 유래한 것으로, 열매가 색이 검고(皂) 꼬투리(莢) 처럼 생겼다는 의미인데 조협의 발음에서 'ㅎ'음이 탈락하면서 변한 것

식품원료 사용 가능 여부 가능(순, 잎)

생육형태 주엽나무는 콩목 콩과 주엽나무속에 속하는 낙엽 활엽 교목으로, 함경북도를 제외한 전국에 분포하고 낮은 산골짜기나 냇가, 마을 주변, 논밭 경계 등에서 자란다. 높이는

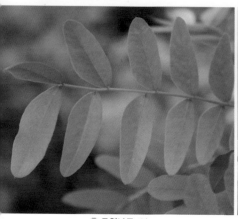
❀ 주엽나무 잎

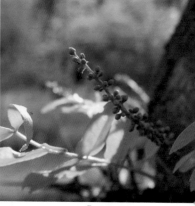
❀ 주엽나무 꽃

15~20m이다.

✿ **꽃** : 꽃은 잡성 일가화이며, 5~6월에 황록색으로 피어 총상꽃
차례에 무리 지어 달린다.

🌿 **잎** : 잎은 어긋나고 1~2회 깃꼴겹잎이며, 작은잎은 달걀상 타
원형 또는 긴 타원형으로 양 끝이 둥글고 가장자리에 물결 모
양의 톱니가 있다.

🌱 **줄기** : 줄기가 굵고 가지가 사방으로 퍼지며 작은 가지는 녹색
이고, 가지가 퇴화한 가시가 있다. 편평한 가시가 발달하지만
늙은 나무에는 가시가 적어진다. 나무껍질은 흑갈색 또는 암
회색으로 매끈하며, 사마귀 모양의 껍질눈이 달려 있다.

👆 **열매** : 열매는 길이 20cm, 너비 3cm 정도의 협과로, 비틀려 꼬
여 있으며 10월에 익는다.

🌸 **특징** : 완전히 익은 열매의 내피 속에는 끈적끈적한 잼 같은 달
콤한 물질이 들어 있어 이것을 '주엽'이라 해서 주엽나무라는

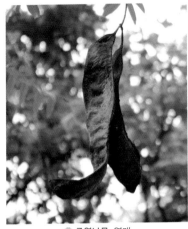
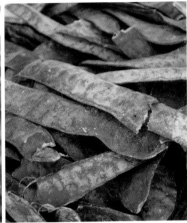

⊛ **주엽나무** 열매   ⊛ **주엽나무** 열매(약재)

이름이 붙게 되었다고 한다. 주엽나무는 국내에 자생하는 특산 식물로 가시가 약간 납작하다. 조각나무와 달리 주엽나무는 가시의 횡단면이 납작하고 열매 꼬투리가 비틀려 꼬이는 점에서 구분된다.

（ **사용부위 및 채취시기** ） 열매는 가을철에 채취하여, 이물질을 제거하고 말린다. 가시는 연중 아무 때나 채취하여, 그대로 말리거나 신선할 때 절편하여 말린다.

（ **작용부위** ） 간, 폐, 위에 작용한다.

（ **성질과 맛** ） 성질이 따뜻하고, 맛은 맵다.

（ **성　　분** ） 트리테르페노이드 사포닌(triterpenoid saponin), 글레디닌(gledinin), 글레딧신(gleditsin), 노나코산(nonacosan), 세릴알코올(cerylalcohol) 등이 함유되어 있다.

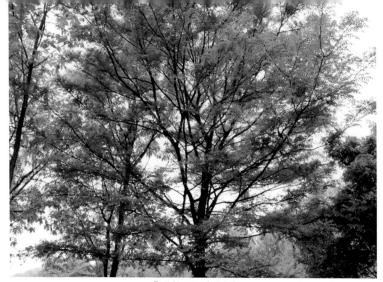

● **주엽나무** 나무모양

약리작용 거담작용, 항균작용, 용혈작용

용　도 원예 및 조경용, 약용(열매는 강한 거담작용이 있어 천식과 객담에 사용)

효　능 열매는 가래를 없애고 구규(九竅)를 열어주며, 뭉친 것을 풀어주고 부은 종기나 상처를 없애는 효능이 있어, 중풍에 의한 신경마비, 해수, 천식, 혈변, 옹종 등을 치료한다. 가시는 부은 종기나 상처를 없애고 독소를 밖으로 배출시키며, 고름을 배출시키고 기생충을 없애는 효능이 있고, 혈압강하, 항염증, 배농, 소종 작용이 있어 부스럼, 옹종, 창독(瘡毒), 출산 시 태반이 배출되지 않는 증상 등을 치료한다. 종자는 장(腸)을 적셔주고 대변을 잘 통하게 하며, 풍사(風邪)를 제거하고 열을 흩어 없애며, 가래를 삭이고 뭉친 것을 풀어주는 효능이 있어, 변비, 장풍하혈(腸風下血), 하리복통(下利腹痛), 종독(腫毒) 등을 치료한다.

588

열매와 종자는 거담·이뇨·해독제로, 기관지염, 변비, 복통, 피부질환 치료에 효과가 있다.

(약용법) 열매 1~1.5g을 가루나 환으로 만들어 복용한다. 종자와 가시는 각각 4~12g에 물 1L를 넣고 달여서 반으로 나누어 아침저녁으로 복용한다. 또는 1~1.5g을 가루나 환으로 만들어 복용한다. 외용할 경우에는 달인 액으로 씻거나 짓찧어서 붙인다.

(주의사항) 체력이 약한 사람, 객혈을 하는 사람, 임산부는 복용에 주의한다.

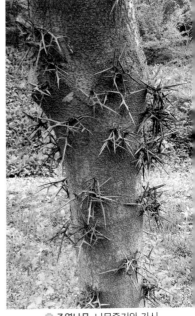

◉ **주엽나무** 나무줄기와 가시

주엽나무 현대 임상 응용

- 급성 장폐쇄 치료에는 갈근, 주엽나무 가시 각 500g, 물 4L를 붓고 40분간 끓인 다음, 찌꺼기를 제거하고 화로에 올려놓고 약액 온도를 적당히 맞춘다. 10겹의 거즈로 33×33cm의 거즈 4매를 만들어 약액을 적셔 수분을 약간 제거한 뒤 복부에 놓고 온찜질한다. 매일 2~3회 반복, 1시간씩 교환하고, 상태에 따라 항균제, 수액을 적절히 투여하고 위장관을 감압한다. 관찰 결과, 높은 완치율을 보였으며, 보통 온찜질을 1~6시간 하면 증상이 완화되었다.
- 산후 급성 유선염 치료에는 75% 에탄올이나 백주(白酒)를 넣어 주엽나무 가시 분말을 촉촉하게 만든다. 다시 거즈로 약 가루를 약 1×0.5×0.5cm 크기의 작은 뭉치로 포장하여 환부 유방과 같은 쪽 콧구멍을 막는다. 양측에 유방염이 있는 경우에는 교대로 코를 막을 수 있다. 관찰 결과, 높은 완치율을 보였다.

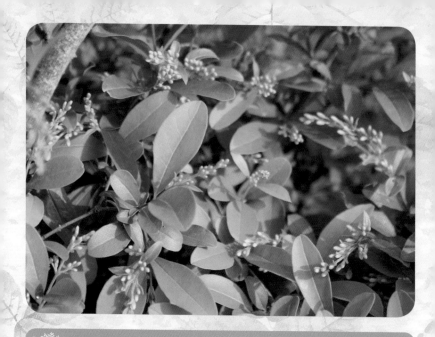

항산화·항염·지혈 작용

쥐똥나무

Ligustrum obtusifolium Siebold & Zucc.

이　　명 개쥐똥나무, 남정실, 검정알나무, 귀똥나무, 싸리버들, 백당나무, 청쥐똥나무
한약명 수랍과(水蠟果), 수랍수(水蠟果)
과　　명 물푸레나무과(Oleaceae)
식물명 유래 다 익은 까만 열매가 쥐의 똥을 닮았다고 붙여진 이름
식품원료 사용 가능 여부 식품원료 목록에 없음

(생육형태) 쥐똥나무는 현삼목 물푸레나무과 쥐똥나무속에 속하
는 낙엽 활엽 관목으로, 전국 각지에 분포하고 산기슭이나 계곡
에서 자라며 흔히 산울타리로 심는다. 자연상태에서 음수로 자

590

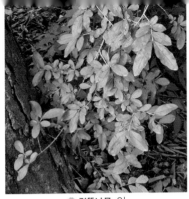

❀ 쥐똥나무 잎

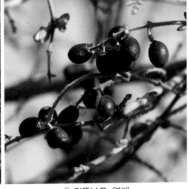

❀ 쥐똥나무 열매

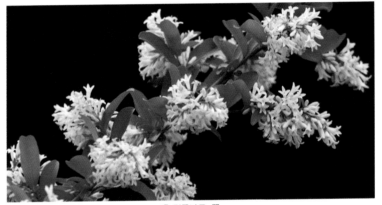

❀ 쥐똥나무 꽃

라지만 충분한 광선을 요구한다. 높이는 2~4m이다.

❀ 꽃 : 꽃은 5~6월에 흰색으로 피는데, 가지 끝에 총상 또는 겹
총상꽃차례를 이루며 작은 꽃들이 많이 달린다. 꽃부리는 통
모양이고 끝이 4개로 갈라지며, 꽃받침은 녹색으로 4개의 톱
니와 잔털이 있다.

❀ 잎 : 잎은 마주나며, 길이 2~7cm, 너비 0.7~2.5cm에 긴 타원
형으로 끝이 둔하고 밑부분이 넓게 뾰족하며 가장자리는 밋밋
하다.

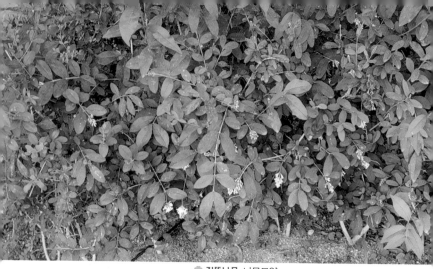

❋ **쥐똥나무** 나무모양

🌱 **줄기 :** 줄기는 가지가 많이 갈라진다. 가지는 가늘고 잿빛을 띤 흰색이며, 어린가지에는 잔털이 나 있으나 2년지에는 없다.

🌰 **열매 :** 열매는 길이 0.6~0.7cm에 둥근 달걀 모양의 장과이며 10월에 검은색으로 익는다.

🐝 **특징 :** 다 익은 열매가 쥐똥같이 생겨서 이름이 붙여졌다. 생장이 빠르고 잔가지가 많이 나고 맹아력이 강해 정형적인 수형 조성이 가능하며 적응성이 높아 어느 곳에서나 식재가 가능하다.

(사용부위 및 채취시기) 열매를 10~11월에 채취한다.

(작용부위) 심장, 신장에 작용한다.

(성질과 맛) 성질이 평(平)하고, 맛은 달고, 독성이 없다.

(성 분) 열매에는 1-알파-테르피네올(1-α-terpineol), 페놀(phenol), 알파-코파엔(α-copaene), 베타-큐베빈(β-cubebene) 등이 함유되어 있다. 잎에는 올레우로페인(oleuropein), 페놀릭 글

리코시드(phenolic glycoside) 등이 함유되어 있다. 그 외 10-하이드록시리구스트로사이드(10-hydroxyligustroside), 이보탈락톤(ibotalactone) A·B, 이보타세로트산(ibotacerotic acid) 등을 함유하고 있다.

약리작용 항산화작용, 항허혈작용, 혈중지질저하작용, 혈당강하작용, 항종양작용

용 도 원예 및 조경용, 약용 (열매는 식은땀을 흘리는 데 사용)

효 능 열매는 한약명이 수랍과(水蠟果)이며, 몸을 튼튼하게 하고 출혈을 멎게 하는 등의 효능이 있어, 신체허약, 식은땀, 유정, 토혈, 혈변 등을 치료한다.

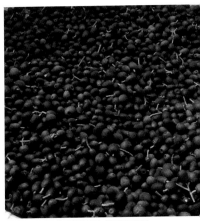

◉ 쥐똥나무 열매(채취품)

약용법 말린 열매 6~15g을 물 1L에 넣고 반으로 줄 때까지 달여서 하루 2~3회로 나누어 마신다.

쥐똥나무 의 기능성 및 효능에 관한 특허자료

쥐똥나무속 식물 열매와 홍삼 함유 청국장 분말로 이루어진 항당뇨 활성 조성물
본 발명은 쥐똥나무속(*Ligustrum*) 식물 열매 분말 또는 추출물과 홍삼 함유 청국장 분말이 0.5 내지 1 : 1로 이루어진 항당뇨 활성 조성물 및 이를 유효성분으로 함유하는 당뇨병 예방 또는 치료용 약학 조성물 및 기능성 식품 조성물에 관한 것으로, 본 발명에 따른 조성물은 당뇨 유발 동물에서 혈당을 유의적으로 강하시킬 수 있어 당뇨병의 예방 및 치료에 매우 우수한 효과가 있다.

– 공개번호 : 10-2010-0081116, 출원인 : 김순동

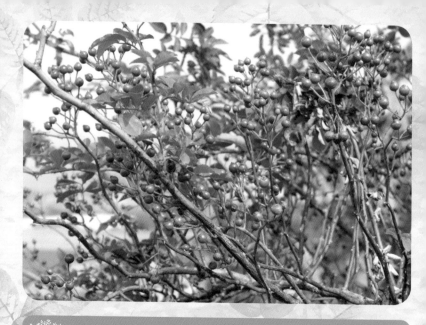

항산화·항염·항노화·지혈 작용

찔레꽃

Rosa multiflora Thunb.

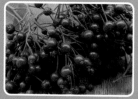

이　명	찔레나무, 설널네나무, 새버나무, 질꾸나무, 들장미, 가시나무, 질누나무, 민찔레나무, 털찔레, 야장미, 새비나무, 새비낭, 찔루
한약명	영실(營實), 장미화(薔薇花), 장미근(薔薇根)
과　명	장미과(Rosaceae)
식물명 유래	옛 이름 '딜위'에서 유래한 것으로, '딜(찌르다)'과 '위(명사화 접미사)'의 합성어로 가시가 달려 찔리는 꽃이라는 뜻
식품원료 사용 가능 여부	가능(순, 잎, 열매, 꽃잎)

생육형태 찔레꽃은 장미목 장미과 장미속에 속하는 낙엽 활엽 관목으로, 전국 각지에 분포하고 산기슭이나 양지바른 냇가와

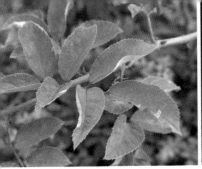

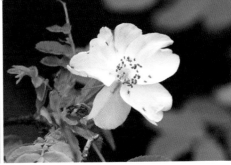

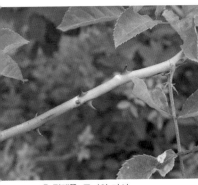

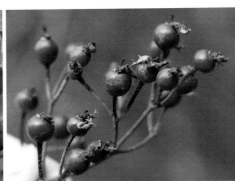

골짜기에서 자란다. 습기가 많은 하천이나 호반 주변에서 많이 자라며 배수가 잘 되는 양지바른 곳이 좋다. 높이는 1~2m이다.

❀ 꽃 : 꽃은 5~6월에 흰색 또는 연한 붉은색으로 피는데, 새 가지 끝에 원추꽃차례를 이루며 달리고 방향성의 향기가 있다. 꽃잎은 거꿀달걀 모양이고, 꽃받침조각은 바소꼴이며 뒤로 젖혀지고 안쪽에 털이 빽빽이 나 있다.

❀ 잎 : 잎은 어긋나고 5~9개의 작은잎으로 된 깃꼴겹잎이며, 작은잎은 길이 2~4cm에 타원형 또는 넓은 달걀 모양으로 양 끝이 좁고 가장자리에 잔톱니가 있다. 턱잎은 가장자리에 빗살 같은 톱니가 있고, 밑부분이 잎자루와 합쳐진다.

- 🌿 **줄기** : 줄기는 가지가 많이 갈라지며, 가지는 덩굴처럼 서로 엉켜 끝부분이 밑으로 처지고 억센 가시가 많이 나 있다.
- 🍑 **열매** : 열매는 둥근 수과이며, 10월에 붉은색으로 익는다.
- 🐝 **특징** : 울타리로 심으며, 어린순은 식용하고, 열매와 뿌리는 약용한다.

(**사용부위 및 채취시기**) 열매는 9~11월, 꽃은 5~6월, 뿌리는 연중 수시로 채취한다. 열매가 붉은색으로 익었을 때 채취하여, 꼭지와 꽃받침조각을 제거하고 약하게 찐 다음 햇볕에 말린다.

(**작용부위**) 간, 신장, 위에 작용한다.

(**성질과 맛**) 열매는 성질이 시원하고, 맛은 시다. 꽃은 성질이 시원하고, 맛은 쓰고 떫으며, 독성이 없다. 뿌리는 성질이 시원하고, 맛은 쓰고 떫다.

(**성   분**) 꽃에는 아스트라갈린(astragalin), 정유, 2,5,5-트리메틸헵타디엔(2,5,5-trimethylheptadiene), 메틸게라네티트(methyl geranate), 뿌리에는 톨멘틱산(tormentic acid), 베타-시토스테롤(β-sitosterol), 로사물틴(rosamultin), 뿌리껍질에는 타닌(tannin), 생잎에는 카수아릭틴(casuarictin), 클로로겐산(chlorogenic acid), 비타민 C, 열매에는 멀티플로린(multflorin), 루틴(rutin), 베타-시토스테롤(β-sitosterol), 스코파론(scoparone), 살리실산(salicylic acid), 퀘르세틴(quercetin), 갈산(gallic acid), 퀘르시트린(quercitrin), 멀티플로린(multflorin), 지베렐린(gibberellin), 지방유가 함유되어 있는데 지방유에는 팔미틴산(palmitic acid), 리놀산(linolic acid), 리놀렌산(linolen acid), 스테아린산(stearin acid) 등이 들어 있다. 열매껍질에는 리코펜(licopene), 알파-카로틴(α-carotene)이 함유되어 있다.

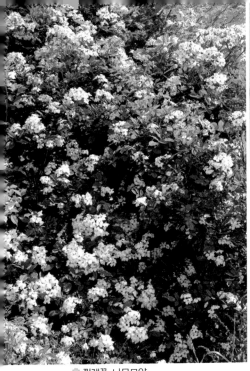
❂ 찔레꽃 나무모양

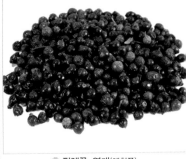
❂ 찔레꽃 열매(채취품)

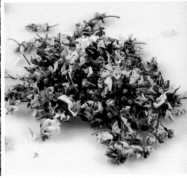
❂ 찔레꽃 꽃(약재)

(약리작용) 항혈전작용, 혈중지질저하작용, 항동맥경화작용, 사
하작용

(용 도) 식용(어린순), 원예 및 조경용, 약용(열매와 뿌리는 불면
증, 항피로, 정력감퇴 등에 사용)

(효 능) 열매는 한약명이 영실(營實)이며, 열을 내리고 열독을
해독하며, 풍사(風邪)를 제거하고 혈액순환을 원활하게 하며, 소
변이 잘 나오게 하여 부종을 없애는 효능이 있어, 신장염, 소변
불리, 부종, 각기, 부스럼, 옴, 옹종, 월경복통 등을 치료한다.
꽃은 한약명이 장미화(薔薇花)이며, 서열(暑熱)을 내리고 위기(胃

氣)를 조화시키며, 혈액순환을 원활하게 하고 출혈을 멎게 하며 독소를 해독하는 효능이 있어, 각종 출혈에 지혈 효과가 있고 여름철 더위에 지쳤을 때나 당뇨로 입이 마를 때, 위가 불편할 때 치료 효과가 있다. 뿌리는 한약명이 장미근(薔薇根)이며, 열을 내리고 열독을 해독하며, 풍사(風邪)와 습사(濕邪)를 제거하며, 혈액순환을 원활하게 하고 월경을 순조롭게 하며, 정(精)을 튼튼히 하고 소변을 다스리는 효능이 있어, 폐농양, 당뇨, 이질, 관절염, 사지마비, 토혈, 비출혈, 월경불순, 타박상 등을 치료한다. 찔레나무 추출물은 항산화 작용이 있어 노화 방지와 성인병 치료에 효과가 있다.

약용법 말린 열매 15~30g을 물 1L에 넣고 반으로 줄 때까지 달여서 하루 2~3회로 나누어 마신다. 외용할 경우에는 짓찧어서 환부에 붙이거나, 달인 액으로 환부를 씻는다. 말린 꽃 3~6g을 물 1L에 넣고 반으로 줄 때까지 달여서 하루 2~3회로 나누어 마신다. 외용할 경우에는 가루 내어 환부에 뿌린다. 말린 뿌리 10~15g을 물 1L에 넣고 반으로 줄 때까지 달여서 하루에 나누어 마신다. 외용할 경우에는 짓찧어서 환부에 붙인다.

찔레꽃 현대 임상 응용

- 혈열옹종(血熱癰腫), 열진(熱疹), 서독(暑毒) 치료에는 찔레꽃 열매 75g, 금은화 112.5g을 술에 담가 복용한다.
- 풍습 관절통 치료에는 찔레꽃 열매, 노서자(老鼠刺) 열매, 오가피 각 120g, 대추 30g, 빙당(氷糖) 90g, 백주 1.5kg을 모두 항아리에 넣고 밀봉하여 20일 동안 침포(浸泡)한다. 매일 아침저녁으로 30g씩 복용한다.
- 생리불순, 생리통 치료에는 신선한 찔레꽃의 성숙한 열매 90~120g 달인 물에 흑설탕, 황주를 첨가한다. 아침저녁으로 공복에 1회씩 복용한다. 신맛, 매운맛, 갓, 무를 삼간다.

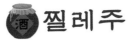 찔레주

재료 준비

- 산이나 들에서 직접 채취하거나, 가을에는 약
  재상에서 구입할 수 있다.

제조 방법

- 약효는 열매에 있다. 9~11월에 채취하여 햇볕
  에 말려두고 사용한다.
- 말린 열매 200g을 소주 3.6L에 넣고 밀봉한다.
- 6~8개월간 숙성시켜 음용하며, 2년 정도 숙성시킨 후에는 찌꺼기를 걸러내고 보관
  한다.

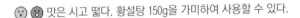 맛은 시고 떫다. 황설탕 150g을 가미하여 사용할 수 있다.

적용 병증

- **치통(齒痛) :** 충치, 풍치 등의 원인으로 이가 쑤시거나 몹시 아픈 증상이다. 소주잔
  1잔을 1회분으로 1일 1~2회씩, 10~20일 동안 음용한다.
- **급경련통(急痙攣痛) :** 배가 쑤시는 듯이 심하게 아픈 것이 간격을 두고 되풀이되는
  증상이다. 예전에는 산통(疝痛)으로 불렸다. 소주잔 1잔을 1회분으로 1일 1~2회씩,
  5~10일 동안 음용한다.
- **통경(痛經) :** 월경 기간 전후에 하복부와 허리에 생기는 통증이다. 소주잔 1잔을 1회
  분으로 1일 3~5회 음용한다.
- **기타 적응증 :** 혈액순환 개선, 감기, 관절염, 수종, 신장병, 음위증, 풍사와 습사로 인
  한 병증

※ 본 약술을 음용하는 중에 가려야 하는 음식은 없다. 단, 과다 복용하면 설사를 할
  수 있다. 장복해도 해롭지는 않으나 치유되는 대로 음용을 중단한다.

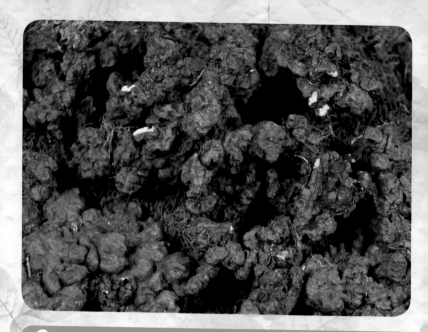

 이뇨·면역증강·항암·간보호·항균 작용

저령

Polyporus umbellatus (Pers.) Fr.

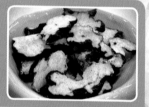

한약명 저령(豬苓), 축령(豕零), 가저시(豭猪屎), 지오도(地烏桃)

과　명 구멍장이버섯과(Polyporaceae)

식물명 유래 한자 이름 '저령(豬苓)'에서 유래한 것으로, 색깔과 모양이 돼지[豬]의 똥과
　　　　비슷하게 생기고 신령[苓]스럽다는 뜻

식품원료 사용 가능 여부 가능(균핵)

(생육형태) 저령은 구멍장이버섯목 구멍장이버
섯과 구멍장이버섯속에 속하고 활엽수림의 오리나무, 참나무과의 살아 있는 뿌
리에 달라붙어 형성되는 균류이다. 균핵은 땅속 10cm 깊이에

서 발생하기도 하지만, 벌목한 나무뿌리에서도 직접 발생하기도 한다. 균핵은 불규칙한 덩어리 모양으로 생강과 비슷하고, 표면이 울퉁불퉁하며 겉껍질은 흑갈색, 단면은 흰색이 도는 담갈색이다. 균핵은 높이 10~20cm, 지름 12~20cm에 전체적으로 복잡하게 가지를 친 대와 갓으로 되어 있다. 대는 밑동에서 가지가 서너 번 갈라지며 각 가지 끝에서 갓이 퍼지는데, 갓은 표면이 누런 흰색 또는 누런 갈색이고 지름 1~4cm에 둥근 깔때기 모양이다. 살은 흰색이다. 갓 아랫면의 관공은 자루에 내려붙고, 홀씨는 긴 타원형이며 한쪽 끝이 뾰족하고 밋밋하다.

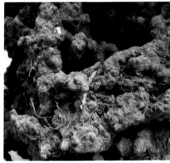

(사용부위 및 채취시기) 균핵을 봄과 가을에 채취하여, 물에 씻은 다음 흙모래를 제거하고 햇볕에 말린다.

(작용부위) 신장, 방광에 작용한다.

(성질과 맛) 성질이 평(平)하고, 맛은 달고 담담하다.

● 저령 균핵(채취품)

(성 분) 다당류로서 글루칸(glucan) 등이 있고, 스테로이드(steroid)로서는 에르고스테롤(ergosterol) 등이며, 폴리포루스테론(polyporusterone), 유기산으로서 알파-하이드록시테트라코산(α-hydroxytetracosanic acid) 등이다. 그 외 비오틴(biotin), D-만노스(D-mannose), D-갈락토스(D-galactose), D-글루코스(D-glucose) 등을 함유하고 있다.

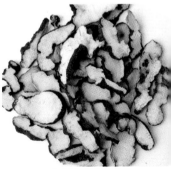

● 저령 균핵(약재)

(약리작용) 이뇨작용, 면역증강작용, 항암작용, 간보호작용, 항균작용

(효   능) 균핵은 소변이 잘 나오게 하여 인체 내의 습을 배출시키는 효능이 있고, 이뇨 작용, 항종양 작용이 있어, 각종 신장질환, 신염, 소변불리, 빈뇨, 급성요도염, 각기(脚氣), 백대하, 부종, 간경화, 설사, 입안이 마르는 증상 등을 치료한다.

(약 용 법) 말린 저령 8~16g을 물 1L에 넣고 반으로 줄 때까지 달여서 하루 2~3회로 나누어 마신다. 환이나 가루로 만들어 복용하기도 한다.

(주의사항) 저령은 복령(茯笭)과 비슷하게 이수삼습(利水渗濕)의 효능이 있지만, 복령의 보익(補益)작용이 없어 많은 양을 복용하면 신기(腎氣)를 손상시킬 우려가 있으므로 장기복용을 금하며, 수습(水濕)이 없는 경우에는 사용할 수 없다.

저령 현대 임상 응용

- 만성 바이러스성 간염 치료에는 저령 다당체 의료용 주사액을 1일 40mg, 연속 20일, 근육 주사하고 10일 휴식한다. 3개월을 1회 치료과정으로 한다. ALT가 상승한 환자, HBsAg, HBeAg가 양성인 환자를 대상으로 관찰 결과, 대체로 높은 치료율을 보였다. ALT가 상승한 환자는 정상으로 회복되거나 어느 정도 치료 효과가 나타났으며, HBsAg, HBeAg가 양성인 환자 중 음성으로 전환되는 사례가 많았다. 이로 보아, 저령다당은 환자의 증상을 개선시키고, ALT를 낮춰주며, 바이러스 복제(특히 HBeAg의 음성전환)를 억제하여 간 조직 손상을 복구하는 효과가 있으며, 치료 효과가 비교적 공고하고 오래 사용해도 부작용이 없는 것으로 보고하였다.
- 건선 치료에는 저령 의료용 주사액을 1회 2ml, 1일 2회, 5~12세는 1일 1회, 연속 2주 이상 근육 주사한다. 관찰 결과, 높은 치료율을 보였다. 일부 환자는 입이 마르고 어지럼증이 있었으며 일시적으로 피부 가려움증이 심해졌으나 약을 끊은 후 증상이 사라졌다.

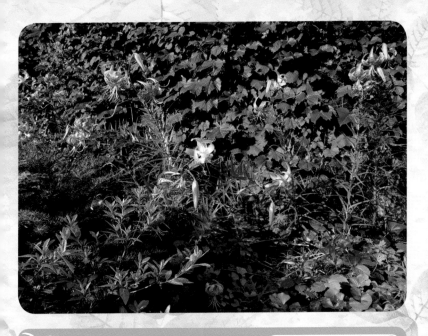

기관지확장·항스트레스·진정최면 작용

참나리

Lilium lancifolium Thunb.

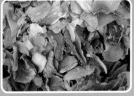

이　명 나리, 백합, 알나리, 당개나리
한약명 백합(百合), 백백합(白百合), 산저(蒜藷), 야백합(野百合)
과　명 백합과(Liliaceae)
식물명 유래 진짜(참) 나비처럼 아름다운 꽃(나리) 또는 먹는 나물이라는 뜻
식품원료 사용 가능 여부 가능(뿌리, 비늘줄기, 꽃잎)

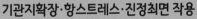

생육형태 　참나리는 백합목 백합과 백합속에 속하는 숙근성 여
러해살이풀로, 전국 각지에 분포하고 산과 들에서 자라며 관상
용으로 재배하기도 한다. 햇볕이 잘 들고 토양이 비옥한 산기슭

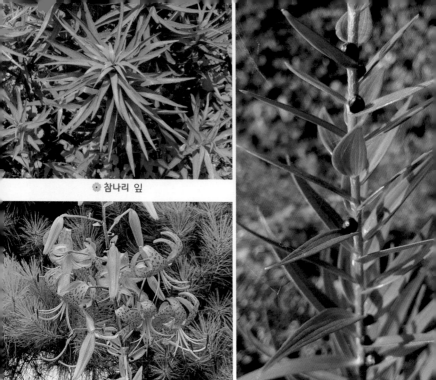

❀ 참나리 잎

❀ 참나리 꽃

❀ 참나리 주아

에서 흔하게 자란다. 높이는 1~2m이다.

✿ 꽃 : 꽃은 7~8월에 피는데, 원줄기와 가지 끝에 4~20송이가
아래를 향하여 달린다. 꽃덮이조각은 6개이고, 피침 모양으로
황적색 바탕에 흑자색 점이 퍼져 있으며 뒤로 말린다. 향기가
진하지는 않다.

❀ 잎 : 잎은 어긋나고, 길이 5~18cm, 너비 0.5~1.5cm에 피침
모양으로 줄기에 다닥다닥 붙는다. 잎겨드랑이에는 흑갈색 살
눈이 하나씩 달려 있다가 땅에 떨어져 뿌리를 내리고 싹을 틔
운다. 잎자루는 없다.

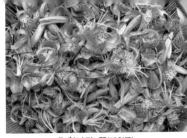

❀ **참나리** 꽃(채취품)

✤ **줄기** : 줄기가 곧게 서고 검은빛을 띤 자주색 점이 빽빽이 있으며 어릴 때는 거미줄 같은 흰색 털이 나 있다.

🍑 **열매** : 열매를 맺지 못하고, 잎겨드랑이의 살눈(주아)이 땅에 떨어져 발아하거나 비늘조각으로 번식한다.

❄ **뿌리** : 둥근 비늘줄기는 흰색이며 원줄기 아래에 달리고 그 밑에서 뿌리가 나온다.

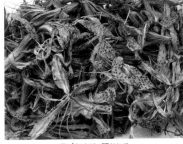

❀ **참나리** 꽃(약재)

🌿 **특징** : 참나리는 꽃색이 붉고 꽃잎이 뒤로 말렸다 하여 '권단(卷丹)'이라고도 하는데 우리나라 산야에 흔히 자라고 있고 옛날부터 비늘줄기를 식용 또는 약용하여 어느 가정에나 한두 포기는 있을 정도로 친숙한 식물이다. 백합속 다른 식물들과 달리, 참나리는 잎겨드랑이의 둥근 살눈(주아)이 떨어져 번식하는 특성이 있어 구분된다.

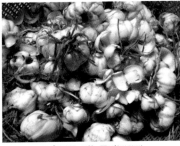

❀ **참나리** 비늘줄기(채취품)

(**사용부위 및 채취시기**) 비늘줄기를 가을철에 채취하여 씻은 후, 비늘조각을 떼어내어 끓는 물에 약간 데치고 말린다.

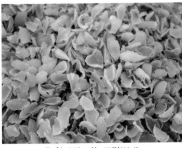

❀ **참나리** 비늘조각(약재)

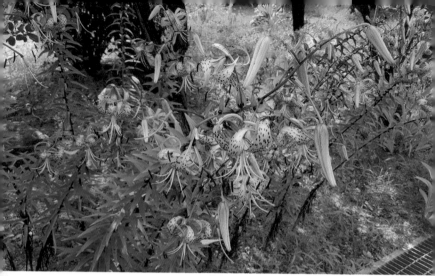

● 참나리 무리

작용부위 심장, 폐에 작용한다.

성질과 맛 성질이 차고, 맛은 달고, 독성이 없다.

성　분 콜히친(colchicine) 등 다종의 알카로이드(alkaloid), 레갈로시드(regaloside), 카로티노이드(carotenoid), 비타민 $B_1 \cdot B_2 \cdot C$, 판토텐산(pantothenic acid), 베타-카로티노이드(β-carotenoid), 전분, 당류, 단백질, 지방 등이 함유되어 있다.

약리작용 기관지확장작용, 진해·평천·거담작용, 항스트레스작용, 진정최면작용, 면역증강작용, 항암작용

용　도 약용(비늘줄기는 가슴이 뛰고 잠을 못 이루는 데 사용)

효　능 비늘줄기는 음액을 보충하고 폐의 기운을 윤활하게 하여 기침을 멎게 하며, 심열(心熱)을 식혀주고 정신을 안정시키는 효능이 있어, 해수, 폐결핵, 정신불안, 신체허약 등에 쓰며,

폐나 기관지 관련 질환에 널리 응용할 수 있다. 또한 진정 작용과 항알레르기 작용이 있고 백혈구 감소증에도 효과가 있다.

(약 용 법) 말린 비늘조각 9~30g을 물 1L에 넣고 끓기 시작하면 불을 약하게 줄여 1/3로 줄 때까지 달여서 하루 2회로 나누어 마신다. 죽을 쑤어 먹기도 한다. 또한 산조인(酸棗仁), 원지(遠志) 등을 배합하여 신경쇠약이나 불면증 등을 치료한다.

(주의사항) 활설(滑泄)한 특성이 있으므로 중초(中焦)가 차고 변

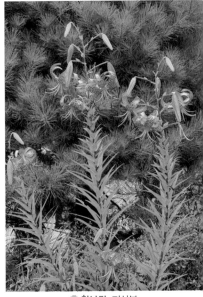

◉ **참나리** 지상부

이 무른 경우 또는 풍사나 한사로 인하여 담이 많고 기침이 많은 경우에는 사용을 금한다.

참나리 현대 임상 응용

• 지혈(止血)에는 백합 가루 15g을 넣고 증류수를 넣어 15% 현탁액으로 만든 후, 다시 약 60℃로 가열하여 걸쭉하게 되도록 저어 준다. 식으면 2~4℃ 냉장고에 넣고 스펀지처럼 굳게 한 후 석회통에 넣는다. 또는 거즈로 잘 싸서 걸어두었다가 천천히 녹여 스펀지 속의 수분을 짜내고, 다시 필요한 크기와 모양으로 잘라 병에 담아 고압 소독한다. 제조한 백합 스펀지로 코피, 코 용종 제거, 중하부 비갑개 절제 등 수술 후 치료한 결과, 지혈 효과가 좋았으며, 백합 스펀지는 비강에서 3분 후 용해되기 시작하여 14분 후 완전히 조직에 흡수되었으며, 부작용은 없었다.

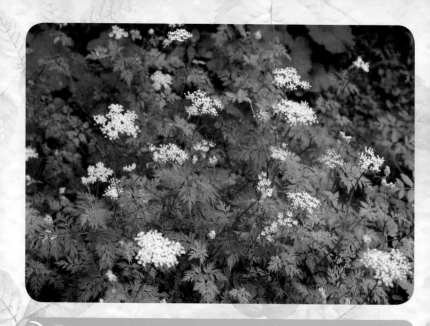

천궁

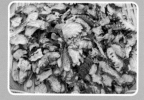

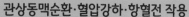
Ligusticum officinale (Makino) Kitag.

이 명 궁궁이, 토천궁, 일천궁

한약명 천궁(川芎), 궁궁(芎藭), 산국궁(山鞠芎), 무궁(撫芎)

과 명 산형과(Umbelliferae)

식물명 유래 한자 이름 '천궁(川芎)'에서 유래한 것으로, 중국 쓰촨[四川] 지방에서 자라
는 것이 품질이 좋다는 뜻 또는 활 모양인 사람의 머리에 이르러 두뇌의
모든 질병을 치료하므로 궁궁(芎藭)이라고 불리기도 함

식품원료 사용 가능 여부 제한적 사용(뿌리줄기)

(생육형태) 천궁은 미나리목 미나리과 천궁속에 속하는 중국 원
산의 여러해살이풀로, 전국 각지에서 약용 식물로 재배하고 있

다. 높이는 30~60cm이다.

🌸 **꽃** : 꽃은 8~9월에 흰색으로 피는데, 줄기나 가지 끝에 20~40개의 꽃이 피어 겹산형꽃차례를 이루며 달린다.

🌿 **잎** : 잎은 어긋나고 2회 3출 깃꼴겹잎이며, 뿌리잎은 삼각형이며 잎자루가 길고, 줄기잎은 위로 올라갈수록 점차 작아지며

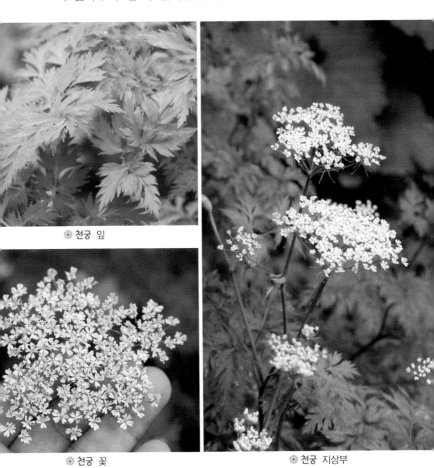

❀ 천궁 잎

❀ 천궁 꽃

❀ 천궁 지상부

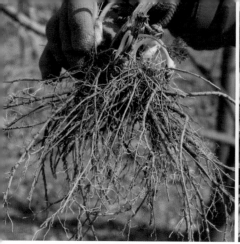

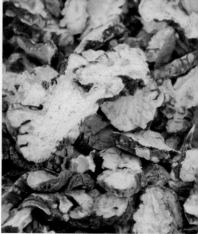

❀ **천궁** 뿌리(채취품)　　　　　　　❀ **천궁** 뿌리줄기(약재)

밑부분이 잎집으로 되어 줄기를 감싼다. 작은잎은 달걀 모양
또는 피침 모양으로 가장자리에 결각과 예리한 톱니가 있다.

🌱 **줄기 :** 줄기가 곧게 자라며 속이 비어 있고, 가지가 갈라진다.

🍒 **열매 :** 열매는 달걀 모양으로 열리지만 성숙하지 않는다.

❋ **뿌리 :** 땅속 뿌리줄기는 비대한 덩어리 모양으로 약간 염주상
(念珠狀)이고 특유의 냄새가 있다. 표면은 황갈색이며 거친 주
름이 평행으로 돌기되어 있다.

🐝 **특징 :** 천궁의 본래 이름은 '궁궁(芎藭)'이었는데, 중국 쓰촨[四
川] 지방의 것이 특히 품질이 우수하여 다른 지방의 것과 구분
하기 위해 '천궁(川芎)'이라고 부르던 것이 식물 이름으로 굳어
진 것으로 보인다. 우리나라에서는 고려시대부터 기록이 나
타나며,《동의보감》에는 '궁궁이'라고 기록하고 있고《탕액본
초》에서 처음으로 '천궁'이라고 하였다. 중국에서 천궁이 도
입되기 전 우리나라에 자생하던 궁궁이는 *Angelica polymorpha*
Maxim.이며 천궁보다 크게 자란다.

뿌리줄기를 늦가을에 줄기 위의 마디가 뚜렷하게 돌출되고 약간 보라색을 띨 때 채취하여, 흙모래를 제거하고 햇볕에 말린 뒤 건조기에 말리고 수염뿌리를 제거한다.

작용부위 간, 담낭, 심포에 작용한다.

성질과 맛 성질이 따뜻하고, 맛은 맵고, 독성이 없다.

성   분 뿌리줄기에는 정유로서 크니딜라이드(cnidilide), 리구스틸라이드(ligustilide), 네오크니딜라이드(neocnidilide), 부틸프탈라이드(butylphthalide), 세다노익산(sedanoic acid) 등, 알카로이드(alkaloid)로서 테트라메틸피라존(tetramethylpyrazone), 페롤리린(perlolyrine), 리구스트라진(ligustrazine), 아데닌(adenine), 콜린(choline), 트리메틸아민(trimethylamine) 등, 유기산으로서 페롤산(ferulic acid), 4-하이드록시-3-부틸프탈라이드(4-hydroxy-3-butylphthalide), 엽산(folic acid), 바닐산(vanillic acid), 카페인산(caffeic acid), 팔미트산(palmitic acid), 리놀렌산(linolenic acid), 프로토카테츄산(protocatechuic acid), 크리소파놀(chrysophanol) 등이 함유되어 있다. 그 외 비타민 A·E, 엽산, 베타-시토스테롤(β-sitosterol), 지방유 등을 함유한다.

약리작용 관상동맥순환작용, 말초혈관확장작용, 혈압강하작용, 항혈전작용, 진정작용, 항방사선작용, 항진균작용, 항종양작용

용   도 식용(어린순), 약용(뿌리줄기는 진통, 진정, 항궤양, 항균작용)

효   능 뿌리줄기는 혈액순환을 원활하게 하고 기의 운행을 촉진하며, 풍사(風邪)를 제거하고 통증과 경련을 멈추게 하는 효

능이 있어, 두통, 빈혈, 복통, 월경부조, 가슴이나 옆구리가 찌르는 듯 아픈 증상, 풍사나 습사로 인하여 결리고 아픈 증상, 부인병 등을 치료한다.

약용법 말린 뿌리줄기 4~12g을 물을 넣고 달여서 복용하거나, 가루 또는 환으로 만들어 복용한다. 다른 약재와 배합하여 차나 탕제의 형태로 복용하는 경우가 많고, 약선 재료로 활용하기도 한다. 향이 강한 약재이므로 음식 주재료의 맛이나 향에 영향을 미치지 않도록 최소량(기준 용량의 10~20%)을 사용하는 것이 좋다. 민간에서는 두통에 쓰는데, 쌀뜨물에 담가두었다가 말린 천궁을 부드럽게 가루 내어 4:6의 비율로 꿀에 재운 다음 한 번에 3~4g씩 하루 3회, 식전에 복용한다.

주의사항 맛이 맵고 성질이 따뜻하기 때문에 기를 위로 끌어올리고 발산하는 작용이 있다. 따라서 기가 상역해서 생긴 구토나, 간양이 치밀어 생긴 두통, 월경과다에는 사용을 피하는 것이 좋다.

천궁 현대 임상 응용

- 협심증 치료에는 하루에 천궁 알카로이드 의료용 주사액 10ml(1ml당 천궁 생약 5g 함유)를 5~10%의 포도당액 250ml에 넣어 정맥 주사한다. 10일을 1회 치료과정으로 하고, 3일 약을 끊었다가 2회 치료과정을 진행하며, 관찰 환자는 모두 2회 치료과정으로 진행하였다. 관찰 결과, 높은 치료율을 보였다.
- 허혈성 중풍 치료에는 리구스트라진 포스페이트(ligustrazine phosphate) 80~100mg을 5% 포도당 500ml에 넣고 정맥 주사한다. 1일 1회, 10일을 1회 치료과정으로 한다. 완전히 회복되지 않은 사람은 5~7일 간격으로 이어서 1회 치료과정을 더 진행하여 정맥 주사한다. 일반적으로 2~3회의 치료과정으로 치료하고, 최대 4회의 치료과정까지 진행할 수 있다. 급성기·회복기의 허혈성 뇌졸중 환자를 관찰 결과, 높은 치료율을 보였다.

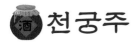
천궁주

재료 준비

- 약령시장에서 구입할 수 있다.

제조 방법

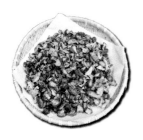

- 약효는 방향성(芳香性)이 강한 뿌리줄기에 있다. 뿌리줄기를 구입하여 끓는 물에 1시간 정도 담가두었다가 그늘에서 2일 정도 말려서 사용한다.
- 말린 뿌리줄기 180g을 소주 3.6L에 넣고 밀봉한다.
- 8개월 이상 숙성시켜 음용한다.

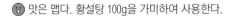 맛은 맵다. 황설탕 100g을 가미하여 사용한다.

적용 병증

- **반신불수(半身不隨) :** 전신 근육의 역할을 조절하는 신경이 마비되어 몸의 한쪽 또는 전체를 잘 움직이지 못하는 경우의 처방이다. 소주잔 1잔을 1회분으로 1일 3~4회씩, 15~25일 동안 음용한다.
- **치매증(癡呆症) :** 대뇌 신경세포의 손상으로 인하여 지능, 의지, 기억 등이 상실되는 병증이다. 주로 노인에게 나타난다. 소주잔 1잔을 1회분으로 1일 2~3회씩, 15~25일 동안 음용한다.
- **조루증(早漏症) :** 성교할 때에 남성의 사정(射精)이 비정상적으로 빠르게 이루어지는 병증이다. 소주잔 1잔을 1회분으로 1일 2~3회씩, 7~10일 동안 음용한다.
- **기타 적응증 :** 현기증, 두통, 복통, 입냄새, 통경, 대하, 부인병, 전립선비대

※ 본 약술을 음용하는 중에 가려야 하는 음식은 없다. 취급 중에 불의 사용을 금한다. 여러 날(20일 이상) 복용을 금한다.

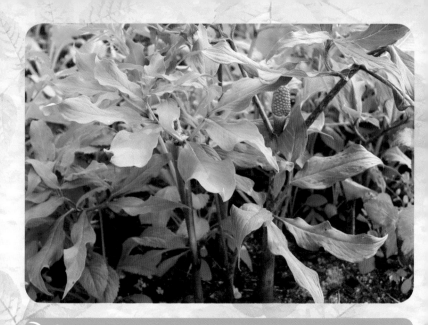

거담·진정·진통·항암·항경련·항산화 작용

천남성

Arisaema amurense Maxim. f. *serratum* (Nakai) Kitag.

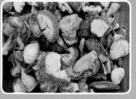

이 명 가새천남성, 넓은잎천남성, 무늬넓은잎천남성, 청사두초, 톱니아물천남성

한약명 천남성(天南星), 남성(南星), 사육곡(蛇六穀), 호장(虎掌)

과 명 천남성과(Araceae)

식물명 유래 한자 이름 '천남성(天南星)'에서 유래한 것으로, 뿌리가 둥글고 희며 모양이
남쪽 하늘의 별 노인성(老人星)과 비슷하다는 뜻 또는 그 약성이 강해 하늘
에서 양기가 가장 강한 남쪽 노인성(老人星)에 해당한다는 뜻

식품원료 사용 가능 여부 식품원료 목록에 없음

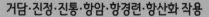

생육형태 천남성은 천남성목 천남성과 천남성속에 속하는 여러
해살이풀로, 전국 각지에 분포하고 산지의 습하고 그늘진 곳에

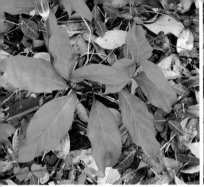
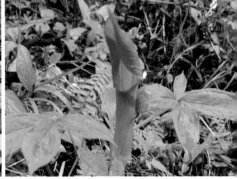

❀ 천남성 잎　　　　　　　　　　❀ 천남성 꽃

서 자란다. 높이는 15~30cm이다.

🌸 **꽃** : 꽃은 5~7월에 피고 육수꽃차례로 달리며, 깔때기 모양의 불염포(육수꽃차례의 꽃을 싸는 포가 변형된 것)는 윗부분이 모자처럼 앞으로 꼬부라지고 끝이 뾰족하다. 불염포는 녹색 또는 어두운 자주색이다.

🌿 **잎** : 잎은 줄기에 1개가 달려 5~11개의 작은잎으로 갈라지며, 작은잎은 달걀상 피침 모양으로 양 끝이 뾰족하고 가장자리에 톱니가 있다.

🌿 **줄기** : 줄기는 곧게 서는데 겉은 녹색이나 때로 자주색 반점이 있기도 하다.

🍂 **열매** : 열매는 장과이며 옥수수알처럼 달리고 10~11월에 붉게 익는다.

🌾 **뿌리** : 덩이뿌리는 지름 2~4cm에 편평한 구형이며, 주위에 작은 알줄기가 2~3개 달리고 윗부분에서 수염뿌리가 사방으로 퍼지고, 알줄기 위의 비늘조각은 얇은 막질이다.

🌼 **특징** : 둥근잎천남성은 잎 가장자리가 밋밋한 전연(온전한 잎)이고, 천남성은 둥근잎천남성의 변종으로 작은잎(소엽)에 톱니가 있는 것을 말한다.

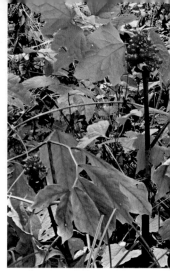

❀ 천남성 열매

사용부위 및 채취시기 덩이뿌리를 가을과 겨울에 줄기와 잎이 시들 때 채취하여, 수염뿌리 및 겉껍질을 제거하고 말린다.

작용부위 간, 폐, 비장에 작용한다.

성질과 맛 성질이 따뜻하고, 맛은 쓰고 매우며, 독성이 있다.

성 분 덩이뿌리에는 트리테르페노이드 사포닌(triterpenoid saponin), 안식향산(benzoic acid), 아미노산(amino acid), 델타-만니톨(δ-mannitol), 베타-시토스테롤(β-sitosterol), 전분, 그외 Ca, P, Mg, Zn 등 21종의 무기원소 등이 함유되어 있다.

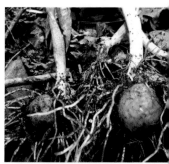

❀ 천남성 덩이뿌리(채취품)

약리작용 거담작용, 항종양작용, 진정작용, 진통작용, 항경련작용, 항산화작용

용 도 약용(덩이뿌리는 항경련, 진정, 진통, 항암 작용)

효 능 덩이뿌리는 습을 말리고 가래를 삭이며, 풍사(風邪)를 제거하고 경련을 멈추게 하며, 뭉친 것을 풀어주고 부은 종기나 상처를 없애는

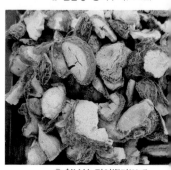

❀ 천남성 덩이뿌리(약재)

효능이 있어, 해수, 중풍, 어지럼증, 구안와사, 반신불수, 종기, 경풍(驚風), 파상풍, 뱀이나 벌레 물린 상처를 치료한다.

(약용법) 말린 덩이뿌리 4~12g을 물 1L에 넣고 1/3로 줄 때까지 달여서 마신다. 또는 가루나 환으로 만들어 복용한다. 독성이 강하므로 가공에 주의해야 한다.

(주의사항) 건조한 성미가 매우 강하여 음기를 상하게 하고 진액을 말리는 부작용이 생길 수 있으므로 열이 매우 높은 경우, 혈이 허하며 풍사가 동하는 경우, 음기가 허하고 건조한 담이 있는 경우, 그리고 임산부의 경우는 사용을 금한다. 독성이 있으므로 전문가의 상담 없이 함부로 복용해서는 안 된다.

천남성 현대 임상 응용

- 관상동맥 질환 치료에는 천남성, 반하(半夏)를 같은 비율로 취해 간 다음, 차가운 물을 습윤제로 하여 환으로 만든다. 1회 3.5g, 1일 3회 복용한다. 협심증, 심전도 이상, 부정맥, 고혈압 환자를 대상으로 관찰 결과, 대체로 높은 치료율을 보였다. 부작용으로 환자의 대부분이 위장관 반응을 보였으며, 치료 전후 굴곡 위내시경으로 비교 관찰 결과 생약은 위장 점막에 뚜렷한 자극성이 있었다.
- 자궁경부암 치료에는 천남성을 주약으로 응용한다. 경구복용 편제(片劑)는 1일 3회 (총 용량은 생약 60g에 해당) 복용하고, 전제(栓劑: 좌약) 외용제는 자궁경부에 1일 1회 바른다(매 개당 생약 60g 함유). 또는 봉제(棒劑)를 1일 1회 자궁경부에 넣는다(매 봉당 생약 5~7g 함유). 일부 환자는 상태에 따라 활혈화어(活血化瘀), 청열해독(淸熱解毒), 연견산결(軟堅散結)의 탕약을 복용하거나 관장한다. 다음 3단계로 나누어 치료한다. 1단계에는 천남성을 달여서 차 대용으로 마시고 찧어서 환부에 바른다. 2단계에는 천남성(농도 75%)에서 추출한 성분으로 경구복용 편제(片劑)나 외용 전제(栓劑), 봉제(棒劑)를 만든다. 3단계에는 천남성(농도 95%)에서 추출한 지용성 부분은 좌약, 봉제를 만들어 외용으로 사용하고, 남은 부분은 편제로 만들어 경구 복용한다. 자궁경부암 1~3기 환자를 2개월 이상 치료한 결과, 1기 환자는 높은 치료율을 보였고, 2기, 3기 환자 역시 만족스러운 치료 효과가 나타났으며, 뚜렷한 부작용은 나타나지 않았다.

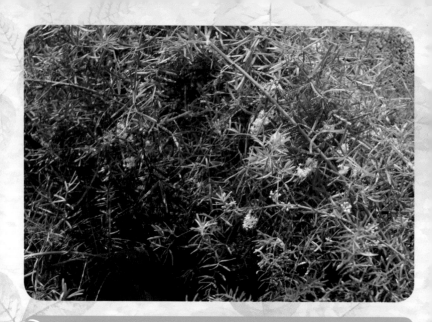

천문동

Asparagus cochinchinensis (Lour.) Merr.

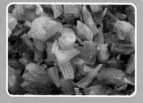

이 명 부지깽나물, 호라지좆, 산감자

한약명 천문동(天門冬), 천동(天冬), 명천동(明天冬)

과 명 백합과(Liliaceae)

식물명 유래 한자 이름 '천문동(天門冬)'에서 유래한 것으로, '문(門)'은 '문(虋)'의 의미로
이 식물은 풀이 무성하고 효능이 맥문동과 비슷하다는 뜻

식품원료 사용 가능 여부 **제한적 사용**(덩이뿌리)

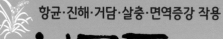

생육형태 천문동은 백합목 백합과 비짜루속에 속하는 덩굴성
여러해살이풀로, 중부 이남의 서해안에 주로 자생한다. 바닷가
근처 및 산기슭에서 자란다. 매우 튼튼하므로 웬만한 곳에서도

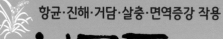618

잘 자란다. 길이는 1~2m이다.

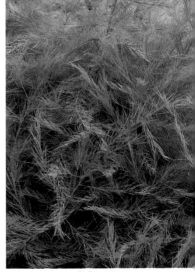

❁ 꽃 : 꽃은 5~6월에 연한 황색으로 피며, 잎겨드랑이에 1~3송이씩 달린다. 좁은 선상 타원형의 꽃잎은 6개이고 옆으로 퍼지며, 수술은 6개에 암술대는 3개로 갈라진다.

🌿 잎 : 가지에는 선형의 잎이 미세한 막질 또는 짧은 가시로서 줄기에 흩어져 난다.

❀ 천문동 잎

🌱 줄기 : 덩굴줄기는 길이 1~2m까지 자라며, 녹색으로 가늘고 평활하다. 줄기 밑부분에 달걀 모양의 비늘조각이 있고 가는 잎처럼 생긴 가시가 1~3개씩 모여나며 활처럼 약간 굽는다.

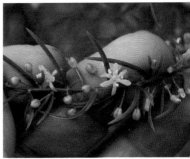

❀ 천문동 꽃

🍒 열매 : 열매는 지름 0.6cm 정도의 둥근 장과이고 흰색으로 익으며, 속에 검은색 종자가 1개 들어 있다.

🌾 뿌리 : 뿌리줄기는 짧고 많은 방추형의 덩이뿌리가 사방으로 퍼지며, 여러 개가 달린다. 덩이뿌리는 길이 5~15cm, 지름은 0.5~2cm에 양 끝이 뾰족한 원기둥 모양으로 조금 구부러져

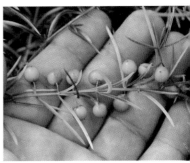

❀ 천문동 열매

있고, 표면은 황백색 또는 옅은 황갈색으로 반투명하며 고르지 않은 가로 주름이 있다.

🌿 **특징** : 옛날에는 흉년에 구황작물로 사용했고, 유명한 강장제로도 알려져 있어 '호라지(비)좆'이라는 별난 별명도 붙여져 있다. 천문동은 꽃자루 중앙에 관절이 있고 열매가 흰색인 반면, 비짜루는 꽃자루가 짧고 끝에 관절이 있으며 열매가 붉은색이라 구분된다.

(**사용부위 및 채취시기**) 덩이뿌리를 가을과 겨울에 채취하여, 씻어서 줄기와 수염뿌리를 제거하고 끓는 물에 삶거나 쪄서 속까지 익도록 한 다음, 아직 뜨거울 때 겉껍질을 제거하고 씻어서 말린다.

(**작용부위**) 폐, 신장에 작용한다.

(**성질과 맛**) 성질이 차고, 맛은 달고 쓰며, 독성이 없다.

(**성   분**) 스테로이드 사포닌(steroid saponin)으로 스밀라게닌(smilagenin), 아스파라긴(asparagine), 5-메톡시메틸푸프랄(5-methoxymethylfurfural), 베타-시토스테롤(β-sitosterol), 포도당(glucose), 람노스(rhamnose), 자일로스(xylose), 과당(fructose), 디오스게닌(diosgenin), 점액질, 전분 등이 함유되어 있다.

(**약리작용**) 항균작용, 진해·거담작용, 살충작용

(**용   도**) 약용(덩이뿌리는 억균, 진해, 거담작용)

(**효   능**) 덩이뿌리는 음액을 보충하고 마른 것을 적셔주며, 폐의 기운을 맑게 식히고 음기를 길러 진액을 생기게 하는 효능이 있어, 해수, 인후종통(咽喉腫痛), 소갈, 토혈, 변비, 각혈, 폐위(肺痿), 폐농양 등을 치료한다.

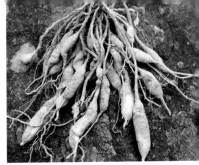
● 천문동 덩이뿌리(채취품)

약용법 말린 덩이뿌리 4~24g을 사용하는데, 민간요법으로 당뇨병 치료에는 물에 달여서 장기간 복용하면 허로증(虛勞症)을 다스리는 데 좋고, 술에 담가서 공복에 1잔씩 먹으면 좋다고 한다. 또 당침(유리병이나 토기에 약재와 설탕을 1:1로 켜켜이 넣고 밀봉하여 100일 이상 우려내는 것)하여 복용하면 가래를 제거하는 데 도움이 된다. 마른기침을 하거나 적은 양의 가래가 나오고 심하면 피가 섞이는 증상에는 상엽, 사삼, 행인 등과 배합한다.

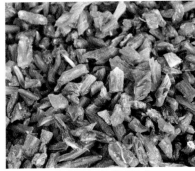
● 천문동 덩이뿌리(약재)

주의사항 달고 쓰며 찬 성미가 있으므로 몸이 차고 장이 나빠 설사를 하는 경우나 풍사나 한사로 인하여 기침(해수)을 하는 경우에는 사용을 피한다.

천문동 현대 임상 응용

• 유선조직 과증식에는 천문동 62.5g에 황주를 적당히 넣고 찐 다음 매일 아침, 점심, 저녁 3회 복용한다. 또는 천문동 알약(개당 생약 0.3g 함유) 1회 9정, 1일 3회 복용한다. 또는 천문동 시럽을 1회 10ml씩, 1일 3회 복용한다. 또는 천문동 의료용 주사액을 생리식염수나 포도당액 10~30ml에 희석한 후 1일 1회 정맥 주사하거나, 5~10% 포도당액 250ml에 넣어 정맥 주사한다. 20일을 1회 치료과정으로 하며, 7~10일 간격으로 2회 치료과정을 진행한다. 관찰 결과, 높은 치료율을 보였다. 일부 환자는 전신에 땀이 나고, 극소수의 사례자는 국소 주사 후 붉고 작은 발진이 생겼으나, 혈액소견, 심, 폐, 신장 기능에는 영향을 주지 않았다.

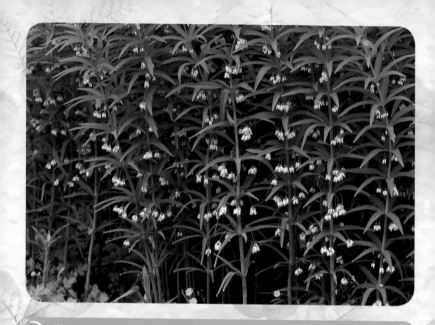

혈압강하·혈중지질저하·항노화 작용

층층갈고리둥굴레

Polygonatum sibiricum F.Delaroche ex Redouté

이 명 원황정, 죽대둥굴레

한약명 황정(黃精), 미포(米脯), 녹죽(鹿竹), 야생강(野生薑), 산생강(山生薑), 옥죽황정(玉竹
　　　　黃精)

과 명 백합과(Liliaceae)

식물명 유래 잎이 줄기에 층층으로 돌려나고 잎끝이 낚싯바늘처럼 뒤로 말려 갈고리같
　　　　이 보이는 둥굴레라는 뜻

식품원료 사용 가능 여부 **가능**(뿌리, 순)

생육형태 층층갈고리둥굴레는 백합목 백합과 둥굴레속에 속하
는 여러해살이풀로, 충청북도 이북에 분포하고 햇볕이 잘 드는

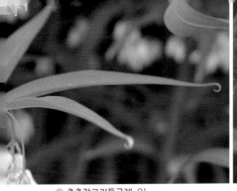

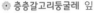
❀ 층층갈고리둥굴레 잎

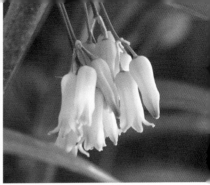
❀ 층층갈고리둥굴레 꽃

산지나 초원, 풀밭, 밭둑, 암석지 등에서 자라며 주로 중부 지방에서 약용 작물로 재배된다. 높이는 90~120cm이다.

❀ **꽃** : 꽃은 6~7월경에 흰색으로 피며, 잎겨드랑이에서 나온 짧은 꽃자루에 2~8개씩 아래를 향해 달린다. 꽃은 통 모양으로 길이 약 1cm이며 끝이 얕게 갈라진다.

🍃 **잎** : 잎은 2~7개가 층층이 돌려나고, 길이 11~17cm, 너비 1~2cm에 피침 모양 또는 줄 모양으로 끝이 뾰족하고 말렸으며, 밑부분이 점점 좁아져서 잎자루가 없이 원줄기에 직접 달린다.

🌿 **줄기** : 줄기는 곧게 서며 둥글고 털이 있다.

🍒 **열매** : 열매는 장과이며 9~10월경에 검게 익는다.

🌱 **뿌리** : 굵은 뿌리줄기가 옆으로 길게 뻗으며 많은 수염뿌리를 낸다. 뿌리줄기는 길이 6~20cm, 너비 1~3cm에 구부러진 둥근 기둥 모양 또는 덩어리 모양이며, 표면은 황백색 또는 황갈색으로 반투명하고 가로로 마디가 있다.

🌼 **특징** : 뿌리줄기는 차로 식용하거나 고혈압, 동맥경화, 당뇨병 등에 약용한다. 층층갈고리둥굴레는 층층둥굴레와 달리 잎끝이 동그랗게 말려 구분된다.

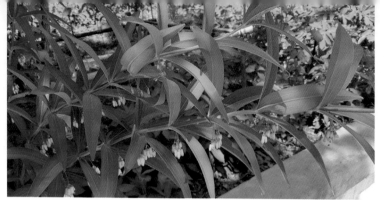

🌸 **층층갈고리둥굴레** 지상부

사용부위 및 채취시기 봄철과 가을철에 뿌리줄기를 채취하여, 수염뿌리를 제거하고 씻어서 속까지 익도록 끓는 물에 약간 데치거나 쪄서 말린다.

작용부위 비장, 폐, 신장에 작용한다.

성질과 맛 성질은 평(平)하고, 맛은 달다.

성   분 시비리코사이드(sibiricoside), 포도당(glucose), 과당(fructose), 만노스(mannose), 갈락투론산(galacturonic acid). 점액질, 전분 등이 함유되어 있다.

약리작용 항병원미생물작용, 혈압강하작용, 혈중지질저하작용, 항노화작용, 혈당강하작용, 항진균작용

용   도 차용(지하경), 식용(지상부, 지하경), 약용(지하경은 심장병, 고혈압, 당뇨병 치료와 피로회복, 체력증강에 사용)

효   능 뿌리줄기는 기운을 더하여 주고 음액을 보충하며, 비장을 튼튼하게 하고 폐를 윤택하게 하며 신장의 기능을 도와주는 효능이 있어, 한사와 열사에 의하여 기가 손상된 증상, 폐의

624

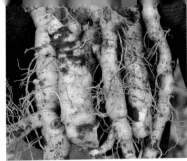
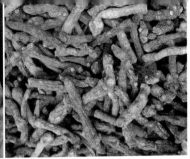

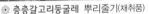
● 층층갈고리둥굴레 뿌리줄기(채취품)　　● 층층갈고리둥굴레 뿌리줄기(약재)

피로로 인한 기침, 병후 몸이 허한 증상, 근골무력 등을 치료한
다. 그 밖에 자양강장의 효능이 있고 종창, 당뇨 등에 쓴다.

(약 용 법) 뿌리줄기 9~15g을 물 1L에 넣고 끓기 시작하면 물을
약하게 줄여 1/3로 줄 때까지 달여서 하루 2회로 나누어 아침저
녁으로 마신다.

(주의사항) 이 약은 약성이 끈끈해 습을 조장하고 소화장애 우려
가 있어, 비위가 약하거나 설사하는 사람, 잘 붓거나 습담이 정
체된 사람은 주의한다.

층층갈고리둥굴레 현대 임상 응용

• 백혈구 감소증 치료에는 황정을 깨끗이 씻고 물을 붓고 달여서 찌꺼기를 제거한
다음, 설탕을 첨가하여 다시 시럽을 섞어 100% 시럽(1㎖당 황정 1g 함유)을 만든다.
성인은 1회 10㎖, 하루 3회, 4주를 1회 치료과정으로 한다. 관찰 결과, 대체로 높은
치료율을 보였다. 대부분의 경우 약 복용 2주 후부터 백혈구가 증가하기 시작하였
으며, 약물로 인해 백혈구가 감소된 환자는 약을 계속 복용한 상태에서 치료 효과
가 현저하게 나타났다. 약물복용 후 복부창만 증상이 약간 있었지만, 약 복용 시간
을 식후로 바꾼 후 증상이 사라졌다.
• 손발 무좀 치료에는 말린 황정 100g과 75% 에탄올 250㎖를 밀폐 용기에 담아 반
달 동안 침포(浸泡)하여 여과한다. 여과액과 일반 쌀식초 150㎖를 섞어서 황정에탄
올식초액을 만든다. 환부를 따뜻한 물로 깨끗이 씻어 닦은 후 면봉으로 약액을 묻
혀 1일 3회 바르고 중복 감염을 피한다. 관찰 결과, 높은 치료율을 보였다.

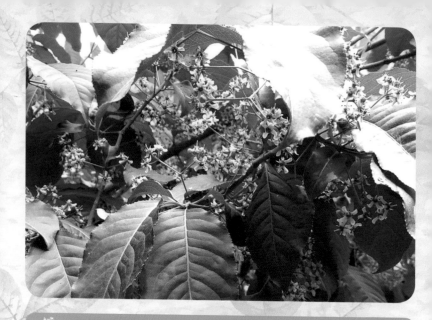

항산화작용

참빗살나무

Euonymus hamiltonianus Wall.

이 명	물뿌리나무, 화살나무, 흰참빗살나무
한약명	서남위모(西南衛矛), 사면목(絲綿木)
과 명	노박덩굴과(Celastraceae)
식물명 유래	대나무가 없는 지역에서 참빗의 살을 만들 정도로 쓰임새가 좋은 나무라는 뜻 또는 진짜로 빛살(햇볕)에 잘 견디는 나무라는 뜻
식품원료 사용 가능 여부	**가능**(잎)

생육형태   참빗살나무는 노박덩굴목 노박덩굴과 화살나무속에 속하는 낙엽 활엽 소교목으로, 전국 각지에 분포하고 산록 지대의 냇가 근처에서 자란다. 산기슭, 산 중턱, 하천 유역에 자라며

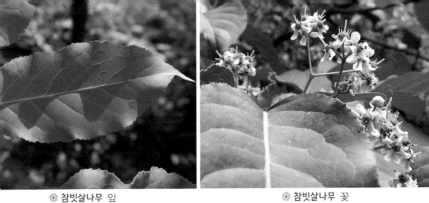

❀ 참빗살나무 잎　　　　　　　　　❀ 참빗살나무 꽃

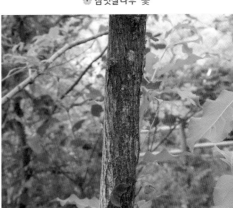

❀ 참빗살나무 열매　　　　　　　　❀ 참빗살나무 나무줄기

양지와 음지 모두에서 잘 자라고 내한성이 강하며 수분이 적당한 사질양토를 좋아한다. 높이는 3~8m이다.

✿ 꽃 : 꽃은 5~6월에 연한 녹색으로 피며, 작은 꽃 십여 송이가 전년지의 잎겨드랑이에 취산꽃차례로 달린다. 꽃잎과 꽃받침은 각각 4장이고, 꽃자루의 길이는 2~2.5cm이다.

🍃 잎 : 잎은 마주나며, 길이 5~15cm, 너비 2~8cm에 피침상 긴 타원형으로 끝이 뾰족하고 밑부분은 둥글며 가장자리에 둔한 잔톱니가 있다.

🌿 **줄기** : 나무껍질은 회갈색으로 평평하고 넓으며 털이 없다.

🍎 **열매** : 열매는 길이와 너비가 각각 0.4~0.8cm인 거꿀삼각상 심장형의 삭과이며, 밑으로 갈수록 좁아지고 4개의 능선이 있다. 10~11월에 붉은색으로 익으면 능선을 따라 4개로 갈라져서 주홍색 종자가 드러난다.

🌱 **특징** : 참빗살나무는 변이가 많다. 목재는 도장재, 가구재로 사용하며 정원수로 식재한다.

사용부위 및 채취시기 나무껍질과 열매를 연중 수시로 채취한다.

작용부위 간, 신장에 작용한다.

성질과 맛 성질이 약간 따뜻하고, 맛은 달고 약간 쓰다.

성　분 쿠마린(coumarins) 성분으로 유오니디올(euonidiol), 유오니사이드(euoniside)가 분리되었고, 글루티난 트리테르펜(glutinane triterpenes), 디테르페노이드(diterpenoids), 플라보노이드 글리코시드(flavonoid glycosides), 플라본(flavone), 루테올린-7-메틸에테르(luteolin-7-methyl ether), 베타-카로틴(β-carotene), 칼륨, 인, 칼슘, 마그네슘, 무기질, 비타민 $B_1 \cdot B_2 \cdot C$, 나이아신(niacin),

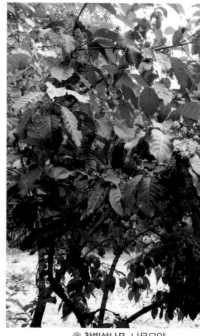
❀ **참빗살나무** 나무모양

그 외 세포독성 성분인 유니모사이드
(euonymoside) A 등이 함유되어 있다.

(약리작용) 항산화작용

(효 능) 뿌리, 뿌리껍질, 나무껍질,
가지, 잎 등은 풍습(風濕)을 제거하고
근육과 뼈를 강하게 하며, 혈액순환을
원활하게 하고 독소를 해독하는 효능
이 있어, 근육통, 풍습으로 인한 관절
염, 풍습성 마비 통증, 요통, 혈전증
(血栓症) 등을 치료한다. 가지와 나무
껍질은 민간에서 진통, 진해, 구충 등
에 쓰거나 암 치료제로 사용한다.

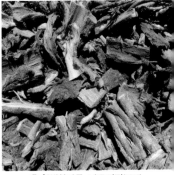

◉ **참빗살나무** 나무껍질(약재)

(약 용 법) 말린 약재 15~30g에 물
200mL을 넣고 달여서 하루 2회 복용
한다. 근육통, 관절통, 피부염, 옻이
오른 데에는 달인 액을 바르거나 찜질
을 한다.

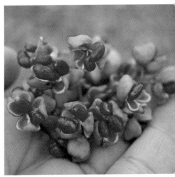

◉ **참빗살나무** 열매(채취품)

참빗살나무 현대 임상 응용

- 풍습관절통 치료에는 참빗살나무 뿌리 9g, 송절(松節) 15g, 상지절(桑枝節) 30g, 방기(防己) 12g, 모과(木瓜) 12g, 우슬(牛膝) 12g을 같이 넣고 달여서 복용한다.
- 요통 치료에는 참빗살나무 뿌리 12~30g을 달여서 복용한다.
- 혈전 폐쇄성 맥관염 치료에는 참빗살나무 뿌리 30~125g, 토우슬(土牛膝) 15~30g을 같이 넣고 달여서 연속 10첩 복용한다.
- 치질 치료에는 참빗살나무 뿌리 125g, 계원육(桂圓肉) 125g을 같이 넣고 달여서 복용한다.

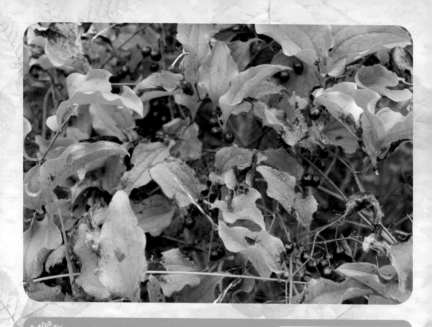

항비만·항고지혈 작용

청가시덩굴

Smilax sieboldii Miq.

이 명 종가시나무, 청가시나무, 청가시덤불, 청경개까시나무, 청미래, 청밀개덤불, 청
     열매덤불, 멜쑨, 밀순, 실순

한약명 철사령선(鐵絲靈仙), 철사근(鐵絲根), 철사위령선(鐵絲威靈仙), 점어수(粘魚鬚), 용수
     채(龍鬚菜)

과 명 백합과(Liliaceae)

식물명 유래 청색 열매가 달리고 줄기가 초록색이며 가시가 있는 덩굴성 식물이라는 뜻

식품원료 사용 가능 여부 **가능**(순)

(생육형태) 청가시덩굴은 백합목 청미래덩굴과 청미래덩굴속에
속하는 낙엽 활엽 덩굴성 관목으로, 전국 각지에 분포하고 산이

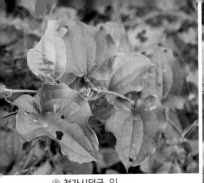

❀ 청가시덩굴 잎

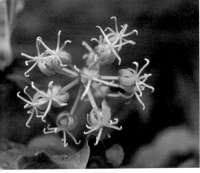

❀ 청가시덩굴 꽃

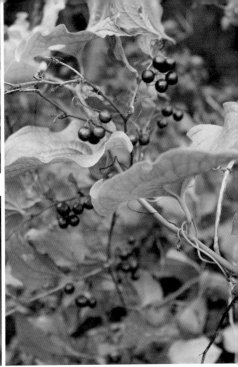

❀ 청가시덩굴 열매

나 들에서 자라며 철조망, 울타리 같은 곳에 심어 산울타리를 만들면 경관이 아름답다. 추위에 강하고 양지와 음지를 다 좋아하며, 맹아력이 좋아 무수한 줄기가 뻗어 올라온다. 길이는 5~6m이다.

❀ 꽃 : 꽃은 이가화(암수딴그루)이며 6월에 황록색으로 피고, 잎겨드랑이의 산형꽃차례에 달린다.

❀ 잎 : 잎은 어긋나고, 길이 5~14cm, 너비 3~9cm에 달걀상 타원형 또는 달걀상 심장 모양으로 끝이 뾰족하며 가장자리가 물결 모양이다. 잎의 표면은 녹색에 털이 없고 뒷면은 연한 녹색에 약간 윤채가 있으며, 밑부분에서 나온 5~7맥이 다시 그

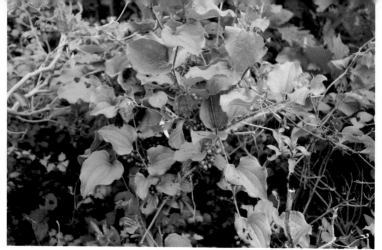
✿ 청가시덩굴 나무모양

물맥으로 된다. 잎자루는 중앙부에 턱잎이 변한 1쌍의 덩굴손
이 있다.

🌿 **줄기** : 덩굴줄기는 가지가 많이 갈라지고 길이 5m 내외로 뻗어
가며 능선과 곧은 가시가 있고, 가지는 딱딱하며 녹색에 흑색
반점이 있고 털이 없다.

🌰 **열매** : 열매는 지름 0.7~0.9cm의 둥근 장과이며 9~10월에 검
은색으로 익는다.

🐛 **특징** : 청미래덩굴은 잎이 둥글고 두꺼우며 윤기가 나고 열매
가 붉게 익는 반면, 청가시덩굴은 잎이 보다 얇고 심장 모양으
로 길쭉하며 가장자리가 물결 모양이고 열매가 검게 익어 구
분된다. 어린순을 나물로 식용한다.

(**사용부위 및 채취시기**) 뿌리와 뿌리줄기를 여름·가을에 채취한다.

(**작용부위**) 간, 심장에 작용한다.

(**성질과 맛**) 성질이 평(平)하고, 맛은 달고 매우며 약간 쓰다.

632

（ 성 분 ） 티고게닌(tigogenin), 네
오티고게닌(neotigogenin), 락소게
닌(laxogenin), 스밀락신(smilaxin)
A·B·C, 시에볼디인(sieboldiin)
A·B, 스테로이드 사포닌(steroid
saponin), 타닌(tannin), 수지, 대량
의 전분 등이 함유되어 있다.

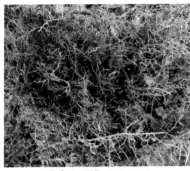
● 청가시덩굴 뿌리(채취품)

（ 약리작용 ） 항고지혈작용

（ 효 능 ） 뿌리 및 뿌리줄기는 풍
사(風邪)와 습사(濕邪)를 제거하고,
혈액순환을 원활하게 하고 경락
을 잘 통하게 하며, 독소를 해독
하고 뭉친 것을 풀어주는 효능이
있어, 신경통, 관절통, 중풍, 아토
피, 피부병 치료에 효과가 있다.

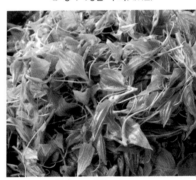
● 청가시덩굴 잎(채취품)

（ 약 용 법 ） 말린 뿌리 및 뿌리줄기
6~9g(대량은 15~30g까지)을 물 1L에 넣고 달여서 마신다. 외용
할 경우에는 달인 액을 환부에 바른다.

청가시덩굴 현대 임상 응용

• 풍습관절통, 풍습요통 치료에는 철사령선(鐵絲靈仙), 계지, 당귀를 같은 비율로 취해 환(6g)으로 만든다. 1회 1환, 1일 2회 술로 복용한다.
• 수족마목(手足麻木)에는 철사령선, 홍화, 방풍 각 6g을 같이 넣고 달여서 복용한다.
• 급성·만성 화농성 편도선염에는 신선한 철사령선 60g(건조품 30g)을 달여서 복용한다.

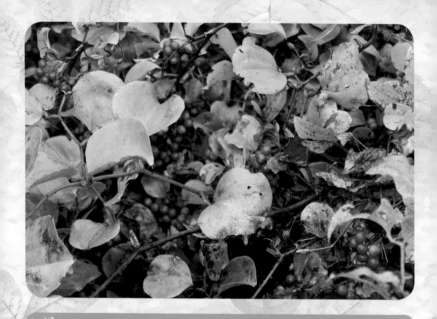

청미래덩굴

Smilax china L.

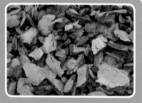

이 명 망개나무, 명감나무, 명감, 매발톱가시, 종가시나무, 청열매덤불, 팔청미래

한약명 토복령(土茯苓), 산귀래(山歸來), 발계(菝葜), 발계엽(菝葜葉)

과 명 백합과(Liliaceae)

식물명 유래 '청'과 '미래'와 '덩굴'의 합성어로, 덜 익은 청색 열매 또는 푸른색 줄기가
있는 덩굴성 식물이라는 뜻. '미래(멸앳, 며래)'는 열매를 의미

식품원료 사용 가능 여부 가능(순, 잎), **제한적 사용**(뿌리)

생육형태 청미래덩굴은 백합목 청미래덩굴과 청미래덩굴속에
속하는 낙엽 활엽 덩굴성 관목으로, 황해도 이남에 분포하고 해
발 1,600m 이하의 양지바른 산기슭이나 계곡, 개울가의 숲 가장

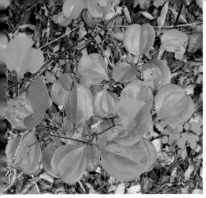

❀ 청미래덩굴 잎

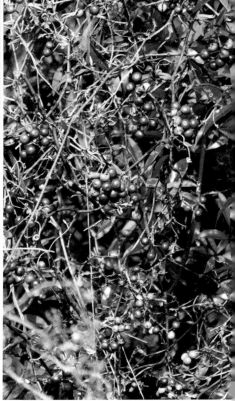

❀ 청미래덩굴 나무모양

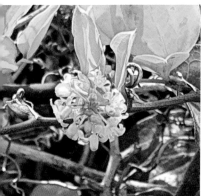

❀ 청미래덩굴 꽃

자리에서 자생한다. 햇볕이 잘 들거나 반그늘진 곳, 물이 잘 빠지는 산성토양이 적합하다. 길이는 3m이다.

❀ 꽃 : 꽃은 암수딴그루이며, 5월에 잎겨드랑이의 산형꽃차례에 황록색으로 달린다.

❀ 잎 : 잎은 어긋나고, 길이 3~12cm, 너비 2~10cm에 넓은 타원형으로 두꺼우며 광택이 나고, 끝이 갑자기 뾰족해지며 가장자리가 밋밋하다. 잎자루는 짧고 턱잎은 칼집 모양이며 끝이 덩굴손으로 발달한다.

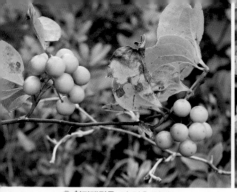

❀ 청미래덩굴 덜 익은 열매

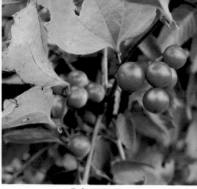

❀ 청미래덩굴 익은 열매

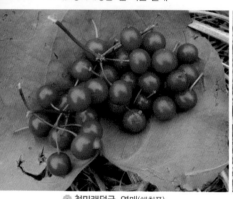

❀ 청미래덩굴 열매(채취품)

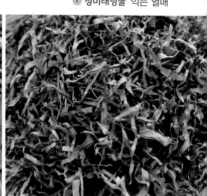

❀ 청미래덩굴 잎(약재)

🌿 **줄기 :** 덩굴줄기는 길이가 3m에 이르고 마디에서 굽어 자라며, 갈고리 같은 가시가 있다.

🍒 **열매 :** 열매는 지름 1cm 정도로 둥글고 9~10월에 붉은색으로 익으며 종자는 황갈색이고 5개 정도이다.

🌾 **뿌리 :** 굵고 딱딱한 뿌리줄기는 땅속에서 옆으로 길게 뻗고 불규칙하게 휘어지며, 드문드문 수염뿌리가 난다.

🌱 **특징 :** 어린잎과 열매는 식용하고, 뿌리는 약재로 사용한다.

(**사용부위 및 채취시기**) 뿌리줄기를 늦가을부터 이듬해 봄까지 채취

하여, 수염뿌리를 제거하고 씻어서 햇볕에 말리거나 신선할 때 절편하여 말린다. 잎은 봄·여름에 채취한다.

작용부위 간, 위, 신장에 작용한다.

성질과 맛 뿌리줄기는 성질이 평(平)하고, 맛은 달고 담담하다. 잎은 성질이 평(平)하고, 맛은 달고, 독성이 없다.

성   분 뿌리줄기에는 스밀락신(smilaxin), 이소엥게레틴(isoengeletin), 올레아놀산(oleanolic acid), 캠페라이드(kaempferide), 베타-시토스테롤(β-sitosterol), 디오신(dioscin), 디오스게닌(diosgenin), 그라실린(gracillin), 사포닌(saponin), 미량의 정유, 당류, 수지, 타닌(tannin), 스테롤(sterol), 올레산(oleic acid) 및 리놀레산(linoleic acid) 등을 함유하며, 또한 대량의 전분을 함유한다. 잎에는 루틴(rutin)이 함유되어 있다.

약리작용 항균작용, 항염작용, 항종양작용, 고시폴(gossypol) 독성에 길항작용, 수은중독 해독작용

용   도 약용(뿌리는 이뇨, 해독, 종기 등에 효과), 식용(어린잎, 열매), 원예 및 조경용

효   능 뿌리줄기는 한약명이 토복령(土茯苓) 또는 발계(菝葜)이며, 독소를 해독하고 습사(濕邪)를 제거하며, 관절의 기운을 소통시켜 운동을 원활히 하는 효능이 있어, 관절통, 근육마비, 설사, 이질, 치질, 부종, 수종 등을 치료한다. 특히 수은이나 납 등 중금속의 해독에 효과적이다. 잎은 한약명이 발계엽(菝葜葉)이며, 풍사(風邪)를 제거하고 하초(下焦)의 습을 제거하며 독소를 해독하는 효능이 있어, 풍독(風毒), 종독(腫毒), 화상 등을 치료

한다. 청미래덩굴 추출물은 혈관 질
환의 예방 및 치료에 효과적이다.

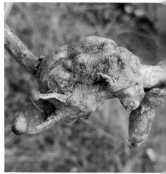

● 청미래덩굴 뿌리(채취품)

약용법 말린 뿌리줄기 20~75g을
물 1L에 넣고 반으로 줄 때까지 달여
서 하루 2~3회로 나누어 마신다. 또
는 환이나 가루로 만들어 복용하거나,
술을 담가 마신다. 말린 잎 15~30g을
물 1L에 넣고 반으로 줄 때까지 달여
서 하루 2~3회로 나누어 마신다. 외
용할 경우에는 짓찧어서 환부에 붙이
거나 가루 내어 뿌린다.

주의사항 복약 중에 차를 마시면 탈
모를 초래하므로 주의를 요한다. 차와
식초는 피한다.

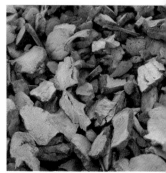

● 청미래덩굴 뿌리줄기(약재)

청미래덩굴 현대 임상 응용

- 건선 치료에는 토복령을 달여서 충제(沖劑)로 농축하여(포당 생약 30g 함유) 1일
  2~4포씩 2회에 걸쳐서 복용하고 60일을 1회 치료과정으로 한다. 복용 기간에는
  차를 삼가고 다른 약물을 사용하지 않는다. 관찰 결과, 높은 치료율을 보였다. 약
  의 부작용은 경미한 위장관 반응으로 입이 마르고 쓰며, 식욕부진, 복부팽만, 상복
  부불편감, 메스꺼움 등의 증상이 나타났으나 치료에는 영향을 주지 않았고 저절로
  완화되었다.
- 급성 장염 치료에는 토복령이 함유된 한약 복합 처방 알약 1회 5정, 1일 3회(아동은
  용량을 줄인다), 2일 연속 복용하는 것을 1회 치료과정으로 한다. 관찰 결과, 높은 치
  료율을 보였다.

酒 청미래덩굴주

재료 준비

- 약령시장에서 취급하며, 전국의 산기슭 숲속에서 자생하는 것을 채취할 수 있다.

제조 방법

- 약효는 뿌리줄기나 열매에 있다. 대개는 뿌리줄기를 쓰며, 구입하여 물로 깨끗이 씻어 말린 다음 사용한다. 뿌리줄기가 없을 경우에는 익은 생열매를 사용한다.
- 말린 뿌리줄기는 200g, 생열매는 230g을 소주 3.6L에 넣고 밀봉한다.
- 뿌리줄기는 1년, 생열매는 5개월 정도 숙성시켜 음용하며, 뿌리줄기는 2년, 열매는 1년 정도 숙성시킨 후에는 찌꺼기를 걸러내고 보관한다.

😋 맛은 달다. 흑설탕 100g을 가미할 수 있다.

적용 병증

- **치조농루(齒槽膿漏) :** 염증으로 치아 주위의 조직이 파괴되어 잇몸에서 고름과 피가 나오거나 치아가 흔들리는 병증이다. 소주잔 1잔을 1회분으로 1일 2~3회씩, 5~10일 동안 음용한다.
- **마목(痲木) :** 전신 또는 사지의 근육이 굳어 감각이 없고 몸을 마음대로 움직일 수 없는 병증이다. 소주잔 1잔을 1회분으로 1일 3~4회씩, 4~5일 동안 음용한다.
- **소변불통(小便不通) :** 소변이 나오지 않아 불편을 느끼는 증세로, 주로 노화로 인하여 많이 일어난다. 소주잔 1잔을 1회분으로 1일 2~3회씩, 7일 동안 음용한다.
- **기타 적응증 :** 해독, 관절통, 귀밑샘염, 수종, 풍

※ 본 약술을 음용하는 중에 가려야 하는 음식은 없다. 간이나 신장이 약한 사람과 정력이 부족한 사람은 음용을 금한다. 장복해도 해롭지는 않으나 치유되는 대로 음용을 중단한다.

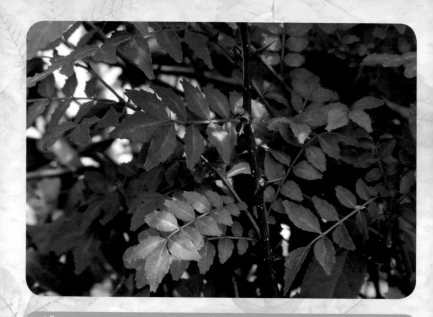

국소마취 및 진통·구충·항산화·항혈전 작용

초피나무

Zanthoxylum piperitum (L.) DC.

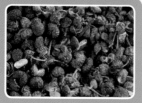

이　　명 산초나무, 좀피나무, 제피나무, 제피낭, 조피낭, 제피, 잰피

한약명 산초(山椒), 화초(花椒), 촉초(蜀椒), 천초(川椒), 파초(巴椒)

과　　명 운향과(Rutaceae)

식물명 유래 한자 이름 '초피(椒皮)'에서 유래한 것으로, 독특한 초피향이 나는 열매껍질
　　　　을 약용하는 나무라는 뜻

식품원료 사용 가능 여부 **가능**(잎, 열매, 씨앗)

(**생육형태**) 초피나무는 무환자나무목 운향과 초피나무속에 속하
는 낙엽 활엽 관목으로, 경기도 이남에 분포하고 산중턱이나 산
골짜기에서 자란다. 따뜻한 지방에 자생하나 온도의 적응력은

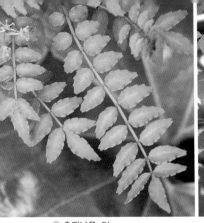

⊙ 초피나무 잎

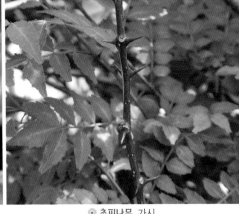

⊙ 초피나무 가시

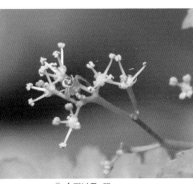

⊙ 초피나무 꽃

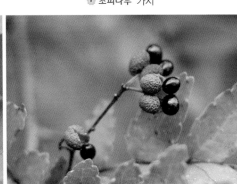

⊙ 초피나무 열매

넓은 편이다. 높이는 2~3m이다.

🌸 **꽃** : 꽃은 암수딴그루이며, 5~6월에 연한 황록색 꽃이 잎겨드랑이에 겹총상꽃차례를 이루며 달린다. 꽃잎은 없다.

🌿 **잎** : 잎은 어긋나고 9~19개의 작은잎으로 된 홀수 깃꼴겹잎이며, 작은잎은 길이 1~3.5cm에 달걀 모양으로 가장자리에 물결 모양의 톱니와 샘점이 있다. 잎의 중앙부에 연한 황록색 무늬가 있고 잎줄기에는 짧은 가시가 있다. 잎에 방향성 기름샘이 있어 강한 향기(냄새)가 난다.

🌿 **줄기** : 일년생 가지에 털이 있으나 점차 없어진다. 턱잎이 변한 가시가 잎자루 밑에 1쌍씩 마주나며, 길이 1cm 정도에 밑으로 약간 굽는다.

🌰 **열매** : 열매는 둥근 삭과이며 샘점이 있고, 9~10월에 붉게 익어 검은 종자가 나온다.

🌿 **특징** : 제피나무, 젠피나무라고도 하며 민물고기 요리의 비린내를 없애는 향신료로서 오랜 옛날부터 널리 사용된 야생 과수라 할 수 있다. 국내에만 자생하는 특산 식물이다. 초피나무는 가시가 마주나기하고 꽃잎이 없는 반면, 산초나무는 가시가 어긋나기하고 꽃잎이 있다. 또 생김새가 닮은 산초나무는 작은잎에 잔톱니가 있다.

(사용부위 및 채취시기) 열매껍질은 가을에 채취한다. 잘 익은 열매를 채취하여, 햇볕에 말리고 씨와 이물질을 제거한다.

(작용부위) 비장, 위, 신장에 작용한다.

(성질과 맛) 성질이 따뜻하고, 맛은 맵고, 독성이 약간 있다.

(성   분) 아비세놀(avicennol), 아비세닌(avicennin), 시스-아비세놀(cis-avicennol), 켈레리트린(chelerythrine=toddaline), 미티딘(mitidine) 등, 이 외에 쿠마린(coumarin), 플라보놀(flavonol), 알카로이드(alkaloid) 등이 함유되어 있다.

(약리작용) 국소마취 및 진통작용, 항염작용, 구충작용, 항균작용, 항산화작용, 항혈전작용

(용   도) 향신료용(종자 가루), 약용(열매껍질은 구토, 설사, 살충에 사용, 종자는 이뇨, 천식에 사용)

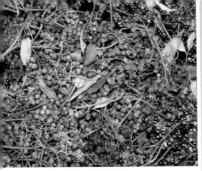

● **초피나무** 열매(채취품)

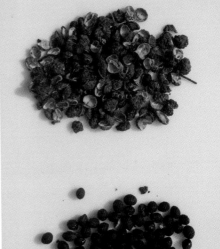

● **초피나무** 열매껍질(상)과 종자(하)

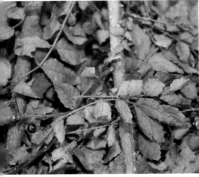

● **초피나무** 잎과 가지(채취품)

(**효   능**) 열매껍질은 중초(中焦)를 따뜻하게 하고 통증을 멈추
게 하며, 기생충을 없애고 가려움증을 그치게 하는 효능이 있어,
소화불량, 식체, 위하수, 구토, 기침, 이질, 설사, 치통 등을 낫
게 하고 회충 구제에도 쓴다. 또한 방향성 건위제, 항균제, 향신
료, 방향제 등으로도 쓰인다.

(**약용법**) 말린 열매껍질 3~6g을 물 1L에 넣고 반으로 줄 때까
지 달여서 하루 2~3회로 나누어 마신다. 또는 가루 내어 복용한
다. 기름을 짜서 식용하거나 술을 담가 마시기도 하는데, 기침에
효과가 있으며 생선 독에 중독되었을 때 해독제로 쓰기도 한다.

신경통과 관절염에는 돼
지족발과 초피나무 가지
를 1:1 비율로 물에 넣고
달여서 매 식후 150mL씩
마신다. 기침에는 볶은 열
매를 가루 내어 1회에 10g
을 끓인 물과 함께 하루
2~3회 복용한다.

(주의사항) 임산부는 복용
에 주의한다.

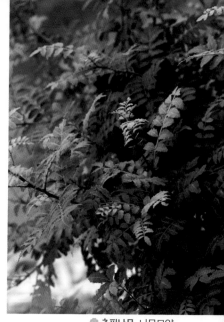

❋ 초피나무 나무모양

초피나무 현대 임상 응용

- 담도회충 치료에는 매 첩마다 산초 씨 20알, 식초 100g, 물 50ml, 약간의 자당을
넣고 끓인 다음 산초를 걷어내고 따뜻할 때 1회 복용한다. 구토를 하는 사람은 소
량으로 여러 번 짧은 시간에 복용할 수 있으며, 소아는 상태에 따라 복용량을 줄
인다. 약을 복용한 후 증상이 완전히 사라지지 않은 사람은 4시간 후 다시 1첩을
복용한다. 담도감염이 심하거나 구토로 식사를 할 수 없는 사람은 항생제, 수액요
법을 처방한다. 관찰 결과, 높은 치료율을 보였다.
- 티눈 치료에는 마늘 한 뿌리, 총백 10cm, 산초 씨 3~5알을 같이 넣고 진흙처럼
으깬 다음, 티눈의 크기에 따라 약반죽을 취하여 바른다. 가느다란 끈을 꼬아 약
반죽이 환부에 잘 모이도록 감싼다. 접착테이프를 감고 밀봉하여 24시간 후에 테
이프와 약반죽을 제거한다. 3일 후 티눈이 검게 변하기 시작하면서 점차 벗겨지고
최대 15일 후에는 완전히 떨어져나간다. 이 치법은 최대 2회까지 사용한다. 관찰
결과, 모두 완치되었으며, 부작용이나 후유증이 없었다.
- 회유(回乳)에는 건조된 산초 씨 7~8알을 캡슐에 담아 유도분만 후 1회 2캡슐, 1일
3회, 연속 3~4일간 복용한다. 관찰 결과, 높은 치료율을 보였으며, 약물복용 후
유방이 붓거나 통증이 없었고, 유즙분비도 없었다.

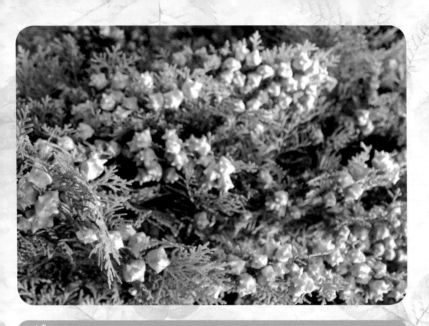

지혈·진해·거담·진정·항균·혈압강하 작용

측백나무

Platycladus orientalis (L.) Franco

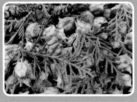

이 명 선측백, 천지백

한약명 측백나무엽(側柏葉), 백자인(柏子仁), 백근백피(柏根白皮), 백엽(柏葉), 총백엽(叢柏葉)

과 명 측백나무과(Cupressaceae)

식물명 유래 한자 이름 '측백(側柏)'에서 유래한 것으로, 잎이 납작하게 측면(側)으로 자라고 서쪽을 향해 기우는 음지성 식물이라 오행(五行)에서 서쪽을 뜻하는 흰색(白)을 의미하는 나무(柏)라는 뜻

식품원료 사용 가능 여부 제한적 사용(잎)

(생육형태) 측백나무는 측백나무목 측백나무과 측백나무속에 속하는 상록 침엽 교목으로, 전국 각지에 분포하고 산야에 자생

측백나무 · 645

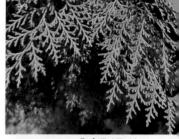

❀ 측백나무 잎

하거나 정원 또는 울타리 등에 심어 가꾸기도 한다. 석회암 또는 퇴적암 지대에서 잘 자란다. 높이는 20~25m이다.

✿ **꽃** : 꽃은 암수한그루로 4~5월에 피는데, 수꽃은 노란색을 띤 갈색이고, 전년지 끝에 1개씩 달리며 10개의 비늘조각과 2~4개의 꽃밥이 있다. 암꽃은 연한 자갈색이고, 위쪽의 작은 가지에서 달리며 꽃자루는 없이 8개의 실편으로 이루어지고 6개의 밑씨가 있다.

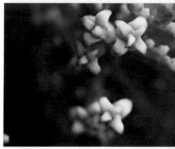

❀ 측백나무 꽃

⊛ **잎** : 잎은 마주나고, V자 비늘 모양으로 겹겹이 배열하며, 끝이 뾰족하고 앞면과 뒷면의 구별이 거의 없고 흰색 점이 약간 있다.

✼ **줄기** : 관목상으로 가지가 많이 갈라지고, 나무껍질은 적갈색 또는 회갈색이며 비늘 모양으로 벗겨진다. 녹색의 납작한 어린가지는 수직으로 뻗어 자란다.

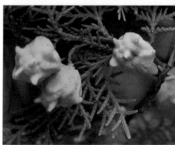

❀ 측백나무 덜 익은 열매

♂ **열매** : 열매는 달걀 모양의 구과이며, 다육질이지만 나중에는 목질로 되고 분백색에서 9~10월에 흑갈색으로 익으면 갈라져서 종자가 나온다.

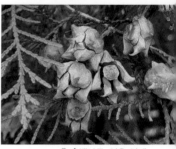

❀ 측백나무 익은 열매

❈ **뿌리** : 원뿌리와 곁뿌리가 자란다.

❀ **특징** : 측백나무는 정원수, 관상수, 울타리 등으로 이용한다. 측백나무는 잎의 앞뒤 구별이 거의 없고 열매의 표면에 돌기가 발달하는 반면, 서양측백나무는 잎의 비늘조각이 크고 열매가 타원형이라 구분된다.

(**사용부위 및 채취시기**) 어린가지와 잎은 여름과 가을, 뿌리껍질은 연중 수시, 종인은 가을과 겨울에 채취한다. 잎이 붙은 어린가지를 베어 엮어서 바람이 잘 통하는 그늘에서 말린다. 잘 익은 씨를 채취하여, 햇볕에 말리고 씨껍질을 제거하여 종인을 모은다.

(**작용부위**) 잎은 폐, 간, 대장에 작용한다. 종인(씨)은 심장, 신장, 대장에 작용한다.

(**성질과 맛**) 가지는 성질이 따뜻하고, 맛은 쓰고 맵다. 잎은 성질이 약간 차고, 맛은 쓰고 떫다. 뿌리껍질은 성질이 평(平)하고, 맛은 쓰다. 종인은 성질이 평(平)하고, 맛은 달며, 독성이 없다.

(**성　분**) 잎에는 정유가 소량 함유되어 있는데 이 속에는 투젠(thujene), 알파-투존(α-thujone), 펜촌(fenchone), 피넨(pinene), 카리오필렌(caryophyllene)이 함유되어 있으며 플라보노이드(flavonoid)류에는 아로마덴드린(aromadendrine), 쿼르세틴(quercetin), 미리세틴(myricetin), 히노키플라본(hinokiflavone), 아멘토플라본(amentoflavone) 등, 이 외에 타닌(tannin), 팔미트산(palmitic acid), 스테아르산(stearic acid), 라우르산(lauric acid), 미리스트산(myristic acid), 올레산(oleic acid), 리놀레산(linoleic acid), 카프르산(capric acid), 수지, 비타민 C 등이 함유되어 있다. 굵은 가지와 나무 및 뿌리껍질에는 정유가 함유되어 있는

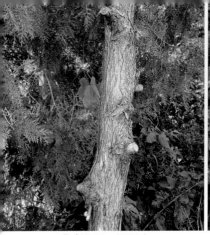

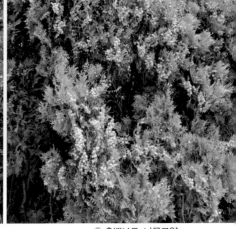

● 측백나무 나무줄기 　　　　　　　　　　　　　● 측백나무 나무모양

데 대부분은 세스키터펜알코올(sesquiterpene alchol)의 세드롤
(cedrol), 위드롤(widdrol), 알파-이소쿠파레놀(α-isocuparenol), 알
파-베타-비오톨(α-β-biotol), 베타-이소비오톨(β-isobiotol), 쿨
쿠민에텔(curcumenether), 세스키터펜(sesquiterpene)의 투조프센
(thujopsene), 투조프사디엔(thujopsacliene), 알파,베타-세드렌(α,β
-cedrene), 베타-차미그렌(β-chamigrene), 알파,감마-쿠프레넨(α,
γ-cuprenene), 알파-쿨쿠멘(α-curcumene), 디하이드로-알파-쿨쿠
멘(dihydro-α-curcumene), 쿠파렌(cuparene) 등이며 세스키터펜케
톤(sesquiterpeneketone)의 알파-베타-쿠파레논(α-β-cuparenone), 마
이우론(myurone), 위드롤, 알파-에폭시드(α-epoxide), 모노터펜산
(monoterpene acid) 등이 함유되어 있다. 열매에는 세스퀴테르페
노이드(sesquiterpenoid)류 중 세드롤(cedrol), 시토스테롤(sitosterol),
알파,베타,감마-쿠파레놀(α,β,γ-cuparenol), 알파,베타-비오톨(α,
β-biotol), 알파,베타-쿠파레논(α,β-cuparenone), 디테르페노이드
(diterpenoid)류 중에는 피누소라이드(pinusolide) 등 그 외 사포닌,
리그난(lignan), 정유, 지방산 등이 함유되어 있다.

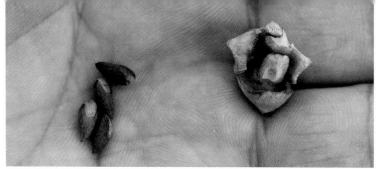

● 측백나무 열매와 종자(채취품)

약리작용 지혈작용, 진해작용, 거담작용, 평천작용, 항병원미생물작용, 진정작용, 항균작용

용   도 원예 및 조경용, 약용(잎은 지혈효과)

효   능 어린가지와 잎은 한약명이 측백엽(側柏葉)이며, 혈분(血分)의 열을 내리고 출혈을 멎게 하며, 가래를 삭이고 기침을 멈추게 하며, 머리카락이 나게 하고 검게 하는 효능이 있어, 비출혈, 혈뇨, 풍습비통, 세균성 이질, 고혈압, 해수, 귀밑샘염, 탕상(湯傷) 등을 치료한다. 또 몸을 가볍게 하고 기를 북돋우며 새살이 돋게 하는 효능이 있다. 종인(씨)은 한약명이 백자인(柏子仁)이며, 심음(心陰) 또는

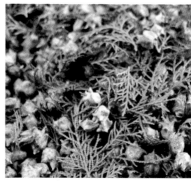

● 측백나무 열매와 잎(채취품)

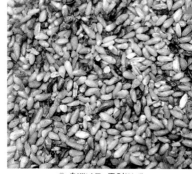

● 측백나무 종인(약재)

심혈(心血)을 자양하고 정신을 안정시키며, 장(腸)을 적셔주고 대

변을 잘 통하게 하여 배변이 잘 되도록 하며, 땀을 그치게 하는 효능이 있어, 변비, 불면증, 유정, 잘 때 식은땀이 나는 증상 등을 치료한다. 뿌리껍질은 한약명이 백근백피(柏根白皮)이며, 혈분(血分)의 열을 내리고 독소를 해독하며, 짓무른 상처를 수렴하여 아물게 하고 머리카락이 잘 자라게 한다.

약용법 말린 어린가지와 잎 6~12g을 물 1L에 넣고 반으로 줄 때까지 달여서 하루 2~3회로 나누어 마신다. 외용할 경우에는 달인 액을 환부에 바르거나 짓찧어서 도포한다. 가루 내어 사용해도 된다. 뿌리껍질을 외용할 경우에는 생뿌리를 짓찧어 거즈에 싸서 환부에 도포한다. 말린 종인 12~20g을 물 1L에 넣고 반으로 줄 때까지 달여서 하루 2~3회로 나누어 마신다. 외용할 경우에는 기름을 짜서 환부에 바른다.

주의사항 오래 복용하거나 과량 복용하면 어지러움, 오심, 위부의 불쾌감, 식욕감퇴 등을 일으킨다.

측백나무 현대 임상 응용

- 만성 기관지염 치료에는 신선한 측백엽 30g, 두시(豆鼓) 15g을 같이 넣고 달인다. 또는 끓인 물에 담갔다가 다시 살짝 찐다. 1일 3회, 식후에 복용하며, 10일을 1회 치료과정으로 한다. 관찰 결과, 높은 치료율을 보였으며, 일반적으로 약복용 4~5일 후 증상이 개선되었고 부작용은 없었다.
- 급성, 만성 세균성 이질 치료에는 측백엽을 햇볕에 말리거나 약한 불에 쬐어 말린 후 굵은 입자로 찧어서 18% 에탄올(약가루를 적시는 정도)에 넣고 4간 담가 침출액을 여과한다. 1회 50ml(아동은 용량을 줄인다), 1일 3회, 7~10일을 1회 치료과정으로 한다. 관찰 결과, 높은 치료율을 보였다.
- 탈모 치료에는 신선한 측백엽(청록색 종자 포함) 25~30g을 잘게 썰어 60~75% 에탄올 100ml에 침포(浸泡)하여 7일 후 걸러낸 여과액으로 모발이 빠진 부위를 1일 3~4회 문지른다. 관찰 결과, 대체로 높은 치료율을 보였다.

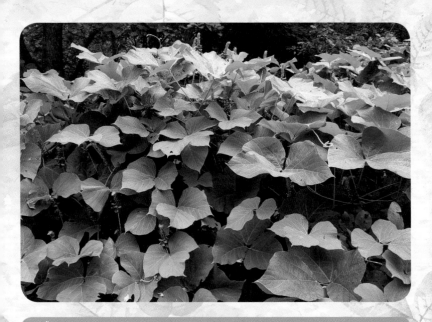

혈압강하·혈당강하·해열·항종양 작용

칡

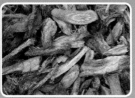

Pueraria lobata (Willd.) Ohwi

이　　명 칙, 칙덤불, 칡덩굴, 칡넝굴, 달근, 침덩굴, 칙줄, 칠기

한약명 갈근(葛根), 갈화(葛花), 건갈(乾葛), 감갈(甘葛), 분갈(粉葛)

과　　명 콩과(Leguminosae)

식물명 유래 옛 이름 '즐'이 '츩'을 거쳐 '칡'으로 변한 것으로, 즐은 줄을 의미하며 덩굴성 식물로 덩굴 껍질을 섬유 등으로 사용한다는 뜻 또는 다른 나무를 칭칭 감고 올라간다는 뜻

식품원료 사용 가능 여부 **가능**(뿌리, 잎), **제한적 사용**(꽃봉오리)

생육형태　칡은 콩목 콩과 칡속에 속하는 낙엽 활엽 덩굴성 식물로, 전국 각지에 분포하고 산기슭의 양지에서 자생하며 줄기가

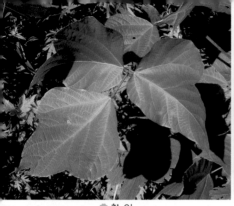

🌸 칡 잎

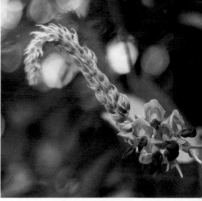
🌸 칡 꽃

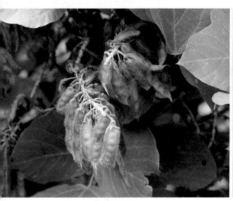
🌸 칡 열매

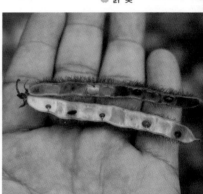
🌸 칡 종자(채취품)

겨울에도 얼어 죽지 않고 살아남아 매년 굵어져서 나무로 분류
된다. 길이는 10~20m이다.

🌸 **꽃** : 꽃은 8월에 홍자색으로 피는데, 잎겨드랑이에 길이
    10~25cm의 총상꽃차례를 이루며 많은 수가 달린다.

🌿 **잎** : 잎은 어긋나고 잎자루가 긴 3출엽이며, 작은잎은 길이와
    너비가 각각 10~15cm에 마름모꼴로 털이 많고 가장자리가 밋
    밋하거나 얕게 3갈래로 갈라진다.

🌿 **줄기** : 덩굴줄기는 길이 10m 내외로 뻗으며 다른 물체를 왼쪽

652

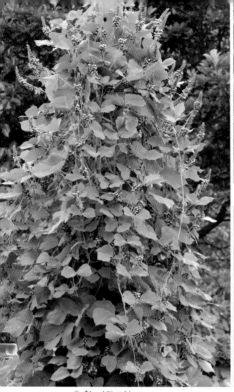

● 칡 나무모양

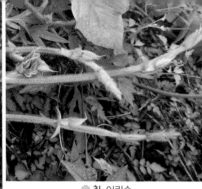

● 칡 어린순

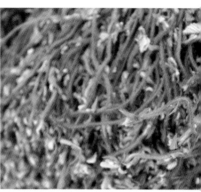

● 칡 어린순(약재)

에서 오른쪽으로 감아 올라가는데, 오래된 것은 지름이 10cm 나 되는 것도 있다. 줄기는 흑갈색으로 갈색 또는 흰색의 퍼진 털과 구부러진 털이 있고, 아랫부분은 목질화하여 갈라진다. 새 줄기에 갈색 또는 흰색 털이 빽빽하게 나지만 곧 없어진다.

🍑 **열매** : 열매는 길이 4~9cm에 편평한 줄 모양의 협과이며, 굳은 갈색 털이 나 있고 9~10월에 익는데 종자는 갈색이고 작다.

❄ **뿌리** : 뿌리는 2~3m, 지름 20~30cm나 되는 것도 있으며, 땅 속에서 옆으로 길게 뻗고 섬유질로서 회백색을 띠며 녹말을 저장한다.

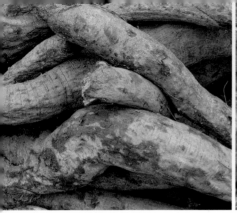

● 칡 뿌리(채취품)

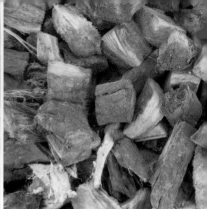

● 칡 뿌리(약재)

🌿 **특징** : 어린순은 식용하고, 뿌리는 식용 또는 약용한다. 칡은 사방용으로 심으며, 척박한 환경에서도 잘 번성하는 1차천이 식생이다.

(사용부위 및 채취시기) 뿌리는 봄·가을, 꽃은 8월에 채취한다. 뿌리는 채취하여, 신선할 때 두터운 절편이나 작은 덩어리로 썰어서 말린다. 꽃은 만개하기 전에 채취하여 그늘에서 말린다.

(작용부위) 뿌리와 꽃은 비장, 위에 작용한다.

(성질과 맛) 뿌리는 성질이 시원하고, 맛은 달고 맵다. 꽃은 성질이 시원하고, 맛은 달다.

(성　분) 뿌리에는 식물성 에스트로겐(estrogen), 이소플라본(isoflavone) 성분의 푸에라린(puerarin), 푸에라린 자일로시드(puerarin xyloside), 푸에롤(puerol), 다이드진(daidzin), 다이드제인(daidzein), 게니스테인(genistein), 포모노네틴(formononetin), 카크코네인(kakkonein) 등, 그 외 베타-시토스테롤(β-sitosterol), 미로스테롤(miroesterol), D-만니톨(D-mannitol), 다우코스테

론(daucosteron), 알란토
인(allantoin), 아세틸콜린
(acetylcholine), 아라키드
산(arachidic acid), 숙신산
(succinic acid), 아미노산, 전
분 등이 함유되어 있다. 잎
에는 로비닌(robinin)이 함유
되어 있다.

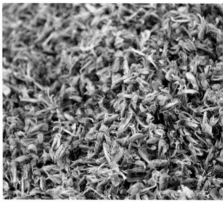

◉ 칡 꽃(약재)

약리작용 관상동맥순환 개
선작용, 혈압강하작용, 혈당
강하작용, 혈중지질저하작용, 혈소판응집억제작용, 해열작용,
항종양작용, 항산화작용, 해독작용

용 도 차용(뿌리, 꽃), 식용(어린순), 사료용, 가구용, 약용(뿌리
는 감기, 해열, 고혈압, 해독, 축농증, 갈증에 사용, 꽃은 숙취에 사용)

효 능 뿌리는 한약명이 갈근(葛根)이며, 기육(肌肉)을 풀어주
고 열기를 제거하며, 진액을 생기게 하고 갈증을 없애며, 양기
(陽氣)를 끌어올리고 설사를 멎게 하는 효능이 있고, 해열, 발한,
진정, 진경, 해독, 지갈, 지사 등의 작용이 있어 두통, 감기, 이
질, 고혈압, 협심증, 난청 등을 치료한다. 또한 항암, 항균, 항
산화 작용이 있으며, 칼슘 흡수를 촉진하여 여성의 갱년기장애
와 골다공증 예방 및 치료에 도움을 주고, 남성의 전립선암과 전
립선 비대증의 예방 및 치료에도 효과가 있다. 술을 과하게 마
셔 생긴 주독(酒毒)을 풀어주는 효능도 있다. 꽃봉오리 또는 꽃
은 한약명이 갈화(葛花)이며, 주독(酒毒)을 풀어주고 비기(脾氣)를

깨워 소화기를 편안하게 하며 출혈을 멎게 하는 효능이 있어, 숙취를 풀어주고 속쓰림과 오심, 구토, 식욕부진 등을 치료하며 치질, 장풍하혈, 토혈 등의 치료에도 효과적이다.

(약 용 법) 말린 뿌리 6~12g을 물 1L에 넣고 반으로 줄 때까지 달여서 하루 2~3회로 나누어 마신다. 짓찧어 즙을 내어 먹어도 된다. 외용할 경우에는 짓찧어 환부에 붙인다. 말린 꽃 3~9g을 물 1L에 넣고 반으로 줄 때까지 달여서 하루 2~3회로 나누어 마신다.

(주의사항) 성질이 시원하므로 위가 차서 구토를 하거나 허약해서 땀을 많이 흘리는 사람은 복용에 주의한다. 위의 기운을 손상시킬 우려가 있어 오래 복용하는 것은 삼간다.

칡 현대 임상 응용

- 고혈압 치료에는 갈근 30g, 괴미(槐米) 15g, 충위자(茺蔚子) 15g을 같이 넣고 500ml가 되도록 달인다. 아침저녁으로 250ml씩 복용하거나, 끓는 물을 붓고 우려서 차 대용으로 마신다. 연속 1개월 복용하는 것을 1회 치료과정으로 하며, 치료 기간은 최소 1개월에서 최대 13개월이다. 관찰 결과, 높은 치료율을 보였다. 고혈압 1, 2기의 치료 효과가 빠르고 뚜렷하며, 혈압 강하 유지 기간이 긴 것으로 보고하였다.
- 척추-기저동맥 혈액공급 부족에는 1회 갈근 알약(개당 50mg 함유) 2정, 1일 3회 복용하고, 2주를 1회 치료과정으로 한다. 관찰 결과, 높은 치료율을 보였다. 이 약은 수용성이 약하여 효과는 느리지만 간, 신장 등 장기에는 악영향을 끼치지 않고, 장기간 복용해도 부작용이 없었다.
- 편두통 치료에는 1회 갈근 알약(개당 100mg 함유됨) 5정, 1일 3회, 연속 2~22개월 복용한다. 관찰 결과, 높은 치료율을 보였으며, 약효가 나타난 시간은 일반적으로 약을 복용한 지 2주 후였다.
- 복부수술 후의 복부창만 치료에는 갈근, 조각(皂角) 각 250g을 같이 넣고 물 2L를 부어 달인 다음 찌꺼기를 제거하고 탕액을 그릇에 담는다. 수건 2장을 번갈아 가면서 탕액에 적신 다음 배꼽 중심으로 온습포 한다. 관찰 결과, 높은 치료율을 보였다.

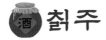 칡 주

재료 준비

● 전국 어디서나 자생하며, 봄이나 가을에 뿌리를 캐어 씻은 다음 잘게 썰어서 사용한다.

제조 방법

● 약효는 꽃, 뿌리 등에 있다. 약간의 방향(芳香)이 있다. 주로 뿌리를 사용하며 생으로 쓰거나 햇볕에 말려두고 사용한다.
● 생뿌리는 300g, 말린 뿌리는 230g을 소주 3.6L에 넣고 밀봉한다.
● 5~6개월 정도 숙성시켜 음용하며, 걸러내지 않고 더 숙성시켜도 무방하다.

😀 😲 맛은 달고 약간 맵다. 황설탕 150g을 가미할 수 있다.

적용 병증

● **식중독(食中毒) :** 음식물 속의 독소나 유독물질이 체내에 유입되어 일어나는 독성 반응이나 감염 질환으로, 복통, 설사, 구토 등의 증상이 나타나며 피부에 발진이 생기기도 한다. 소주잔 1잔을 1회분으로 1일 2~3회 음용한다.
● **신경쇠약(神經衰弱) :** 신경이 계속 자극을 받아서 피로가 쌓여 여러 가지 증상을 일으키는 병증이다. 두통, 불면증, 어지럼증, 귀울림, 지각과민, 주의 산만, 기억력 감퇴 등의 증상이 나타난다. 소주잔 1잔을 1회분으로 1일 1~2회씩, 10~15일 동안 음용한다.
● **주독(酒毒) :** 술에 중독이 되어 얼굴에 붉은 반점이 나타나는 경우의 처방이다. 위장 장애나 빈혈 등의 원인이 된다. 소주잔 1잔을 1회분으로 1일 1~2회씩, 10~20일 동안 음용한다.
● **기타 적응증 :** 혈액순환 개선, 두통, 불면증, 감기, 구토, 변비, 설사, 주황변, 암내

※ 본 약술을 음용하는 중에 살구씨의 섭취를 금한다. 장복하면 유익하다.

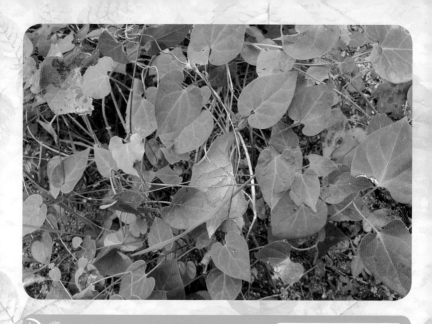

항스트레스·혈중지질저하 작용

큰조롱

Cynanchum wilfordii (Maxim.) Maxim. ex Hook.f.

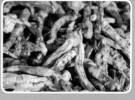

이 명 은조롱, 새박, 새박풀, 하수오, 백하수오

한약명 백수오(白首烏), 격산소(隔山消)

과 명 박주가리과(Asclepiadaceae)

식물명 유래 '큰'과 '조롱'의 합성어로, 잎과 열매 등이 크고(큰) 열매가 조롱박(조롱)과 닮
았다는 뜻

식품원료 사용 가능 여부 제한적 사용(덩이뿌리)

생육형태 큰조롱은 용담목 박주가리과 백미꽃속에 속하는 덩굴
성 여러해살이풀로, 전국 각지에 분포하고 산기슭 양지의 풀밭
이나 바닷가의 경사지에서 자생하거나 농가에서 재배하기도 한

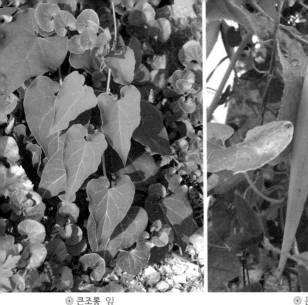

❁ 큰조롱 잎

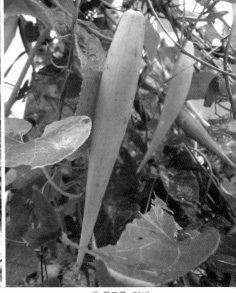

❁ 큰조롱 열매

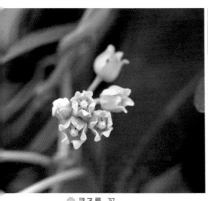

❁ 큰조롱 꽃

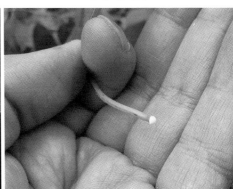

❁ 큰조롱 줄기에서 나오는 흰색 유액

다. 길이는 1~3m이다.

❀ **꽃** : 꽃은 7~8월에 연한 황록색으로 피며, 잎겨드랑이에 산형 꽃차례로 달리고, 활짝 벌어지지 않는다.

🌿 **잎** : 잎은 마주나고, 길이 5~10cm, 너비 4~8cm에 달걀상의

심장 모양으로 끝이 뾰족하고 가장자리가 밋밋하며, 잎자루는 2~5cm 정도이고, 위로 올라갈수록 짧아진다.

❀ **줄기** : 덩굴줄기는 길이 1~3m까지 뻗으며, 원줄기는 원주형으로 가늘고 다른 물체를 왼쪽으로 감아 오른다. 줄기에 상처를 내면 흰색 유액이 나온다.

♙ **열매** : 열매는 길이 약 8cm, 지름 약 1cm에 피침 모양의 골돌과이며 9월에 익는다. 종자는 암갈색이며 길고 흰 털이 뭉쳐 난다.

❀ **뿌리** : 뿌리는 굵은 육질이며 땅속 깊이 들어가고 표면이 암갈색이다.

(사용부위 및 채취시기) 덩이뿌리를 가을에 잎이 마른 다음이나 이른 봄에 싹이 나오기 전에 채취하여 수염뿌리와 겉껍질을 제거하고 햇볕에 말린다.

(작용부위) 간, 비장, 신장에 작용한다.

(성질과 맛) 성질이 약간 따뜻하고, 맛은 달고 약간 쓰며, 독성이 없다.

(성 분) 콘두리톨(conduritol) F, 시나논사이드(cynanoneside) B, 가가미닌(gagaminine), p-하이드록시아세토페논 (p-hydroxyacetophenone), 2,5-디하이드록시아세토페논 (2,5-dihydroxyacetophenone), 2,4-디하이드록시아세토페논 (2,4-dihydroxyacetophenone), 시난콜(cynanchol), 윌포사이드 (wilfoside) 등이 함유되어 있다. 백수오의 위품인 이엽우피소는 콘두리톨(conduritol) F를 함유하지 않아 정품과 구분된다.

(약리작용) 항스트레스작용, 혈중지질저하작용

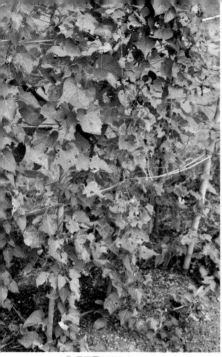

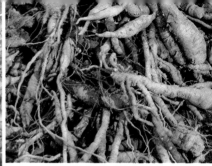

❀ 큰조롱 덩이뿌리(채취품)

❀ 큰조롱 지상부

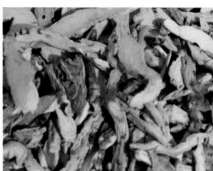

❀ 큰조롱 덩이뿌리(약재)

용 도 약용(뿌리는 보혈, 노인성 변비에 사용)

효 능 덩이뿌리는 간과 신장을 보하고 근육과 뼈를 강하게
하며, 비위를 튼튼하게 하고 독소를 해독하는 효능이 있어, 빈
혈, 어지럼증, 신경쇠약, 불면증, 건망증, 머리가 빨리 희어지는
증상, 유정, 류머티즘, 허리와 무릎이 시리고 아픈 증상, 위가
더부룩하고 헛배 부른 증상, 식욕부진, 설사, 장출혈, 치질, 출
산 후 젖이 잘 나오지 않는 증상 등을 치료한다. 또한 자양강장,
보혈약으로 정기를 수렴하고 머리카락을 검게 한다. 신선한 것
은 장을 윤활하게 하여 배변이 잘 되도록 하는 효능이 있어 노
인의 변비에 적합하다.

약 용 법 말린 덩이뿌리 6~16g을 물 1L에 넣고 끓기 시작하면 불을 약하게 줄여 1/3로 줄 때까지 달여서 하루 2회로 나누어 마신다. 가루 또는 환으로 만들어 복용하기도 하고, 술을 담가 마시기도 한다. 술을 담글 때에는 덩이뿌리 100g에 소주 1.8L를 부어 3개월 이상 두었다가 반주로 1잔씩 마신다.

주의사항 설사하거나 소화불량인 사람은 복용에 주의한다. 한방에서는 큰조롱의 덩이뿌리를 백수오(白首烏)라고 부르며 약용하는데, 일반인들 사이에서 큰조롱을 하수오라는 이명으로 부르며 마디풀과의 약용 식물인 하수오(*Reynoutria multiflora*)와 혼동하는 경우를 볼 수 있다. 붉은빛을 띠는 하수오의 덩이뿌리를 적하수오라 하고, 백수오라는 한약명이 있는 큰조롱의 덩이뿌리를 백하수오라고 잘못 부른 데서 비롯된 것으로 보인다. 두 식물 모두 덩이뿌리를 약용하지만 동일한 약재는 아니므로 구분해서 사용해야 한다. 큰조롱은 줄기를 자르면 흰색 유액이 나오지만 하수오는 유액이 나오지 않으므로 구별할 수 있다. 또한 생김새가 비슷하고 독성이 있는 이엽우피소와 혼동하지 않도록 주의해야 한다.

큰조롱 현대 임상 응용

- 식체완복창만(食滯脘腹脹滿) 치료에는 백수오(白首烏) 30g, 산당귀(山當歸: 杏葉防風), 30g, 마란(馬蘭) 30g을 같이 넣고 달여서 복용한다.
- 소아 비위허약, 소화불량, 식적(食積), 설사 치료에는 백수오(白首烏), 나미초(糯米草), 계요등(鷄尿藤)을 같은 비율로 취해 가루로 내어 1회 9g씩 쌀가루 18g을 첨가하여 쪄서 복용한다.
- 비위허약, 산후 젖이 적게 나올 때에는 백수오(白首烏) 15g, 토당삼(土黨蔘) 15g, 당귀 15g, 무화과 15g, 땅콩(생) 60g, 돼지족 1개를 같이 넣고 끓여서 복용한다.

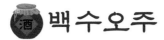# 백수오주

재료 준비

- 약령시장에서 구입하거나 현지에서 채취하여 사용한다. 전국에 분포하며 산기슭, 풀밭, 바닷가 경사지에서 자생한다.

제조 방법

- 약효는 뿌리에 있다. 뿌리를 구입하거나 채취하여 물로 깨끗이 씻어 말린 다음 적당한 크기로 썰어서 사용한다.
- 뿌리 200g을 소주 3.6L에 넣고 밀봉한다.
- 일반적으로 6개월 이상 숙성시켜 음용하며, 18개월 정도 숙성시킨 후에는 찌꺼기를 걸러내고 보관한다.

😋 🥴 맛은 달고 쓰다. 특별히 가미할 필요는 없다.

적용 병증

- **풍비(風痺)**: 풍한습(風寒濕)의 사기(邪氣)가 팔다리의 뼈마디와 경락에 침범해서 생기는 병증으로, 뼈마디가 아프고 운동장애가 있으며 마비가 오는데 그 부위가 일정하지 않고 수시로 이동한다. 소주잔 1잔을 1회분으로 1일 2~3회씩, 12~15일 동안 음용한다.
- **요슬산통(腰膝酸痛)**: 허리와 무릎이 쑤시고 저리며 걷거나 앉아 있을 때에도 매우 심한 통증이 일어나는 증세이다. 소주잔 1잔을 1회분으로 1일 2~3회씩, 15~20일 동안 음용한다.
- **강골격(强骨格)**: 평소에 뼈가 튼튼하지 못하여 움직임에 많은 장애가 따르는 경우의 처방이다. 소주잔 1잔을 1회분으로 1일 2~3회씩, 20~30일 동안 음용한다.
- **기타 적응증**: 보신, 보혈, 정력증진, 피로회복, 빈혈, 신경쇠약, 유정

※ 본 약술을 음용하는 중에 개고기, 소고기, 마늘, 파, 비늘 없는 물고기의 섭취를 피한다. 장복해도 해롭지는 않으나 치유되는 대로 음용을 중단한다.

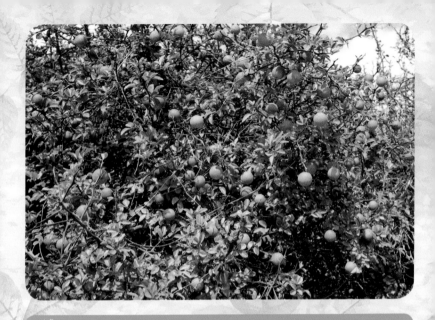

항바이러스·항염·항산화·항균 작용

탱자나무

Poncirus trifoliata (L.) Raf.

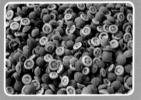

이 명 개탱쉬낭, 개탕쥐낭, 등자, 구귤

한약명 지실(枳實), 구귤(枸橘), 구귤핵(枸橘核), 지근피(枳根皮), 구귤엽(枸橘葉)

과 명 운향과(Rutaceae)

식물명 유래 옛 이름 '팅ᄌᆞ'에서 유래한 것으로, 귤 종류 등자(橙子)의 발음이 '탱자'로 변한 것 또는 귤이나 유자에 비해 탱탱한 열매가 달리는 나무라는 뜻

식품원료 사용 가능 여부 **가능**(열매)

(생육형태) 탱자나무는 무환자나무목 운향과 귤나무속에 속하는 낙엽 활엽 관목으로, 중부와 남부 지방에 분포하고 마을 근처, 과수원, 울타리 등에 심어 가꾼다. 높이는 3~4m이다.

꽃 : 꽃은 5~6월에 잎보다 먼저 흰색으로 피며, 가지 끝 또는 잎겨드랑이에 1~2개씩 달린다. 꽃잎은 5장이다.

잎 : 잎은 어긋나고 3출겹잎이며, 작은잎은 가죽질이고 길이 3~6cm에 타원형 또는 거꿀달걀 모양으로 가장자리에 둔한 톱니가 있다. 잎자루는 길이가 약 2.5cm이고 좁은 날개가 있다.

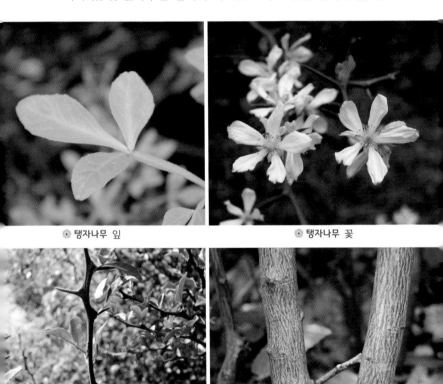

❀ 탱자나무 잎

❀ 탱자나무 꽃

❀ 탱자나무 가시

❀ 탱자나무 나무줄기

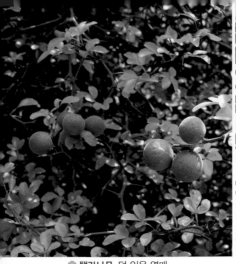
❀ 탱자나무 덜 익은 열매

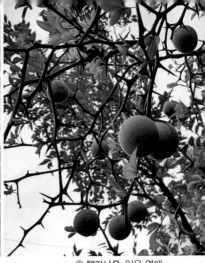
❀ 탱자나무 익은 열매

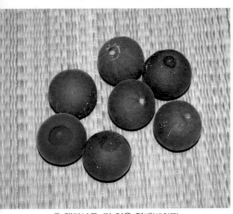
❀ 탱자나무 덜 익은 열매(채취품)

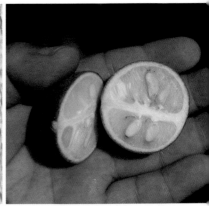
❀ 탱자나무 덜 익은 열매(단면)

🌱 **줄기** : 가지가 많이 갈라지며 길이 3~5cm의 억센 가시가 어긋
난다. 가지는 약간 납작하고 능각이 지며, 가지와 가시가 녹색
이므로 다른 나무와 쉽게 구별된다.

🍒 **열매** : 열매는 지름 3cm의 둥근 장과로 9~10월에 노랗게 익는
데, 표면에 부드러운 털이 많고 향기가 좋다.

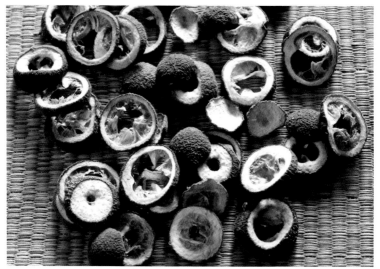

● **탱자나무** 덜 익은 열매(약재)

❀ **특징** : 탱자나무는 귤나무를 접붙일 때 대목으로 많이 쓰고, 열매는 즙이 많고 신맛이 강하여 식용보다는 주로 약용한다.

(사용부위 및 채취시기) 열매는 5~6월, 뿌리와 뿌리껍질은 연중 수시, 잎은 봄·여름에 채취한다. 열매가 익기 전에 채취하거나 저절로 떨어진 어린 열매를 모아 햇볕에 말린다. 큰 것은 반으로 쪼개서 햇볕에 말리거나 저온 건조한다.

(작용부위) 비장, 위, 대장에 작용한다.

(성질과 맛) 열매는 성질이 따뜻하고, 맛은 맵고 쓰다. 뿌리껍질과 잎은 성질이 따뜻하고, 맛은 맵다.

(성 분) 열매에는 정유로는 d-리모넨(d-limonene), 리날룰

(linalool) 등, 플라보노이드(flavonoid)로서는 폰시린(poncirin), 헤스페리딘(hesperidin), 로이폴린(rhoifolin), 로니세린(lonicerin), 나린긴(nalingin), 네오헤스피리딘(neohespiridin) 등이 함유되어 있으며 알칼로이드(alkaloid)의 스키미아닌(skimmianine)도 함유되어 있다. 열매껍질에 함유되어 있는 정유의 성분은 알파-피넨(α-pinene), 베타-피넨(β-pinene), 미르센(myrcene), 리모넨(limonene), 캄펜(kaempfen), 감마-터피넨(γ-terpinene), p-시멘(p-cymen), 카리오필렌(caryophyllene) 등이 함유되어 있다. 뿌리 및 뿌리껍질에는 리모닌(limonin), 말메신(marmesin), 세세린(seselin), 베타-시토스테롤(β-sitosterol), 폰시트린(poncitrin)이 함유되어 있다. 잎에는 폰시린, 네오폰시린(neoponcirin), 나린진, 적은 양의 로이포린(rhoifolin)이 함유되어 있고, 꽃에는 폰시트린(poncitrin)이 함유되어 있다.

약리작용 항바이러스작용, 항염작용, 항산화작용, 항균작용

용　도 약용(열매는 강심작용과 혈압상승작용)

효　능 덜 익은 열매는 한약명이 지실(枳實) 또는 구귤(枸橘)이며, 간기(肝氣)가 울결된 것을 풀어주고 위기(胃氣)를 조화시키며, 기(氣)를 소통시키고 통증을 멈추게 하며, 적체된 것을 제거하고 정체된 것을 풀어주는 효능이 있고, 건위, 거담, 진통, 이뇨 작용이 있어 소화불량, 식욕부진, 식체, 변비, 위통, 위하수, 자궁하수, 치질, 타박상, 주독 등을 치료한다. 뿌리와 뿌리껍질은 한약명이 지근피(枳根皮)이며, 혈(血)을 수렴시켜 지혈하고 통증을 멈추게 하는 효능이 있어, 치통과 혈변, 치질을 치료한다. 잎은 한약명이 구귤엽(枸橘葉)이며, 기(氣)를 소통시키고 구토를

멈추게 하며, 부은 종기나 상처를 없애고 뭉친 것을 풀어주는 효능이 있다. 탱자나무의 추출물은 항염, 항알레르기, 살충 작용이 있고 B형과 C형 간염에 치료 효과가 있다.

약용법 말린 덜 익은 열매 9~15g을 물 1L에 넣고 반으로 줄 때까지 달여서 하루 2~3회로 나누어 마신다. 외용할 경우에는 달인 액으로 환부를 씻거나 달인 농축액을 환부에 바른다. 말린 뿌리와 뿌리껍질 4.5~9g을 물 1L에 넣고 반으로 줄 때까지 달여서 하루 2~3회 매 식후에 마신다. 외용할 경우에는 달인 액을 입에 머금고, 치질에는 달인 액으로 환부를 자주 씻어준다. 말린 잎 6~15g(생것은 30g)을 물 1L에 넣고 반으로 줄 때까지 달여서 하루 2~3회로 나누어 마신다.

주의사항 정기를 소모하므로 비위가 허약한 사람이나 임산부는 복용에 주의한다.

탱자나무 현대 임상 응용

- 위완창통(胃脘脹痛), 소화불량 치료에는 탱자 9g을 달여서 복용하거나, 포제한 후 가루로 내어 따뜻한 술로 복용한다.
- 산기(疝氣) 치료에는 탱자 6개를 백주(白酒) 250g에 7일 동안 담가둔다. 1회 약주 작은 컵으로 두 잔, 1일 3회 복용한다.
- 고환종통(睾丸腫痛) 치료에는 탱자를 불에 쬐어 말린 후 가루로 내어 1회 3g, 1일 2회 복용한다.
- 타박상, 허리가 삐끗했을 때에는 탱자 12g, 소회향 줄기 30g, 향부자 12g, 곽향 줄기 9g을 같이 넣고 달여서 복용한다.
- 임파선염 치료에는 신선한 탱자, 백반을 같은 비율로 취해 찧어서 환부에 바른다.
- 치통에는 탱자 6g, 소회향 9g을 같이 넣고 달여서 복용한다.
- 인후통, 편도선염 치료에는 탱자 4개, 대나무잎 7장, 괴아(槐蛾: 회화나무 밑동에 나는 버섯) 한 개를 같이 넣고 달여서 차대용으로 마신다.

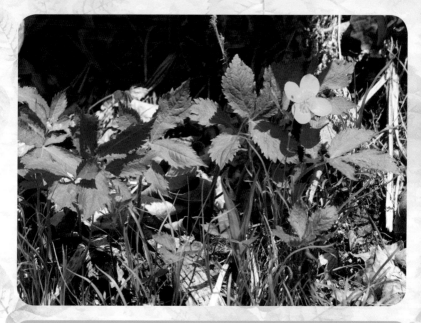

항암·진통 작용

피나물

Hylomecon vernalis Maxim.

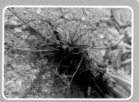

이 명 노랑매미꽃, 매미꽃, 봄매미꽃, 선매미꽃, 미색노랑매미꽃, 새발노랑매미꽃
한약명 괴조칠(拐棗七), 하청화근(荷靑花根), 도두삼칠(刀豆三七)
과 명 양귀비과(Papaveraceae)
식물명 유래 줄기를 자르면 붉은 피 같은 유액이 나오고 나물로 사용한다는 뜻
식품원료 사용 가능 여부 식품원료 목록에 없음

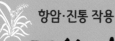 생육형태 피나물은 양귀비목 양귀비과 피나물속에 속하는 여러
해살이풀로, 경기 이북에 분포하고 깊은 산속의 계곡이나 반그
늘이 지며 습기가 많은 곳에서 자란다. 숲속에서 자라며, 부식질

670

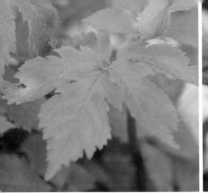

❋ 피나물 잎

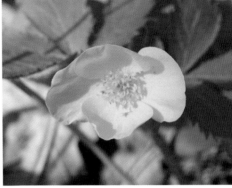

❋ 피나물 꽃

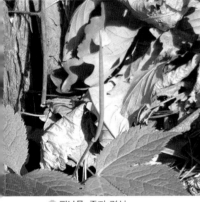

❋ 피나물 종자 결실

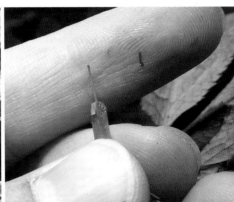

❋ 피나물 줄기에서 나오는 붉은 유액

이 많은 점질양토에서 잘 자란다. 높이는 20~30cm이다.

❀ 꽃 : 꽃은 4~5월에 선명한 노란색으로 피며, 원줄기 끝의 잎겨
　　　드랑이에서 나온 1~3개의 긴 꽃줄기 끝에 1송이씩 달린다. 꽃
　　　잎은 4장이고, 꽃받침잎은 2개로 녹색이며 일찍 떨어진다.

❧ 잎 : 뿌리잎은 잎자루가 길며 5~7개의 작은잎으로 된 깃꼴겹
　　　잎이고, 작은잎은 넓은 달걀 모양으로 가장자리에 불규칙한
　　　결각상의 톱니가 있다. 줄기잎은 어긋나고 5개의 작은잎으로
　　　되어 있다.

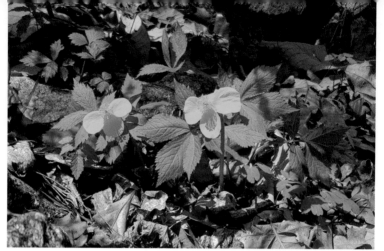

❀ 피나물 지상부

🌿 **줄기** : 줄기는 무르고 약하며, 줄기를 자르면 황적색의 유액이
나오고 다세포로 된 곱슬털이 있다.

🐚 **열매** : 열매는 길이 3~5cm, 지름 0.3cm 정도의 좁은 원기둥
모양 삭과로 7월에 익는데, 속에는 많은 종자가 들어 있다.

🌿 **뿌리** : 뿌리줄기는 짧고 굵으며 옆으로 뻗고 많은 뿌리가 있다.

🌱 **특징** : 줄기와 잎을 자르면 노란빛이 도는 붉은 유액(즙)이 나오
기 때문에 '피나물'이라는 이름이 붙여졌으며, 흔히 '노랑매미
꽃'으로도 불린다. 피나물과 매미꽃은 모두 노란색 꽃이 피고
줄기에서 붉은 유액(즙)이 나오지만, 피나물은 줄기에서 꽃대
와 잎이 나오는 반면, 매미꽃은 땅에서 꽃대와 잎이 바로 올라
온다.

(**사용부위 및 채취시기**) 뿌리 및 뿌리줄기를 가을에 채취한다.

(**작용부위**) 간, 심장에 작용한다.

(**성질과 맛**) 성질이 평(平)하고, 맛은 쓰다.

(**성   분**) 알칼로이드(alkaloid) 성분으로 크립토핀(cryptopine), 프로토핀(protopine), 켈리도닌(chelidonine), 알로크립토핀(allocryptopine), 콥티신(coptisine), 베르베린(berberine), 상귀나린(sanguinarine), 켈러리스린(chelerythrine), 켈리루빈(chelirubine), 켈리루틴(chelilutine), 스틸로파인(stylopine), 테트라하이드로베르베린(tetrahydroberberine) 등이 함유되어 있다.

(**약리작용**) 항암작용

(**용   도**) 원예 및 조경용, 식용, 약용(전초는 관절염, 타박상 등에 사용)

(**효   능**) 뿌리 및 뿌리줄기는 풍사(風邪)를 제거하고 경락을 잘 통하게 하며, 어혈을 제거하고 부은 종기나 상처를 없애는 효능이 있어, 풍습성 관절

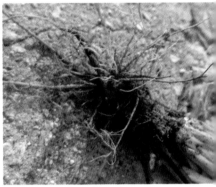

◉ **피나물** 뿌리(채취품)

염, 신경통, 염좌, 타박상, 종기, 부스럼, 습진 등을 치료한다.

(**약 용 법**) 말린 뿌리 3~10g을 물 1L에 넣고 1/3로 줄 때까지 달여서 하루 2~3회로 나누어 마신다. 또는 환이나 가루로 만들어 복용하기도 한다. 외용할 경우에는 짓찧어 환부에 붙인다.

피나물 현대 임상 응용

• 과로, 사지핍력(四肢乏力), 면황기수(面黃肌瘦) 치료에는 피나물 뿌리 9~12g, 흑설탕, 황주를 첨가하여 그릇에 담고 뚜껑을 덮어 찐다. 매일 아침저녁으로 식전에 1회씩 복용한다. 갓, 무, 차는 삼간다.

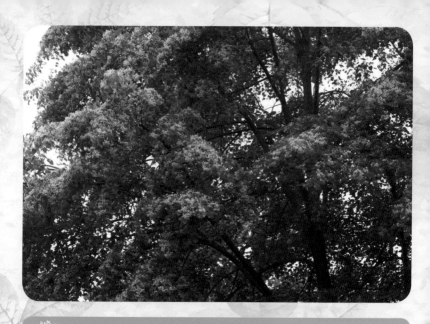

항암·항종양·항염·신경보호 작용

피나무

Tilia amurensis Rupr.

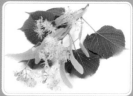

이 명 꽃피나무, 달피, 달피나무, 왕피나무, 참피나무, 큰피나무, 털피나무

한약명 자단(紫椴), 자단(籽椴)

과 명 피나무과(Tiliaceae)

식물명 유래 이 나무의 껍질을 밧줄이나 노끈 등을 만드는 데 사용하여 껍질(皮)을 쓰는
나무라는 뜻

식품원료 사용 가능 여부 **가능**(꽃, 잎)

(생육형태) 피나무는 아욱목 피나무과 피나무속에 속하는 낙엽
활엽 교목으로, 경기도와 경상북도 이북에 분포하고 숲속 골짜
기나 계곡 주변에서 자란다. 계곡 및 산비탈 이하의 토심 깊은

비옥한 곳을 좋아하고 참나무류, 다
릅나무, 박달나무류와 혼생한다. 높
이는 15~20m이다.

🌸 꽃 : 꽃은 6~7월에 담황색으로 피
는데, 3~20개가 취산꽃차례를 이
루며 달리고 향기가 진하다. 꽃대
중앙에 피침 모양 또는 거꿀피침
모양의 포가 있는데, 포는 끝이
둔하고 길이가 5cm 내외이다. 많
은 수술이 꽃 밖으로 돌출한다.

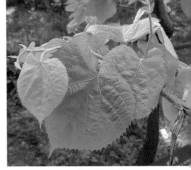
⚬ 피나무 잎

🍃 잎 : 잎은 어긋나고, 길이 3~9cm,
너비 3~7cm에 넓은 달걀 모양으
로 잎끝이 뾰족하고 가장자리에
예리한 톱니가 있다. 잎의 앞면에
는 털이 없고, 뒷면의 맥겨드랑이
에 갈색 털이 있다.

🌿 줄기 : 줄기가 곧게 서며, 나무
껍질은 회갈색이고 일년생 가지
에 짧은 털이 있거나 없다. 높이
20m, 너비 1m까지 자란다.

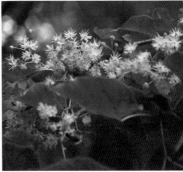
⚬ 피나무 꽃

🔔 열매 : 열매는 둥근 견과로 능선이
없고 흰색 또는 갈색 털이 빽빽
하게 있으며, 열매 대궁(열매가 붙
어 있는 부분)에는 프로펠라 모양
의 포가 달려있어 바람에 날리고
9~10월에 황백색으로 익는다.

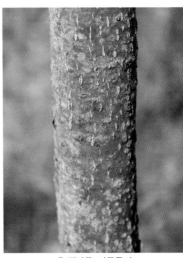
⚬ 피나무 나무줄기

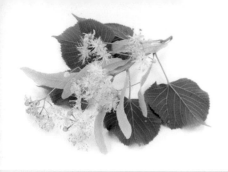

🌸 **피나무** 꽃과 잎(채취품)

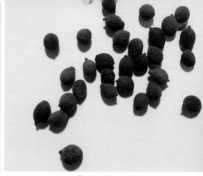

🌸 **피나무** 열매(채취품)

🌿 **특징** : 맹아력은 왕성하나 생장은 빠른 편이 못 된다. 관상용, 밀원용으로 식재하고, 목재는 건축재, 가구재로 사용하며, 꽃은 식용 또는 약용한다. 피나무 껍질은 섬유질이 풍부하고 질겨서 밧줄, 자루, 망태기 등의 새끼줄 대용으로 쓴다.

(**사용부위 및 채취시기**) 꽃이 피는 6~7월에 채취한다.

(**작용부위**) 폐, 신장에 작용한다.

(**성질과 맛**) 성질이 시원하고, 맛은 매우며, 독성이 없다.

(**성   분**) 정유, 쿠마린(coumarin), 플라보노이드(flavonoid), 리그닌(lignin), 트리테르펜(triterpene), 에피카테킨(epicatechin), 누디포사이드(nudiposide), 리오니시드(lyoniside)와 스코폴레틴(scopoletin) 등이 함유되어 있다.

(**약리작용**) 항암작용, 항종양작용, 항염작용, 신경보호작용

(**용   도**) 밀원용(꿀), 원예 및 조경용, 섬유용, 가구용, 식용(꽃)

(**효   능**) 꽃은 표증(表證)을 풀어주고 열을 내리는 효능이 있으며, 발한, 해열 작용이 있어 감기에 효과가 있고 병에 대한 저항성을 높여주며, 폐결핵, 신경쇠약, 불면증, 구강염, 신우신염에

도 쓴다. 또한 정유와 점액이 있어서 진해거담제, 완화제로 쓰며, 민간에서는 진경·진통제로 류머티즘성 관절염, 위암, 고창, 위장병에 사용한다. 유럽에서는 열매를 지혈약으로 쓰고, 잎은 궤양과 종기의 치료약으로 쓴다.

(약용법) 말린 꽃 3~10g을 물 1L에 넣고 반으로 줄 때까지 달여서 하루 2~3회로 나누어 마신다.

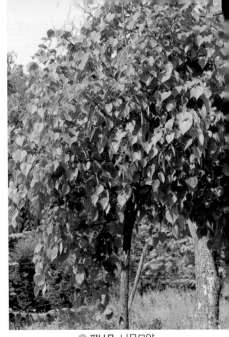
❀ 피나무 나무모양

피나무 의 기능성 및 효능에 관한 특허자료

피나무 꿀 향취를 재현한 향료 조성물

본 발명은 피나무 꿀을 재현할 수 있는 향료 조성물에 관한 것이다. 본 발명에 따른 향료 조성물은 천연 피나무 꿀의 주요 향기 성분에 암브레톨리드(Ambrettolide), 에틸렌 브라실레이트(Ethylene brassylate) 및 샌달우드 오일(Sandalwood oil)로 이루어진 그룹으로부터 선택된 하나 이상의 성분을 추가함으로써, 피나무 꿀의 향취를 매우 유사하게 재현할 수 있으며 우수한 향취 선호도를 나타낼 수 있다.

– 출원번호 : 10-2018-0001657, 출원인 : (주)엘지생활건강

피나무 결정꿀을 이용한 매실청 제조 방법

본 발명은 피나무 결정꿀을 이용한 매실청의 제조방법 및 이를 이용하여 제조된 매실청에 관한 것이다. 본 발명의 피나무 결정꿀을 이용하여 제조된 매실청은 설탕 또는 다른 꿀을 이용한 매실청 제조 방법보다 제조공정이 용이할 뿐 아니라, 단맛이 증대되고 꿀과 매실의 풍미가 조화롭게 어우러져 관능성이 개선되었으므로, 몸에 좋은 매실을 보다 원활하게 섭취할 수 있도록 다양한 식품 분야에서 활용될 수 있다.

– 출원번호 : 10-2019-0165788, 출원인 : 대한민국(농촌진흥청장)

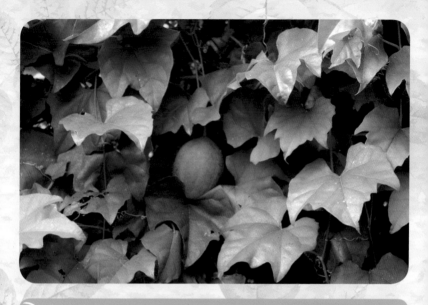

하늘타리

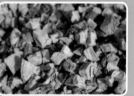

Trichosanthes kirilowii Maxim.

이　명 자주꽃하눌수박, 쥐참외, 하눌타리, 하늘수박, 하눌수박, 하늘에기, 하늘왜기

한약명 괄루근(栝蔞根), 괄루인(栝蔞仁), 천화분(天花粉), 과루근(瓜蔞根), 과루(瓜蔞), 괄루
(栝樓), 과루자(瓜蔞子), 괄루실(栝樓實)

과　명 박과(Cucurbitaceae)

식물명 유래 옛 이름 '하눐두래'에서 유래한 것으로, 줄기가 하늘로 뻗어 올라가고 열매
가 다래처럼 둥글게 생겼다는 뜻, 꽃이 하늘을 향해 타래처럼 실이 엉켜있
다는 뜻 또는 노랗게 익은 열매가 하늘의 달과 비슷하다는 뜻

식품원료 사용 가능 여부 식품원료 목록에 없음

생육형태 하늘타리는 제비꽃목 박과 하늘타리속에 속하는 덩굴
성 여러해살이풀로, 중부 이남에 분포하고 산기슭 아래에서 자

란다. 햇빛이 잘 드는 곳에서 재배하는 것이 좋으며 토양은 물빠짐이 좋고 기름진 곳이 이상적이다. 길이는 2~5m이다.

✿ 꽃 : 꽃은 암수딴그루이며 7~8월에 흰색으로 피는데, 수꽃은 이삭꽃차례로 달리고 암꽃은 1개씩 달린다. 꽃잎과 꽃받침은 5개로 갈라지며 각 갈래는 다시 실처럼 가늘게 갈라진다.

🌿 잎 : 잎은 어긋나고 단풍잎처럼 5~7갈래 갈라지며, 갈래조각은 표면에 짧은 털이 있고 가장자리에 톱니가 있다.

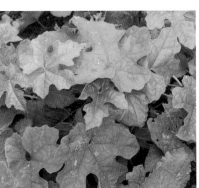

❋ 하늘타리 잎

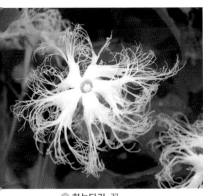

❋ 하늘타리 꽃

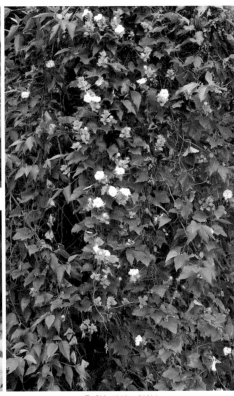

❋ 하늘타리 지상부

하늘타리 • 679

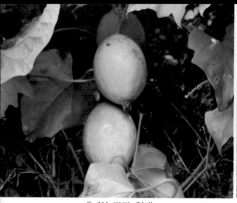

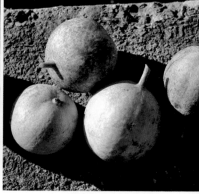

❀ 하늘타리 열매

❀ 하늘타리 열매(채취품)

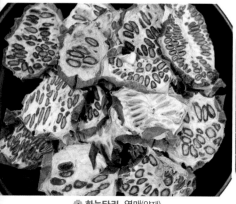

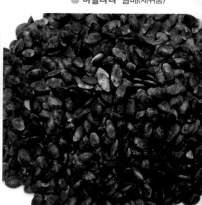

❀ 하늘타리 열매(약재)

❀ 하늘타리 종자(약재)

🌿 **줄기** : 잎과 마주나는 덩굴손으로 다른 물체를 감아 올라가며
덩굴줄기가 뻗어간다.

🍒 **열매** : 열매는 지름 7cm 정도의 둥근 장과이며 9~10월에 오렌
지색으로 익고, 속에는 연한 다갈색 종자가 많이 들어 있다.

🌿 **뿌리** : 고구마처럼 굵고 큰 덩이뿌리는 표면이 황백색 또는 연
한 황갈색이다.

🌿 **특징** : 덩이뿌리에는 전분이 풍부하게 함유되어 있어 전분을
추출하여 다양한 요리에 활용하며, 덩이뿌리와 씨를 약용한

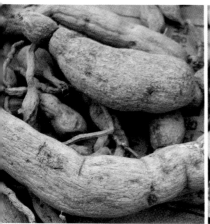
❋ **하늘타리** 뿌리(채취품)

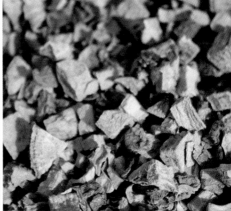
❋ **하늘타리** 뿌리(약재)

다. 중부 지방에서 인위적으로 재배하는 경우 결실이 잘 안되는 특성이 있다.

(사용부위 및 채취시기) 뿌리는 가을부터 이른 봄 사이, 열매와 종자는 가을과 겨울에 채취한다. 뿌리를 채취하여, 씻어서 겉껍질을 제거하고 길게 자르거나 세로로 쪼개어 말린다. 잘 익은 열매를 쪼개어 종자를 꺼내고 씻어서 햇볕에 말린다.

(작용부위) 뿌리는 폐, 위에 작용한다. 종자는 폐, 위, 대장에 작용한다.

(성질과 맛) 뿌리는 성질이 약간 차고, 맛은 달고 약간 쓰다. 종자는 성질이 차고, 맛은 달다.

(성　분) 뿌리에는 다량의 전분, 사포닌(saponin), 단백질, 다낭류 등을 함유한다. 단백질로는 트리코사틴(trichosanthin), 카라두

린(karadurin) 등이 있고, 그 외 알파-모모르카린(α-momorcharin), 베타-모모르카린(β-momorcharin), 알파-트리코산틴(α-trichosanthin), 트리코산틴-ZG(trichosanthin-ZG) 등과 아미노산으로서 시트룰린(citrulline), 알라닌(alanine), 발린(valine), 아르기닌(arginine), 글루탐산(glutamic acid), 아스파르트산(aspartic acid), 글리신(glycine), 트레오닌(threonine), 오르니틴(ornithine), 감마-스피나스테롤(γ-spinasterol), 스티그마스테롤(stigmasterol), 팔미트산(palmitic acid), 브리오놀산(bryonolic acid) 등이 함유되어 있다. 씨에는 주로 지방유, 스테롤(sterol), 트리테르페노이드(triterpenoid) 및 그 글리코시드(glycoside)를 함유한다. 지방유는 불포화지방산과 포화지방산이며, 트리콘산산(trichosanic acid)이 주이다. 스테롤(sterol)로서 캄페스테롤(campesterol), 스티그마스테롤(stigmasterol), 시토스테롤(sitosterol), 7-캄페스테롤(7-campeterol), 7-스티그마스테롤(7-campesterol) 등과 이 외 사포닌(saponin), 당, 유기산, 검(gum)질, 수지, 색소 등이 함유되어 있다.

약리작용 뿌리는 유산초래작용 및 임신방지작용, 항암작용, 면역증강작용, 항균작용, 항바이러스작용, 항HIV작용, 씨는 사하작용, 혈소판응집억제작용, 항암작용

용 도 약용(뿌리는 갈증, 배농에 사용, 열매는 해수, 소갈, 황달, 변비, 소염에 사용, 종자는 해수, 변비, 종기에 사용, 열매껍질은 해수, 소갈, 지혈, 변비에 사용)

효 능 뿌리는 한약명이 괄루근(栝蔞根)이며, 열을 내리고 화기(火氣)를 제거하며, 진액을 생기게 하고 갈증을 없애며, 부은 종기나 상처를 없애고 고름을 배출시키는 효능이 있어, 열병으

로 입이 마르는 증상, 소갈, 황달, 폐조해혈(肺燥咳血), 옹종치루 등을 치료한다. 종자(씨)는 한약명이 괄루인(栝樓仁)이며, 폐를 윤택하게 하고 가래를 삭이며, 장(腸)을 매끄럽게 하고 대변을 잘 통하게 하며 염증을 가라앉히는 등의 효능이 있다. 또한 항균, 항암 작용이 있다.

(약용법) 말린 뿌리 12~16g을 물 1L에 넣고 1/3로 줄 때까지 달여서 하루 2~3회로 나누어 마신다. 또는 환이나 가루로 만들어 복용한다. 심한 기침에는 열매를 반으로 쪼갠 다음 그 속에 하늘타리 종자 몇 개와 같은 수의 살구씨를 넣고 다시 덮어서 젖은 종이로 싸고 이것을 다시 진흙으로 싸서 잿불에 타지 않을 정도로 굽는다. 이것을 가루 내어 같은 양의 패모 가루를 섞고 하룻밤 냉수에 담근 다음 같은 양의 꿀을 섞어서 한 번에 두 숟가락씩 하루 3회 식후 20~30분 후에 먹는데, 꾸준히 복용하면 오래된 심한 기침도 잘 낫는다. 민간에서는 신경통 치료에 열매살 부분을 술에 담가 하루 2~3회 복용하기도 한다.

(주의사항) 성미가 쓰고 차기 때문에 비위가 허하고 찬 경우나 대변이 진흙처럼 설사하는 경우에는 신중하게 사용해야 한다. 임산부는 복용에 주의한다. 오두(烏頭)와는 배합금기이다.

하늘타리 현대 임상 응용

- 관상동맥 질환 치료에는 하늘타리 알약(개당 생약 2.6g에 해당)를 1회 4정, 1일 3회 복용한다. 2주~14개월 동안 관찰 결과, 대체로 높은 치료율을 보였으며, 약물복용 후 속이 불편하고 대변 횟수가 증가한 사례도 있었으나 다른 부작용은 없었다.

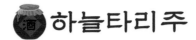
하늘타리주

- 약재상에서 구입하거나 산과 들에서 자생하는 것을 채취한다.

제조 방법

- 약효는 열매나 뿌리에 있다. 가을과 겨울에 열매를 채취하여 종자를 빼낸 후 열매살을 햇볕에 말린다. 뿌리는 가을부터 이른 봄 사이에 채취할 수 있다.
- 말린 열매살 200g, 생뿌리 180g, 말린 뿌리 150g을 각각 소주 3.6L에 넣고 밀봉한다.
- 5~6개월간 숙성시켜 음용하며, 18개월 정도 숙성시킨 후에는 찌꺼기를 걸러내고 보관한다.

   😵 😖 😣 맛은 달고 쓰고 시다. 백설탕 100g을 가미하여 사용할 수 있다.

적용 병증

- **늑막염(肋膜炎)** : 늑막에 염증이 생겨 액이 고인 상태이다. 두통, 재채기, 헛기침, 딸꾹질, 식욕부진 등의 증상과 늑골 부위에 통증이 있다. 소주잔 1잔을 1회분으로 1일 1~2회씩, 7~15일 동안 음용한다.
- **유즙결핍(乳汁缺乏)** : 산모에게서 젖이 잘 나오지 않는 경우의 처방이다. 소주잔 1잔을 1회분으로 1일 1~2회씩, 10~15일 동안 음용한다.
- **혈담(血痰)** : 가래에 피가 섞여 나오는 증세이다. 심하면 가슴이 아프고 답답하며, 가슴 속에 뭉친 것이 이리저리 돌아다니는 것처럼 느껴진다. 소주잔 1잔을 1회분으로 1일 1~2회씩 7~10일, 심하면 20일 동안 음용한다.
- **기타 적응증** : 각혈, 해수, 변비, 복통, 당뇨병, 유선염, 중풍

   ※ 본 약술을 음용하는 중에 모란, 생강, 쇠무릎, 패모의 섭취를 피하며, 위한증이 있거나 설사가 있는 경우에는 음용을 금한다. 장복해도 해롭지는 않으나 치유되는 대로 음용을 중단한다.

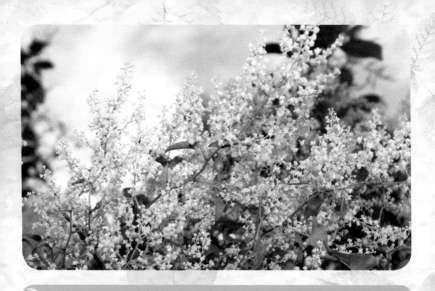

조혈·혈중지질저하·면역증강·항노화 작용

하수오

Reynoutria multiflora (Thunb.) Moldenke

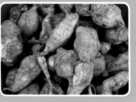

이 명 적하수오, 붉은조롱, 새박조가리, 새박덩쿨

한약명 하수오(何首烏), 수오등(首烏藤), 제수오(製首烏), 지정(地精), 수오(首烏), 적하수오
(赤何首烏)

과 명 마디풀과(Polygonaceae)

식물명 유래 한자 이름 '하수오(何首烏)'에서 유래한 것으로, 어찌(何) 머리가(首) 검은가
(烏)라는 뜻 또는 옛날 중국에 하씨 성을 가진 사람이 이 식물의 뿌리를 복
용 후 자식을 연이어 낳고 오래 살며 머리털도 오히려 검어졌다는 데서 붙
여진 이름

식품원료 사용 가능 여부 **가능**(덩이뿌리)

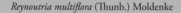

생육형태 하수오는 마디풀목 마디풀과 닭의덩굴속에 속하는 중
국 원산의 덩굴성 여러해살이풀로, 전국 각지에서 자생하여 중

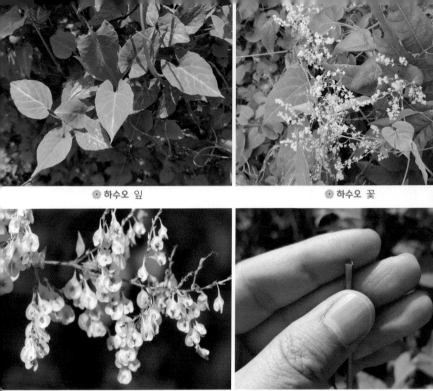

❀ 하수오 잎   ❀ 하수오 꽃

❀ 하수오 열매   ❀ 하수오 줄기에서 유액이 나오지 않는다.

남부 지방에서 재배하고 있다. 우리나라 각지의 산야에 야생하
므로 전국 어디서나 재배할 수 있다. 길이는 2~3m이다.

🌸 **꽃** : 꽃은 8~9월에 흰색으로 피며, 가지 끝에 원추꽃차례로 작
은 꽃이 많이 달린다. 꽃받침은 5장으로 깊게 갈라지고 꽃이
핀 다음에 더 길어진다.

🌿 **잎** : 잎은 어긋나고 길이 3~6cm, 너비 2.5~4.5cm에 달걀상
심장 모양으로 끝이 뾰족하고 가장자리가 밋밋하다. 턱잎은
원통형으로 짧고 잎자루 밑부분에 짧은 잎집이 있다.

🌱 **줄기** : 덩굴줄기는 길이 2~3m로 자라며, 가늘고 가지가 갈라

686

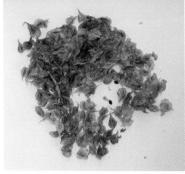
● 하수오 열매(채취품)

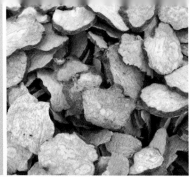
● 하수오 덩이뿌리(약재)

지면서 길게 뻗어가고 털이 없다. 줄기 밑동은 목질화한다.

🍐 **열매** : 열매는 세모진 달걀 모양의 수과이며, 꽃받침으로 싸여 있고 3개의 날개가 있다.

✳ **뿌리** : 뿌리는 땅속으로 뻗으면서 가늘고 길며 군데군데 비대한 덩이뿌리가 달린다. 덩이뿌리는 겉껍질이 적갈색이고 질은 견실하며 단단하다.

🌿 **특징** : 덩이뿌리를 탈모, 유정, 해독, 자양 강장 등에 약용한다.

(**사용부위 및 채취시기**) 덩이뿌리를 가을과 겨울에 잎이 시들었을 때 채취하여, 양 끝을 제거하고 씻어서 큼직하게 덩어리로 썰어 말린다.

(**작용부위**) 심장, 간, 신장에 작용한다.

(**성질과 맛**) 성질이 약간 따뜻하고, 맛은 쓰고 달며 떫고, 독성이 없다.

(**성   분**) 덩이뿌리에는 주로 안트라퀴논(anthraquinone) 유도체를 함유하고 그 주성분은 크리소파놀(chrysophanol), 에모딘(emodin), 레인(rhein), 피스치온(physcione), 크리소판산(chrysophanic acid), 안트론(anthrone), 베타-시토스테롤

(β-sitosterol), 스틸벤(stilbene)배당체(polygoacetophenoside)의 2,3,5,4-테트라하이드록시스틸벤-2-O-베타-D-글루코시드 (2,3,5,4-tetrahydroxystilbene-2-O-β-D-glucoside), 퀘르세틴-3-O-갈락토시드(quercetin-3-O-galactoside), 퀘르세틴-3-아라비노시드 (quercetin-3-arabinoside) 등과 그 외 레시틴(lecithine), 지방, 전분 및 부신피질호르몬 유사 물질 등이 함유되어 있으며, 줄기에도 유사한 성분들이 함유되어 있다.

약리작용 조혈작용, 혈중지질저하작용, 동맥죽상경화방지작용, 면역증강작용, 항노화작용, 간보호작용, 항균작용

용　도 용도(덩이뿌리는 해독, 통변 작용, 종기, 유정, 학질에 사용, 줄기는 불면증 치료, 거풍 작용)

효　능 덩이뿌리는 혈(血)을 자양(滋養)하고 음기(陰氣)를 기르며, 장(腸)을 적셔주고 대변을 잘 통하게 하며, 독소를 해독하고 피부에 생긴 옹저를 없애며 학질(말라리아)을 치료하거나 예방하는 효능이 있어, 간과 신의 음기가 훼손된 것을 낫게 하며, 머리가 일찍 희어지는 증상, 어지럼증, 허리와 무릎이 허약하며 근골이 시리고 아픈 증상, 유정, 붕루대하, 오래된 설사 등을 치료한다. 그 밖에도 만성 간염, 옹종(癰腫), 결핵목림프샘염, 치질 등의 치료에 사용한다. 민간요법으로 간과 신 기능의 허약, 해독, 변비, 불면증, 피부 가려움증, 백일해 등에 쓴다. 덩굴줄기는 혈(血)을 자양(滋養)하여 정신을 안정시키며, 풍사(風邪)를 제거하고 경락을 잘 통하게 하는 효능이 있다.

약용법 말린 덩이뿌리 6~12g을 물 1L에 넣고 끓기 시작하면 불을 약하게 줄여 1/3로 줄 때까지 달여서 하루에 2~3회로 나

누어 마신다. 가루 또는 환으
로 만들어 복용하기도 하고,
술을 담가 마시기도 한다.

(주의사항) 윤장통변(潤腸通便)
및 수렴 작용이 있으므로 대
변당설(大便溏泄) 또는 습담
(濕痰: 수습이 한곳에 오래 몰려
있어 생기는 담증)의 경우에는
부적당하고, 철그릇이나 무
씨(내복자)와 함께 사용하지
않는다.

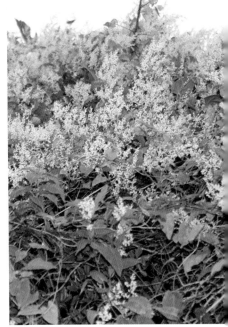

● 하수오 지상부

하수오 현대 임상 응용

- 고지혈증 치료에는 하수오 알약(상해중약제약 제1공장에서 생산되며, 70% 침고 및 30%
  수오가루가 함유되어 있다)을 1회 5정, 1일 3회 복용하고, 연속 4개월 복용하는 것을
  1회 치료과정으로 한다. 고지혈증 환자 중, 베타─리포프로틴(β─lipoprotein), 고콜레
  스테롤혈증 환자 모두 높은 치료율을 보였으나 TAG(triacylglycerol)에 대한 치료 효
  과율은 낮게 나타나 TAG가 높은 사람은 하수오 알약을 단독으로 복용하는 것은
  적합하지 않았다.
- 불면증 치료에는 20% 하수오 의료용 주사액을 1회 4ml, 1일 1∼2회 근육 주사하
  고, 15∼30일을 1회 치료과정으로 한다. 15∼30일 간격으로 2회 치료과정을 진행
  한다. 또는 하수오가 함유된 한약 복합 처방 알약(개당 0.5g, 하수오, 단삼, 오미자, 황
  련 함유)을 1회 5∼7정, 1일 2∼3회 복용하거나, 잠들기 전 6∼10정 복용한다. 또는
  먼저 20∼30일간 의료용 주사액으로 치료하고 나중에 알약을 복용한다. 관찰 결
  과, 높은 치료율을 보였다.
- 백발 치료에는 법제한 하수오, 숙지황 각 30g, 당귀 15g을 1L의 곡물주에 침포(浸
  泡)한다. 10∼15일 후 매일 작은 잔으로 1∼2컵(15∼30ml 정도) 복용하고, 효과가 나
  타날 때까지 계속 복용한다. 관찰 결과, 높은 치료율을 보였다.

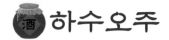
하수오주

재료 준비

- 약령시장에서 많이 취급하는 약재이다. 말린 덩이뿌리를 취급하므로 그것을 구입한다.

제조 방법

- 약효는 덩이뿌리에 있다. 덩이뿌리를 구입하여 물로 깨끗이 씻고 물기를 없앤 다음 사용한다.
- 말린 덩이뿌리 180g을 소주 3.6L에 넣고 밀봉한다.
- 10개월 이상 숙성시켜 음용하며, 2년 정도 숙성시킨 후에는 찌꺼기를 걸러내고 보관 한다.

😖 😖 맛은 쓰고 달다. 황설탕 100g을 가미하여 사용할 수 있다.

적용 병증

- **척추질환(脊椎疾患)** : 척추 이상(異常)으로 생기는 질환으로, 디스크, 척추협착증, 척 추측만증, 척추후만증 등이 있다. 소주잔 1잔을 1회분으로 1일 2~3회씩, 15~20일 동 안 음용한다.
- **근골위약(筋骨痿弱)** : 근육이 약해지고 뼈가 말라서 힘을 잘 쓰지 못하는 증세이다. 소주잔 1잔을 1회분으로 1일 3~4회씩, 7~10일 동안 음용한다.
- **신기허약(腎氣虛弱)** : 신체의 원기가 부족하여 몸의 모든 기력이 약해지고 늘 피로를 느 끼는 경우의 처방이다. 소주잔 1잔을 1회분으로 1일 2~3회씩, 15~20일 동안 음용한다.
- **기타 적응증** : 간장병, 간의 기혈(氣血)이 부족하여 생긴 병, 갱년기장애, 건망증, 심 계항진, 요슬산통, 귀밑샘염

※ 본 약술을 음용하는 중에 개고기, 비늘 없는 물고기, 겨우살이, 파, 마늘의 섭취를 금한다. 최근 하수오로 인한 간독성 사례가 보고되고 있어 하수오 담금주는 치유 되는 대로 음용을 중단한다.

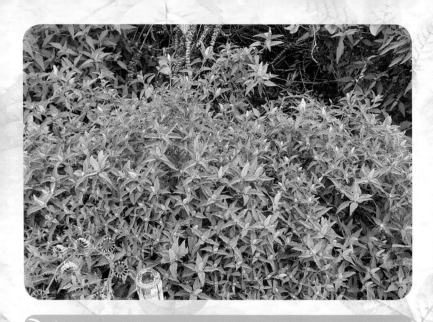

발한·해열·항진균·이뇨 작용

향유

Elsholtzia ciliata (Thunb.) Hyl.

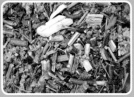

이 명 봄꽃향유, 봄향유, 흰향유, 고요화, 노리자리, 향유초, 노야기

한약명 향유(香薷), 향여(香茹), 진향유(陳香薷), 향유(香葇), 향채(香菜), 향용(香茸)

과 명 꿀풀과(Labiatae)

식물명 유래 한자 이름 '향유(香薷)'에서 유래한 것으로, 향기(香)가 강하고 잎이 여리고 부드럽다(薷, 葇)는 뜻

식품원료 사용 가능 여부 **가능**(순, 잎)

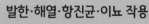 **생육형태** 향유는 꿀풀목 꿀풀과 향유속에 속하는 한해살이풀로, 중부 이남에서 자생하고 산지의 숲 가장자리 햇빛이 잘 드는 양지나 반그늘의 습기가 많은 풀숲에서 자란다. 높이는

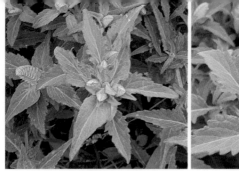

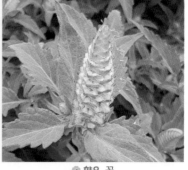

● 향유 잎　　　　　　　● 향유 꽃

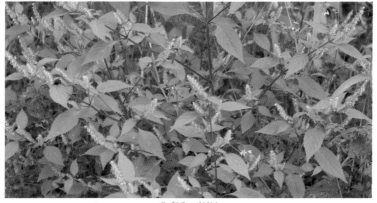

● 향유 지상부

30~60cm이다.

✿ 꽃 : 꽃은 8~9월에 붉은빛을 띤 자주색 또는 보라색으로 피는
데, 많은 꽃이 줄기 한쪽으로 치우쳐 이삭꽃차례를 이루며 달
린다.

🌿 잎 : 잎은 마주나고, 길이 3~10cm, 너비 1~6cm에 달걀 모양
으로 끝이 뾰족하며 가장자리에 둔한 톱니가 있다. 잎의 양면
에 털이 드문드문 있고 뒷면에 샘점이 있어 강한 향기를 낸다.
잎자루는 길이가 0.5~2cm이며, 잎이 연결되는 윗부분에 날개
가 있다.

🌿 **줄기** : 원줄기는 곧게 서고 네모지며 가지를 많이 치고 잎자루와 더불어 털이 나 있다.

🌱 **열매** : 열매는 좁은 거꿀달걀 모양의 분과로 물에 젖으면 점성이 있으며, 11월에 노란 갈색으로 꽃이 진 자리에 많이 달린다.

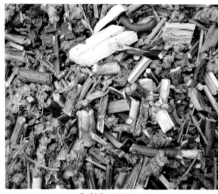
◉ **향유** 전초(약재)

🌿 **특징** : 전체적으로 꽃이 둥글게 피는 배초향과 달리, 향유와 꽃향유의 꽃차례는 한쪽으로만 핀다. 꽃향유는 꽃이 크고 진한 자주색인데 반해, 향유는 꽃이 보다 작고 연한 자색이라 구분된다.

(**사용부위 및 채취시기**) 여름부터 가을에 걸쳐 줄기와 잎이 무성하고 꽃이 만개했을 때 맑은 날을 골라 전초를 채취하여, 이물질을 제거하고 그늘에서 말린다.

(**작용부위**) 폐, 위에 작용한다.

(**성질과 맛**) 성질이 약간 따뜻하고, 맛은 맵다.

(**성   분**) 꽃의 정유 중에 주성분은 엘솔치디올(elsholtzidiol)이고, 그 밖에 스테롤(sterol), 페놀(phenol)성 물질과 플라보노이드(flavonoid) 배당체 등을 함유한다. 전초에 함유된 정유 중 주성분은 엘솔치아케톤(elsholziaketone)으로 그 외에 나지나타케톤(naginataketone), 알파-피넨(α-pinene), 시네올(cineole), p-시멘(p-cymene), 이소발러릭산(isovaleric acid), 이소부틸-이소발러

레이트(isobutyl-isovalerate), 초산(acetic acid), 알파-베타-나지나틴(α-β-naginatene), 옥타놀-3(octanol-3), 캄퍼(camphor), 게라니올(geraniol), n-카프로산(n-caproic acid), 이소카프로산(isocaproic acid) 등이 함유되어 있다.

약리작용 발한작용, 해열작용, 항진균작용, 이뇨작용

용 도 약용(지상부는 해열, 발한, 이뇨, 거담, 억균작용)

효 능 전초는 땀이 나게 하여 표증(表證)을 풀어주며, 상초(上焦)에 있는 습을 제거하고 중초(中焦)의 비위를 조화시키는 효능이 있어, 감기, 오한발열, 두통, 복통, 구토, 설사, 전신부종, 각기, 종기 등을 치료하는 데 쓴다.

약용법 말린 전초 9~15g을 물 1L에 넣고 1/3로 줄 때까지 달여서 하루 2~3회로 나누어 마시거나 가루 내어 복용한다. 외용할 경우에는 짓찧어 환부에 붙이거나, 달인 액으로 환부를 닦아낸다. 여름에 뜨거운 차로 마시면 열병을 낫게 하고 비위(脾胃)를 조절하며 위를 따뜻하게 한다. 또한 즙을 내어 양치질을 하면 입냄새가 없어진다.

주의사항 체표가 허(虛)하여 땀을 많이 흘리는 사람은 복용에 주의한다.

향유 현대 임상 응용

- 서열구취(暑熱口臭) 치료에는 신선한 향유 전초 30g을 달여서 복용한다. 또는 향유 전초, 패란, 곽향 각 3g을 같이 넣고 달여서 복용한다.
- 편두통 치료에는 향유 전초 30g을 달여서 뜨거울 때 아픈 머리 부위를 찜한다.
- 구강염, 구취 치료에는 향유 전초 9~15g을 달여서 입을 헹군다.
- 습진, 피부가려움증 치료에는 신선한 향유 전초 달인 물로 환부를 씻는다.

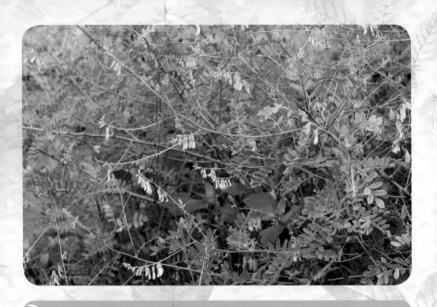

면역증강·항노화·항암·혈압강하 작용

황기

Astragalus penduliflorus Lam. var *dahuricus* (DC.)
X.Y.Zhu(=*Astragalus membranaceus* Bunge)

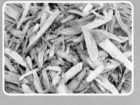

이 명 단너삼, 노랑황기, 도미황기, 흰황기, 산황기

한약명 황기(黃芪/黃耆), 면황기(綿黃芪), 촉지(蜀脂), 백본(百本)

과 명 콩과(Leguminosae)

식물명 유래 한자 이름 '황기(黃芪)' 또는 '황기(黃耆)'에서 유래한 것으로, 약재로 사용하
는 뿌리가 노랗고 길다는 뜻 또는 황기의 색은 노랗고 오래 복용하면 장수
할 수 있다는 뜻

식품원료 사용 가능 여부 **가능**(뿌리, 잎, 싹)

(**생육형태**) 황기는 콩목 콩과 황기속에 속하는 여러해살이풀로,
함경도와 경상북도, 강원도의 높은 산지 풀밭이나 숲속에서 자

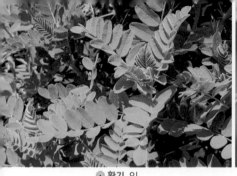

❀ 황기 잎

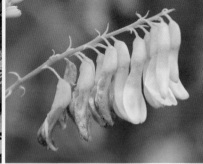

❀ 황기 꽃

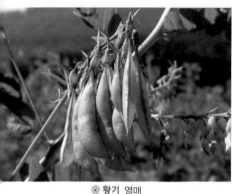

❀ 황기 열매

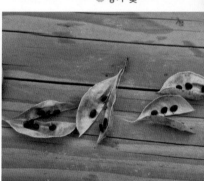

❀ 황기 종자(채취품)

생하고 현재는 전국 각지에서 약용 식물로 재배하는데 강원도 정선과 충청북도 제천 등이 주산지이다. 높이는 80~100cm이다.

❀ **꽃** : 꽃은 7~8월에 옅은 황색 또는 담자색으로 피며, 줄기 끝이나 잎겨드랑이에 5~10개의 꽃이 총상꽃차례로 달린다.

❀ **잎** : 잎은 어긋나고 잎자루가 짧으며, 6~11쌍의 작은잎으로 된 홀수깃꼴겹잎이다. 작은잎은 길이 1~2cm에 달걀상 타원형으로 끝이 둥글고 가장자리는 밋밋하다. 턱잎은 피침 모양으로 끝이 길게 뾰족해진다.

❀ **줄기** : 줄기는 갈라진 가지가 모여나서 곧게 자라며, 전체에 흰색의 부드러운 잔털이 나 있다.

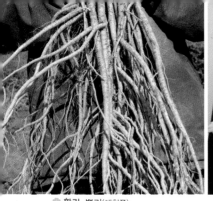
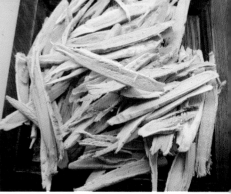

❀ **황기** 뿌리(채취품)　　　　　　❀ **황기** 뿌리(약재)

🍎 **열매** : 열매는 길이 2~3cm의 긴 타원형 협과로 양 끝이 뾰족하고 5~7개의 종자가 들어 있으며, 10월에 익는다.

🌿 **뿌리** : 약재로 쓰이는 뿌리는 길이 30~90cm, 지름 1~3.5cm에 둥근 기둥 모양으로 드문드문 잔뿌리가 붙어 있으며, 머리 부분에는 줄기의 잔기가 남아 있다.

(**사용부위 및 채취시기**) 뿌리를 9~10월 또는 이른 봄에 채취하여, 수염뿌리와 뿌리꼭지를 제거하고 햇볕에 말린다.

(**작용부위**) 폐, 비장에 작용한다.

(**성질과 맛**) 성질이 따뜻하고, 맛은 달며, 독성이 없다.

(**성　분**) 뿌리에는 알카로이드(alkaloid)로서 소야사포게노시드(soyasapogenoside), 아스트라갈로시드(astragaloside) Ⅰ·Ⅱ·Ⅲ, 다우코스테롤(daucosterol) 등과 다당류로서 아스트라갈라닌(astraglanin) Ⅰ·Ⅱ·Ⅲ 등, 당으로서 D-글루코스(D-glucose), D-프룩토스(D-fructose), 수크로스(sucrose) 등, 플라보노이드(flavonoide)로서 포르모노네틴(formononetin), 7,3'-디하이드록시-4'-메톡시이소플라본(7,3'-dihydroxy-4'-methoxyisoflavone) 등,

아미노산으로서 카나바닌(canavanine), 프롤린(prolin), 아미노부티르산(aminobutyric acid) 등을 함유하고 그 외 자당(蔗糖), 점액질, 포도당, 베타-시토스테롤(β-sitosterol), 리놀레산(linoleic acid), 베타인(betaine), 콜린(choline), 펩신(pepsin) 등이 함유되어 있다.

약리작용 면역증강작용, 항노화작용, 항산화작용, 유기체대사촉진작용, 항바이러스작용, 항암작용, 이뇨작용, 혈압강하작용, 간보호작용

용 도 약용(뿌리와 종자는 감기, 해수, 천식에 사용)

효 능 뿌리는 기운을 더하여 주고 양기(陽氣)를 끌어올리며, 체표를 견고하게 하여 땀을 그치게 하며, 소변이 잘 나오게 하여 부종을 없애며, 몸 안의 독소를 밖으로 밀어내 고름을 배출시키며, 상처를 수렴하여 아물게 하고 새살을 돋게 하는 등의 효능이 있어, 신체허약, 피로, 권태, 기혈허탈(氣血虛脫), 식은땀, 부종, 옹종, 탈항(脫肛), 자궁하수, 말초신경 장애 등에 처방한다.

약 용 법 말린 뿌리 4~16g을 사용하는데, 대제(大劑)에는 40~80g까지 사용할 수 있다. 위의 기운을 북돋우는 데는 생용하고, 기를 보하고 양기를 끌어올리는 데는 밀자(蜜炙: 약재에 꿀물을 흡수시킨 다음 약한 불에서 천천히 볶아내는 것)하여 사용한다. 민간에서는 산후증이나 식은땀, 어지럼증에 황기를 애용해왔다. 산후증에는 말린 황기 20~30g을 물 1L에 넣고 끓기 시작하면 불을 약하게 줄여 1/3로 줄 때까지 달여서 하루 2~3회로 나누어 마신다. 식은땀에는 말린 황기 10g을 물 1L에 넣고 끓기 시작하면 불을 약하게 줄여 1/3로 줄 때까지 달여서 하루 2~3회로 나누어 마신다. 빈혈이나 심한 어지럼증에는 닭 한 마리를 잡

아 내장을 꺼내고 속에 말린 황기 30~50g을 넣은 다음 중탕으로 푹 고아서 닭고기와 물을 하루 2~3회로 나누어 먹는다.

(주의사항) 성질이 따뜻하고 화기(火氣)를 올리거나 도와주어 정기를 증진시키는 약재이므로 모든 실증(實症), 양증(陽症) 또는 음허양항(陰虛陽亢: 진액이 부족한 상태에서 양기가 심하게 항진됨)의 경우에는 사용하면 안 된다.

황기 현대 임상 응용

- 소아 기관지 천식 치료에는 우측 천부혈(天府穴)과 좌측 족삼리혈(足三里穴), 또는 좌측 천부혈(天府穴)과 우측 족삼리혈(足三里穴)에 황기 의료용 주사액 2ml(생약 4g에 해당)를 주사한다. 1주 1회, 좌우 번갈아가면서 주사하고, 34~38번의 주사를 1회 치료과정으로 한다. 혈자리 주사를 맞는 동안 천식 발작이 발생하면 한약, 양약을 적절히 병용하여 치료한다. 관찰 결과, 높은 치료율을 보였다.
- 만성 B형 간염 치료에는 황기 의료용 주사액(1ml당 생약 1g 함유) 1일 4ml 근육 주사하고 2~3개월을 1회 치료과정으로 한다. 관찰 결과, 대체로 높은 치료율을 보였다. 치료 후에는 자각 증상이 개선되고, 무기력함이 경감되었으며, 정신상태가 호전되고 식욕이 좋아졌다. 또한 간 부위의 통증이 경감되고, 복부 팽만 및 묽은 변 등의 증상도 개선되었다.
- 망막박리술 후 시력회복에는 1일 1회 황기 의료용 주사액(1ml 당 생약 2g에 해당)을 근육 주사하고, 30회를 1회 치료과정으로 한다. 일반적으로 수술완치 1.5~6개월 후 치료를 시작하였으나, 13개월 후 치료를 시작하는 사례도 있었다. 관찰 결과, 높은 치료율을 보였다.
- 연부조직 손상으로 인한 요퇴통(腰腿痛) 치료에는 황기 의료용 주사액과 단삼 의료용 주사액 각 1개(개당 10ml, 생약 1g 함유)를 혼합하여 주사기로 통증이 있는 깊은 부위에 주사한다. 이상근증후군(piriformis syndrome) 환자는 주사 후 하지의 침감(針感) 유무에 따라 깊이가 적당한지 확인한 후, 0.2~0.5cm 정도 들어 올려 약액 20ml를 한 번에 주입한다. 허리통점 주사를 맞는 사람은 우선 바늘 끝으로 척추판이나 횡돌기 같은 뼈표식을 찾아낸 다음, 바늘을 0.2~0.5cm 들어 올려 약액을 신속하게 주입한다. 치료 시 상황에 따라 약액을 2~3곳으로 나누어 주입하고, 3일 1회, 3~4회를 1회 치료과정으로 한다. 관찰 결과, 높은 치료율을 보였으며, 주사 후 일부 환자는 짧은 시간 내 국소적인 팽만감이 있었다.

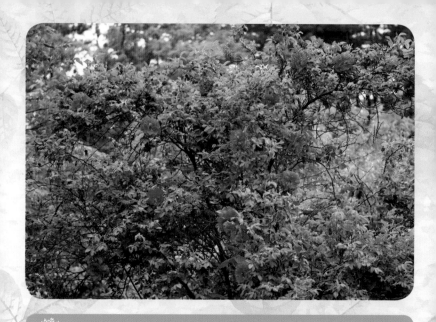

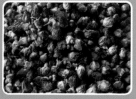

항바이러스·혈당강하·혈중지질저하 작용

해당화

Rosa rugosa Thunb.

이　명 개해당화, 만첩해당화, 민해당화, 열구, 매괴, 매괴화, 배회화, 생열귀

한약명 매괴화(玫瑰花), 홍매괴(紅玫瑰), 배회화(徘徊花), 자매화(刺玫花)

과　명 장미과(Rosaceae)

식물명 유래 한자 이름 '해당화(海棠花)'에서 유래한 것으로, 바닷가(海)에서 자라는 아가위나무 또는 산사나무(棠)의 꽃(花)이라는 뜻

식품원료 사용 가능 여부 **가능**(열매, 잎, 꽃잎, 꽃봉오리)

(생육형태) 해당화는 장미목 장미과 장미속에 속하는 낙엽 활엽 관목으로, 전국 각지에 분포하고 바닷가 모래밭이나 산기슭에서 흔히 자란다. 바닷가 모래사장에서 순비기나무와 혼생하여 잘

700

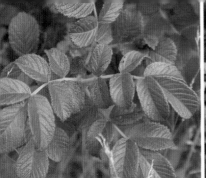

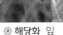
❀ 해당화 잎

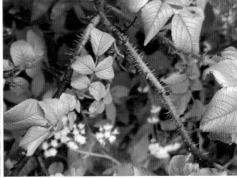
❀ 해당화 줄기와 가시

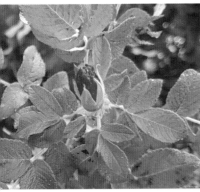
❀ 해당화 꽃봉오리

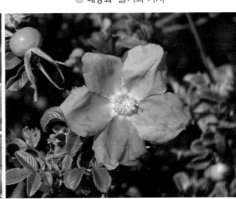
❀ 해당화 꽃

자라지만, 내륙 깊숙한 곳에서도 추위와 공해에 잘 견디며 내건 성도 강하다. 내륙지역에서는 뜰이나 길가에 관상용으로 심기도 한다. 높이는 1~1.5m이다.

❀ 꽃 : 꽃은 5~7월에 가지 끝에 1~3개씩 달리고, 진한 홍색 또는 분홍색으로 피며, 새로운 가지 끝에서 원추꽃차례를 이룬다. 꽃은 지름이 6~10cm이고 꽃잎은 5개로 넓은 거꿀심장 모양이며 향기가 강하다.

❀ 잎 : 잎은 어긋나고 5~9개의 작은잎으로 된 홀수깃꼴겹잎이며, 작은잎은 길이 2~5cm에 타원형 또는 달걀상 타원형으로

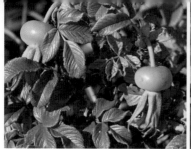
❀ 해당화 덜 익은 열매

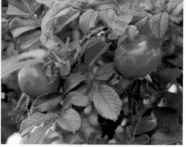
❀ 해당화 익은 열매

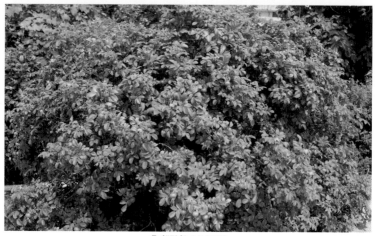
❀ 해당화 나무모양

두껍고 가장자리에 잔톱니가 있다. 잎의 표면에 주름이 많고 뒷면에는 털이 빽빽이 나 있으며 샘점이 있다. 턱잎은 폭이 넓은 삼각형 모양이며 잎같이 크다.

🌿 **줄기** : 굵고 튼튼한 줄기는 가지를 치고 가시가 있으며, 가시에 작고 가는 털이 나 있다.

🖐 **열매** : 열매는 지름 2~3cm의 편평한 공 모양 수과이며 7~9월에 붉은색으로 익고, 열매의 끝에 꽃받침이 붙어 있다.

🌿 **뿌리** : 뿌리에서 많은 줄기를 내어 대군집을 형성하여 자라며

생장이 빠르다.

🌺 **특징 :** 조경용, 관상용으로 식재하며, 어린순과 열매는 식용하고, 꽃은 약용한다.

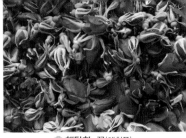

● **해당화** 꽃(채취품)

사용부위 및 채취시기 늦봄부터 초여름까지 꽃이 피려고 할 때 채취하여, 즉시 저온건조한다.

작용부위 간, 비장에 작용한다.

성질과 맛 성질이 따뜻하고, 맛은 달고 약간 쓰며, 독성이 없다.

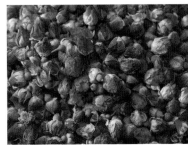

● **해당화** 꽃(약재)

성   분 신선한 꽃에는 정유가 함유되어 있고 그 주요 성분은 시트로넬롤(citronellol), 게라니올(geraniol), 네롤(nerol), 유게놀(eugenol), 페닐에틸알코올(phenylethyl alcohol) 등이며 그 외 쿼르세틴(quercetin), 타닌(tannin), 시아닌(cyanin) 고미질, 황색소, 유기산(organic acid), 지방유, 베타-카로틴(β-carotene), 납질, 적색소, 황색소 등이 함유되어 있다.

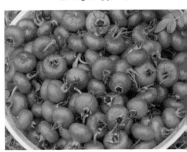

● **해당화** 열매(채취품)

약리작용 항바이러스작용, 혈당강하작용, 항산화작용, 혈중지질저하작용

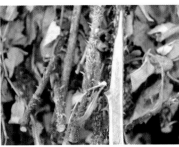

● **해당화** 잎과 가지(채취품)

용 도 식용(어린순), 원예 및 조경용, 약용(뿌리는 당뇨병 치료 제로 사용)

효 능 꽃봉오리 또는 꽃은 한약명이 매괴화(玫瑰花)이며, 기(氣)를 운행시켜 울결·울체된 것을 풀어주며, 혈(血)의 운행을 조화롭게 하고 통증을 멈추게 하는 효능이 있어, 치통, 관절염, 토혈, 객혈, 월경불순, 적백대하, 이질, 급성유선염, 종독 등을 치료한다. 잎차는 당뇨의 예방과 치료 및 항산화 효과가 있고, 줄기 추출물은 항암 효과가 뛰어나다는 연구 결과가 있다.

약 용 법 말린 꽃 4~12g을 물 1L에 넣고 반으로 줄 때까지 달여서 하루 2~3회로 나누어 마신다. 또는 술에 담그거나 졸여서 고제로 만들어 복용한다.

해당화 현대 임상 응용

- 기체(氣滯), 흉협창민통(胸脇脹悶痛) 치료에는 매괴화 6g, 향부자 6g을 같이 넣고 달여서 복용한다.
- 간위치통(肝胃氣痛) 치료에는 ① 매괴화를 그늘에 말려 뜨거운 물을 붓고 우려서 차대용으로 마신다. ② 매괴화 9g, 향부자 12g, 천련자(川楝子), 백작약 각 9g을 같이 넣고 달여서 복용한다.
- 간풍두통(肝風頭痛) 치료에는 매괴화 4~5송이, 잠두화(蠶豆花) 9~12g에 뜨거운 물을 부어 우려서 차대용으로 자주 마신다.
- 폐병해주토혈(肺病咳嗽吐血) 치료에는 신선한 매괴화로 즙을 내어 빙당(얼음설탕)을 첨가하여 끓여서 복용한다.
- 이질 치료에는 매괴화, 황련 각 6g, 연자 9g을 같이 넣고 달여서 복용한다.
- 백대(白帶) 치료에는 매괴화 9g, 오적골 12g, 백계관화 9g을 같이 넣고 달여서 복용한다.
- 생리불순 치료에는 ① 매괴화 9g, 월계화 9g, 익모초 30g, 단삼 15g을 같이 넣고 달여서 복용한다. ② 매괴화 3~9g을 달여서 황주, 흑설탕을 첨가하여 매일 1첩씩 복용한다.

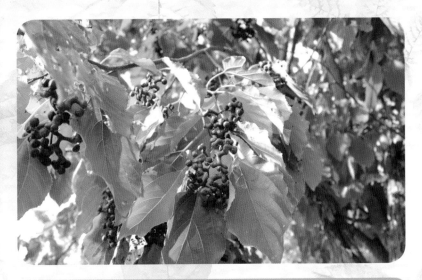

중추억제·혈압강하·항지질과산화 작용

헛개나무

Hovenia dulcis Thunb.

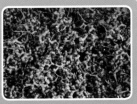

이 명 홋개나무, 호리깨나무, 볼게나무, 고려호리깨나무, 민헛개나무, 호깨나무

한약명 지구자(枳椇子), 지구엽(枳椇葉), 지구근(枳椇根), 지구목피(枳椇木皮), 지구목즙(枳
椇木汁), 목밀(木蜜)

과 명 갈매나무과(Rhamnaceae)

식물명 유래 옛 이름 '회갓'에서 유래한 것으로, 부풀어 오른 열매자루에 달리는 열매의
모습이 회갓(소의 간, 처녑, 콩팥 등의 육회)과 비슷한 나무라는 뜻, 벌훑이 기
구인 '호리깨나무', '호로깨나무' 발음이 '헛개나무'로 변한 것 또는 술이 헛
것이 되는 나무라는 속설

식품원료 사용 가능 여부 가능(줄기, 잎, 열매)

생육형태 헛개나무는 갈매나무목 갈매나무과 헛개나무속에 속
하는 낙엽 활엽 교목으로, 전국 각지에 분포하고 산중턱 아래의

숲속에서 자란다. 높이는 10~15m이다.

✿ **꽃** : 꽃은 6~7월에 녹색이 도는 흰색으로 피며, 잎겨드랑이 또는 가지 끝부분에 취산꽃차례로 달린다. 꽃잎과 꽃받침조각은 각각 5개이고 암술대는 3개로 갈라진다.

✿ **잎** : 잎은 어긋나며, 길이 8~15cm, 너비 6~12cm에 넓은 달걀 모양 또는 타원형으로 3개의 굵은 잎맥이 발달하고 가장자리에는 둔한 톱니가 있다.

✿ **줄기** : 나무껍질은 흑갈색이고 어린가지는 갈자색으로 작은 껍질눈이 있다. 겨울눈은 2개의 눈비늘로 싸여 있으며 털이 있다.

✿ **열매** : 열매는 지름 0.8cm로 둥글고 9~10월에 홍갈색으로 익는다. 열매의 3실에 각각 1개의 종자가 들어 있는데, 종자는 편평하고 다갈색으로 윤기가 있다. 열매가 익을 무렵 열매자루가 굵어져서 울퉁불퉁하게 된다.

✿ **특징** : 잎, 줄기, 열매를 차로 만들어 숙취 해소, 황달, 지방간 등 치료에 사용한다. 생장이 빠르고 맹아력이 강하다.

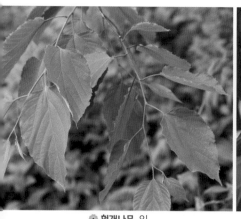

❀ 헛개나무 잎

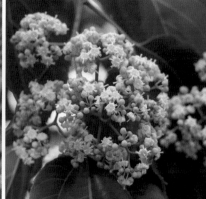
❀ 헛개나무 꽃

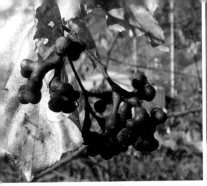
◉ 헛개나무 열매

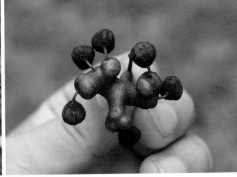
◉ 헛개나무 열매(채취품)

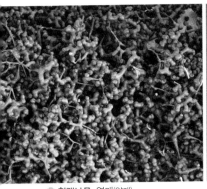
◉ 헛개나무 열매(약재)

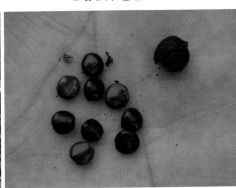
◉ 헛개나무 종자(채취품)

사용부위 및 채취시기 열매는 10월, 뿌리는 9~10월, 나무껍질과 수액(樹液)은 연중 수시로 채취한다.

작용부위 위에 작용한다.

성질과 맛 열매는 성질이 평(平)하고, 맛은 달고, 독성이 없다. 뿌리는 성질이 따뜻하고, 맛은 달고 떫다. 나무껍질은 성질이 따뜻하고, 맛은 달고, 독성이 없다. 수액(樹液)은 성질이 평(平)하고, 맛은 달고, 독성이 없다.

성 분 열매에는 퍼롤리린(perlolyrine), 베타-카볼린(β

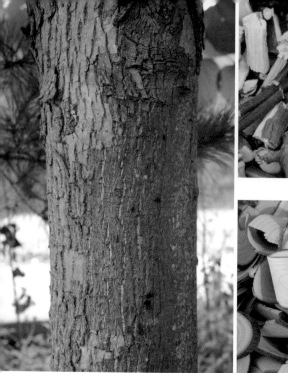
❀ 헛개나무 나무줄기

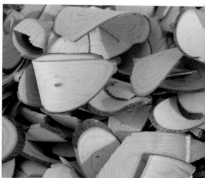
❀ 헛개나무 줄기(채취품)

❀ 헛개나무 줄기(약재)

-carboline), 호베노시드(hovenoside), 주주보게닌(jujubogenin), 다량의 포도당, 사과산, 칼슘이 함유되어 있다. 뿌리 및 나무껍질에는 펩타이드알칼로이드(peptidealkaloid)인, 프랑굴라닌(frangulanine), 호베닌(hovenine), 호베노시드(hovenoside)가 함유되어 있다. 수액(樹液)에는 트리테르페노이드(triterpenoid)의 호벤산(hovenic acid)이 함유되어 있다.

약리작용 중추억제작용, 혈압강하작용, 항지질과산화작용

용 도 약용(종자는 알코올 중독과 간질환 치료제로 사용), 원예 및 조경용

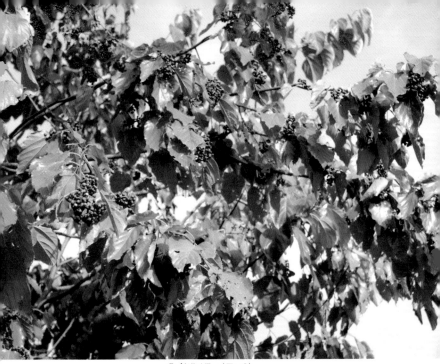

◉ **헛개나무** 나무모양

효   능) 열매자루가 달린 열매 또는 성숙한 종자(씨)는 한약명
이 지구자(枳椇子)이며, 주독(酒毒)과 숙취를 풀어주고, 갈증을
없애고 번조한 것을 제거하며, 대소변이 잘 나오게 하고 구토를
멈추게 하는 효능이 있어, 번열, 구갈, 구토, 류머티즘, 사지마
비 등을 치료한다. 헛개나무 열매 추출물은 항염, 간 기능 개선
의 효능이 있고 헛개나무 추출물은 비만의 예방 및 치료에 효과
가 있다. 잎은 한약명이 지구엽(枳椇葉)이며, 열을 내리고 열독
을 해독하며, 번조한 것을 제거하고 갈증을 없애는 효능이 있다.
나무껍질은 한약명이 지구목피(枳椇木皮)이며, 혈액순환을 원활
하게 하고 근육을 이완시키며, 음식물을 소화시키고 치질을 치

료하는 효능이 있어, 오치(五痔)를 낫게 하고 오장(五臟)을 조화시킨다. 뿌리는 한약명이 지구근(枳椇根)이며, 풍사(風邪)를 제거하고 경락(經絡)을 소통시키며, 출혈을 멎게 하고 주독(酒毒)과 숙취를 풀어주는 효능이 있어, 토혈, 관절통, 류머티즘에 의한 근골통, 타박상을 치료한다. 나무 수액은 한약명이 지구목즙(枳椇木汁)이며, 일체의 더러운 것들을 몰아내고 냄새를 없애는 효능이 있어, 액취증을 낫게 한다.

약용법 말린 열매 40~60g을 물 1L에 넣고 반으로 줄 때까지 달여서 하루 2~3회로 나누어 마신다. 말린 뿌리 150~200g을 물 1L에 넣고 반으로 줄 때까지 달여서 하루 2~3회로 나누어 마신다. 외용할 경우에는 짓찧어 환부에 도포한다. 말린 나무껍질 40~60g을 물 1L에 넣고 반으로 줄 때까지 달여서 하루 2~3회로 나누어 마신다. 외용할 경우에는 달인 액으로 환부를 씻어준다. 헛개나무에 구멍을 뚫고 흘러나오는 수액(樹液)을 받아 환부에 그대로 바르거나 끓여서 뜨거울 때 바르기도 한다.

주의사항 비위가 허약하고 찬 사람은 복용에 주의한다.

헛개나무 현대 임상 응용

- 주로토혈(酒癆吐血) 치료에는 ① 지구자(枳椇子) 37.5g을 달여서 시간에 관계없이 회복될 때까지 복용한다. ② 지구자 120g, 흑설탕 30g, 저심폐(豬心肺)를 같이 넣고 끓여서 복용한다.
- 취주(醉酒: 알콜중독, 숙취) 치료에는 신선한 헛개나무 열매 30g을 달여서 식힌 후 복용한다. 또는 지구자 12g, 갈화(葛花) 9g을 같이 넣고 달여서 식힌 후 복용한다.
- 열병번갈(熱病煩渴), 소변불리(小便不利) 치료에는 지구자, 지모(知母) 각 9g, 금은화(金銀花) 24g, 등심(燈心) 3g을 같이 넣고 달여서 복용한다.

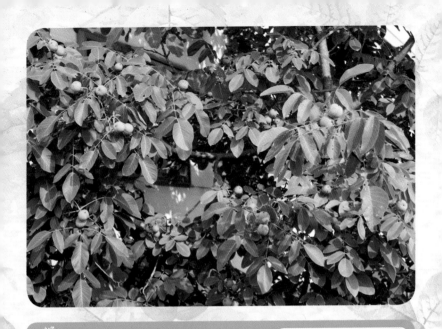

항암·항산화·항균 작용

호두나무

Juglans regia L.

이　명 호도나무, 호두, 호도, 호도낭, 호두낭, 추자

한약명 호도(胡桃), 호도육(胡桃肉), 핵도(核挑), 호도인(胡桃仁), 핵도인(核桃仁), 호도근(胡桃根), 호도수피(胡桃樹皮), 호도엽(胡桃葉)

과　명 가래나무과(Juglandaceae)

식물명 유래 한자 이름 '호도(胡桃)'에서 유래한 것으로, 외국 오랑캐 지역(胡)에서 건너온 복숭아나무(桃)라는 뜻으로 '호도' 발음이 '호두'로 변한 것

식품원료 사용 가능 여부 가능(견과)

생육형태 호두나무는 가래나무목 가래나무과 가래나무속에 속하는 중국 원산의 낙엽 활엽 교목으로, 전국의 산기슭 및 마을

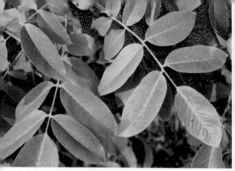
❀ 호두나무 잎

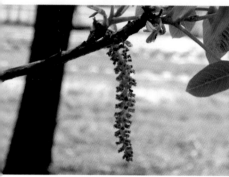
❀ 호두나무 꽃

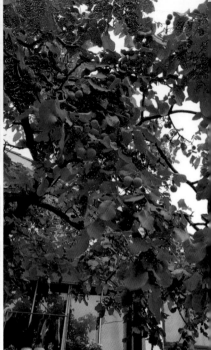
❀ 호두나무 나무모양

근처에서 자라거나 중부 이남에서 재배한다. 높이는 10~20m
이다.

❀ 꽃 : 꽃은 암수한그루이며 4~5월에 피는데, 수꽃은 미상꽃차
　　례로 달리고 6~30개의 수술이 있으며 암꽃은 1~3개가 이삭
　　꽃차례로 달린다.

🌿 잎 : 잎은 어긋나고 1회 홀수깃꼴겹잎이며, 작은잎은 길이
　　7~20cm, 너비 5~20cm에 타원상 달걀 모양으로, 위로 올라
　　갈수록 커지고 가장자리는 밋밋하거나 뚜렷하지 않은 톱니
　　가 있다.

🌱 줄기 : 굵은 가지가 사방으로 퍼지며, 나무껍질은 회백색이고

세로로 깊게 갈라진다. 일년생 가지는 녹갈색으로 털이 없고 껍질눈이 흩어져 있으며, 겨울눈은 검은색으로 윤채가 있고 잔털이 나 있다.

🍑 **열매 :** 열매는 둥근 핵과로 털이 없으며 10월에 익는다. 핵은 거꿀달걀 모양으로 연한 갈색이고 봉선(縫線. 열매가 터지는 선)을 따라 주름살과 팬 골이 있다.

🌿 **특징 :** 호두나무는 아시아, 유럽, 아메리카 등 난대 중부에서 온대 중부에 걸쳐 약 15종이 분포하고 있으며 우리나라에서는 중국으로부터 들어온 호두나무가 중부 이남의 따뜻한 곳에 많이 심어지고 있다. 호두는 견과류 중 영양가가 매우 높고 맛이 뛰어나 고급 식품으로 쓰이고 있다.

(**사용부위 및 채취시기**) 종인은 10월, 뿌리와 뿌리껍질은 연중 수시, 나무껍질은 봄, 잎은 봄·여름에 채취한다. 잘 익은 열매를 채취하여, 육질의 열매껍질을 제거하고 햇볕에 말려 다시 핵껍질과 목질의 격막을 제거하여 종인을 채취한다.

(**작용부위**) 간, 폐, 신장, 대장에 작용한다.

(**성질과 맛**) 종인은 성질이 따뜻하고, 맛은 달다. 잎은 성질이 평(平)하고, 맛은 쓰고 떫다. 나무껍질은 성질이 시원하고, 맛은 쓰고 떫다. 뿌리와 뿌리껍질은 성질이 평(平)하고, 맛은 쓰고 떫다.

(**성 분**) 종인에는 지방유가 함유되어 있으며 주성분은 리놀렌산(linoleic acid), 글리세라이드(glyceride)가 혼합되어 있다. 그 외 글루탐산(glutamic acid), 아르기닌(arginine), 아스파르트산(aspartic acid), 올레산(oleic acid), 베타-시토스테롤(β-sitosterol), 캄페스테롤(campesterol), 스티그마스테롤(stigmasterol) 등을 함유한다.

또 단백질, 탄수화물, 칼슘, 인, 철, 카로틴(carotene), 비타민 B_2 가 함유되어 있고, 완전히 익은 과일 속에는 셀룰로스(cellulose) 와 펜토산(pentosan), 덜 익은 열매 속에는 시트룰린(citrulline), 주글론(juglone), 비타민 C 등이 함유되어 있다. 덜 익은 열매 의 열매껍질에는 알파-디하이드로주그론(α-dihydrojugron), 베 타-디하이드로주그론(β-dihydrojugron)이 함유되어 있다. 나무껍 질에는 베타-시토스테롤(β-sitosterol), 베툴린(betulin), 피로갈롤 (pyrogallol), 타닌(tannin)과 소량의 배당체, 무기염, 칼슘, 마그네 슘, 칼륨, 나트륨, 철, 인 등이 함유되어 있다. 잎에는 몰식자산 (galic acid), 축합몰식자산, 엘라이딕산(elaidic acid), 알파-피넨(α -pinene), 베타-피넨(β-pinene), 리모넨(limonene), 주글론, 베타- 카로틴(β-carotene), 주글라닌(juglanin), 하이페린(hyperin), 폴리페 놀(polyphenol) 복합물과 세로토닌(serotonin)이 함유되어 있다. 뿌 리와 뿌리껍질에는 시토스테롤(sitosterol), 바닐린(vanillin), 4,8- 디하이드록시테트라논(4,8-dihydroxytetralone)을 분리 확인했다.

약리작용 항암작용, 항산화작용, 항균작용

용   도 식용(종자), 약용(종자는 요통과 변비치료에 사용), 가구 재(목재)

효   능 종인(씨)은 한약명이 호도(胡桃) 또는 호도인(胡桃仁)이 며, 신장을 보하고 정(精)을 더해주며, 폐(肺)를 따뜻하게 하여 천식을 가라앉히며, 장(腸)을 적셔주고 대변을 잘 통하게 하는 효능이 있고, 자양강장, 진해, 거담, 온폐(溫肺), 윤장(潤腸), 보 신고정(補身固精) 등의 작용으로 천식, 요통, 유정, 빈뇨, 변비 등 을 치료한다. 뿌리와 뿌리껍질은 한약명이 호도근(胡桃根)이며,

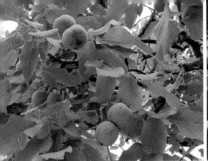

◉ **호두나무** 열매

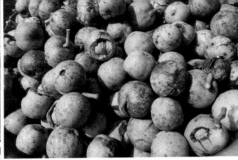

◉ **호두나무** 열매(채취품)

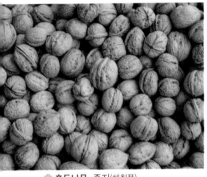

◉ **호두나무** 종자(채취품)

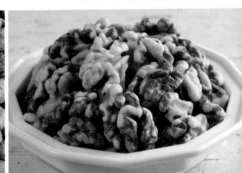

◉ **호두나무** 종인(약재)

설사를 멎게 하고 통증을 멈추게 하며 모발과 수염을 검게 하는 효능이 있어, 치통, 설사, 수발조백(鬚髮早白) 등을 치료한다. 나무껍질은 한약명이 호도수피(胡桃樹皮)이며, 대장을 수렴하여 설사를 멎게 하며, 독소를 해독하고 가려움증을 그치게 하는 효능이 있어, 수양성하리(水樣性下痢), 피부염, 가려움증 등을 치료한다. 잎은 한약명이 호도엽(胡桃葉)이며, 수렴하여 대하(帶下)를 멈추게 하며, 기생충을 없애고 부종이나 종기를 없애는 효능이 있어, 대하, 옴, 가려움증 등을 치료한다. 특히 호도 잎을 물에 추출한 엑기스는 탄저균, 디프테리아균에 대하여 강력한 살균 작용이 있고 콜레라균, 고초균, 폐렴구균, 연쇄구균, 황색포

도구균, 대장균, 장티푸스균, 적리균에 대해서는 약한 살균력을
가지고 있다.

(**약용법**) 말린 종인 8~12g(대량은 40g)을 물 1L에 넣고 반으로
줄 때까지 달여서 하루 2~3회로 나누어 마신다. 외용할 경우에
는 짓찧어 환부에 도포한다. 말린 뿌리와 뿌리껍질 9~15g을 물
1L에 넣고 반으로 줄 때까지 달여서 하루 2~3회로 나누어 마신
다. 말린 나무껍질 3~9g을 물 1L에 넣고 반으로 줄 때까지 달여
서 하루 2~3회로 나누어 마신다. 말린 잎 15~30g을 물 1L에 넣
고 반으로 줄 때까지 달여서 하루 2~3회로 나누어 마신다. 외용
할 경우에는 달인 액으로 환부를 씻는다.

(**주의사항**) 음허(陰虛)로 화(火)가 왕성하거나 담열(痰熱)로 인한
해수(기침) 및 대변이 묽게 나오는 증상은 복용에 주의한다.

호두나무 현대 임상 응용

- 신기허약(腎氣虛弱)으로 인한 요통(腰痛) 치료에는 호도인 30개, 보골지 225g, 두
  충피 225g을 가루로 낸 다음, 술을 넣고 개어 오동자 크기의 환으로 만든다. 1회
  30~50환씩 온주(溫酒), 염탕(鹽湯)으로 식전 공복에 복용한다.
- 내외로 습사(濕邪)에 손상되어 양기쇠절(陽氣衰絶), 허한천수(虛寒喘嗽), 요각동통(腰
  脚疼痛)한 증상 치료에는 호도인 750g, 보골지(酒蒸) 375g을 같이 넣고 가루로 낸
  다음, 꿀을 첨가하여 걸쭉하게 개어서 복용한다.
- 신허이명(腎虛耳鳴), 유정(遺精) 치료에는 호도인 3개, 오미자 7알, 꿀 적당량을 잠
  들기 전에 씹어서 복용한다.
- 신소(腎消: 당뇨병의 일종) 치료에는 백복령, 호도인, 부자를 같은 비율로 취해 가루
  로 내어 꿀을 첨가한 후, 오동자 크기의 환으로 만들어 미음으로 30환 복용하거
  나, 가루를 미음에 타서 식전에 복용한다.
- 구수(久嗽: 해소, 기침)가 멎지 않을 때에는 호도인 50개, 인삼 187.5g, 행인 350개를
  같이 넣고 가루로 내어 꿀을 넣고 오동자 크기의 환으로 만든다. 매일 공복에 1환
  을 인삼탕으로 복용하고, 잠자리에 들기 전 한 번 더 복용한다.

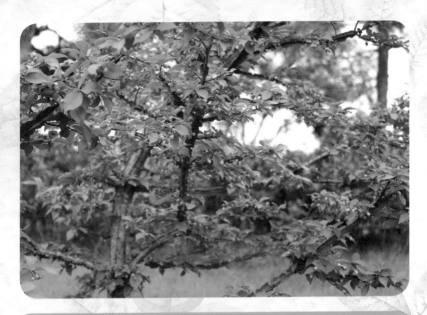

혈중지질조절·혈당강하·항산화·항염 작용

화살나무

Euonymus alatus (Thunb.) Siebold

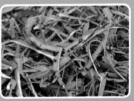

이 명 삼방화살나무, 삼방회잎나무, 삼방홋잎나무, 홋잎나무, 참빗나무, 참빗살나무,
      챔빗나무, 혼립나무, 홀잎나무, 살낭, 족꿰남, 햇님나무, 참빗나무
한약명 귀전우(鬼箭羽), 위모(衛矛), 귀전(鬼箭), 사면봉(四面鋒), 사능수(四綾樹)
과 명 노박덩굴과(Celastraceae)
식물명 유래 줄기와 가지에 발달한 코르크질의 날개가 화살 깃과 비슷한 나무라는 뜻
식품원료 사용 가능 여부 **가능**(잎)

생육형태 화살나무는 노박덩굴목 노박덩굴과 화살나무속에 속
하는 낙엽 활엽 관목으로, 전국 각지에 분포하고 산과 들, 암석
지, 석회암지대에서 흔히 자란다. 토심이 깊고 보수력이 있는 비

옥한 땅이 좋다. 높이는 1~3m이다.

❀ 꽃 : 꽃은 5월에 옅은 황록색으로 피며, 보통 3개씩 잎겨드랑이
　　에 취산꽃차례로 달린다. 꽃잎과 꽃받침조각은 각각 4장이고
　　씨방은 1~2실이다.

🌿 잎 : 잎은 마주나고 잎자루가 짧으며, 길이 3~5cm에 타원형
　　또는 거꿀달걀 모양으로 양 끝이 뾰족하고 가장자리에 예리한

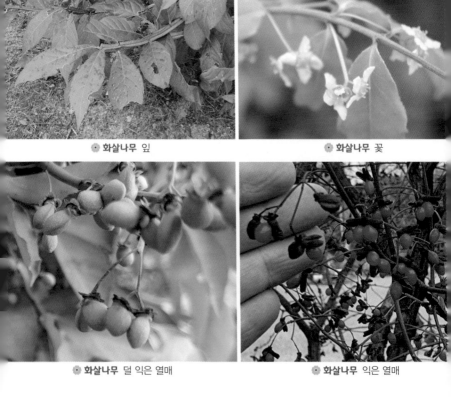

❀ 화살나무 잎　　　　　　　　❀ 화살나무 꽃

❀ 화살나무 덜 익은 열매　　　　❀ 화살나무 익은 열매

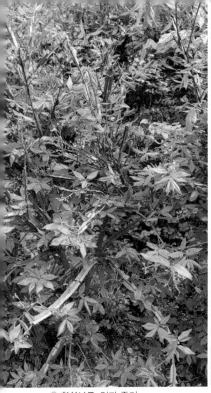

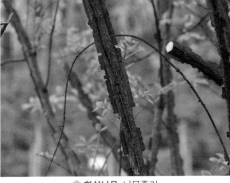

❀ **화살나무** 나무줄기

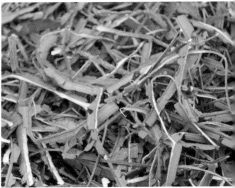

❀ **화살나무** 잎과 줄기　　　　❀ **화살나무** 가지의 날개(약재)

잔톱니가 있다. 가을이 되면 붉게 물들어 아름다운 단풍으로
유명하다.

🌱 **줄기** : 가지가 많이 갈라지며, 굵은 가지는 납작하고 작은 가지
는 보통 네모지며 녹색을 띤다. 줄기와 가지에는 2~4개의 뚜
렷한 코르크질 날개가 붙어 있는데, 너비가 대개 1cm 정도이
며 다갈색이다.

👌 **열매** : 열매는 타원형의 삭과로, 10월에 붉은색으로 익으며 담
갈색 열매껍질이 벌어져 속에서 흰색 종자가 나오며, 12월까
지 달려 있다.

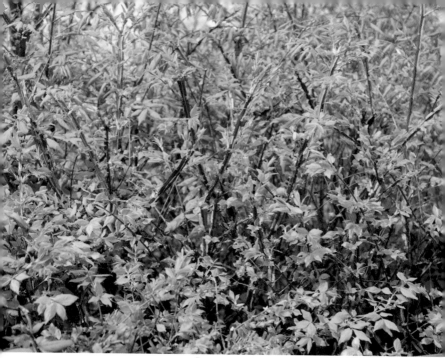

🌿 **뿌리** : 많은 뿌리가 있다.

🌿 **특징** : 줄기에 코르크질의 날개가 있어서 화살나무라는 이름이
붙여졌다.

(사용부위 및 채취시기) 가지에 달린 날개 모양의 코르크만을 연중
아무 때나 채취하여 햇볕에 말린다.

(작용부위) 간, 비장에 작용한다.

(성질과 맛) 성질이 차고, 맛은 쓰고 맵다.

(성　　분) 스티그마스트-4-엔-3-원(Stigmast-4-en-3-one), 베타-
시토스테롤(β-sitosterol), 디하이드로디카테킨(dehydrodicatechin),

아로마덴드린(aromadendrin), d-카테킨(d-catechin), 베타-시토스테론(β-sitosterone), 알라타민(alatamine), 윌포딘(wilfordine), 에보닌(evonine), 네오에보닌(neoevonin), 유니민(euonymine), 소듐옥살로아세테이트(sodium oxaloacetate) 등이 함유되어 있다.

약리작용 혈중지질조절작용, 혈당강하작용, 항산화작용, 항염작용

용 도 원예 및 관상용, 약용(줄기의 날개는 진정과 혈압강하 효과, 민간에서 항암치료제로 이용)

효 능 가지에 달린 날개 모양의 코르크질은 한약명이 귀전우(鬼箭羽)이며, 어혈을 깨트리고 월경 또는 경락을 잘 통하게 하며, 독소를 해독하고 부은 종기나 상처를 없애며 기생충을 제거하는 효능이 있어, 자궁출혈, 산후어혈, 충적복통(蟲積腹痛), 피부병, 대하(帶下), 심통, 당뇨병 등을 치료한다. 화살나무 추출물은 항암 효과가 있어 항암 보조제로 쓴다.

약용법 말린 가지의 날개 4~9g을 물 1L에 넣고 반으로 줄 때까지 달여서 하루 2~3회로 나누어 마신다. 외용할 경우에는 짓찧어 참기름과 혼합하여 환부에 도포한다.

주의사항 임산부나 기허(氣虛)로 인해 붕루(자궁출혈)가 있는 사람은 복용에 주의한다.

화살나무 현대 임상 응용

• 만성 활동성 간염 치료에는 성인은 화살나무 6g, 아동은 화살나무 3g을 복용한다. 대다수의 사례자에게 홍화 10g을 배합하여 사용한다. 관찰 결과, 치료 1~2개월 후 높은 치료율을 보였다.

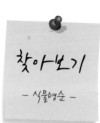

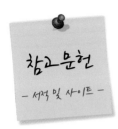

| 서 적 |

- 대한민국약전 제12개정, 식품의약품안전처, 2019, 의약품품질연구재단
- 본초감별도감, 한국한의학연구원, 2014, 한국한의학연구원
- 본초실습서, 본초학 교재 편찬위원회, 2020, 의방출판사
- 본초학 한약기초와 임상응용, 권동렬·부영민·서부일·오명숙·최호영, 2020, 영림사
- 원색 대한식물도감 상·하, 이창복, 2003, 향문사
- 중화본초 1-10, 국가중의약관리국, 2005, 상해과학기술출판사
- 중화인민공화국약전, 국가약전위원회, 2020, 중국의약과기출판사
- 한국 식물 이름의 유래, 조민제·최동기·최성호·심미영·지용주·이응, 2021, 심플라이프
- 한약명의 유래, 서부일·최호영, 2003, 벧엘기획

| 사이트 |

- 국립수목원 국가표준식물목록, http://www.nature.go.kr/kpni/SubIndex.do
- 한국한의학연구원 한약기원사전, https://oasis.kiom.re.kr/herblib/hminfo/hbmcod/hbmcodList.do
- 식품의약품안전처 한약(생약)DB, https://www.nifds.go.kr/herb/m_442/list.do
- 식품의약품안전처 식품원료목록, http://www.foodsafetykorea.go.kr/portal/safefoodlife/foodMeterial/foodMeterialDB.do?menu_no=2968&menu_grp=MENU_NEW04
- 한국과학기술정보연구원 민속식물DB, http://minsok.ndsl.kr/
- 한국과학기술정보연구원 scienceon, https://scienceon.kisti.re.kr/main/mainForm.do
- Pubmed, https://pubmed.ncbi.nlm.nih.gov/

경희대학교와 동 대학원 한의학(본초학) 박사
경희사이버대학교 한방건강관리학과 교수(학과장)
경희사이버대학교 사회교육원 원장
경희대학교 약학대학 객원교수
경희대학교 한의과대학 연구교수
대한본초학회 이사
한국사진지리학회 정회원
한국관광연구학회 정회원
허준약초학교 사회적협동조합 강사
경기도 포천 평강식물원 자문연구원
방송대학 TV 자원식물학 자문 출연

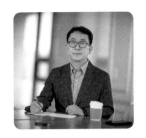

김범정 교수

논문: 고혈압 치료를 위한 상용하는 한약 처방 10종의 혈관이완 평가(2024), 수종 전통 한약 처방에 대한 혈관 이완 활성 연구(2024), '脾主爲衛'와 腸內 細菌叢의 相關性에 대한 考察(2024), 한국 동부권 3개 식물원의 약용식물 정보 보고(2023), 전통 한의약 처방 10종에 대한 혈관이완 효능 연구(2023), 국내 자생식물 20종의 혈관이완 효능에 대한 실험연구(2023), 고려엉겅퀴의 구성성분 및 생리활성에 관한 리뷰(2023), Natural products as the potential to improve Alzheimer's and Parkinson's disease(2023), 파주 지역 역사문화유산의 관광 클러스터 구축 방안−파주 허준 묘역을 중심으로(2023), Vascular Relaxation and Blood Pressure Lowering Effects of *Prunus mume* in Rats(2023) 외 다수

연구과제: 식물유래 천연물 소재확보 협력센터(공동, 2021~2023), 표준품 품질검증체계 선진화 연구(공동, 2021), 허준 한방 의료산업 관광자원화 클러스터 구축 연구용역(공동, 2020~2021), 현호색의 안전성평가 연구(공동, 2019~2022), 고삼속 약용자원을 이용한 당뇨치료제 개발(공동, 2019~2021), 기원종 감별을 위한 한약재 수집 연구 Ⅱ(육두구, 사인, 팔각회향)(공동, 2018), 한약(생약) 국제표준화 기반 연구(공동, 2017~2020), 위변조 우려 한약재 관리를 위한 품질평가법 개발 연구(목통, 우슬)(공동, 2017), 한약처방과 양약의 순환기계 관련 비임상 유효성 상호작용 평가(공동, 2016) 외 다수

특허: 매실나무 추출물 또는 이의 분획물을 유효성분으로 포함하는 고혈압성 질환의 예방 또는 치료용 조성물(발명자, 2021), 낭아초 추출물 또는 이의 분획물을 유효성분으로 포함하는 고혈압성 질환의 예방 또는 치료용 조성물(발명자, 2019), 긴병꽃풀 추출물을 함유한 화상 치료용 외용제 조성물(발명자, 2014), 고사리삼 추출물을 함유하는 뇌졸중 및 퇴행성 뇌질환의 예방 또는 치료용 약학적 조성물(발명자, 2014) 외 다수

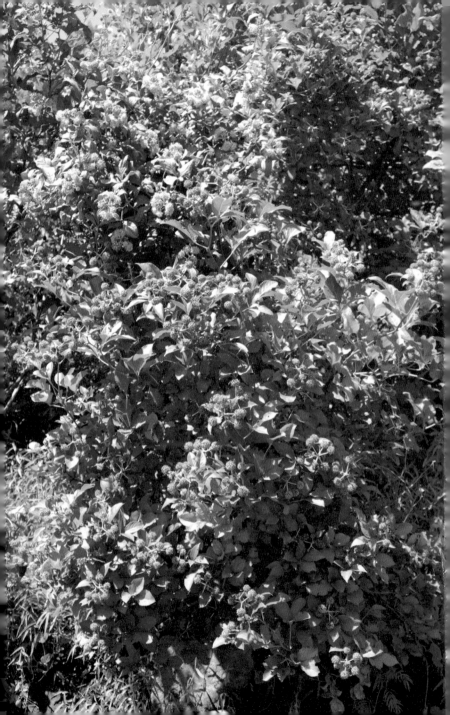